BERICHT ÜBER DIE
EINUNDFÜNFZIGSTE ZUSAMMENKUNFT

DER DEUTSCHEN OPHTHALMOLOGISCHEN GESELLSCHAFT

IN HEIDELBERG 1936

REDIGIERT DURCH DEN SCHRIFTFÜHRER DER
DEUTSCHEN OPHTHALMOLOGISCHEN GESELLSCHAFT

A. WAGENMANN

IN HEIDELBERG

MIT 117 ABBILDUNGEN UND
15 TABELLEN IM TEXT

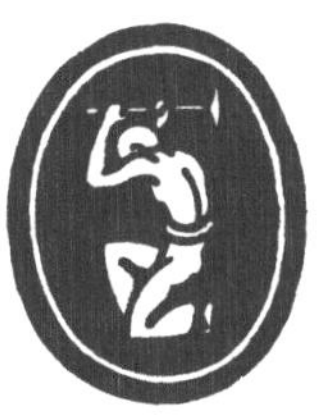

MÜNCHEN
VERLAG VON J. F. BERGMANN
1936

ISBN-13:978-3-642-90511-7   e-ISBN-13:978-3-642-92368-5
DOI: 10.1007/978-3-642-92368-5

Inhaltsverzeichnis.

Erste wissenschaftliche Sitzung.

Montag, den 6. Juli 1936, vormittags 8 Uhr.

Zweite wissenschaftliche Sitzung.

Montag, den 6. Juli 1936, nachmittags 3 Uhr.

Fünfte wissenschaftliche Sitzung.

Mittwoch, den 8. Juli 1936, nachmittags 3 Uhr.

Demonstrations-Sitzung.

Dienstag, den 7. Juli 1936, nachmittags 3 Uhr.

Erste wissenschaftliche Sitzung.

Montag, den 6. Juli 1936, vormittags 8 Uhr.

Der Vorsitzende des Vorstandes, Herr W. Löhlein (Berlin), eröffnete die 51. Zusammenkunft der Deutschen Ophthalmologischen Gesellschaft mit folgenden Worten:

Meine Damen und Herren!

Im Namen des Vorstandes eröffne ich die 51. Versammlung der Deutschen Ophthalmologischen Gesellschaft.

Ich begrüsse herzlich die grosse Zahl der Augenärzte aus dem Reich, die unserem Ruf zu gemeinsamer Arbeit gefolgt sind, und gebe unserer aufrichtigen Freude darüber Ausdruck, dass auch diesmal wieder so viele Kollegen von jenseits der Grenzen hierher gekommen sind, um an den Verhandlungen unserer Tagung tätigen Anteil zu nehmen.

Wir brauchen diese Zusammenarbeit aller: die Erfahrungen aus der täglichen Kleinarbeit der Praxis ebenso wie die experimentelle Forschung und die Laboratoriumsarbeit unserer klinischen Institute, und wir brauchen den Gedankenaustausch von Land zu Land, der uns gegenseitig in unserer Arbeit fördert und anregt.

Denn die Zahl wichtiger, ungelöster Fragen ist auch auf dem Gebiet der Ophthalmologie noch unendlich gross. Der Anfänger freilich, der ein Lehrbuch der Augenheilkunde zur Hand nimmt, mag den Eindruck gewinnen, als betrete er ein Land, in dem es keine Geheimnisse mehr gibt. Wer aber ein wenig unter die Oberfläche vorzudringen sucht — er mag den Spaten ansetzen, wo er will —, der stösst mit jedem Schritt auf ungelöste Probleme, und es fehlt nicht an ernsten Aufgaben, die unserer jungen Generation reichlich Gelegenheit geben, ihr Wollen und Können zu bewähren.

Kein Gebiet der Augenheilkunde führt uns das eindringlicher vor Augen als gerade die Erbkrankheiten des Auges, die wir heute zum Gegenstand unserer besonderen Beratung gewählt haben.

Wohl wissen wir alle, wie fleissig auch auf diesem Gebiet in früheren Jahrzehnten an vielen Stellen gearbeitet worden ist. Ich brauche nur den Namen Nettleship zu nennen als Vertreter einer grossen Reihe von Forschern auf dem Gebiet der erblichen Augenleiden. Wir wissen, wieviel wertvolles, auch heute noch gültiges Tatsachenmaterial damals zusammengetragen worden ist, und dass uns andere Fächer der Heilkunde um diese gesicherten Grundlagen der Erbpathologie des Auges beneiden. Und trotzdem: wieviel ungeklärte Fragen bleiben auch uns noch zu beantworten!

Meine Damen und Herren! Das Gesetz zur Verhütung erbkranken Nachwuchses erfüllt eine alte Forderung der Ärzte. Der Arzt soll von nun ab nicht mehr darauf beschränkt sein, das Unheil schwerer erblicher Leiden dem Betroffenen durch seine Maßnahmen nach Möglichkeit erträglich zu gestalten, sondern er soll darüber hinaus in vorsichtig abgegrenztem Ausmaß berechtigt und also auch verpflichtet sein, ernsten Erbleiden vorzubeugen.

Auch uns Augenärzte betrifft diese Aufgabe, soweit grobe erbliche Missbildungen des Auges oder die Gefahr erblicher praktischer Blindheit in Betracht kommt, und so stehen wir vor der Aufgabe, uns Rechenschaft darüber abzulegen, wie weit wir auf gesichertem Boden stehen und wo es nötig ist, unsere Grundlagen zu festigen und zu verbreitern.

Es gilt: die Diagnose der erblichen Augenleiden immer klarer zu umgrenzen, die Differentialdiagnose gegenüber ähnlichen, paratypischen Leiden zu sichern, den Erbgang bestimmter Leiden aufzuklären und so

einerseits immer klarere Richtlinien für unser praktisches Handeln als gesetzlich berufene Sachverständige zu gewinnen,

andererseits die Fragestellungen klar herauszustellen, die noch der Klärung bedürfen und denen sich statistisch-klinische Arbeit und experimentelle Forschung in erster Linie zuwenden müssen.

Wir danken den geladenen Referenten: dem Botaniker Oehlkers (Freiburg), dem Internen und Erbforscher v. Verschuer (Frankfurt a. M.), dem Erbforscher und Ophthalmologen Waardenburg (Arnhem) und dem Augenkliniker Clausen (Halle a. d. S.), dass sie sich bereit erklärt haben, uns die grundlegenden Darstellungen für diesen Rückblick und Ausblick zu geben.

So gross das Gebiet ist, das damit vor uns liegt, so hoffe ich doch, dass seine Besprechung bei Vermeidung rein kasuistischer Aussprache, in den beiden heutigen Sitzungen abgeschlossen werden kann. Denn es stehen uns danach noch eine grosse Zahl wertvoller Vorträge und Demonstrationen bevor, die uns Förderung versprechen auf dem Gebiet der Abgrenzung klinischer Krankheitsbilder, auf dem der Verbesserung unserer Untersuchungsmethoden und auf dem der Therapie, auf dem unser Fach seit langem eine bevorzugte Stellung vor allen anderen Gebieten der Heilkunde einnimmt. So wünsche ich denn namens des Vorstandes unserer Arbeit reichen Erfolg.

Vor Beginn der wissenschaftlichen Sitzung erteile ich dem Schriftführer, Herrn Geh. Rat Wagenmann das Wort zur Verlesung des Urteils der Preisrichter für die Zuerkennung des von v. Welz gestifteten v. Graefe-Preises und einiger weiterer Mitteilungen.

Herr Wagenmann:

Urteil der Preisrichter für die Erteilung des v. Welzschen v. Graefe-Preises für die Jahre 1929—1931.

Die Preisrichter haben die Arbeiten im v. Graefeschen Archiv 1929—1931 geprüft und sind zur Ansicht gekommen, dass unter den eingegangenen Arbeiten keine vorhanden ist, der der v. Graefe-Preis zugesprochen werden könnte. Der Preis soll deshalb diesesmal nicht verteilt werden, sondern erst in drei Jahren.

Hertel, Stock, Engelking, Lindner, Scheerer.

Ehe wir unsere wissenschaftliche Arbeit beginnen, muss ich einige Bemerkungen über unsere Geschäftsordnung und anderes vorausschicken.

Der Vorstand bittet die Vortragenden, sich streng an die gewohnten Regeln unserer Geschäftsordnung zu halten.

Die Dauer eines Vortrages einschliesslich Demonstration darf 15 Minuten Zeit nicht überschreiten. Für eine Diskussionsbemerkung stehen höchstens 5 Minuten Zeit zur Verfügung. Die Vortragenden werden gebeten, sich knapp zu fassen und möglichst an Zeit zu sparen, damit das reiche Programm vollständig erledigt werden kann.

Ferner bittet der Vorstand, dass — wie bisher — in der Diskussion nur allgemeine Gesichtspunkte vorgebracht werden und auf die Wiedergabe von Kasuistik verzichtet wird.

In der Demonstrationssitzung findet keine Diskussion statt, höchstens kann zur Richtigstellung oder bei persönlichen Angriffen für eine kurze Bemerkung das Wort erteilt werden.

Dem Herkommen unserer Gesellschaft widerspricht es, Vorträge zu halten, deren Inhalt bereits publiziert ist. Auch ist nach unseren Gepflogenheiten allein freier Vortrag zuzulassen; nur bei Nichtbeherrschung der deutschen Sprache ist Ablesen gestattet.

Es wird ferner gebeten, dass die Vortragenden laut und deutlich, vor allem bei Demonstrationen nicht gegen den Demonstrationsschirm, sondern in den Saal hineinsprechen.

In dem sogenannten Künstlerzimmer am Ende des Balkons ist Gelegenheit gegeben, die Diskussionsbemerkungen einem Fräulein in die Maschine zu diktieren. Die Originaldiskussionszettel für den Bericht sind beim Schriftführer abzugeben. Wir bitten, sofort auch Durchschläge für die Herren der Fachpresse machen zu lassen, sie können durch mich weitergegeben werden. Auch werden die Vortragenden gebeten, ihre Eigenberichte für die Fachpresse spätestens nach Schluss des Vortrages am Pressetisch abzugeben.

Als Sitzungsvorsitzende schlägt der Vorstand vor: Herrn van der Hoeve für die erste, Herrn Meisner für die zweite, Herrn Lindberg für die dritte, Herrn Brons für die vierte, Herrn Seefelder oder bei seiner Verhinderung Herrn Lauber für die fünfte wissenschaftliche Sitzung und für die Demonstrationssitzung Herrn Riehm.

Ich nehme an, dass Sie diesem Vorschlag zustimmen.

Ich bitte die im Umlauf befindlichen Listen möglichst schnell weiterzugeben und die Namen deutlich zu schreiben.

Wer für ein Essen seine Teilnahme zugesagt hat, muss erscheinen. Reden für unser gemeinsames Mittagessen am Montag bedürfen der Genehmigung des Vorstandes.

Bei der Filiale der Deutschen Bank und Disconto-Gesellschaft (früher Rheinische Creditbank) an den Anlagen können die Jahresbeiträge eingezahlt werden. Die Bank bittet um genaue Angabe des Namens, des Vornamens und der Adresse. Unser Rechnungsführer, Herr Buhmann, wird ausserdem selbst hier im Schreibmaschinenzimmer heute Montag nachmittag von 3—5 Uhr und am Dienstag von 9—10 Uhr bereit sein, die Jahresbeiträge in Empfang zu nehmen.

In Aussicht genommen ist für jede Vormittagssitzung das Einschalten einer Pause von 15 Minuten. Zum Frühstücken ist in dieser Zeit im Restaurant der Stadthalle Gelegenheit gegeben.

In Aussicht genommen ist ferner für Mittwoch nach Schluss der wissenschaftlichen Nachmittagssitzung ein Spaziergang zur Stiftsmühle im Neckartal.

Adressenänderungen sind dem Schriftführer schriftlich mitzuteilen. Die Manuskripte der Vorträge und der Diskussionsbemerkungen, sowie etwaige einfache Vorlagen für Abbildungen sind vor Schluss der Versammlung an den Schriftführer abzugeben.

Ich bitte nunmehr Herrn van der Hoeve, den Vorsitz zu übernehmen, aber zuvor den Dekan der Medizinischen Fakultät Heidelberg zu hören.

Das Wort wird zunächst dem Dekan der Medizinischen Fakultät Herrn Professor Dr. Schneider erteilt. Der Dekan teilt mit, dass die Medizinische Fakultät der Universität Heidelberg unter dem Rektorat des Professors Groh zum Beginn der diesjährigen Zusammenkunft der Deutschen Ophthalmologischen Gesellschaft dem Professor Dr. J. van der Hoeve in Leiden die Würde eines Ehrendoktors der Medizinischen Fakultät in Heidelberg verliehen hat. Sie ehrt in ihm den hervorragenden wissenschaftlichen Forscher und Arzt, den verdienten Förderer internationaler Zusammenarbeit auf dem Gebiet der Ophthalmologie und den verständnisvollen Freund Deutschlands. Die Ehrenurkunde wird unter lebhaftem Beifall der Versammlung Herrn van der Hoeve überreicht.

Professor van der Hoeve dankt dem Dekan der Medizinischen Fakultät der Universität Heidelberg für die grosse Ehre, welche man ihm durch die Ernennung zum Ehrendoktor dieser Universität hat zuteil werden lassen, und freut sich doppelt darüber, weil diese Ehre ihm in der Mitte seiner Fachkollegen gebracht wird; er bittet den Dekan seinen besten Dank an die medizinische Fakultät zu überbringen.

Danach spricht Herr van der Hoeve seinen Dank dafür aus, dass man ihm die Ehre erweist, Vorsitzender dieser Sitzung zu sein, und er übernimmt den Vorsitz mit der Bitte durch strenges Einhalten der Geschäftsordnung seine Aufgabe leicht zu machen.

I. Die Bedeutung der Vererbung für die Augenheilkunde.

Referate.

I.

Vererbung vom allgemein biologischen Standpunkt.

Von

Friedrich Oehlkers (Freiburg i. Br.).

Die neuere Vererbungslehre ist seit der Wiederentdeckung der Mendelschen Gesetze mit ungewöhnlich schnellem Fortschritt zu einer so umfangreichen Wissenschaft herangewachsen, dass sie selbst für den Fachmann anfängt, in ihren einzelnen Auszweigungen schwer übersehbar zu werden. Will man also einem weiteren Kreis eine Darstellung neuerer Erkenntnisse geben, so wird man gut daran tun, einmal den Standpunkt, den Ort, die engere Umgrenzung des Referates kurz zu charakterisieren und sich zum andern nach einem Leitfaden umzusehen, geeignet von allgemein bekannten Phänomenen zu den neuen Einsichten hinzuführen. Beides soll hier geschehen.

Die Kongressleitung hat vorgeschlagen, das erste Referat über Vererbung vom Standpunkt der allgemeinen Biologie aus zu entwickeln, und da man konkrete Beispiele nötig hat, so werden diese auch unter dem Material auszuwählen sein, welches die genetisch arbeitenden Biologen verwenden. Diese Objekte werden in der allgemeinen Biologie nun danach ausgesucht, wie sie besonders geeignet sind theoretische Einsichten anzuzeigen. Leider hat es sich herausgestellt, dass gerade die von praktischen Gesichtspunkten her bedeutungsvollsten Objekte der Erblichkeitsforschung: der Mensch, die Haustiere, die Kulturpflanzen mit wenigen Ausnahmen zu den experimentell ungeeignetsten Objekten gehören, die es überhaupt gibt. So hat hier eine gewisse an sich nicht sehr glückliche Arbeitsteilung eintreten müssen, es mussten praktisch belanglose Objekte in die Bearbeitung einbezogen werden. Daraus erklärt sich die Fernerstehende oftmals etwas befremdende Tatsache, dass sich die Biologen in der Vererbungslehre anscheinend mit besonderer

Vorliebe mit Fliegen, Mehlwürmern, Mäusen und Ratten oder unter den Pflanzen mit Löwenmäulchen, Bahndammunkräutern und ähnlichen Objekten beschäftigen. Doch wird allein dadurch ein rascher theoretischer Fortschritt garantiert. Der Nachteil praktischer Bedeutungslosigkeit, den wir Theoretiker einstecken müssen, kann nur durch Zusammenarbeit mit Medizinern und Züchtern wieder aufgehoben werden, die ihrerseits nun wissen, was sie ihren ungünstigen Objekten abzugewinnen haben.

Ich möchte heute versuchen, den gegenwärtigen Zustand der Erblichkeitsforschung zu charakterisieren. Dazu sei als erstes ein Gebiet herausgegriffen, das augenblicklich im Stadium lebhaftester Bearbeitung steht und worin sich in den letzten Jahren neue und elegante Methoden haben erarbeiten lassen. Es ist das die Chromosomentheorie der Vererbungslehre.

I. Die Chromosomentheorie der Vererbungslehre geht in ihren Anfängen weit zurück. Nachdem man erkannt hatte, dass die Brücke zwischen zwei Individuen, die im Generationszusammenhang stehen, stets eine Zelle ist, lag es nahe, dem Kern die Rolle des eigentlichen Erbträgers zuzuschreiben. Die Wiederentdeckung der Mendelschen Gesetze charakterisierte einzelne Anlagen für ganz bestimmte Aussenmerkmale, die in festen Zahlenverhältnissen auf die Keimzellen bzw. Nachkommen verteilt werden. Es wurde also die Feststellung nötig, wie sich diese in Bastardierungsexperimenten aufzeigbaren Anlagen zu den Chromosomen verhalten.

Wir fassen noch einmal kurz zusammen, welches die wichtigsten in den Mendelschen Gesetzen niedergelegten Einsichten sind. Einmal wird darin der Nachweis geführt, dass für jedes erbliche Merkmal zwei Anlagen vorhanden sind, zum andern dass diese beiden Anlagen bei der Keimzellenbildung auseinander spalten und im Verhältnis von 1:1 auf die Keimzellen verteilt werden, woraus dann durch einfache Kombination die charakteristischen Nachkommenschaftszahlen auftreten, und endlich dass sich diese Spaltung und Verteilung auf die Keimzellen auch dann erweisen lässt, wenn mehr als ein Paar von Anlagen vorhanden sind, im einfachsten Fall also zwei. Damit muss nun gleichzeitig eine Umkombination dieser Anlagen zustande kommen, so dass nunmehr auch solche Keimzellen entstehen, die ursprünglich in den Eltern nicht vorhanden sind. Dieser Gehalt an Anlagen in den Keimzellen lässt sich am einfachsten deutlich machen, wenn man einen derartig konstituierten Bastard mit den rezessiven bzw. den doppelt rezessiven

Eltern zurückkreuzt. Wir bekommen dann unter den Nachkommen vier Klassen von Individuen, die vollkommen in ihren Zahlenverhältnissen dem Anlagengehalt der Keimzellen entsprechen.

Will man sich nun darüber orientieren, ob die Annahme, die Chromosomen seien die Träger derartiger Anlagen, möglich ist, so muss man sich überlegen, ob für die Phänomene, die die Genetik gezeigt hat, ein Mechanismus vorhanden ist, der diese so gegebene Verteilung der Anlagen möglich macht. Tatsächlich finden wir bei der Ausbildung der Keimzellen einen ganz besonderen Vorgang, es ist das die sogenannte Reduktionsteilung oder Reifeteilung. Und es lässt sich ohne weiteres zeigen, dass das, was die Mendelschen Gesetze erfordern, wirklich zustande kommt, wenn wir annehmen, die Erbfaktoren liegen auf diesem Chromosom. Diese Übereinstimmung des genetisch erschlossenen Verteilungsmechanismus und des morphologisch aufzeigbaren Chromosomenmechanismus hat dazu geführt, diese Zuordnung anzunehmen und einen exakten Beweis dafür zu versuchen. Die Beweisführung ging von folgender sehr einfacher Überlegung aus. Die Tatsache, dass für relativ geringfügige äussere oder innere Merkmale eines Organismus gesonderte Anlagen vorhanden sind, liess erwarten, dass die Anzahl der vorhandenen und experimentell isolierbaren Erbanlagen für jeden Organismus eine sehr grosse ist und sicher die Anzahl der Chromosomen, die stets gering ist, weit übersteigt. Infolgedessen ist zu überlegen, wie das genetische Verhalten von Bastarden ist, bei denen solche gemeinschaftliche Lagerung zweier Paare gleicher Erbfaktoren auf dem Chromosom vorliegt. Zu erwarten ist dabei, dass diese auf dem gleichen Chromosom liegenden Erbfaktoren nunmehr vollkommen gemeinsam manövrieren, dass also, mit andern Worten, eine Umkombination unmöglich ist und im Versuch nicht erscheint. Es sollte das erscheinen, was man im allgemeinen mit dem Begriff der absoluten Koppelung bezeichnet. Ich glaube, es ist heute wohl bekannt, dass diese Voraussetzung nicht ganz zutrifft. Man findet zwar sehr häufig, dass eine gewisse Einschränkung im Auftreten der Umkombinationsklassen besteht, selten jedoch, dass diese völlig ausfallen. Das war ohne weiteres auf Grund der Chromosomenvorstellung nicht zu verstehen, vielmehr erst dann, als Th. H. Morgan in Übereinstimmung mit dem Cytologen Janssens eine neue Grundannahme für das Verhalten der Chromosomen in der Meiosis einführte. Er wies darauf hin, dass der oben erwähnte genetische Befund dann zu verstehen ist, wenn man voraussetzt, dass während der Reduktionsteilung die beiden zueinander gehörenden Chromosomen, die homologen, nicht nur unverändert nebeneinander liegen, sondern dass sie in bestimmten Prozentsätzen Stücke miteinander austauschen. Dadurch entstehen verschiedenartig zusammengesetzte Chromosomen, und diese wiederum ergeben Individuen, die äusserlich dasselbe zeigen wie solche, die durch freie Umkombination entstanden sind. Der Unterschied ist im genetischen Versuch allein der, dass sie in sehr viel geringeren Prozentsätzen auftreten. Es ist bekannt und es soll nur daran erinnert werden, dass sich diese Theorie von Morgan auch rein genetisch verifizieren liess, dass ferner die auftretenden Prozentsätze als ein Kennzeichen für die Entfernung der Anlagen auf dem Chromosom zu gelten haben. Man kam also zu der Vorstellung, dass jedes Chromosom einen gewissen Satz von Erbanlagen enthält, die bei dem Erbgang gemeinsam manövrieren und mit einem Chromosomenstück wohl zu dem homologen Partner, der ähnliche Sätze von Erbanlagen enthält, hinüber gehen können, im übrigen aber selbstverständlich bei einem derartigen Umbau der Chromosomen ebenso unverändert bleiben wie sonst auch. Bei gehöriger Durcharbeitung entsprechender Organismen, besonders der Drosophila, führt das zu der Aufstellung der ja heute weit bekannt gewordenen Chromosomenkarten.

Will man sich weiterhin darüber orientieren, ob die Chromosomentheorie der Vererbung in der Ausgestaltung durch Morgan wirklich eine breitere Gültigkeit hat und ausser für Drosophila auch noch für andere Organismen zutriff, so gerät man in einige Schwierigkeiten. Unter den Pflanzen kann man den Beweis in dieser Form etwa noch für Mais oder das Löwenmäulchen führen, aber damit hört es schon bald auf. Sollte diese Theorie also wirklich gesichert werden, sollte sie zu dem Grundstock der neuen Erblehre werden, so musste man die Möglichkeit haben, sie noch von verschiedenen anderen Seiten her experimentell anzugreifen. Durch Kreuzungsversuche allein ist das unmöglich. Ein wirklicher Fortschritt wurde tatsächlich auch erst dann erreicht, nachdem ein neuer experimenteller Ansatz aus der Chromosomentheorie abgeleitet worden war, als man sich klar gemacht hatte, dass sich in der Genetik, also im züchterischen Erfolg, alles an Abweichungen in bestimmten gesetzmäßigen Zusammenhängen wieder finden muss, was man bei morphologischen Untersuchungen an den Chromosomen an Anomalien feststellen kann. Auf dieser Basis begannen nun die neuen Versuche.

Die Zuordnung einer bestimmten Gruppe von Erbanlagen, die

sich in dem züchterischen Experiment als gekoppelt anzeigen und die man als eine Koppelungsgruppe bezeichnet hàt, zu einem bestimmten Chromosom war bei Drosophila verhältnismäßig einfach, weil dort nur vier Chromosomen vorhanden sind, die sich noch dazu in ihrer Grösse besonders stark unterscheiden. Ausserdem ist eines von den vier Chromosomen ein sogenanntes Geschlechtschromosom, in das also alle diejenigen Anlagen verlegt werden können, die sich im Experiment als geschlechtsgebunden erwiesen. Für die Pflanzen war schon dieser einfachste und erste Schritt in der Beweisführung der Chromosomentheorie schwierig zu erreichen. Mais hat zehn Chromosomen haploid, die sich glücklicherweise in den frühen Stadien der Reifeteilung alle einzeln erkennen lassen. Wie aber sollte man nun diesen zehn verschiedenen Chromosomen die im Experiment gefundene Koppelungsgruppe zuordnen? Das gelang erst dadurch, dass man bestimmte Anomalien des chromosomalen Verhaltens in die Experimente einführte. Es gibt abweichende Formen, die sich dadurch von dem normalen unterscheiden, dass ein Chromosom mehr vorhanden ist. Infolgedessen muss es im Mendel-Experiment auch dann ein abweichendes Zahlenverhältnis geben (dasjenige von 7:1 statt von 3:1 bei völliger Dominanz), wenn es sich um Anlagen handelt, die auf diesem Chromosom lokalisiert sind. Bei Mais gibt es entsprechend der Chromosomenzahl zehn mögliche Typen in dieser Abweichung und ihre Durcharbeitung mit bestimmten Anlagenpaaren zeigte jeweils an dem abweichenden Zahlenverhältnis, welche der Koppelungsgruppen den betreffenden Chromosomen zuzuordnen seien. Gleichzeitig hat dieses Experiment auch den Beweis dafür geliefert, dass wirklich der oben erwähnte Grundsatz: alle Abweichungen, die an den Chromosomen morphologisch aufgewiesen werden können, müssen sich in züchterischen Verhalten ebenfalls anzeigen, tatsächlich zutrifft. So haben sich die zehn Chromosomen von Mais identifizieren und jedes hat sich einer Koppelungsgruppe zuordnen lassen. Auch für eine Reihe von anderen Objekten wird das in absehbarer Zeit möglich sein. Mit derartigem Material konnte weiter gearbeitet und alle diejenigen Fragen in Angriff genommen werden, die nun im Bereich experimenteller Prüfung lagen.

Zunächst musste sich dieser genetisch nachweisbare Stückaustausch innerhalb der homologen Chromosomen auch irgendwie morphologisch sichtbar machen lassen, ein Ziel, das sehr lange Zeit hindurch nahezu unerreichbar schien. Natürlich fehlte es nicht an Stimmen, die behaupteten: die ganze Theorie ist falsch, man sieht es ja, der postulierte Stückaustausch ist gar nicht vorhanden. Schliesslich liessen sich bei Mais und bei Drosophila Bastarde zwischen zwei Rassen herstellen, bei denen ein bestimmtes Chromosomenpaar verschiedenartige Enden besass. Untersuchte man nun die Nachkommen dieses Bastardes, so musste sich zeigen lassen, dass die Austauschindividuen der entsprechenden Koppelungsgruppen auch gleichzeitig einen Austausch der Enden dieser Chromosomen aufweisen müssen, so dass nunmehr morphologisch anders aufgebaute Chromosomen zu finden sind als in den Eltern. Dieser Beweis konnte durch Mc Clintock und Stern tatsächlich erbracht werden.

Sehr bedeutende Fortschritte liessen sich weiterhin mit Hilfe von induzierten Anomalien erreichen. Es stellte sich nämlich heraus, dass durch die Einwirkung von Röntgenstrahlen der Chromosomenmechanismus sehr stark beeinflusst werden kann. Man kann die Chromosomen damit zerschlagen, regulär in Stücke zerschlagen. Ist diese Anomalie gar zu durchgreifend, dann gehen schon die Keimzellen zugrunde. Sind die Zertrümmerungen aber geringer oder werden die abgetrennten Stücke zufällig einem anderen Chromosom angeheftet und damit der Zelle erhalten, so kann man lebensfähige Nachkommen bekommen. Mit dieser Methode liessen sich ungemein aufschlussreiche Experimente machen. Zwei Beispiele seien genannt: Es gibt bei Mais auf dem Chromosom IV einen Erbfaktor, der eine bestimmte Blattgestalt herbeiführt; er ist gegenüber normal rezessiv. Wenn man nun eine grössere Menge von Heterozygoten in diesem Faktor, die also der normalen Maispflanze vollkommen gleichen, in frühesten Stadien (als Samen) mit Röntgenstrahlen behandelt, dann finden sich später unter der Aufzucht einige wenige Exemplare, die trotz ihrer Heterozygotie das Merkmal der Blattabweichung zeigen. Wurden diese Pflanzen zytologisch untersucht, so stellte sich heraus, dass von demjenigen Chromosomenpaar, auf dem die beiden einander entsprechenden Erbfaktoren lokalisiert sind, das eine ein Stück am Ende verloren hatte. Gleichzeitig konnte man nachweisen, dass es dasjenige Stück war, auf welchem der Chromosomenkartierung nach der fragliche Erbfaktor liegen musste. Das Auftreten des Merkmals kommt also dadurch zustande, dass die dominante normale Anlage hinausgeschlagen ist und nun die rezessive nicht mehr an der Manifestation hindert. Auch diesen so überaus anschaulichen Versuch verdanken wir Miss Mc Clintock.

Weiterhin konnte man mit Hilfe dieser Methode der Röntgentranslokationen an folgendes ausserordentlich wichtige Problem herangehen: man konnte die Frage prüfen, ob die Chromosomenkartierung, die man aus den Koppelungswerten errechnet hatte, auch wirklich mit den realen Entfernungen der Erbanlagen auf den Chromosomen übereinstimmen. Dabei gingen Muller, Painter und Dobzhansky folgendermaßen zuwege. Sie suchten unter grossen Mengen von Röntgenabweichungen bei Drosophila solche heraus, bei denen ein Stück irgendeines Chromosoms an ein anderes angehängt worden war. Selbstverständlich zeigte der genetische Befund, dass die Erbanlagen, die in diesem Chromosomenstück lokalisiert sind, nunmehr mit einer anderen Koppelungsgruppe gemeinsam manövrieren. Nun konnte man aus der Chromosomenkarte die relative Länge dieses Stückes entnehmen und gleichzeitig im morphologischen Bild die reale Länge eines solchen Chromosomenstücks messen. Auf diese Weise konnte man sich darüber orientieren, wie weit eine Übereinstimmung besteht. Nach zahlreichen Versuchen hat sich einmal positiv herausgestellt, dass die Reihenfolge der Erbanlagen, wie sie Morgans Theorie annimmt, durchaus zutrifft. Die lineare Anordnung der Erbanlagen im Chromosom erwies sich auch hier wieder mit voller Sicherheit. Was aber nicht zutrifft, das sind die Entfernungen; die Translokationsversuche zeigen vollkommen andere Werte. Diese Diskordanz liegt offenbar daran, dass eine der Voraussetzungen Morgans für die Konstruktion der Chromosomenkarte nicht zutrifft, diejenige nämlich, wonach das crossing over, der Stückaustausch zwischen den Chromosomen über die ganze Länge der Chromosomen gleichmäßig verteilt sein soll. Vielmehr ist es wahrscheinlich so, dass er an bestimmten Stellen gehäuft auftritt. Demnach sind die Chromosomenkarten wohl eine Anzeige der Reihenfolge der Erbanlagen, im übrigen aber lediglich eine graphische Darstellung der Koppelungswerte. — Das etwa gibt ein Bild von dem heutigen Stand der Chromosomentheorie der Vererbung. Die gegenseitige Zuordnung von Erbanlage- und Chromosomen-Ort hat sich so ausgezeichnet bewährt, dass man heute so gut wie niemals mehr umfangreichere genetische Experimente macht, ohne gleichzeitig den Chromosomenmechanismus der betreffenden Form auf das eingehendste zu analysieren.

Ich möchte nun auf die Bedeutung dieser Vorstellung: die wesentlichsten Erbanlagen seien im Kern der Keimzelle lokalisiert, noch von einem anderen Gesichtspunkt eingehen. Wir können daraus nämlich nicht nur auf ein ganz bestimmtes Verhalten der einzelnen Individuen schliessen, sondern auch auf ein solches einer ganzen Population, einer Gemeinschaft von Individuen. Wir hatten gesehen, dass der Reduktionsteilung nicht nur die eigentlich nur formale Funktion zukommt, die Anzahl der Chromosomen auf die Hälfte herabzusetzen, sondern dass dabei eine Umkombination des Genoms und ein Umbau der Chromosomen zustande kommen muss. Ist also in einem Individuum Heterozygotie vorhanden (und das ist für natürliche Populationen die wahrscheinlichste Voraussetzung), dann muss in einer Population, die von diesem Individuum auf dem Wege sexueller Fortpflanzung herzuleiten ist, eine ausserordentliche Erbverschiedenheit vorhanden sein. Nun besteht aber abgesehen davon auch die Möglichkeit, dass zwei Generationen miteinander nicht auf der Basis sexueller Fortpflanzung und Reduktionsteilung, sondern auf derjenigen einer normalen vegetativen Teilung zusammenhängen. Die vegetative Teilung, die gewöhnliche Mitosis, unterscheidet sich von der Reduktionsteilung dadurch, dass hier allein eine Längsspaltung der Chromosomen stattfindet und dass nun der Tochterzelle alle beide Chromosomen in genau derselben Anordnung und genau demselben Zustand zugeteilt werden, wie sie in der Mutterzelle waren. Zwei oder mehr Individuen, die durch eine vegetative Teilung miteinander verknüpft sind, müssen also in ihrem Erbgut völlig identisch sein.   Derartige vegetative Vermehrungsweisen spielen in der Züchtung eine ausserordentliche Rolle. Hyazinthen, Tulpen, Rosen, Obstbäume, Kartoffeln werden in der Züchtung lediglich auf diese Weise vermehrt. Man kann also dabei einen Bastard von hochgradiger Heterozygotie in beliebiger Menge in Form völlig identischer Individuen heranziehen, was auf dem Wege sexueller Fortpflanzung ausgeschlossen ist. Bei höheren Organismen, Säugetieren und dem Menschen kommt eine solche Verteilung der Erbanlagen durch mitotische Teilung auf zwei verschiedene Individuen lediglich im Fall eineiiger Zwillinge vor, und bei solchen ist demnach vollkommene genotypische Gleichartigkeit gegeben. Und auf dieser Gleichartigkeit haben die Herren Kollegen von der Medizin ein Studienverfahren der menschlichen Erbanalyse aufgebaut, das zu überaus wichtigen Aufschlüssen geführt hat.

II. Ich möchte nun noch ein anderes Gebiet der neueren Erblichkeitsforschung kurz darstellen, in welchem man sich mit der Frage nach der Entfaltung der Erbanlagen beschäftigt. Auch dafür ist es möglich, an eines der ursprünglichen Mendelschen Gesetze wieder anzuknüpfen und zu sehen, wie weit man heute in der Aufhellung der darin niedergelegten Erkenntnisse gekommen ist. Kreuzt man zwei Formen miteinander, die sich in irgendeinem Merkmal unterscheiden, so bestehen zwei Möglichkeiten, wie der Bastard sich bezüglich dieses Merkmals verhalten kann. Die Mendelsche Dominanzregel gab an, dass eines der beiden elterlichen Merkmale, das dominante, das andere, das rezessive, in dem Bastard unterdrückt, dass aber eben dieses rezessive in den folgenden Generationen ebenso unverändert in Erscheinung tritt wie das dominante. Es hat sich inzwischen herausgestellt, dass das nicht immer so ist. Vielmehr besteht auch die Möglichkeit, dass die beiden elterlichen Anlagen zusammen in einem Bastard sozusagen ein neues, ein intermediäres Merkmal erzeugen. Diese Verschiedenheit ist freilich spezifisch, eine bestimmte Anlage kann gegenüber einer bestimmten andern sich immer nur gleichartig verhalten, also dominant oder rezessiv bzw. intermediär. Wie ist das zu verstehen? Wir müssen dieses Verhalten einer Eigenschaft der Anlagen zuschreiben, und können nun das Problem der Dominanz beschreibend neu formulieren, indem man auf die Wirkungsstärke der Anlagen Bezug nimmt: es gibt stark wirkende und schwach wirkende Anlagen; je nachdem ob entweder eine stark und eine schwach wirkende Anlage in einem Bastard zusammentreffen oder zwei gleich stark wirkende, wird sein Merkmal ausfallen müssen. Es wird sich entweder nur die eine oder nur die andere oder alle beide Anlagen bei seiner Ausbildung bemerkbar machen können. Und die neu gestellte Frage ist nun: womit hängt die Wirkungsstärke einer Anlage zusammen. Die Bearbeitung dieses Problems ist immer dann von besonderer Bedeutung, wenn sich das Interesse auf das Merkmal und nicht auf die Anlage richtet. So ist es in der Medizin, wo dominanter oder rezessiver Erbgang einer Erbkrankheit für deren Manifestation entscheidend ist. Die Beantwortung dieses so neu gestellten Problems kann freilich nicht ganz generell erfolgen. Auch dabei haben wir es mit einer ganzen Gruppe von Einzelbeziehungen zu tun, von denen ich nur eine herausgreifen möchte. In einigen glücklich gelagerten Fällen hat es sich beweisen lassen, dass die Dominanz eines Merkmals von der Quantität der betreffenden Erbanlage abhängt. Dieser Beweis war nur bei solchen Organismen möglich, bei denen es möglich ist, die Quantität der Erbanlagen willkürlich zu ändern.

Die wertvollsten Versuche in dieser Richtung sind von v. Wettstein an Moosen angestellt worden. Alle Moose zeichnen sich durch einen sogenannten antithetischen Generationswechsel aus, d. h. Sexualprozess und Reduktionsteilung sind weit auseinandergelegt und an zwei auch morphologisch verschiedene und gesetzmäßig miteinander abwechselnde Generationen geknüpft. Die eine davon, die Moospflanze, hat die haploide, die andere, die Mooskapsel, die diploide Chromosomenzahl. Eine weitere Eigenschaft der Moose ist ihre ausserordentliche Regenerationsfähigkeit: kleine Stückchen der Blätter oder sonstiger Teile können wieder zu vollständigen Pflanzen heranwachsen. Führt man nun solche Regenerationsexperimente mit Teilen der Mooskapsel durch, also mit der diploiden Generation, so besteht insofern eine Besonderheit, als diese Teile nun nicht wieder eine Kapsel regenerieren, sondern eine Moospflanze, doch ist diese nunmehr mit der doppelten Chromosomenzahl versehen. Dieses Experiment kann man wiederholen, man kann ferner mit Kreuzungen zwischen nunmehr verschieden chromosomigen Formen eingreifen und dadurch beliebige Kombinationen von dominanten und rezessiven Anlagen hervorbringen. Dabei hat sich dann gezeigt, dass eine in einfachem Verhältnis rezessive Anlage durch Auflagesteigerung schliesslich zur Dominanz über die ursprünglich dominante gebracht werden kann. Selbstverständlich ist die Auflagehöhe, bei welcher dieser Effekt eintritt, verschieden, vermutlich je nach dem Verhältnis der Ausgangsquantität, und es wäre durchaus denkbar, dass dieses Experiment im Erfolg auch versagen könnte, dann nämlich, wenn irgendeiner definierten Quantität einer dominanten Anlage die Quantität Null in der rezessiven gegenübersteht.

III. Zum Schluss möchte ich noch einen Blick auf die Änderungen des Genotypus werfen, also die Erbänderung. Es gehört zu den wichtigsten Grundansichten der neueren Vererbungslehre, dass der Genotypus konstant ist. Das Erbgut eines bestimmten Individuums wird von den Vorfahren übernommen und an die Nachfahren weitergegeben, und wenn man von einer Mischung oder von einem Mischling spricht, so kann das niemals heissen, dass sich die Erbanlagen, die er von zwei verschiedenen Eltern her bekommt, miteinander mischen, sondern sie mischen lediglich ihre Wirkungsweise bei der Ausbildung von Merkmalen, sie selber bleiben, wie sie sind, und können in den Nachkommen wieder rein auseinander spalten. Trotzdem gibt es aber eine Unzahl verschiedener Erbanlagen, wenn wir grössere Populationen von Individuen irgendwelcher Art daraufhin durchgehen. Wo kommen diese Verschiedenheiten her und wie entstehen sie neu? Es ist keine Frage, dass der Grundsatz der Konstanz des Genotypus nur die oben charakterisierte Bedeutung hat. Ganz anders sieht die Sache aus, wenn wir grössere Reihen von Generationen, ganze phylogenetische Reihen ins Auge fassen. Und wir müssen annehmen, dass sich im Laufe umfangreicher Generationsreihen eine Änderung einzelner Anlagen vollzogen hat. Wie kommt diese Änderung zustande und innerhalb welcher Grössenordnung spielt sie sich ab? Reicht diese Grössenordnung aus, um die phylogenetischen Änderungen zu erklären, die das heutige Art- und Rassengefüge in unserer Pflanzen- und Tierwelt herbeigeführt haben? So etwa sehen die Fragestellungen aus, unter deren Gesichtspunkt man heute dem Phänomen der „Mutation", so nennt man derartige Erbänderungen, nachgeht. Und um sie kurz zu beantworten: es gibt alle Grade von „Labilität" im Verhalten der Anlagen, von solchen, bei denen nur als verschwindende Ausnahmen Änderungen gefunden werden, bis zu solchen, die so labil sind, dass sie nicht einmal während des Aufbaus eines einzelnen Individuums ihre Stabilität behalten, sondern sich so häufig ändern, dass „genotypisch gescheckte Organismen" zustande kommen. In diesen Mutationsprozessen haben wir also die Ursache der ungeheuren erblichen Vielgestaltigkeit einer gegebenen Polpulation vor uns und darum auch, was hier besonders interessiert die Ursache der zahlreichen „Erbkrankheiten". Im übrigen sei jedoch betont, dass trotz fassbarer Prozentsätze im ganzen die Mutationsrate einzelner Anlagen so verschwindend gering bleibt, dass sie kaum jemals dazu führen kann, einen einzelnen Erbgang so weit zu stören, dass man von praktischen Gesichtspunkten aus darauf Rücksicht nehmen müsste. Hier kommt es allein auf die Analyse des gegebenen Erbmaterials an.

Ich hoffe, im vorhergehenden wenigstens einen kurzen Abriss von Problematik und Arbeitsweise der heutigen Erblichkeitsforschung gegeben zu haben, mehr kann in der begrenzten Zeit und bei der Weitläufigkeit des Gegenstandes nicht geschehen.

Der Vorsitzende dankt Prof. Oehlkers nach seinem Referat für die wunderklare Weise, in welcher er die allgemein biologische Grundlagen der Vererbungslehre dargestellt hat. Es ist immer eine schwere Aufgabe, ein derartiges Thema zu besprechen für Nichtfachleute, welche doch so ein grosses Interesse daran haben und für welche diese Materie in der jetzigen Zeit so äusserst wichtig ist. Herr van der Hoeve beglückwünscht Herrn Oehlkers, dass es ihm gelungen ist, gleichzeitig deutlich und doch genügend tiefgehend zu sein.

II.

Die Krankheitsvererbung vom allgemein medizinischen Standpunkt.

Von

O. von Verschuer (Frankfurt a. M.).

Mit 6 Abbildungen (9 Einzelbildern) im Text.

Die Erbbiologie vom Menschen gilt als eine junge Wissenschaft. Sie ist erst jetzt in den normalen Studienplan des Mediziners aufgenommen worden. Und doch kann sie auf eine schon über 50jährige Geschichte zurückblicken. Der Abschnitt vor der Wiederentdeckung des Mendelschen Gesetzes ist geprägt durch das Lebenswerk Francis Galtons. Seine Forschung war eine empirisch-messende: die Ähnlichkeit zwischen blutsverwandten Menschen in körperlichen und psychischen Eigenschaften erwies sich als abhängig von dem Grad der Blutsverwandtschaft. Galton hatte als Ursache solcher Ähnlichkeit wohl den gemeinsamen Besitz von Erbanlagen angenommen, die genaue Kenntnis davon und die Erforschung der Gesetzmäßigkeiten der Übertragung von Erbanlagen ist uns aber erst durch die experimentelle Vererbungswissenschaft vermittelt worden.

Die Entwicklung der Erbbiologie vom Menschen ist in den letzten drei Jahrzehnten vor allem durch die allgemeine Erblehre bestimmt worden. Zu den in den Kreuzungsversuchen ermittelten allgemeingültigen Vererbungsgesetzlichkeiten fanden sich mehr und mehr Analogien beim Menschen, so dass heute niemand mehr ernsthaft bezweifelt, dass die Naturgesetzlichkeit der Vererbung in vollem Umfang auch für den Menschen Gültigkeit besitzt. Nicht nur die einfachen Erbgänge — dominanter, rezessiver und geschlechtsgebundener Erbgang — konnten an zahlreichen Beispielen beim Menschen nachgewiesen werden, sondern auch weitergehende Komplikationen der Vererbung, wie beispielsweise Polymerie und multiple Allelie.

Dieser Wettlauf zwischen der allgemeinen und der menschlichen Erblehre brachte geistige Befruchtung und Fortschritt, wobei die menschliche Erblehre natürlicherweise der in stärkerem Grade empfangende Teil war. Wurde im Tier- oder Pflanzenversuch eine neue Gesetzlichkeit entdeckt, erschien nach einigen Jahren eine

Arbeit eines Mediziners oder Anthropologen, in welcher ähnliche Beobachtungen beim Menschen in derselben Weise zu deuten versucht wurden. Und da die kleinen Kinderzahlen beim Menschen sich gar zu sehr von den grossen Ziffern der Kreuzungsexperimente abheben, wurden mathematisch-statistische Methoden ersonnen, die den Fehler der kleinen Zahl beseitigen, aber andere Fehler in sich bergen — einseitige Auslese und Ungleichartigkeit des Materials. Diese Entwicklung unserer Wissenschaft hat vielfach zu Hypothesenbildungen geführt, die die lebendige Verbindung mit dem Menschen vermissen lassen und oft allzu leicht ihren Ursprung aus der Studierstube verraten!

Inzwischen ist eine Selbstbesinnung in den Reihen unserer Wissenschaft eingetreten: Wir haben uns mehr und mehr verselbständigt und erkannt, dass wir eigene Wege gehen müssen. Die allgemeinen Naturgesetze der Vererbung können als weitgehend stabiles Wissensgut angesehen werden. Es gilt nunmehr, das eigene Haus auszubauen; soll es auf die Dauer stehen, müssen die Fundamente und Mauern fest sein.

Beginnen wir mit der ersten Frage, die für jede Krankheit eine Antwort verlangt: „erblich" oder „nichterblich"? Spielt eine krankhafte Erbveranlagung bei der Entstehung einer Krankheit eine Rolle und welche? Einfach liegen die Dinge, wenn es sich um ein selten vorkommendes und einfach erbliches Leiden handelt. Dann genügen oft schon wenige Sippentafeln, um die Erblichkeit zu beweisen.

Familiäre Häufung einer Eigenschaft hat aber gar nichts zu besagen, wenn die betreffende Eigenschaft in der Bevölkerung häufig ist. So können wir z. B. keine erbbiologischen Schlüsse ziehen aus Familien mit häufigem Vorkommen von Krebs, Tuberkulose oder Myopie. Die Entscheidung liegt in solchen Fällen bei der Zwillingsforschung. Findet man bei den erbgleichen (eineiigen) Zwillingspaaren eine deutlich grössere Ähnlichkeit als bei den erbverschiedenen (zweieiigen) Zwillingspaaren, kann auf Erbbedingtheit der betreffenden Eigenschaft geschlossen werden.

Fehlende familiäre Häufung, also häufiges vereinzeltes Vorkommen einer Krankheit spricht keineswegs gegen ihre Erbbedingtheit. Komplikationen im Erbgang oder in der Manifestierung der Erbanlage führen oft zu weitgehenden Störungen im phänotypischen Auftreten, sodass aus Familienbefunden keine sicheren Schlüsse auf Erblichkeit gezogen werden können. Auch in solchen Fällen ist die Zwillingsforschung die beweisende Methode, sind eineiige Zwillingspaarlinge doch in der Gesamterbveranlagung einander gleich.

Ist durch die gemeinsame Anwendung von Familien- und Zwillingsforschung für eine Krankheit der Nachweis erbracht, dass eine krankhafte Erbveranlagung bei ihrer Entstehung von wesentlicher Bedeutung ist, so dass wir von einer Erbkrankheit sprechen können, erhebt sich gleich die Frage: Ist die krankhafte Erbveranlagung in jedem Fall die notwendige Voraussetzung für die Entstehung der Krankheit, oder gibt es auch Fälle, bei welchen ein ganz ähnliches — oder nach unserer klinischen und pathologisch-anatomischen Typologie gleich erscheinendes — Krankheitsbild aus äusseren Ursachen entsteht, also bei einem in dieser Hinsicht erbgesunden Menschen?

Die Bedeutung dieser Frage ist uns erst in den letzten Jahren ganz klar geworden, wo wir vor die Aufgabe gestellt sind, für jeden einzelnen Menschen, den wir erbbiologisch zu begutachten haben, zu entscheiden, ob er erbkrank ist oder nicht. In früheren erbbiologischen Arbeiten, selbst in grösseren Lehrbüchern, ist man an dieser Frage vorbeigegangen. Man begnügte sich mit der Feststellung, dass eine Krankheit erblich ist und diesem oder jenem Erbgang folgt. Es unterblieb dabei die Prüfung der Frage, ob die Feststellung der Erbbedingtheit für eine Krankheit ausnahmslose Gültigkeit besitzt oder nicht. Die Erforschung dieser Frage für jede Erbkrankheit ist heute eine der vordringlichsten praktischen Aufgaben der Erbbiologie.

Zunächst gilt es, die Krankheiten abzugrenzen, die ausnahmslos erbbedingt sind; als Beispiele nenne ich aus dem Gebiet der Augenkrankheiten Albinismus, Rotgrünblindheit, Nachtblindheit, aus der übrigen Medizin: Schizophrenie, Huntingtonsche Chorea, Friedreichsche Ataxie, Hämophilie, Poly- und Brachydaktylie. Welche Kriterien müssen erfüllt sein, um eine Krankheit für ausschliesslich erbbedingt zu halten? Einmal spricht schon die Tatsache, dass keinerlei äussere Ursachen bekannt sind, für endogene Entstehung; zum anderen müssen bestimmte erbbiologische Erfahrungen vorliegen. Ergibt die Familienuntersuchung in jedem Fall einen für den jeweiligen Erbgang typischen Sippenbefund, und sind eineiige Zwillinge stets konkordant, zweieiige Zwillinge dagegen öfters diskordant, so sprechen diese Befunde für ausnahmslose Erbbedingtheit. In Fällen von komplizierterem Erbgang, wo typische Sippenbefunde fehlen, müssen die Ergebnisse der Zwillingsforschung genügen.

Es gibt aber auch ausnahmslos erbbedingte Krankheiten, die bei erbgleichen Zwillingen nicht immer konkordant auftreten; ich verweise auf das Beispiel der Schizophrenie und Polydaktylie (Abb. 1). Es handelt sich dann um Erbanlagen, die nicht in jedem Fall äusserlich in die Erscheinung treten, in einem Teil der Fälle also latent bleiben. Zwei Ursachen kommen für diese Manifestationsschwankungen in erster Linie in Frage: 1. Die Manifestierung ist abhängig von hemmenden, fördernden oder auslösenden Umwelteinflüssen (umweltlabile Anlagen). 2. Es handelt sich um eine entwicklungslabile Anlage. Lenz hat solche Anlagen sehr anschaulich mit einem Springbrunnen verglichen: Die Auflösung des Wasserstrahls in einzelne Tropfen und die Gestaltung derselben ist nicht nur durch die innere Anlage des Brunnens bedingt, auch nicht durch äussere Ursachen wie die Luftströmung allein. Störungen in der Ausbalancierung des Strahls sind ausserdem von Bedeutung. So gibt es Anlagen zur Muttermalbildung, die gelegentlich auch einmal bei Mutter und Kind zu demselben Fleck an derselben Körperstelle führen — daher der Name —, doch ist durch die Erbanlage nur immer die Muttermalbildung als solche bedingt, nicht aber der einzelne Nävus, der nach Form, Grösse und Lokalisation recht verschieden ausfallen kann, wie wir aus den Erfahrungen an eineiigen Zwillingen wissen. In ähnlicher Weise kann die Anlage zu Polydaktylie an allen vier oder nur an drei, zwei, ein Extremitäten in die Erscheinung treten.

Bei umwelt- und entwicklungslabilen Erbanlagen kommt es also oft zu wechselnder oder ganz ausbleibender phänotypischer Manifestierung. Immer aber kann von dem Phänotypus — einem bestimmten Krankheitsbild — auf die entsprechende Erbveranlagung geschlossen werden.

Ist der Schluss von der äusseren Krankheit auf die krankhafte Erbanlage auch erlaubt — wie etwa bei der Schizophrenie —, wenn die Familienbefunde nicht unbedingt die ausnahmslose Erbbedingtheit beweisen, und wenn von den eineiigen Zwillingen ein nicht unbeträchtlicher Teil — etwa ein Drittel — diskordant ist? Könnte die Diskordanz nicht vielleicht doch derart bedingt sein, dass von an sich erbgesunden Zwillingen der eine Paarling durch eine ihn allein treffende äussere Ursache erkrankt? Die Entscheidung der sehr wichtigen Frage, ob diskordante eineiige Schizophreniezwillinge als erbgesund oder erbkrank anzusehen sind, hat Luxenburger dadurch gegeben, dass er nachwies: 1. Zwischen dem klinischen Bild der Schizophrenien der konkordanten und diskordanten eineiigen

Zwillingspaare kann kein wesentlicher Unterschied gefunden werden.
2. Der Grad der familiären Belastung ist bei den konkordanten eineiigen Zwillingen nicht grösser als bei den diskordanten, sondern in

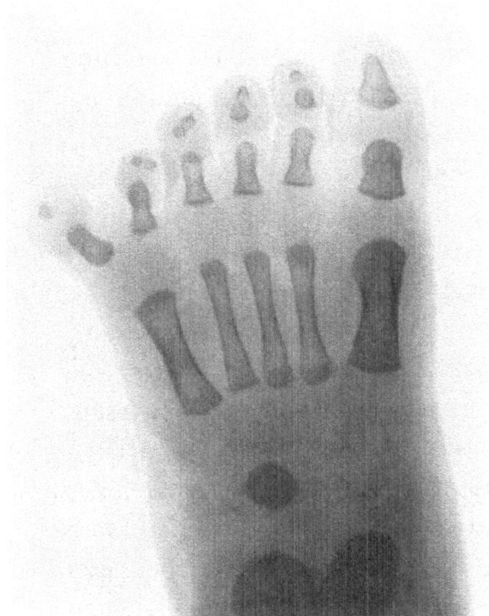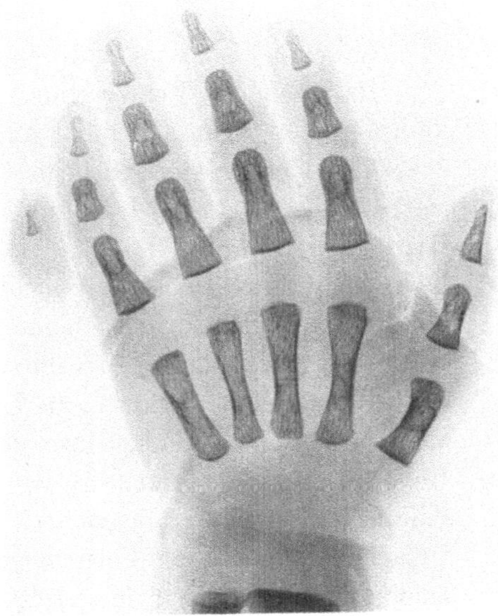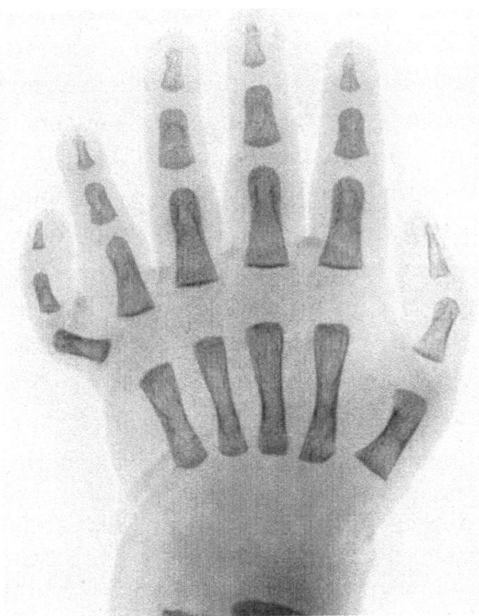

Abb. 1. Polydaktylie bei einem eineiigen Zwillingspaar (nach Lehmann und Witteler).
Von Paarling I sind die linke Hand und der linke Fuss, von Paarling II die linke Hand
abgebildet. Die übrigen fünf Extremitäten zeigen keine röntgenologisch nachweisbaren
Veränderungen.

beiden Gruppen etwa der gleiche. Wäre die alleinige Erkrankung eines eineiigen Zwillingspaarlings durch äussere Ursachen ohne krankhafte Erbveranlagung bedingt, könnte in seiner Familie im Durchschnitt keine überdurchschnittliche Belastung gefunden werden wie bei den sicher erbbedingten, konkordanten eineiigen Zwillingspaaren.

Sie sehen also, dass es durch Ausbau und geeignete Anwendung der Methoden der Erbforschung beim Menschen gelingt, auch bei komplizierten Erbfällen die Erbfrage zu klären.

Sehr viel schwieriger liegen die Verhältnisse bei den **Krankheiten, wo unter gleichem oder sehr ähnlichem klinischem Bild sowohl erbliche als auch nichterbliche Formen vorkommen**. Als Beispiele nenne ich von Augenkrankheiten: Glaukom, Optikusatrophie, Retinitis pigmentosa, von anderen Krankheiten: Schwachsinn, Epilepsie, Taubstummheit, Klumpfuss. Für alle diese Krankheiten ist durch die Erbforschung einwandfrei bewiesen, dass die Erblichkeit bei ihrer Entstehung eine sehr wesentliche Rolle spielt; auf der anderen Seite wissen wir aus den Erfahrungen der Klinik und der pathologischen Anatomie, dass es durch äussere Ursachen entstandene Formen gibt. Die Trennung zwischen den beiden Gruppen von ätiologisch und pathogenetisch verschiedenen Krankheiten kann nur durch klinisch-erbbiologische Forschungen durchgeführt werden. Die Feststellung einer Lues bei einem an Optikusatrophie Erblindeten oder eines Geburtstraumas bei einem Schwachsinnigen ist selbstverständlich kein ausreichender Beweis für exogene Entstehung, wir können in solchen Fällen auf die Familienuntersuchung nicht verzichten. Auf der anderen Seite können aber auch einmal zwei Fälle von exogenem Glaukom oder Schwachsinn in einer Familie vorkommen, ohne dass Vererbung die Ursache ist. Zu einer einwandfreien ätiologisch-pathogenetischen Erkenntnis gelangen wir in allen solchen Fällen nur durch einen **Ausbau der klinischen Differentialdiagnose: In welchen besonderen Symptomen unterscheiden sich die erbbedingten Fälle einer Krankheit von den nichterbbedingten?**

Ich darf hier über einige Fälle eigener Beobachtung berichten: Bei einem 39jährigen Mann wurde wegen erblicher Fallsucht die Unfruchtbarmachung durchgeführt. Er gab an, die Anfälle seit 1915 zu haben, sie seien nach einer eitrigen fieberhaften Sehnenscheidenentzündung im Felde aufgetreten. Anscheinend hat er aber die Anfälle schon seit der Kindheit gehabt. Irgend ein Kopftrauma war nicht festzustellen. Die Anfälle zeigten typisch epileptischen Charakter mit allen dazu gehörigen Symptomen, sie traten sehr gehäuft auf. In einer Nervenklinik wurde die Diagnose Epilepsie (genuine ?) gestellt; der den Patienten behandelnde Facharzt für Nervenkrankheiten hielt die Erkrankung für eine typische genuine Epilepsie. Für die Annahme der Erblichkeit sprach auch der Familienbefund: Eine Schwester des Vaters war in einer Irrenanstalt wegen einer nicht mehr feststellbaren Krankheit gewesen, ein Bruder der Mutter hatte Selbstmord begangen. Drei Monate nach der glatt abgeheilten Sterilisierungsoperation erkrankte der Mann an Gallenblasenentzündung, er starb nach der Cholecystektomie. Die Sektion (nach dem freundlichst überlassenen Protokoll des Senckenbergischen Pathologischen Instituts der Universität Frankfurt) ergab am Gehirn folgenden Befund: Hirnrindennarbe der lateralen Fläche der

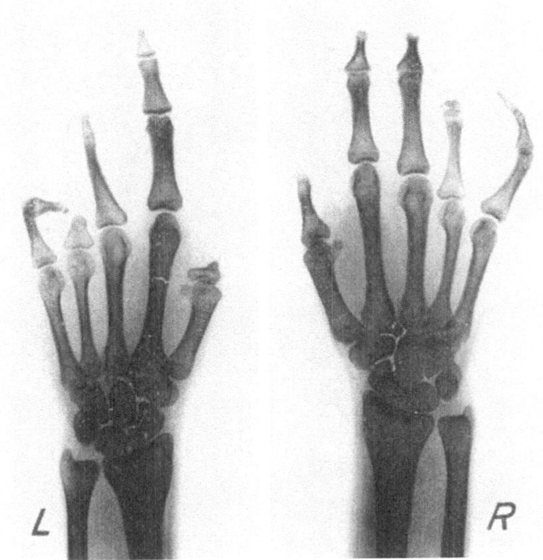

Abb. 2. Nichterbliche Abschnürungsdefekte.

rechten Hemisphärenhälfte — die kleiner ist als die linke — an der Grenze von Parietal- und Occipitallappen. An der Stelle der Hirnnarbe narbig-sklerotische Atrophie der Rinde und des Markes mit hochgradiger Verziehung des Hinterhornes zur narbig veränderten Oberfläche. Demnach hat es sich mit grösster Wahrscheinlichkeit um epileptische Anfälle als Folge eines Geburtstraumas gehandelt; mittels der Encephalographie hätte die richtige Diagnose gestellt werden können.

Die folgenden Fälle möchte ich kurz an Hand einiger Lichtbilder vorführen: Bei dem ersten (Abb. 2) handelt es sich um ein Mädchen, bei welchem Antrag auf Unfruchtbarmachung wegen schwerer erblicher körperlicher Missbildung gestellt worden war. Das Erbgesundheitsgericht liess eine eingehendere Untersuchung und Begutachtung durchführen, die zu folgendem Ergebnis kam: Nach dem Röntgenbild sind einige Phalangen sehr unregelmäßig wie amputiert, während der erste und fünfte Finger sowie die Handwurzelknochen normal angelegt sind. Ausserdem zeigt der Daumen und der fünfte Finger der rechten Hand Furchen, die man als Schnürfurchen deuten könnte. Es wurde weiterhin berichtet, dass die Mutter zu wenig Fruchtwasser gehabt habe. In der Familie war von irgendwelchen Missbildungen nichts nachzuweisen. Es handelte sich demnach um nichterbliche Abschnürungsdefekte.

Bei dem zweiten Fall handelt es sich um eine 31jährige Frau, die im dritten Monat schwanger ist. Sie hat die Befürchtung, dass das zu erwartende Kind die Verkrüppelung erben könne und wünscht des-

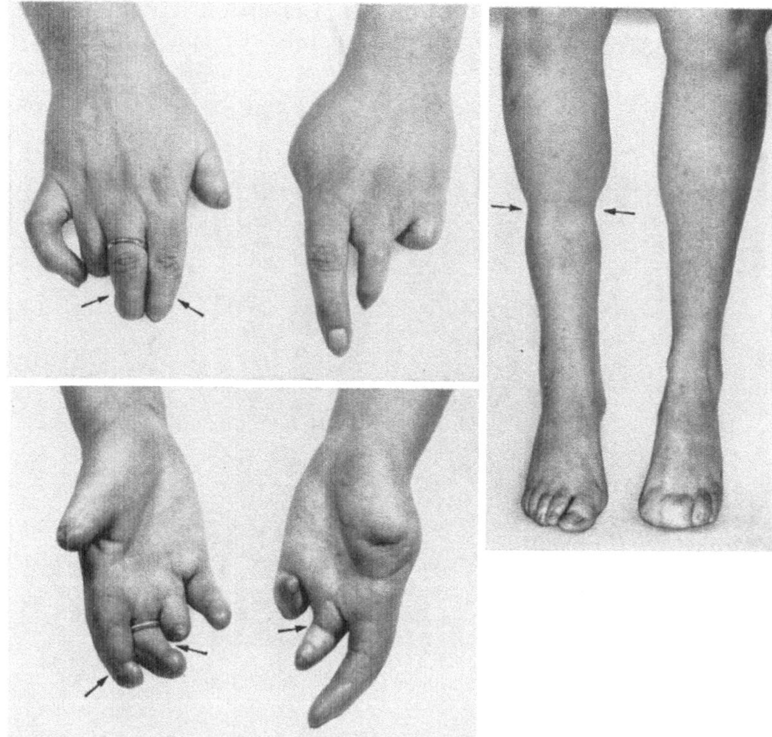

Abb. 3. Abschnürungsdefekte an beiden Händen und linkem Fuss. Die Pfeile bezeichnen die noch sichtbaren Schnürfurchen.

halb Unfruchtbarmachung und Unterbrechung der Schwangerschaft, falls es sich um eine erbliche Missbildung bei ihr handle. Die Untersuchung ergibt (Abb. 3): An den Händen, rechts und links verschieden, mehrere Defekte in Form von Queramputationen, ebenso am linken Fuss. Auf der Photographie sind sehr deutlich Schnürfurchen an beiden Händen und über der rechten Wade zu sehen. Auch hier handelt es sich um nichterbliche Abschnürungsdefekte.

Der dritte Fall zeigt an Händen und Füssen symmetrisch hochgradige Ektrodaktylie (Abb. 4), wie sie schon wiederholt erblich festgestellt wurde. Als besonders eindrucksvolles Beispiel für die einfach dominante Vererbung solcher Anomalien zeige ich den Ausschnitt aus einer von

Ströer beobachteten Familie (Abb. 5), in welcher eine Frau mit nur einem Finger beiderseits und hochgradigem beiderseitigem Spaltfuss in drei verschiedenen Ehen ihre Missbildung auf insgesamt fünf Kinder vererbt. Wenn in dem von mir begutachteten Fall — 15jähriger Knabe, einziges Kind seiner Eltern — auch keine weiteren Fälle von Missbildungen

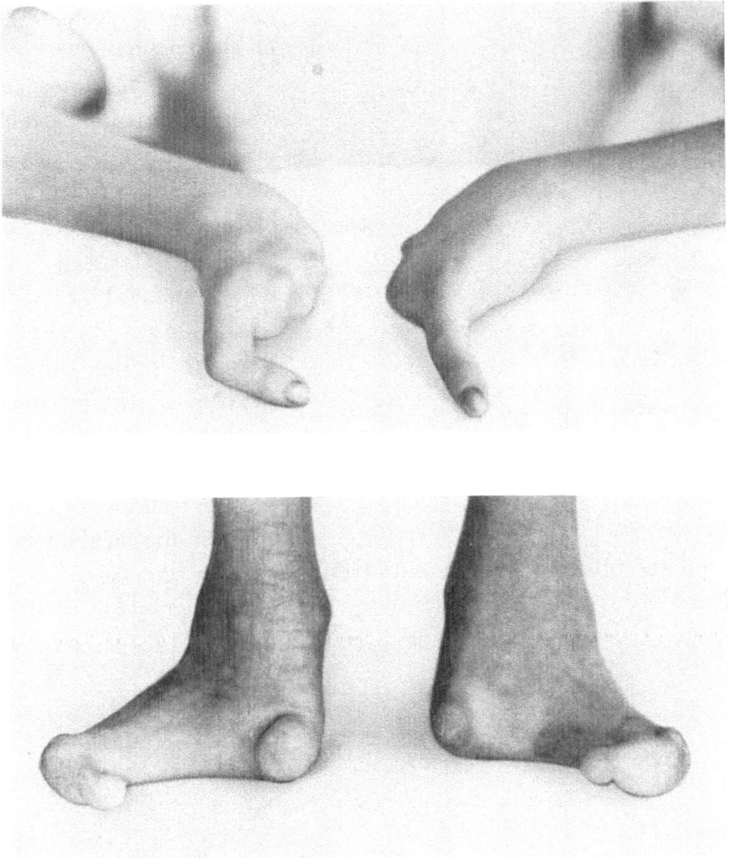

Abb. 4. Hochgradige Ektrodaktylie. An beiden Händen fehlen vier Finger vollständig und zwei Metacarpalknochen. An den Füssen fehlen die erste bis vierte Zehe vollständig mit den dazugehörigen Metatarsalknochen. (Nach v. Verschuer.)

in der Familie festzustellen waren, so habe ich nach der Art der Störung und auf Grund des symmetrischen Auftretens an allen vier Extremitäten die Störung doch für erbbedingt gehalten.

Die letzte Übersicht (Abb. 6 nach Ströer) zeigt, dass sich die erblichen zahlenmäßige Varianten der Finger und Zehen in eine Variations-reihe einordnen lassen, an deren einem Ende sich der höchstgradige Defekt von vier Strahlen befindet, während wir am anderen Ende Mehrfach-bildung höheren Grades sehen. Dazwischen finden sich alle Übergänge. Es zeigt sich aber, dass hinter der scheinbar fliessenden Variabilität verschiedene Erbtypen versteckt sind, die teils ausschliesslich in den Bereich der Ektrodaktylie, teils ausschliesslich zur Polydaktylie gehören. Dazwischen gibt es aber auch Familien, in welchen sowohl Ektro- als auch Polydaktylie vorkommen. — Ich habe absichtlich Fälle aus der übrigen Medizin gewählt, um meinen verehrten beiden nachfolgenden Herren Referenten in nichts vorzugreifen.

Der Ausbau der so notwendigen Differentialdiagnose „erblich — nichterblich" kann nur unter gemeinsamer Anwendung der fortgeschrittensten klinischen und erbbiologischen Methoden durchgeführt werden. Bei unausgelesenem Patientenmaterial müssen sorgfältige Familienforschungen durchgeführt

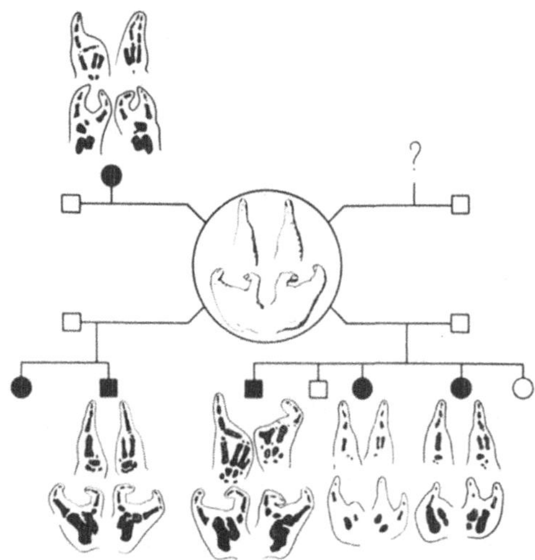

Abb. 5. Ausschnitt aus einer von Ströer beobachteten Familie: Die Mutter mit ihren vier Ehemännern. Bei jedem deformierten Kind sind oben die Hände, unten die Füsse wiedergegeben.

werden, um — soweit möglich — die erblichen von den nichterblichen Fällen zu trennen. Ein genauer Vergleich zwischen den beiden so gebildeten Krankheitsgruppen wird dann ergeben, ob sie sich in typischen Symptomen unterscheiden. Diese

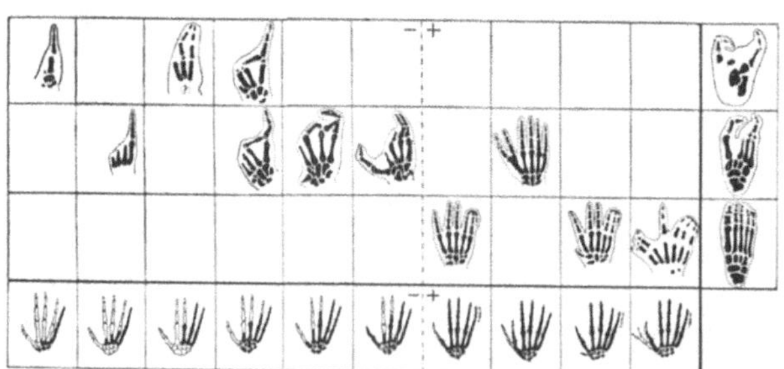

Abb. 6. Vergleich der Reihen von Handabweichungen in drei Familien. In der unteren Reihe sind die Missbildungen am normalen Skelet wiedergegeben. Rechts: Beispiele der Fussabweichungen in diesen Familien. (Nach Ströer.)

Symptome haben dann bei der praktischen erbärztlichen Begutachtung später Anwendung zu finden.

Ein zweiter Weg zum Ausbau der Differentialdiagnose „erblich — nichterblich" ist der Vergleich zwischen konkordanten und diskordanten eineiigen Zwillingen. Auf die Untersuchungen von Luxenburger bei der Schizophrenie habe ich schon hingewiesen. Diehl und ich fanden bei unseren Forschungen an tuberkulösen Zwillingen, dass die ausgesprochenste Ähnlichkeit erbgleicher Zwillinge sich bei den Tuberkulosespätformen zeigt, während bei den Frühformen — Primär-Sekundärstadium im Sinne Rankes — die Variabilität, also die Umweltlabilität, sehr viel grösser ist. Bezüglich der Tuberkuloseform konnte zwischen den konkordanten und diskordanten eineiigen Paaren kein Unterschied festgestellt werden.

Ist für eine Krankheit die Grundfrage, ob Erblichkeit bei ihrer Entstehung eine Rolle spielt, entschieden, gehen wir über zur Untersuchung der zweiten Frage: Wie ist der Genotypus aufgebaut? Ich will hier in keine Darstellung der erbbiologischen Methoden eintreten und schildern, wie wir die Entscheidungen treffen, ob eine Krankheit dem dominanten, rezessiven oder intermediären Erbgang folgt, ob sie monomer oder polymer erbbedingt ist, ob die Erbanlage im Geschlechtschromosom oder in einem Autosom gelagert ist und wie die weiteren speziellen genetischen Fragen alle heissen. Es sind diese Dinge in den Lehrbüchern der Erblehre schon eingehend dargestellt. Nur eine Frage möchte ich herausgreifen, weil sie sowohl von theoretischer als auch von praktischer Bedeutung ist und bei Erbanalysen bisher vielfach vernachlässigt wurde: Ist die Erbveranlagung für eine Krankheit eine spezifische oder eine unspezifische?

Von einer spezifischen Erbveranlagung sprechen wir dann, wenn ein enger Kausalzusammenhang zwischen einer bestimmten Erbanlage (Erbanlagenpaar, auch mehrere Erbanlagen — Polymerie) und einer bestimmten Eigenschaft besteht. Die Eigenschaft ist durch die betreffende Erbanlage wesentlich bedingt; andere — erbliche oder nichterbliche — Ursachen sind von nebensächlicher Bedeutung. Die Wirkung der Erbanlage auf die Entwicklung zeigt sich hauptsächlich an der betreffenden Eigenschaft; andere entwicklungsphysiologische Wirkungen der Erbanlage sind entweder nicht bekannt oder nur als Nebenwirkungen anzusehen. Eine spezifische Erbveranlagung kann bei den meisten bekannten Erbkrankheiten und einfach erblichen Merkmalen angenommen werden.

Eine unspezifische Erbveranlagung zu einer Krankheit liegt dann vor, wenn die hauptsächliche Ursache eine nichterbliche ist, der Erbveranlagung aber doch insofern eine Bedeutung zukommt, als die Antwort des Körpers auf die äussere Krankheitsursache verschieden ist je nach der vorwiegend erbbedingten Gesamt- oder Teilkonstitution. Eine unspezifische Erbveranlagung kann auch bei spezifisch erbbedingten Krankheiten von Bedeutung sein, wir sprechen dann von Haupt- und Nebengenen.

Die Analyse von unspezifischen Erbdispositionen ist in letzter Zeit mit Hilfe der Zwillingsforschung gelungen.

Eugster konnte an einem sehr grossen Material nachweisen, dass für die endemische Struma das Konkordanz-Diskordanz-Verhältnis bei ein- und zweieiigen Zwillingen etwa dasselbe ist. Eine besondere erbliche Strumaanlage hat sich nicht nachweisen lassen. Und doch ist die Erbveranlagung von Bedeutung; sie äussert sich in der Form und der Lokalisation der Struma und in der Art des Krankheitsverlaufs, die bei eineiigen Zwillingen sehr viel ähnlicher sind als bei zweieiigen Zwillingen.

Ein weiteres interessantes Beispiel ist die multiple Sklerose. Die vorbildlichen und umfassenden Familienforschungen von Curtius haben ergeben, dass in dem nächsten Familienkreis von Herdsklerotikern Nerven- und Geisteskrankheiten 1,6mal so häufig als in der Durchschnittsbevölkerung vorkommen. Auch sonst zeigen die Multiple-Sklerose-Familien mancherlei Abwegigkeiten in wahrscheinlich überdurchschnittlicher Häufung. Ein einfacher Erbgang konnte nicht analysiert werden. Ein Fall von eineiigen Zwillingen (Legras) zeigte ausgesprochene Konkordanz. Die Sammlung einer grossen unausgelesenen Zwillingsserie durch Thums hat nun bei zehn eineiigen Paaren keinmal Konkordanz ergeben, in allen Fällen war der Paarling des kranken Probanden nicht an multipler Sklerose erkrankt. Solch ein Befund lässt sich mit der Annahme einer spezifischen Erbdisposition für die multiple Sklerose kaum mehr in Einklang bringen, die Umweltlabilität der Anlage müsste als ausserordentlich gross angenommen werden. Dagegen finden meines Erachtens die Befunde von Curtius und Thums ihre gemeinsame Erklärung durch die Annahme einer unspezifischen Erbveranlagung.

Im Anschluss an unsere Forschungen an tuberkulösen Zwillingen haben Diehl und ich die Frage, ob für die Tuberkulose eine spezifische oder unspezifische Erbdisposition anzunehmen sei, eingehend untersucht. Wir kommen — zumal nach unseren neuesten Befunden — zu dem Schluss, dass die erbliche Tuberkulosedisposition eine spezifische ist. „Hierzu treten als Nebenursachen die Modifikationsfaktoren, die wir in erbliche und nichterbliche einteilen. Erbliche Modifikationsfaktoren sind alle — letztlich durch die Erbveranlagung bedingten — Zustände und Reaktionsweisen des Organismus, die für Entstehung und Ablauf der Tuberkulose von Bedeutung sind, wie z. B. Habitus asthenicus, Lokal- und Organdispositionen. Die nichterblichen Modifikationsfaktoren sind die Umwelteinflüsse im gewöhnlichen Sinne des Wortes (Der Erbeinfluss bei der Tuberkulose, Zwillingstuberkulose II. Jena: Verlag Fischer, 1936).

Als unspezifische Erbveranlagung zu einer Krankheit sind auch die Gesamtkonstitution des Körpers und die Konstitution eines Organs aufzufassen, wenn sie für die betreffende Krankheit von Bedeutung sind.

Ich möchte so die von Kretschmer festgestellten Beziehungen zwischen Körperbau und Psychose deuten: Der Schizophrenie-Genotypus findet offenbar in einem Körper von leptosomer oder athletischer Konstitution bessere Manifestationsbedingungen als in einem Körper von pyknischer Konstitution — entsprechend umgekehrt für den Genotypus „manisch-depressives Irresein". Da der Körperbautyp im wesentlichen erbbedingt ist, sind die ihn bedingenden Erbanlagen eine unspezifische Erbveranlagung für die — an sich spezifisch erbbedingten — grossen endogenen Psychosen.

Auch diesmal habe ich mit Rücksicht auf die nachfolgenden speziellen Referate meine Beispiele aus der nichtophthalmologischen Erbpathologie gewählt.

Die dritte Frage, die wir untersuchen wollen, ist die nach dem Anteil von Erbe und Umwelt an der Entstehung einer Krankheit. Bei fast allen Krankheiten sind sowohl das Erbe wie auch die Umwelt von ursächlicher Bedeutung. Jede Eigenschaft des Menschen entsteht aus dem Zusammenwirken von Erbanlage und Umwelt. Wie gross ist der jeweilige Anteil der beiden Kräftegruppen? So einfach die Beantwortung der Frage auf den ersten Blick erscheinen mag, so schwierig ist sie in Wirklichkeit. Einige Beispiele werden uns die gewünschte Klarheit vermitteln.

Die Blutgruppe A wird bedingt durch das Blutgruppengen A — von den Untergruppen A_1 und A_2 soll hier abgesehen werden. Und umgekehrt zeigt ein Mensch mit dem Blutgruppengen A immer den Phänotypus „Blutgruppe A". Dieser Zusammenhang zwischen Erbanlage und Ausseneigenschaft ist ein streng gesetzmäßiger, eine wesentliche Mitwirkung der Umwelt ist dabei normalerweise nicht gegeben. Den Umweltanteil können wir deshalb praktisch gleich Null setzen.

Fast jeder Mensch, der mit dem Erreger der Masern erstmalig in Berührung kommt, wird masernkrank. Nur wenige Menschen scheinen immun zu sein. Da Diskordanz bei zweieiigen Zwillingspaaren etwa drei bis viermal so häufig vorkommt als bei eineiigen Zwillingen ist die Unempfindlichkeit weitgehend erbbedingt. Die Masernerkrankung ist aber überwiegend durch die Umwelt bedingt. Wäre dagegen die Anlage zu Unempfindlichkeit weiter verbreitet — etwa wie bei Scharlach und Diphtherie — würde der Umweltanteil kleiner und der Erbanteil grösser erscheinen. Es hängt also auch von der Häufigkeit bestimmter Erbanlagen in der Bevölkerung ab, ob bei der Entstehung einer Krankheit der Erbanteil oder der Umweltanteil grösser erscheint. Sehr lehrreich sind die epidemiologischen Erfahrungen bei der Tuberkulose: seuchenartiges Auftreten bei erstmalig infizierten Völkern, schleichende Seuche bei den zivilisierten Völkern, geringste Mortalität und Morbidität bei den Juden als dem am längsten im Zustand der Stadtzivilisation lebenden Volk. Durch die Ausmerze der Anfälligen kommt es zur verhältnismäßigen Zunahme der Resistenten — und damit steigt der durchschnittliche Erbanteil an der Entstehung der Tuberkulose.

Ein letztes Beispiel: Polydaktylie vererbt sich in einigen Familien als regelmäßig einfach dominantes Erbmerkmal. Hier ist der Erbanteil praktisch 100%ig. In anderen Familien wird gelegentlich Überspringen einer Generation beobachtet, die Polydaktylieanlage entscheidet dann nicht mehr allein das Zustandekommen des Merkmals. Und wiederum in anderen Familien tritt die Erbanlage nur in einem kleinen Teil der Fälle als Polydaktylie in die Erscheinung, in der Mehrzahl der Fälle bleibt sie latent. Das Erb-Umwelt-Verhältnis wechselt also bei der Polydaktylie von Familie zu Familie — es gibt stark und schwach penetrante Anlagen. Man könnte aus der Gesamtheit der Beobachtungen wohl einen Mittelwert berechnen, also etwa feststellen, dass das Polydaktyliegen sich mit einer durchschnittlichen Wahrscheinlichkeit von — sagen wir einmal — 80% phnäotypisch manifestiert. Trotz einer solchen Durchschnittsberechnung müssten wir die Verhältnisse in jeder Familie prüfen, ob der tatsächliche Wert höher oder niedriger liegt als der Mittelwert.

Die wenigen Beispiele sollten nur zeigen, dass wir unter dem Erb-Umwelt-Verhältnis bei einer Krankheit etwas recht verschiedenartiges zu verstehen haben. Trotzdem werden wir auf die Untersuchung der sehr wichtigen Frage nicht verzichten — im Gegenteil: Wir müssen durch geeignete Untersuchungen den Fragenkreis zu klären versuchen. Als Forschungsmethode steht hier die Zwillingsmethode an erster Stelle. Im besonderen gilt es festzustellen, wie häufig eine Eigenschaft bei eineiigen Zwillingen diskordant auftritt, wie gross diese Diskordanzen sind, wie das Konkordanz-Diskordanz-Verhältnis im Vergleich damit bei zweieiigen Zwillingen, Geschwisterpaaren und nichtverwandten Menschenpaaren ist, und wie häufig die Eigenschaft in der Bevölkerung, aus der die Zwillinge stammen, vorkommt. Auf Grund solcher Unterlagen ist es möglich, den Erb-Umweltanteil bei der Entstehung der Krankheiten und anderer Eigenschaften des Menschen abzuschätzen.

Die vierte und letzte Frage, die wir bei unserer allgemein medizinisch-erbbiologischen Betrachtung der Krankheitsvererbung noch kurz untersuchen wollen, ist die Erbprognose. Im allgemeinen wird dem Erbbiologen von Kranken — und auch von Ärzten — die Frage vorgelegt: „Welche Gefahr besteht für meine Kinder, die Krankheit zu erben?" Die Vorstellungen haften noch ganz und gar an den phänotypischen Erscheinungen. So wird es schwer verstanden, dass ein rezessiv Erbkranker auf Kinder verzichten soll. Handelt es sich um ein sehr seltenes Erbleiden, wie etwa bei der Pigmentdegeneration der Netzhaut, so hat der Kranke fast immer gesunde Kinder, Enkel usw., nur bei einer Verwandtenheirat oder bei zufälliger Heirat zwischen gleich Belasteten kommt es ab und zu zur Wiederholung des Leidens. Ganz anders stellen sich uns die Dinge dar, wenn wir unseren Blick auf die Erbanlagen richten: Von einem rezessiv Erbkranken sind sämtliche Kinder, die Hälfte der Enkel, ein Viertel der Urenkel usw. heterozygote Träger der rezessiven krankhaften Erbanlage. Es gibt zahlreiche rezessive krankhafte Erbanlagen, die sich in den zivilisierten Bevölkerungen mehr und mehr verbreiten. Dadurch steigt die Gefahr für jede eheliche Verbindung, dass aus ihr kranke Kinder hervorgehen. Einer solchen Gefahr können wir nur begegnen, indem wir die fehlende natürliche Auslese bei den unter den Bedingungen der Zivilisation lebenden Völkern durch die künstliche Auslese ersetzen, indem wir durch den Ausbau der Rassenhygiene zu erreichen versuchen, dass die schwer Erbkranken keine Nachkommen mehr haben.

Die Indikation zur Anwendung fortpflanzungsbeschränkender oder -verhindernder Mittel ist also nicht aus der Erkrankungsgefahr der Kinder abzuleiten, sondern in erster Linie aus der Feststellung der Erbbedingtheit einer schwer krankhaften Störung. Die Erbdiagnose hat demnach den Vorrang vor der Erbprognose.

Selbstverständlich haben nach wie vor alle erbprognostischen Untersuchungen eine grosse Bedeutung — vor allem für die praktische Rassenhygiene. Bei einfachem Erbgang einer Krankheit ergeben sich die Verhältnisse aus der entsprechenden Anwendung des Mendelschen Gesetzes, was nicht mehr besprochen zu werden braucht. Bei allen weitergehenden Komplikationen des Erbgangs helfen wir uns nach dem Vorgang von Rüdin durch die Feststellung der empirischen Erbprognose: Wie gross ist im Durchschnitt für einen Blutsverwandten (z. B. Kind, Enkel, Neffe usw.) eines Kranken die Gefahr, in gleicher oder ähnlicher Weise zu erkranken? Es wird die Aufgabe der nächsten Forschung sein, aus den Krankheitsgruppen, die für die erbprognostische Forschung statistisch zusammengefasst wurden, diejenigen herauszusondern, bei welchen die erbprognostische Gefahr überdurchschnittlich gross oder überdurchschnittlich klein ist. Wir werden dadurch die tatsächlichen Erbverhältnisse in einer Familie immer exakter erfassen lernen.

Unter bewusster Vermeidung jeder neuen Hypothesenbildung und aller schwierigeren erbtheoretischen Fragen habe ich versucht, Ihnen einen Einblick zu geben in die grundlegenden, allgemeinen Probleme, die uns bei der Erforschung der Krankheitsvererbung beschäftigen. Es gibt noch genügend Arbeit, um wichtige theoretische und praktische Fragen in unserer Wissenschaft der Klärung zuzuführen. Der methodische Weg ist uns vorgezeichnet. Notwendig ist in erster Linie die Sammlung eines grossen, umfassenden Forschungsmaterials.

Als allgemein-medizinischer Erbbiologe kann ich mein Referat, das ich in diesem Kreise halten durfte, nicht schliessen ohne ein Wort des Dankes an die zahlreichen Augenärzte, die sich der Erforschung der Erbfragen in ihrem Fach bereits gewidmet haben. Das Auge ist das Organ des Menschen, das erbbiologisch am weitesten erforscht ist. Kann es ein sprechenderes Zeugnis davon geben als das grosse Werk Waardenburgs? Die beiden folgenden Referate werden weitere Beweise erbringen!

Der Vorsitzende: Ehe ich Herrn v. Verschuer danke, möchte ich prinzipiell Einspruch erheben dagegen, dass Herr v. Verschuer von: Geschlechtsgebundene Vererbung spricht, ein Wort, welches in den deutschen Büchern sehr oft zu lesen ist. Dieses Wort ist falsch und muss so bald wie möglich aus unserer Fachliteratur verschwinden. Es gibt keine geschlechtsgebundene Vererbung, nur eine am Geschlechtschromosom gebundene Vererbung, was etwas ganz anderes ist.

Nunmehr möchte ich Herrn v. Verschuer namens aller Hörer von ganzem Herzen für sein schönes Referat danken. Wir alle kennen die Arbeiten von Herrn v. Verschuer seit langem und wissen, dass er einer der bekanntesten Erbforscher ist; es ist immer angenehm die Ansichten eines solchen aus eigenem Munde zu hören, besonders wenn es so klar vorgetragen wird, wie Herr v. Verschuer es getan hat.

III.

Vererbung im Rahmen der Augenheilkunde.

Von

P. J. Waardenburg (Arnhem).

Mit 2 Tabellen.

Mir ist die ehrenvolle Aufgabe zu Teil gefallen mich mit der Vererbung im Rahmen der Augenheilkunde zu befassen. Ich schätze diese Auszeichnung um so mehr, da Sie ja in Ihrem eigenen engeren Fachkreise mehrere vortrefflichen Vertreter der Genetik des menschlichen Auges besitzen. Ich bin dankbar für das, was ich aus deren schönen Beiträgen gelernt habe.

Meine Aufgabe fasse ich in dem Sinne auf, dass ich Sie möglichst wenig mit Namen und verwickelten Vererbungstheorien und Problemen belästigen möchte, sondern dass ich Ihnen die Tatsachen, soweit sie ungefähr feststehen, vorführe. Natürlich kann ich nicht ganz umhin, dass ich gelegentlich auch noch einige Auffassungen erörtere, die mehr wahrscheinlich als gesichert sind. Dieses möchten Sie dann gewissermaßen als Anregung zu tieferer Forschung betrachten.

Kurz nachdem im Jahre 1905 von Farabee die Geltung der Mendelschen Gesetze für den Menschen erstmalig bestätigt wurde, sind die Augenmerkmale Gegenstand der Forschung geworden. Die ersten systematischen Untersuchungen hatten Beziehung auf die normale Irisfarbe (Davenport 1907, Hurst 1908) und auf die Nachtblindheit (Nettleship 1907). Zu den zunächst gründlich geprüften Anomalien gehörten der graue Star (Katarakt, Nettleship 1909), der grüne Star (Glaukom, Lawford 1909), die Pigmentverödung der Netzhaut (Retinitis pigmentosa, Nettleship 1909), das Augenzittern (Nystagmus, Radloff 1909), der Albinismus (Davenport 1910, Pearson-Nettleship-Usher 1911).

Nettleship hat sich dadurch verdient gemacht, bereits in einer Bowmanlecture des Jahres 1909 eine bei dem damaligen Stand des Wissens klare Übersicht über einige den Mendelschen Gesetzen gehorchenden Anomalien gegeben zu haben.

Schon vor dieser Epoche und vor der Kenntnis der Mendelschen Gesetze und vor der Erkenntnis ihrer Gültigkeit auch beim Menschen, gab es im vorigen Jahrhundert ein als erblich erkanntes Merkmal des menschlichen Auges: die Farbuntüchtigkeit bzw. Farbenfehlsichtigkeit, damals Farbenblindheit genannt.

Die ersten Mitteilungen gehen zurück auf Huddart (1777) und Lort (1778). Im letzten Fall ist die Beobachtung durch drei Generationen derart wiedergegeben worden, dass schon die darin vorhandene farbenblinde Frau nach ihrer As- und Descendenz restlos mit unseren heutigen Vorstellungen, dass sie einen befallenen Vater haben soll, und dass alle ihre Söhnen befallen sind, übereinstimmt. Es war der Naturforscher Dalton, der 1798 die erste wissenschaftliche Abhandlung über die in seiner Familie vorkommende Farbenstörung schrieb. Im Laufe des 19. Jahrhunderts wurden — ohne Kenntnis des Mendelismus — noch mehrere interessante Stammbäume, besonders vom schweizerischen Augenarzt Horner (1876) veröffentlicht. Dabei hat er schon die von Nasse 1820 für die Bluterkrankheit angegebene Regel, die jetzt unter dem Namen der recessiv-geschlechtsgebundenen Vererbung bekannt ist, auch für die Vererbung der Farbenfehlsichtigkeit bestätigt gefunden.

Der Ausdruck geschlechtsgebundene Vererbung ist eigentlich ungenau. In Wirklichkeit liegen alle nach den Mendelschen Gesetzen vererbten Gene in den Chromosomen. Es gibt nun Gene, die mit der Geschlechtsbestimmung zu tun haben, die im sogenannten X-, Geschlechts- oder Gonochromosom (Gonosom) liegen — natürlich jeweils zusammen mit anderen. Die genannten Geschlechtsgene und z. B. das Gen für Farbenunterscheidung sind also geschlechtschromosomal (gonosomal) verankert oder gebunden. Deshalb möchte ich bei unserer weiteren Besprechung — der Kürze wegen — immer nur von gonosomalen Anlagen reden und diese den an den anderen Chromosomen (den sogenannten Autosomen) gebundenen autosomalen Anlagen gegenüberstellen. Da wir überdies sehen werden, dass Gene, die im Geschlechtschromosom liegen, sich bei beiden Geschlechtern äussern können, ist der Ausdruck gonosomal (abgekürzt: gonos.) nicht nur kürzer als geschlechtsgebunden, sondern auch begriffsbildlich genauer. Das letzte gilt auch für das Wort Anlagen, statt Merkmale. Merkmale werden nicht als solche vererbt, als Phänotypen sind es ja Produkte oder Reaktionen auf Umwelteinflüsse. Die vererbten Gene können während der Entwicklung eine deutlich durchschlaggebende Rolle spielen (starke Penetranz haben), zuweilen können sie mehr oder weniger latent bleiben, sich also unregelmäßig oder abgeändert äussern.

Erlauben Sie mir Ihnen folgenden Leitfaden zu geben. Wir werden unseren Gegenstand in vier Hauptabschnitte zerlegen und nacheinander besprechen:

    I. Einige Ergebnisse der Zwillingsforschung.

    II. Die gonosomalen Anlagen.

    III. Die regelmäßig- und unregelmäßig-dominanten autosomalen Anlagen.

    IV. Die recessiven autosomalen Anlagen.

I. Einige Ergebnisse der Zwillingsforschung.

Wesentlich Bahnbrechendes hat uns die Zwillingsforschung in der Augenheilkunde meines Erachtens noch nicht ergeben. Wertvolles aber doch. Ich betrachte die Zwillingsmethode als einen der Grundpfeiler der modernen Erbforschung, kenne aber ihre Schranken. Ob überwiegende Erblichkeit vorliegt, kann man bezüglich Anlagen nicht-isogener Bevölkerungskreise, nur dann schliessen, wenn genügendes statistisch verwertbares, auslesefreies Material von lückenlosen Serienuntersuchungen an E. Z. und Z. Z. vorliegt. Mathematisch unanfechtbare Differenzen der Konkordanz bzw. Diskordanz zwischen den E. Z. und Z. Z.-Gruppen dürfen auf erbliche Grundlagen zurückgeführt werden. Ein fehlender Unterschied in einer bezüglich das zu untersuchende Merkmal isogenen Population[1] besagt nichts. Den Hauptwert der Zwillingsforschung erblicke ich in der Möglichkeit Einsicht zu gewinnen in die Bedeutung eventueller Erbanlagen für Merkmale des frühen Kindes- und des Greisenalters, also für infantile und senile Erbeigenschaften, sowie für das Erkennen von polygenen Anlagen, und weiterhin für die ungefähre Feststellung der Modifikationsbreite von Phänotypen.

Leider stehen in der Ophthalmologie die Serienuntersuchungen noch weit im Hintergrunde der Kasuistik gegenüber. Wenn ich mich aber kurz fasse, darf ich sagen, dass wir schon seit einigen Jahren wertvolle Serienuntersuchungen besitzen über die normale und astigmatische Brechung der Hornhaut, wobei sich die letztere als manifestationslabil erwiesen hat, über die Gesamtrefraktion, wobei wir Einsicht in die relativ geringe Modifikationsbreite der niedrigen und mittleren Grade der Refraktionsanomalien, also in ihre hohe Erbfestigkeit gewonnen haben (bei der höheren Myopie scheint sie etwas grösser zu sein), und über die starke Penetranz beim Epicanthus und die weniger starke beim Schielen. In der letzten Zeit wurde unsere Kenntnis bereichert über das Fundusbild (Papille und Gefässe), über senile Merkmale und über Turmschädelbildungen, die wegen der Begleiterscheinungen auch den Augenarzt interessieren. Von der Dysostosis craniofacialis und der Acrocephalie zeige ich Ihnen einige Bilder, zwei konkordante E. Z.-Fälle lernte ich selber kennen. Wir verfügen augenblicklich über neun konkordante und keine diskordanten E. Z.-Paare, während bei einem gleichgeschlechtlichem Z. Z.-Paar und bei zwei Pärchen Diskordanz vorkam. In meinen Fällen bestand eine auffallende Konkordanz der Basislänge und des Sphenoidalwinkels, während in meinen und in allen Literaturfällen die weitere Schädelmissbildung mehr oder weniger starken Schwankungen unterworfen war. Für die Kenntnis der erblichen senilen Merkmale möchte ich auf eine Arbeit von Vogt hinweisen und für die Ergebnisse des Augenhintergrundes auf das daraufbezügliche Schrifttum. In diesem Rahmen muss ich darauf verzichten.

---

[1] Z. B. werden in einer Negerpopulation alle E. Z., Z. Z. und Einzelindividuen die typischen Rassenmerkmale aufweisen.

Die Kasuistik hat eine wertvolle Bestätigung erbracht der auf anderer Weise gewonnenen Einblicke in die erbliche Grundlage einer grossen Anzahl von Augenmerkmalen, sowie ihrer Manifestationsverschiedenheit. Als merkwürdige Beispiele greife ich nur die folgenden heraus: Diskordanz neben Konkordanz bei E. Z. bezüglich erblichen Nystagmus, vier konkordante E. Z.-Paare mit Morbus Basedowi und ein diskordantes Z. Z.-Paar; eine gleich häufige Diskordanz von Amblyopie bei beiden schielenden E. Z. und Z. Z., was beim überwiegend erblich Bedingtsein des Schielens für eine sekundär erworbene Amblyopie spricht, Konkordanz mit 8jährigem Zeitintervall von schwerer Iristuberkulose bei E. Z., Konkordanz neben Diskordanz von luetischen Affektionen bei E. Z., ein Fall von Konkordanz von doppelseitigem und ein Fall von Spiegelbildkonkordanz von einseitigem Hydrophthalmus; einmal Konkordanz von Iriskolobom, Altersglaukom, gleichseitigem Gliom, latenter Übertragung von Leberscher Krankheit, manifester Übertragung von atypischer Pigmentverödung von Aderhaut und Netzhaut; von sogenannter wohl kongenitaler Ablatio pellucida retinae mit starker Manifestationsschwankung, zweimal konkordante Manifestierung der Leberschen Krankheit bei Männern usw. usw. Auf weitere Beispiele muss ich leider in diesem Rahmen verzichten.

II. Die gonosomalen Anlagen.

Am längsten sind in der Augenheilkunde die recessiv-gonosomalen Anlagen bekannt. Die Vererbung der Farbensinnstörungen hat zuerst Wilson (1911) — damals noch hypothetisch — als ein Beispiel der sogenannten geschlechtsgebundenen Vererbung erwähnt. Da Prof. Franceschetti dieses Thema gleich näher erörtern wird, will ich an dieser Stelle auf die heute am meisten gehegten Auffassung der zwei an verschiedenen Stellen des X-Chromosoms lokalisierten Allelenreihen nicht näher eingehen (Proto- und Deutero-Reihe bei der Rotgrün-Fehlsichtigkeit). Ich nenne Ihnen also nicht, welche Schlußsteine des Gebäudes noch fehlen, sondern zeige Ihnen lieber, welche Voraussetzungen schon erfüllt wurden. Obwohl es sich gezeigt hat, dass ausnahmsweise heterozygotisch veranlagte Frauen deutlich manifest befallen sein können (von den häufigeren sehr leichten intermediären Störungskennzeichen ist hier nicht die Rede), darf man im allgemeinen annehmen, dass befallene Frauen ihre Fehlanlagen doppelt — also väterlicher- und mütterlicherseits — erhalten haben, was besonders in konsanguinen Ehen von farbenblinden Männern zutage tritt. Der Vater also und alle Söhne der farbenfehlsichtigen Frau sind ebenfalls betroffen (Demonstration).

Bildet die Farbuntüchtigkeit gewissermaßen ein Schulbeispiel des recessiv-gonosomalen Erbganges, das in allen Lehrbüchern aufgenommen wurde, so sind noch mehrere Beispiele dieses Erbganges am menschlichen Auge bekannt geworden. Überzeugende Stammbäume sind z. B. von der zuerst von Kayser beschriebenen grossen Hornhaut (Megalocornea) veröffentlicht worden. In der grossen Sippschaftstafel von Kayser findet man mit Ausnahme des befallenen Urahns und eines seiner Söhne nichts regelwidriges[1]. Dazu kommt noch die Besonderheit, dass einmal zwei männliche E. Z. beide befallen waren. In einem Stammbaum von Grönholm kommen zwei befallene Mädchen vor, die ein befallener Mann in einer Verwandtenehe mit einer latenten Anlageträgerin wohl homogametisch erzeugte. Diese grosse Hornhaut scheint ein Merkmal an sich zu sein, das keine Beziehungen zu der Grösse des Augapfels hat (Kayser). In dieser Form erinnert es an ursprünglich fetales und an bleibendes tierisches Verhalten.

Von Vogt wurden zwei Sippen mit isoliertem Bulbusalbinismus beschrieben. Hier war, gleich wie beim autosomal-recessiven, beinahe komplettem und inkomplettem universalen Albinismus, die Fovea centralis, die Stelle des schärfsten Sehens nicht, bzw. unterentwickelt (die Lackfarbe des gelben Fleckes fehlte: Maculalosigkeit). Es bestehen noch Übergange (multiple Allele?) zum isolierten Hintergrundsalbinismus, alle recessiv-gonosomal (Vogt, Holm, wahrscheinlich Nettleship, Engelhard).

Gewöhnlich, nicht immer, sind diese Fälle mit Augenzittern (Nystagmus) verbunden (beim Alb. univ. compl. ist das stets, beim Alb. univ. incompl. fast stets der Fall). Gelegentlich kommt Kopfwackeln bei allen Gruppen mit Ausnahme des kompletten allgemeinen Albinismus vor.

Ausser dem wohl sekundären Augenzittern, das bei allerhand konnatalen Augen-, besonders Netzhautfehlern vorkommen kann, gibt es noch einen wahrscheinlich primären ausserokular ausgelösten Nystagmus, wobei das Auge und die Fovea centralis

---

[1] Es ist fraglich, ob es sich bei einem von beiden um autosomal-dominante Macrocornea gehandelt hat. Da die Stammutter mit dem Stammvater nicht verwandt war, ist es bei der Seltenheit der Abweichung unwahrscheinlich, dass sie Konduktor war. Regelwidrigkeiten werden in den Stammbäumen fast immer nur in der anamnestisch-vermittelten Aszendenz angetroffen (Ref.).

klinisch normal entwickelt sind, wozu sich aber häufig — nicht immer — Astigmatismus und Brechungsfehler gesellen. In einem Teil dieser Sippen ist der Erbgang zweifellos ein recessiv-gonosomaler (Fälle von Evans, Auden, Lloyd Owen, Caspar, Müller, Nodop, Waardenburg, Toyoda, wo mehrere Generationen hindurch nur Männer betroffen sind). Daran lassen sich zwangslos noch einige grössere und kleinere Sippschaftstafeln anreihen, in denen neben einer Anzahl von Männern nur eine Frau befallen ist (Gunn, Engelhard[1]), Waardenburg, Kitahara, Mikamo). Dieser ausserokulare Nystagmus kommt noch autosomal-recessiv vor (Waardenburg), offenbar auch in Japan. Über eventuelle gonosomal-dominante Formen werde ich gleich reden.

Dann liegen noch ganz sichere Fälle von Nachtblindheit vor, die dem recessiv-gonosomalen Erbgang folgen. In einer Gruppe ist die Nachtblindheit stationär und gewöhnlich mit Kurzsichtigkeit (Hemeralopie mit Myopie) verbunden[2] (Fälle von Morton-Nettleship, Pflüger-Ammann-Kleiner, Newman, Varelmann und kleinere ältere). Ob hier eine Koppelung von zwei gesonderten Genen vorliegt, oder ob beide Merkmale Ausdruck eines Grundleidens sind, dessen polyphäne Manifestierung nicht immer konstant ist, lässt sich z. Z. noch nicht beurteilen[3]. In einer zweiten Gruppe trägt sowohl die Nachtblindheit, wie die zugrunde liegende Netzhautverödung (Atrophia retinae pigmentosa) progressiven Charakter. Die meisten derartigen Fälle sind autosomal-recessiv, einzelne autosomal-dominant und ganz vereinzelte gonosomal-recessiv (Snell, Usher u. a.).

Klinisch sehr nahe mit dieser Gruppe verwandt ist eine Sippe mit Atrophia gyrata chorioideae et retinae (zehn Männer durch drei Generationen), die von Waardenburg veröffentlicht wurde. Wir kommen durch diesen Fall zu einer Gruppe von recessiv-gonosomalen Merkmalen, wovon jedesmal nur eine Mitteilung im

---

[1] Im Fall Engelhard besteht die Möglichkeit, dass Fundusalbinismus vorliegt.

[2] Die unkomplizierte Nachtblindheit ist autosomal-dominant (bekannter Stammbaum von Nettleship-Truc-Cunier).

[3] In der von Newman beschriebenen Familie kommen in der dritten Generation fünf Knaben vor, die Nachtblindheit ohne Kurzsichtigkeit aufweisen. Einer derselben ist 13 Jahre alt, die anderen sind 4 Jahre alt und jünger, so dass das Fehlen der Myopie nichts aussagt über Trennung von Genen durch Überkreuzung von Chromosomen. Noch weniger Bedeutung würde das eventuelle Vorkommen von Myopie ohne Hemeralopie haben, wie das auch einmal in solchen Familien festgestellt wurde.

Schrifttum vorliegt: ein Fall von Microphthalmus mit angeborener Blindheit von Ash (elf Männer durch drei Generationen), ein Fall von Myopie von Worth (13 Männer durch fünf Generationen), ein Fall von hypoplastischem Irisstromagewebe und gelegentlicher Pupillenverlagerung mit Sekundärglaukom von Frank-Kamenetski (elf Männer durch vier Generationen), ein Fall von Degeneration des gelben Fleckes von Halbertsma (vier Männer durch zwei Generationen), ein Fall von Strabismus, Hemeralopie, Amblyopie, hochgradiger Myopie und Nystagmus von von Hippel. Dass es sich in diesen Sippen nicht um geschlechtsbegrenzte Manifestierung handelt, geht daraus hervor, dass niemals von Vater auf Sohn vererbt wurde. Ausbreitung der Befunde ist somit dringend erwünscht. Nur in einem auch vereinzelt dastehenden Fall von angeborenem Totalstar (17 männliche Personen durch drei Generationen, Stieren) könnte es sich ausser um recessiv-gonosomalen Erbgang vielleicht um geschlechtsbegrenzte Manifestation handeln, da hier alle befallenen Knaben früh starben, so dass schon deshalb niemals von Vater auf Sohn oder von Grossvater auf Enkelsohn vererbt werden konnte, sondern immer durch phänotypisch normale Konduktorinnen. Eine Ausnahme machen zwei angeblich gesunde Männer der zweiten Generation, die durch äusserlich gesunde Töchter das Leiden je zwei und einmal auf einen Enkel vererben. Es ist fraglich, ob diese anamnestischen Fälle verbürgt sind.

Bei einigen recessiv-gonosomalen Haut- und Nervenkrankheiten (Ichthyosis, Keratosis follicularis, Degeneration der weissen Substanz des Zentralnervensystems Pelizaeus-Merzbacher[1]) kann das Auge in Mitleidenschaft geraten.

Fragen wir, ob es nur recessiv-gonosomale Augenmerkmalsanlagen gibt, und ob keine dominant-gonosomalen Anlagen vorkommen, so müssen wir antworten, dass in der menschlichen Erbpathologie noch keine regelmäßig-dominant-gonosomale Anlagen bekannt sind, und dass — ebenso wie da — auch am Auge nur gonosomale unregelmäßige Dominanz festgestellt wurde. Dabei sind aber keine Fälle bekannt geworden, die sich ausschliesslich dominant-gonosomal vererbten. Derselbe klinische Typus bestand ebenfalls in recessiv-gonosomaler Form. Wir kennen nur noch zwei sichere Beispiele dieser Art. Das eine ist die Lebersche Krankheit, das andere der Nystagmus.

---

[1] Degeneratio axialis extracorticalis.

Bei der Leberschen Krankheit tritt ein Rassenunterschied zu Tage, der beim Nystagmus fehlt. Bei der weissen Rasse vererbt sie sich nämlich überwiegend recessiv-gonosomal, bei den Japanern unregelmäßig-dominant-gonosomal. Hier lässt sich fragen, ob es sich bei diesem Unterschied um ein verschiedenes Gen an anderem Locus handelt, oder ob dasselbe Gen unter Einfluss des Gesamtgenoms oder irgendwelcher anderen Gene eine verschiedene Valenz erhält. Eine besondere Eigentümlichkeit der Leberschen Opticusatrophie, worauf ich in diesem Rahmen nicht näher eingehen kann, der aber für die Eheberatung von höchster Bedeutung ist, ist diese, dass eigentlich nur die Lossensche Regel gilt, dass befallene oder nicht befallene Frauen das Leiden übertragen, und dass nicht bewiesen worden ist, dass auch befallene Männer mittels deren Töchter, die ja alle theoretisch Konduktor sein müssen, befallene Enkel bekommen. Es gibt eigentlich nur zwei Berichte im reichlich vorhandenen Schrifttum, die solch einen zu erwartenden Erbgang stützen. Ganz einwandfrei sind auch diese nicht, da in dem Fall Hancock (1908) vom Urahn (er starb im Jahre 1808) nur bekannt ist, dass er im dritten Dezennium eine Zeitlang schlecht gesehen hat und nach Jahren wieder besserte, und in meinem Fall (Waardenburg 1913), wo inzwischen neue Befallene, auch in einer jungen Generation, hinzugekommen sind, die Familie der Stammmutter nicht näher untersucht werden konnte.

Beim hereditären Nystagmus ohne objektive Fovea- und weitere Fundusabweichungen kommen, wie gesagt, sogar drei Vererbungsmodi in Betracht: neben einer wohl seltenen autosomalrecessiven noch ein gonosomal-recessiver bzw. gonosomal-unregelmäßig-dominanter. Man darf den von mir gefundenen einfach recessiven Erbgang nicht als unregelmäßig-dominant-gonosomal ansprechen, da ich in den Familien sowohl Mädchen als Knaben befallen fand bei normalen Eltern. Einige Male waren die Letzteren blutsverwandt. Da der Vater normal war, kann es sich also nicht um ein doppeltes Zusammentreffen von gonosomalen Genen bei den Töchtern handeln. Höchstens könnte die Mutter latente Konduktorin sein, und wäre dann die elterliche Blutverwandtschaft bedeutungslos. Da ich aber niemals in der mütterlichen Aszendenz Befallene antraf, scheint mir der autosomal-recessive Erbgang der meist naheliegende und die Annahme eines gonosomalen Erbganges sehr gezwungen. Dieser Erbmodus bildet aber eine Ausnahme! Meistens handelt es sich um gonosomale Vererbung. Ursprünglich hat Nettleship hier eine Zweiteilung angenommen, der die anderen

Genetiker gefolgt sind. Neben einem recessiv-gonosomalen Typus hat er einen unregelmäßig-dominant-autosomalen festgestellt. In meinem Buche habe ich mich dieser Auffassung angeschlossen, da ich mir selber in einem von fünf Sippen einen befallenen Vater und Sohn (allerdings anamnestisch) notiert hatte. Zufälligerweise haben die mir persönlich bekannten Fachkollegen Lans und Hemmes in meiner Nähe einige Male das Befallensein von Vätern und Söhnen in nicht verwandten Ehen aufgezeichnet, so dass ich auch die daraufbezüglichen Mitteilungen des Schrifttums für richtig ansah. Es hat sich mir bei Nachprüfung ergeben, dass die Angabe in meinem Stammbaum und demjenigen von Lans unrichtig war und dass dasselbe bei Hemmes ebenfalls wahrscheinlich war, da es sich ausschliesslich um anamnestische Mitteilungen der Angehörigen über verstorbene Familienmitglieder handelte. In einem Falle von Hemmes, der von mir herrührte, waren zwei Brüder, eine Schwester und zwei Onkel väterlicherseits befallen, die Eltern waren nicht verwandt, der Vater war offenbar Überträger. Hier hatte ich es aber nicht ohne weiteres mit Nystagmus, sondern mit Albinoidismus zu tun, der sich bekanntlich autosomal-unregelmäßig-dominant vererben kann. Soweit ich jetzt das Schrifttum übersehe, scheint es mir sehr wahrscheinlich, dass die Mitteilungen der Vererbung von befallenem oder nichtbefallenem Vater auf Sohn nicht verbürgt sind, oder dass es sich — wenn zuverlässig — nicht um reinen Nystagmus handelt.

Es kommt noch hinzu, dass ich in einer Sippe, wo Hemmes das Zusammentreffen von unregelmäßig-dominant-autosomalen und recessiv-gonosomalen Erbgang angenommen hatte, beweisen konnte, dass in beiden Zweigen unregelmäßig-dominant-gonosomaler Erbgang vorlag. Die erstmalige Begründung dieser neuen Auffassung geht auf Kitahara (1929) sowie auf Lenz (1932) zurück.

Ein anderes Merkmal, das möglicherweise mehr oder weniger unregelmäßig-dominant-gonosomal vererbt wird, wäre die Flocculusbildung am Pupillarsaum. Ich konnte drei Familien untersuchen: einmal gab es Vererbung von Vater auf Tochter, einmal von einer Mutter auf zwei von fünf Söhnen und nicht auf die zwei Töchter, einmal von einer Mutter auf eine von fünf Töchtern und auf drei von sechs Söhnen. Und in sechs von Fröhlich veröffentlichten kleinen Stammbäumen ist nichts, was der Annahme widerspricht. Im Gesamtmaterial gibt es keine Fälle, bei denen von Vater auf Sohn vererbt wurde, die Gelegenheit dazu war aber nur zweimal vorhanden bei zusammen vier Söhnen, so dass dem Befund nur geringer Wert beizumessen ist.

Es kann sich vorläufig noch nicht so sehr darum handeln festzustellen, wieviele Augenmerkmale dominant-gonosomal vererbt werden, als wohl vielmehr kritisch nachzuprüfen, ob diejenigen Merkmale, die wir bisher für autosomal-dominant hielten, wirklich unzweideutig sind. Das scheint mir nicht der Fall zu sein. Das Material ist in vieler Hinsicht zu lückenhaft und dürftig, um eine Entscheidung treffen zu können. Auch wird in gewissen Fällen die Gesamterfahrung ausschlaggebend sein müssen.

Auf einem Lichtbild zeige ich Ihnen einige Beispiele, die — wenn sie isoliert daständen — eine sichere Entscheidung unmöglich machen würden. Man kann nur sagen, dass, — wenn in vielen Stammbäumen niemals von Vater auf Sohn vererbt wird — und wenn im allgemeinen mehr Frauen als Männer betroffen sind, das den Verdacht auf gonosomalen Erbgang wachruft. In einer Sippe mit Angiomatosis retinae et cerebelli bzw. cerebri, die von Rochat beschrieben wurde, könnte man an gonosomale Vererbung denken. Im Schrifttum sind in den meisten familiären Fällen nicht Vater und Sohn betroffen, es gibt aber welche, wo das doch der Fall ist, so dass man eher unregelmäßig-dominant-autosomalen Erbgang annehmen soll.

In einem von Pöllot aufgestellten Stammbaum sind zwei Brüder von atypischer Aderhaut-Netzhautentartung befallen. Der eine hat das Leiden, mittels zwei E. Z. Töchter auf fünf Enkel vererbt. Dabei waren die E. Z. intermediär und ihr Vater und je einer ihrer Söhne stärker befallen als die drei oder vier übrigen. Hier tut sich die Frage ebenfalls auf, ob dominant-gonosomaler Erbgang vorliegen kann und das um so mehr, da die Atrophia gyrata von mir einmal als recessiv-gonosomal angetroffen wurde und der Wechsel von Dominanz bzw. unregelmäßiger Dominanz und Rezessivität — wie wir sahen — ein bekanntes Ereignis ist. Dazu kommt noch, dass es bei der Nachtblindheit Anhaltspunkte für regulären bzw. irregulären dominant-gonosomalen Erbgang gibt, z. B. in einem von Rambusch durch vier Generationen veröffentlichten Stammbaum von stationärer Hemeralopie; in einem von Snell beschriebenen Sippe von Retinitis pigmentosa mit zwölf Kranken durch vier Generationen, wo kranke Väter nur kranke Töchter, kranke Mütter nur kranke Söhne hatten, was letzterenfalls auf Zufall beruhen müsste; vielleicht auch in einer Pigmentosa-Sippe von Nettleship. Schliesslich könnte eine von Zorn beschriebene Sippe mit polymorphen klinischen Erscheinungen (Hemeralopie, eventuell verbunden mit Atrophia gyrata, Chorioideremia und aty-

pischen Bildern) und von Werckle, der die Chorioideremia als
Endstadium der Atrophia gyrata betrachtet, in dominant-gonosomalen Sinne aufgefasst werden. Jedenfalls würde es sich lohnen,
die Gruppe der Pigmentverödung der Gefäss- und Netzhaut in
dieser Hinsicht genauer zu studieren und zu sichten. Die in histo-
rischer Hinsicht interessante zuerst beschriebene Ptosis-Sippe
(Martinet 1795) könnte auch für gonosomal gehalten werden,
wenn uns die Gesamterfahrung nicht gelehrt hätte, dass die Ptosis
sich stets regelmäßig oder unregelmäßig-dominant und autosomal
vererbte. Die einzige Ausnahme könnte vielleicht ein Fall Brückner
bilden, bei dem ausschliesslich Männer leichte Ptosis mit Epikanthus
aufwiesen (sechs durch zwei Generationen), während eine äusserlich
normale Frau Überträgerin war. Die Frage, ob gonosomaler Erbgang vorliegt, könnte auch für eine von Crouzon-Béhague beschriebene Ophthalmoplegie-Sippe gelten und vielleicht für eine
solche von Bradburne durch fünf Generationen, wo nur einmal
Vater und Sohn befallen sind und wo gemeldet wurde, dass erhebliche Intensitätsschwankungen vorlagen.

Bei einigen Kataraktsippen wäre es auch nicht unmöglich,
dass da als Ausnahme gonosomale Typen neben den autosomal-
dominanten und autosomal-recessiven vorkommen. Ich erinnere
wieder an den obengenannten Fall Stieren von angeborenem
Totalstar, wo man Rezessivität erwägen könnte, aber noch andere
Kataraktsippen könnten mühelos als dominant-gonosomal gedeutet
werden, z. B. wird in einem Fall Romer-Vogt die Spiesskatarakt
durch vier Generationen niemals von Vater auf Sohn vererbt. Gleich-
artiges gilt für einige von Nettleship veröffentlichten Stammbäumen von präseniler Katarakt und von einer von Halbertsma
1934 beschriebenen Sippe mit Cat. totalis congenita (neun befallenen
Männern und zwei befallenen Frauen durch vier Generationen, die
Männer allerdings kinderlos). Es wäre sogar ein Fall von Ectopia
lentis (Röse, Z. Augenheilk. 81, 3, 149) zu nennen.

Zu den nur einmalig beschriebenen Sippschaften, die noch für
gonosomal-dominanten Erbgang ins Feld geführt werden könnten,
gehören die Opticusatrophie mit Diplegie und Schwachsinn
(Hoffmann), die Polyzythämie (Engelking) und die Mikro-
kornea (7 mm Durchmesser bei scheinbar wohlgebildeten Augen)
nach Martin.

Ich erwähne diese Beispiele nur zum Beweis, wie sehr nähere
Forschung in diese Richtung, also Ausbreitung des Materials, noch
not tut, um Zufall auszuschliessen.

Zusammenfassend können wir sagen, dass — wenn wir die fraglich dominant-gonosomalen Fälle vorläufig bei Seite lassen — wir jedenfalls annehmen dürfen, dass auf den normalen Bau und die Funktion der Lidhaut, der Hornhaut, der Regenbogenhaut, der Linse (?), der motorischen Nerven und Muskeln, der Netzhaut und des Sehnerven, sowie auf die Pigmentation und die Allgemeinentwicklung des Auges im Gonochromosom lokalisierte Gene ihren Einfluss ausüben. Es steht nichts im Wege anzunehmen, dass ebenfalls über die Autosome derartige Gene verbreitet sind und dass eine Alteration derselben Verwandtschaft der klinischen Bilder auslösen kann, sowohl wenn der Erbgang ein gleicher, als wenn er ein verschiedener ist[1]. Bau und Funktion der normalen Augengewebe werden selbstverständlich von mehreren Genen beherrscht, von denen man kaum ohne Störung auch nur ein einzelnes entbehren kann.

Sind wir über das Geschlechtschromosom beim Menschen ein klein wenig unterrichtet, so wissen wir über die Autosome eigentlich nicht viel mehr als ihre Anzahl und ihre Formverschiedenheit. Wenn die Morganschule bei der Drosophilaforschung feststellt, dass daselbst Gene für Augenmerkmale — sogar für die Farbe allein — nicht nur im Gonosom, sondern auch in jedem Autosom gelagert sind, so wird man wohl keinen Fehlschluss machen, wenn man solches ebenfalls für das menschliche Auge annimmt. Ein topographisches Bild bleibt aber vorläufig ausgeschlossen, und wir können nur mendelistische, keine chromosomale Ergebnisse mitteilen.

III. Dominant-autosomale Anlagen.

Wenden wir uns jetzt zu den dominant-autosomalen Anlagen, so möchte ich zunächst über regelmäßig-dominante Anlagen berichten. Die erste Frage, die hier entsteht ist diese, ob es sich bei dieser Gruppe von Augenmerkmalen immer um harmloses handelt. Wie Sie wissen, hat man häufig behauptet, die recessiv veranlagten Merkmale stellen meistens schwere Anomalien, Erkrankungen bzw. Defekte dar, die dominanten seinen weniger gefährlich. Gilt das auch für das Auge? Zweifellos gibt es eine ganze Reihe von harmlosen, bzw. das Auge wenig gefährdenden Anlagen. Es sind z. B. die folgenden:

Dunkelfärbung der Lider, eigentlich eine noch im Bereiche des Physiologischen fallende Variation, wobei nur einmal latent

---

[1] Man vergleiche in dieser Hinsicht damit die drei genotypisch verschiedenen Kurzhaarkaninchen bei gleichem Phänotypus.

vererbt wurde; Blepharophimosis — davon gibt es in Japan eine spezielle durch Bindegewebshypertrophie im Schliessmuskel verursachte Form (Kômoto 1920), die bei uns noch unbekannt ist. Die beiden Augenlider sind dabei steif und dick und können nur mit grosser Mühe umgedreht werden. Bei uns besitzen die Lider diese Merkmale nur in Verbindung mit Ptosis, leichtem Epicanthus und Dystopie der Tränenpunkte, ohne dass man dabei den Kômotoschen Befund beschrieben hat. Sowohl die bei der weissen Rasse von Ptosis begleiteten als die unkomplizierten japanischen Fälle sind mit einer Verbreiterung der Interokulargegend verbunden und regelmäßig dominant. Die unkomplizierte Blepharophimosis der weissen Rasse zeigt keine auffallend grosse Interokularbreite; wenn sie aber ohne Ptosis mit Verlagerung der Tränenpunkte einhergeht, ist der Nasenwurzel bzw. der Abstand der inneren Augenwinkel, oft auffallend stark verbreitert. Diese Form vererbt sich nicht so regelmäßig dominant wie die vorige.

Es gibt noch eine mit Mikrophthalmus bzw. Anophthalmus korrelierte Blepharophimosis. Diese Form ist entweder dominant oder recessiv je nach dem damit verbundenen Mikrophthalmus.

Auch die verschiedenen Epicanthustypen beruhen auf dominanten Erbanlagen. Im späteren Leben besitzt der Epicanthus — wie die Sommersprossen — die Tendenz zur Abnahme, so dass dadurch unregelmäßige Dominanz oder Recessivität vorgetäuscht werden kann. Es gibt auch Fälle von Distichiasis mit regelmäßiger, andere aber mit unregelmäßiger Dominanz. Dann möchte ich noch die harmlose, zuweilen etwas entstellende Blepharochalasis bzw. das Epiblepharon, sowie die isolierte Ptosis nennen.

An der Hornhaut gibt es ein mehr belästigendes als schlimmes Merkmal: die recidivierende Erosion, die sich ebenfalls durch Generationen hindurch regelmäßig-dominant vererbt hat. Nur wenn sie gelegentlich Vorläufer einer später sich ausbildenden dominanten Hornhauttrübung wird, kann der Behaftete im vorgeschrittenen Alter mit Halbblindheit bedroht werden.

Auch die Hemeralopie ist eher unangenehm als ernsthaft. Die unkomplizierte kongenitale Form gehört zu den ältesten Stammbäumen der menschlichen Pathologie und es gibt Fälle, bei denen die Dominanz sieben bis zehn Generationen hindurch festgestellt wurde. Die Augenärzte kommen auch mehrmals mit regelmäßig-dominanten Fällen von Migräne in Berührung oder mit Fällen, die zu dem Krankheitsbild der polymorphen Allergie gehören, wo Abwechslung mit Nesselsucht, Asthma, Gicht, Heuschnupfen, Gallensteinen und Quinckeschem Ödem vorkommt. Diese Fälle bilden zuweilen einen Übergang zu ernsteren Leiden. Es gibt auch Migräne-Sippen mit stärkeren Manifestationsschwankungen. Heinonen rechnet mit der Möglichkeit, dass eine von ihm durch drei Generationen beobachteten Episcleritis periodica fugax zu den Allergien gehören kann.

Gehen wir einen Schritt weiter, so bemerken wir, dass es wohl auch ernsthafte dominante Leiden gibt. Ich nenne zum Beispiel die Verbindung von Ptosis mit Ophthalmoplegie, häufig in sehr entstellender Form, so dass man sich eigentlich noch wundern muss, dass dieses Leiden sich in Sippen fortpflanzt, und nicht ausgemerzt wird. Der Mensch ist bei der Wahl seines Ehepartners zuweilen merkwürdig wenig wählerisch. Zu Halbblindheit oder Blindheit führen diese Formen aber selten, obwohl ein Teil dieser Fälle mit hoher Myopie verbunden ist. Ich habe mich wohl einmal gefragt, ob die Bulbusverlängerung dieser Augen vielleicht eine relative sei, d. h. ob vielleicht die embryonale Längsform das Bulbus beibehalten wird, da schon in frühem Lebensalter Myopia alta ohne die typischen Fundusabweichungen vorkommen kann. Auch die nicht angeborenen, aber zeitlebens entstehenden Formen von Spätptosis und Spätophthalmoplegie sind dominante Leiden.

In diese Kategorie kann auch die blaue Sklera mit Knochenbrüchigkeit hineingefügt werden. Für das Sehorgan ist diese Anomalie bedeutungslos, sie kann zu körperlichen Entstellungen führen, wenn Zwergwuchs vorkommt und komplizierte Beinbrüche entstehen, sie kann das Leben immer unangenehmer machen durch die hinzukommende Gehörstörung und es sogar bedrohen durch Herzfehler usw. Je nachdem kann auch noch eine grosse Anzahl von anderen Störungen des Gebisses, der internen Sekretion, des Blutes, der Gefässe und des Mesenchyms usw. hinzukommen. Sie gehören aber nicht zum typischen Syndrom. Nach Conard und Davenport soll es gesonderte familiäre Biotypen und Mikroformen geben (je nach dem weiteren Genom?). Die einfache Dominanz dieses Merkmals wurde von Kunii auch statistisch begründet. Weitaus die Mehrzahl der angeborenen und der zeitlebens progressiv verlaufenden Linsentrübungen vererben sich regelmäßig autosomal-dominant. Auch die Mehrzahl der Fälle von Linsenektopie mit und ohne Arachnodactylie, sowie die spontane Linsenluxation gehören zu den einfach-dominanten Leiden.

Schon ernsthafter können Fälle aus der Kolombomgruppe sein. Möge das Iriskolobom und die partielle Aniridie noch gewissermaßen als harmlos aufgefasst werden, so finden wir, dass sich das Iriskolobom in gewissen Sippen nicht auf die Iris beschränkt und dann zu ernsten Sehstörungen Anlass geben kann; die komplette Aniridie tut es ja wohl immer wegen des dabei vorhandenen Foveamangels und der weiteren Komplikationen. In vereinzelten Familien wechselt Kolobom und Aniridie ab. Häufig kommt die Aniridie als sporadischer Fall vor, so dass man sich fragt, ob sie hier nicht-erblich erworben ist. In Japan wurde elterliche Blutsverwandtschaft gefunden, was für Recessivität spricht. Selten sind noch Fälle von dominantem kompliziertem Mikrophthalmus beschrieben worden und ein einzelnes Mal kommt er im Schrifttum durch Generationen hindurch zusammen mit Myopie und Korektopie vor.

Zu den das Sehvermögen bedrohenden dominanten Leiden sind schliesslich Fälle von jugendlichem Glaukom zu rechnen. Es bleibt natürlich möglich diese — wenn sie nur frühzeitig genug entdeckt werden — operativ zu heilen, es scheint aber, dass es nicht immer leicht ist dem Fortschreiten des Leidens vorzubeugen.

Auch von der dominanten Form der Atrophia retinae pigmentosa sind viele Sippen beschrieben worden. Hier scheint wohl die Regel zu gelten, dass die gewöhnlichen recessiven Typen viel häufiger kompliziert sind als die dominanten und auch dadurch ernsthafter für die Befallenen sind. Sonst ist im klinischen Verlauf am Auge viel Ähnlichkeit vorhanden. Weiterhin ist auch eine gewisse Anzahl von Sippen mit dominanter Verödung der Netzhautmitte zu nennen, sowohl in juveniler, als in mehr präseniler und seniler Form (Degeneratio maculae luteae). Und erst recht ernsthaft sind die dominanten Fälle von wahrscheinlich angeborener Opticusatrophie, die glücklicherweise nur vereinzelt durch mehrere Generationen hindurch beschrieben worden sind.

Wie Sie ersehen, kann man nicht behaupten, dass zu den dominanten Augenleiden nur unbedeutende, harmlose Abweichungen gehören.

Wenn die dominanten Leiden nebengenisch bedingten oder rein umweltbedingten Einflüssen unterworfen sind, treten Manifestationsschwankungen auf, die die Penetranz, Expressivität (Gradausprägung) und Spezifität des Merkmals einschränken bzw. abändern. Dann spricht man von unregelmäßiger Dominanz. Man trifft sie häufig im Gebiete der Kolobombildungen an, die sich in gewissen

Sippen ja auch mehrmals einseitig zwischen doppelseitigen Fällen vorfinden. Dasselbe gilt für die Microcornea, den Astigmatismus, der wahrscheinlich nicht nur die Hornhaut betrifft, sondern auch viel mehr auf den ganzen vorderen Bulbusabschnitt übergreift, einige Formen von Ptosis, von Maculaverödung, Maculakolobom, von der tuberösen Sklerose, der Neurofibromatosis und der Lindauschen Krankheit, vom Turmschädel (einfach, Dysostosis craniofacialis), von Cataracta myotonica, Schielen, Tränensackleiden usw.

Dann gibt es noch eine gewisse Anzahl von Merkmalen, wobei man autosomale mehr oder weniger regelmäßige Dominanz vermutet, wie man auf der Tabelle 1 ablesen kann.

Die Zahl der Generationen und der Veröffentlichungen ist noch zu gering, um hier eine Entscheidung zu treffen. Auch bei den Refraktionsfehlern (Hyperopie und leichte Myopie) wird uns zuweilen einfache Dominanz aufgedrängt.

Vor einigen Jahren war noch wenig von einer eventuellen Vererbungsmöglichkeit der Netzhautablösung bekannt. In der letzten Zeit häufen sich die Beobachtungen des familiären Vorkommens. Am gründlichsten wurde der Gegenstand von Richner (Schrifttum und Privatkrankenmaterial Vogt) bearbeitet.

Er gibt zwei Stammbäume mit Vererbung durch drei Generationen, einmal regelmäßig, einmal unregelmäßig, 17 Stammbäume durch zwei Generationen, davon 15mal regelmäßig, zweimal unregelmäßig, 17 Familien, wo nur Geschwister befallen sind (einmal 4, viermal 3, zwölfmal 2 Geschwister). Da in den letzteren der Zustand beider Eltern meistens nicht angegeben wurde, darf man sagen, dass das Gesamtmaterial sehr zugunsten eines regelmäßigbzw. unregelmäßig-dominaten autosomalen Erbganges spricht, zumal da eine Geschlechtsprädilektion nicht vorzukommen scheint. Zweimal waren fernere Verwandten befallen.

Eine regelmäßig-dominante Vererbung könnte man eigentlich gar nicht erwarten, da zuviele Vorbedingungen erfüllt sein müssen, wenn die Ablösung zustande kommen soll. Zu diesen Bedingungen gehören in erster Linie periphere degenerative Fundusveränderungen (cystoide Netzhautdegeneration und Aderhautatrophie), sowie solche des Glaskörpers.

Persönlich habe ich schon 1913 eine Familie Hornsveld bei Utrecht beobachtet, wo der Vater und vier der Kinder an Ablatio retinae litten. Teilweise wurde ein Trauma als Ursache angegeben. Bei einigen kam auch noch Luxatio lentis (Dystrophie des Auf-

hängebandes?), Katarakt und — was Hemmes, der den Fall
später beschrieb, nicht erwähnt hat — eine einigermaßen progressive
Dystrophie des Irisstromas und Epithels vor, die zu Heterochromie
Anlass gab.

IV. Die recessiv-autosomalen Anlagen.

Es hat sich erwiesen, dass dem einfach-recessiven Erbgang
eine ganze Menge von pathologischen Augenmerkmalen folgt, viel
mehr als ich hier aufzählen kann. Man kann eine Übersicht derselben noch besonders im 19. Kapitel meines Buches finden, wo ich
den Einfluss der Blutverwandtschaft auf das Zustandekommen
dieser Abweichungen besprochen habe. Im Winter 1934 habe ich
das ganze Material, das mir zur Verfügung stand, nochmals bearbeitet
und dabei gefunden, dass die Wahrscheinlichkeit für blutverwandte
Eltern, um ein ernstes recessives Leiden unter den Kindern zu
erhalten, beinahe 22mal so gross ist wie in nicht verwandten Ehen.
Welche Abweichungen sind das? Es sind eigentlich alle, die man
nur denken kann: 10 Merkmale des Gesamtorganes, 5 Merkmale der Augenlider, 25 des dioptrischen Apparates und der Camera
obscura (der Hornhaut, Linse, Iris mit Pupille, Glaskörper), 6 der
Motilität der Lid- und Augenmuskeln und 32 des eigentlichen
Sehapparates, darunter sehr ernste, die gleich oder allmählich zu
Blindheit, bzw. Halbblindheit führen (Tabelle 2). Grösstenteils
handelt es sich noch um kasuistische Mitteilungen von vereinzelten
oder mehreren Fällen einer Abweichung. Deswegen kann man auch
voraussagen, dass noch eine Anzahl von seltenen Anomalien, wo
zufälligerweise noch keine Blutverwandtschaft der Eltern gefunden
wurde, in Zukunft hinzukommen muss. Nur für eine kleinere
Anzahl von Fehlern wurde der Prozentsatz der konsanguinen
Ehen festgestellt. Es sind dies die hauptsächlich in Japan vorkommende Nachtblindheit der Oguchischen Form (62%), der
allgemeine Albinismus (20 bis 33%), die totale Farbenblindheit
(25 bis 30%), der Mikrophthalmus bzw. Anophthalmus ($23^0/_0$),
die juvenile amaurotische Idiotie ($25,7 \pm 7,4\%$), der Hydrophthalmus
($\pm 10\%$), die Mikrophakie u. a. Ich erwähne diese Ziffern nicht
als Beispiele exakt-mathematischer Forschung, sondern nur deshalb, weil bei systematischer Forschung, wie es z. Z. in den
Niederlanden von Sanders für den Albinismus geschieht, noch ein
weit höherer Prozentsatz herauskommt. Die Retinitis (Atrophia
retinae) pigmentosa ist noch am besten durchforscht. Julia Bell
fand für die gesamte Weltliteratur $27,2^0/_0$ (Einzelangaben

wechselten von 22 bis 40%). In Japan stammen die Fälle von juveniler Maculadegeneration (Typus Stargardt), von totaler Farbenblindheit und von amaurotischer Idiotie fast immer aus konsanguinen Ehen[1]. Togano hat die unbewiesene Meinung ausgesprochen, dass die Gene für Maculadegeneration und diejenigen für die infantile und juvenile Form der amaurotischen Idiotie triple Allele darstellen. Die Familienforschung hat vorläufig für die Annahme einer genetischen Trennung dieser Typen gesprochen; auch im vorbildlich bearbeiteten Familienmaterial von Sjögren über die juvenile Form ist keine einzige infantile Form vorgekommen. Es bestehen aber fliessende Übergänge zwischen beiden Formen der amaurotischen Idiotie, sowohl in klinischer als in anatomischer Hinsicht. Bertrand und van Bogaert sind die ersten, die neben infantilen Fällen in derselben Familie auch einen juvenilen (allerdings ohne Augensymptome) gefunden haben. Bei der Pathogenese wird noch über eine primäre Degeneration der Nervenzellen (Schaffer u. a.) und über Beziehungen zur Lipoidstoffwechselstörung mit Leber- und Milzveränderungen gestritten.

Es ist zweifellos richtig und auch selbstverständlich, dass ein Teil der recessiven krankhaften Anlagen erhaltungsgefährlich für die Sehkraft und deshalb sehr ernst sein kann, ja dass sie sogar, wenn sie zu gleicher Zeit das Zentralnervensystem angreifen, eine letale, bzw. subletale Wirkung ausüben können (amaurotische Idiotie).

Beim Netzhautgliom sind die Verhältnisse noch unklar. Weitaus die meisten Fälle sind sporadische, die in 85% einseitig sind. Das spricht sowohl für Nicht-Erblichkeit als für Polygenie. Die Zwillingsforschung konnte keinen Ausschluss geben, da nur ein Fall von linksseitiger Konkordanz bei E. Z. bekannt ist (Benedict). Der einzige weitere Gliomfall des Schrifttums wurde konkordant bei erwachsenen verheirateten E. Z. Schwestern an der Gehirnbasis beobachtet (Joughin). Für Dominanz spricht ganz besonders eine Beobachtung von Fleischer durch drei Generationen, und eine ganze Anzahl von Fällen durch zwei Generationen sowie die Zahlenverhältnisse der kranken und gesunden Kinder. Dabei scheint meistens unregelmäßige Dominanz vorzuliegen, was ich aus folgenden Befunden ableite:

---

[1] Vortr. zeigt einige Beispiele, woraus die Häufung in Inzuchtsgebieten auf ein oder einige wenige Ehepaare in vorigen Jahrhunderten zurückgeführt werden kann.

a) **Berrisford** fand Gliom in drei aufeinanderfolgenden Generationen, dabei war einmal eine normale Frau Konduktor. In anderen Fällen waren Geschwister und Onkel, Tanten bzw. Vettern befallen.

b) In einigen Familien sind Eltern und Kind einseitig befallen, zuweilen mit Wechsel der Seite, in anderen ist einer der Eltern einseitig und sind Kinder teilweise einseitig, teilweise oder ausschliesslich doppelseitig befallen. Das umgekehrte Verhalten wurde nicht beobachtet, da doppelseitig Befallene das Fortpflanzungsalter nicht erreichen oder für die Fortpflanzung nicht in Betracht kommen.

Noch mehr Anhaltspunkte gibt es für **Recessivität** in gewissen Fällen: fünfmal sind blutsverwandte Ehen und verschiedentlich Geschwisterfälle angegeben worden.

Die Gliomvererbung ist gleich wie die Tumorvererbung im allgemeinen noch schwer zu beurteilen. Nach **Versluys** und **Kranz** sind E. Z. dabei häufig diskordant. Wenn aber beide einen Tumor besitzen, so ist es nicht nur derselbe, sondern er ist immer auch am selben Organ, zum mindesten am ontogenetisch gleichen Organsystem lokalisiert. Beim Carcinom vermutet **Fischer-Wasels** ein Gen für allgemeine Geschwulstdisposition — was **Lenz** ablehnt —, ein Gen für Organdisposition (Lokalisation) und ein Gen für zeitliche Manifestation. Wenn solche Gene zufälligerweise in einem Chromosom gekoppelt sind, könnte Monohybridismus vorgetäuscht werden. Meistens sei das nicht der Fall und jedes Gen sei exogenen und Genomumwelteinflüssen bei der Manifestation unterworfen. Ähnliches könnte auch für Gliome gelten und überdies könnte das häufige sporadische Vorkommen auf nicht-erblicher somatischer Mutation beruhen.

Mit dem Albinismus universalis completus und incompletus konnte ich mich im Laufe der Jahre eingehender befassen. Zweifellos ist das Merkmal im allgemeinen autosomal-recessiv, ich bin aber Fällen begegnet, wo die heterozygoten Konduktoren Einzelsymptome des Syndroms, meistens diaphane Iris, zuweilen auch Hypoplasie der Fovea und hellere Komplexion aufwiesen. Dazu haben **Gates, Komai, Sanders** gescheckten Albinismus in Form weisser Haarsträhnen und pigmentloser Hautstellen beobachtet. Damit soll nicht gesagt sein, dass bei der Scheckung, die sich — wie bekannt — im allgemeinen einfach dominant vererbt, dasselbe Gen eine Rolle spielt wie beim universellen Albinismus. Es ist sehr gut möglich, dass wir es in den genannten Familien mit einem anderen Gen oder einem anderen Allel zu tun haben. Ich möchte dazu anregen, die

4*

Frage des unregelmäßig-dominanten Albinismus bzw. Albinoidismus
näher zu untersuchen. Im Schrifttum habe ich ebenfalls Fälle
gefunden, die in diese Richtung deuten (Verwey, Hemmes,
Papillon-Lestoquay, ein Fall Schachter).

Eine Schwierigkeit, auf die wir in der menschlichen Erblehre
immer stossen, ist diese, dass wir nicht genau wissen, ob Merkmale,
die wir für dominant halten, in Wirklichkeit vielleicht ein mehr
intermediäres Verhalten darbieten. Wir sollen deswegen so viel wie
möglich nach Ehen von zwei dominanten Merkmalsträgern fahnden,
oder — bei unregelmäßiger Dominanz — nach Ehen von Verwandten,
auch wenn einer oder beide nicht befallen sind. In den wenigen
Fällen, die ich im Schrifttum finden konnte, ist seltenerweise etwas
herausgekommen, was für ein homozygotisch Befallensein sprach,
das phänotypisch anders war als das heterozygotisch Befallensein.
Ich erwähne den grossen Stammbaum von Halbertsma (1928)
über Cat. juvenilis coerulea und nuclearis bzw. perinuclearis. In
einer konsanguinen Ehe der F_2-Generation, wo beide Eltern betroffen sind, zeigen alle vier Kinder (drei Knaben, ein Mädchen)
Katarakt. Ein Knabe wurde jung wegen Totalstars operiert, was
dahin gedeutet werden kann, dass er wegen Homozygotie stärker
befallen war als die Geschwister. In einer blutsverwandten Ehe von
zwei Befallenen der nächsten Generation waren sieben von neun
Kindern ebenfalls behaftet, und auch da wurde wieder ein Knabe in
frühem Alter wegen Totalstars operiert (DD?). Demgegenüber steht
ein früh operierter Fall aus einer Ehe, wo der befallene Mann eine
nicht verwandte normale Frau heiratete. Hier war offensichtlich
auch ein Dr-Typus hochgradig betroffen. In einer Ehe eines befallenen Mannes mit seiner nicht befallenen Base war eins von zwei
Schwestern erkrankt.

In einer von Grote beschriebenen Vetternehe hat der Star-
erkrankte Mann seine nicht erkrankte Base, Tochter eines befallenen
Vaters, geheiratet. Alle vier Kinder sind erkrankt, aber Gradver-
schiedenheit ist mir nicht bekannt.

Auch in einem der präsenilen Starsippen von Nettleship
kommt eine Ehe vor von einer mit Star behafteten Frau mit ihrem
normalen Vetter (beide Eltern sind ebenfalls normal). Von den acht
Kindern sind vier von Star befallen, ohne das etwas Besonderes gemeldet wird. In einem Fall von Yoshida sind beide Eltern und
alle Kinder von Cat. cong. befallen (keine Besonderheiten).

Dasselbe gilt für eine blutsverwandte Ehe von zwei Nacht-
blinden im grossen Stammbaum von Truc-Cunier-Nettleship.

Beide Töchter sind ebenfalls befallen, jedoch nicht ernster als die Eltern.

Nicht nur wären Eheverbindungen von autosomal-dominanten Merkmalsträgern interessant, auch solche von autosomal-recessiven bzw. gonosomal-recessiven und dominanten Befallenen würden die Einsicht sehr fördern können.

Bei recessiven Merkmalen wäre es höchst erwünscht, dass wir wüssten, ob dieselben Phänotypen auch genotypisch identisch sind. Beim Albinismus verfügen wir meines Wissens über vier derartige Ehen, davon drei von Davenport beschrieben. Die vier aus diesen drei letzten Ehen gesprossenen Kinder waren alle auch albinotisch, dagegen hat Weldon ein auf Sizilien wohnendes albinotisches Ehepaar beschrieben, wo drei von fünf Kindern albinotisch sind. Wir wissen nicht, ob dieser Fall zuverlässig ist und ob vielleicht ausserehliche Kinder vorliegen. Von der Atrophia retinae pigmentosa sind meines Wissens keine Beispiele von Ehen von Merkmalsträgern bekanntgegeben.

Bei der Myopia gravis, die im allgemeinen als einfach recessiv betrachtet wird, müssen zweifellos mehrere Typen vorkommen, da ich sowie Moutinho aus Ehen von zwei Befallenen normale Kinder hervorgehen sahen.

In einer von mir beobachteten Ehe von Vetter und Base, die beide an Leberscher Krankheit litten, sind die Söhne erkrankt, die Töchter jedoch frei geblieben, was so zu deuten ist, dass sowohl Mutter als Töchter heterozygotisch veranlagt sind.

Ich zeige Ihnen noch einige Bilder, woraus hervorgeht, dass in Ehen von Recessiv-merkmaligen mit phänotypisch normalen Verwandten, die Abweichung in der nächsten Generation wieder auftreten kann (Makuladegeneration, Hydrophthalmus, Keratokonus, Hornhautdegeneration: rr $\times$ Dr $\longrightarrow$ rr $+$ Dr).

Nicht immer ist die „direkte" Vererbung durch zwei Generationen so zu erklären, es kommt auch vor, dass die Recessivität gelegentlich unvollkommen ist (Hydrophthalmus: Franceschetti, Scheerer, Kitakata, Sugamata).

Polygene Augenmerkmale möchte ich in diesem Rahmen nicht besprechen. Es sei nur erwähnt, dass zu diesem Gebiete zweifellos die Gesamtrefraktionszustände gehören. Zu einem gründlichen Studium dieser Verhältnisse möchte ich jedoch alle in Vererbungsfragen interessierten Augenärzte auffordern, da wir ja alle täglich imstande sind, uns Material darüber zu verschaffen und die Lösung der noch offenstehenden Probleme nur durch die Gesamterfahrung herbeigebracht werden kann.

Tabelle 1. (Autosomal-Dominante Erbanlagen)[1].

	Reg. Dominant	Irr. Dominant		Reg. Dominant	Irr. Dominant
Pigmentation.			**Iris** (Fortsetzung).		
Albinismus univ. compl..		?	Aniridie	+	+
Albinismus univ. incompl.		+	Colobome	+	+
Melanosis		(+)	Mikrophthalmus complicatus	+	+
Heterochromia		(+)	Anophthalmus		+?
Palpebrae coeruleae	+		Sarcoma uveae	(+)	+?
Motilität.			**Augenhöhle** (Orbita).		
Ptosis cong. (schlaff)	+	+	Hypertelorismus incomplicatus (Euryopia)	+	+?
Ptosis acquis.	+	(+)	Dysostosis craniofacialis	+	+
Ophthalmoplegia cong.	+	+	Schädelskoliose		+?
Ophthalmoplegia acquis.	+		Acrocephalo-Syndactylie		+?
Ptosis-Blepharophimosis-Dyst. punct. lacrim.	+	(+)	Turmschädel	(+)	+
Strabismus conv.	+	+	**Hornhaut** (Cornea).		
Strabismus div.	+	+	Astigmatismus	+	+
Retractio bulbi	(+)	+	Mikrocornea	+	
Isolierte äussere Muskellähmungen	+?	+?	Mikrocornea c. Mikrophth.		+
Infantiler Kernschwund (Moebius)		+	Makrocornea	+?	
Abnorme Bewegungen			Embryotoxon	+	
[a) Gunn's Phänomen]	+	+?	Obscuratio acquis.	+	
b) bei Blicksenkung	+	+?	Erosio recidivans	+	
Facialisstörungen	+	+	**Sclera.**		
id. mit Lagophthalmus	+		Osteopsathyrosis-Otosclerosis-Sclera coerulea	+	+?
Iris.			Episcleritis periodica fugax	+?	
Membrana pupill. persistens fortior		+	**Retina.**		
Endogene Anisocorie	?		Maculacolobom	+	+
Ectopia pupillae	+	+?	Maculacolobom mit apicaler Dystrophie der Endphalangen	+	
Naevi	+	+?	Progr. Maculadegeneration	+	+
Iris bicolor		+?	Cong. Stat. Hemeralopie	+	
Heterochromia			Atr. Retinae pigmentosa	+	
Simplex		+?			
Sympathica		+?			
Blätterspaltung	+?				
Unregelmäßige Strukturzeichnung	+?				
Hyperplasie Vorderblatt	+?				
Polycorie	+?	+			

[1] ? = zweifelhaft. (+) = nicht ganz sicher. +? = fraglich. Gesperrt = ernstere Abweichungen.

Tabelle 1 (Fortsetzung).

	Reg.	Irr.		Reg.	Irr.
	Dominant			Dominant	
Retina (Fortsetzung).			**Lens** (Fortsetzung).		
Atr. Retinae mit Glaukom......	+?		Cat. punctata (Bienenschwarm)	+	
Chorioideremia.....	+?	+?	Cat. corticonuclearis disciformis......	+	
Tuberöse Sclerosis.		+	Cat. posterior.....	+	
Angiomatosis....		+	Cat. totalis cong...	+	
Ablatio retinae...		(+)	Cat. cong........	+	
Ablatio retinae c. tumor		(+)	Cat. zonularis ...	+	+
Pap. leporina.....		+?	Cat. centralis pulverulenta........	+	
Angioide Pigmentstreifen		+?	Cat. zonularis pulverulenta........	+	
Heterotopia foveae...	+?		Cat. coralliformis...	+	
Amblyopia + Myopia + Nystagmus.	+		Cat. floriformis....	+	
			Cat. polaris anterior..	+	
Conjunctiva (Bindehaut).			Cat. capsularis.....	+	+
Naevus........	?		Cat. stellata.....	+	
Pterygium.......	+?	+?	Cat. (embryonale Naht).	+	
Hypoplasia Carunculi et plicae semil......	+		Cat. (Spiess).....	+	
			Cat. crystalliformis...	+	
Augenlider.			Cat. diabetica.....		+
Dreieckige Lidspalte..	+?	+?	Cat. myotonica		+
Lidkolobom......		+?			
Entropion (Fehlen des Tarsus).......	+?		**Lens.**		
Euryblepharon c. Lagophthalmo......	+	+?	Coloboma........	+?	
Ankyloblepharon ext..	(+)	+?	Ectopia lentis.....	+	
Xanthelasma......		+?	E. lentis + Arachnod..	+	
Neurofibromatosis	+?	+	Fam. Luxatio lentis acquis.........	+	+?
Distichiasis......	+	(+)			
Mongolenfalte.....	+		**Glaucoma.**		
Gerade Lidspalte....	+		Glaucoma........	+	+
Blepharochalasis bzw. Epiblepharon....	+		**Nervus opticus.**		
Epicanthus......	+	+?	Atrophia infantilis	+	
Grosse Lidspalten...	+?		Atrophia juvenilis.	(+)	
Blepharophimosis...	+	+	Cerebell. Ataxie (P. Marie)......	+	
Lens (Linse).			**Refractio.**		
Cat. senilis......		+	Hypermetropia levior..	+	+
Cat. praesenilis....	+	+	Myopia levior.....	+	+
Cat. juvenilis.....	+				

Tabelle 1 (Schluss).

	Rezess	Reg. (Dominant)	Irr. (Dominant)
Tränenapparat.			
Ptosis gland. lacrim.		(+)	(+)
Dystopia punct. lacr. mit grosser Interoc. breite u. Blepharophim.		+	+
Fehlen der Tränensekretion (neurogen oder durch Drüsenhypoplasie)			(+)
Atresie der Tränenpunkte . .			+?
Dacryocyst. cong. durch Verschluss	+?		+?
Tränensackleiden	+?	+	+?
Atresia cong. ductus et sacci mit Nasendystr.		+	

Tabelle 2. (Autosomal-Rezessive Erbanlagen)[1].

1. Konsanguinität bei Merkmalen der **Augenlider.**

Kryptophthalmus . .	3	—
Kolobom des Oberlides (bzw. mit Ptosis, Hornhautstrang).	3	(2)
Blepharophimosis mit Zwergwuchs	1	—
Ectropion nach Hautichth.	1	(1)
Xeroderma pigmentosum .	2	(2)

2. Konsanguinität bei Merkmalen der **Motilität.**

Doppelseitige Blicklähmung nach aussen	1	(1)
Ptosis und Ophthalmoplegia ext.	1	—
Ptosis und Ophthalmoplegia tot.	1	—
Spätptosis und Spätophthalmopl. mit Facialisparese	1	—
Nystagmus heredit. . . .	2	—
Nystagmus, zerebrale und Pyramidenstörung, hohe Hyperm., anomale Behaarung	1	(1)

3. Konsanguinität bei Merkmalen der **Hornhaut.**

	Familien	Seit 1932
Keratokonus	5	(1)
Cornea plana	1	—
Obscuratio cong.	2	(1)
Obscuratio acquis.	—	(1)
Fleckige Trübung mit Nystagmus und Druckerhöhung	1	—
Konusartige Ektasie mit Glaucoma juven.	1	
Kryptophthalmus . .	3	—

4. Konsanguinität bei Merkmalen des **Diaphragma.**

Polycoria mit einseitiger Pupillenektopie	1	—
Ectopia pupillae, Ectrop. uv. cong., Colob. irid. superf.	1	—
Coloboma iridis typicum .	1	
Miosis congenita (bzw. mit Nachtblindheit)	3 }	(1)
Melanosis Iridis et Sclerae	2	(1)
Aniridia	—	(2)
		Japan

[1] Die Zahlen zwischen Klammern sind nach der Ausgabe meines Buches (1932) hinzugekommen. (Verf.)

Tabelle 2 (Fortsetzung).

5. Konsanguinität bei Merkmalen der **Linse**.		
Microphakia	2	(27%)
Ectopia pupillae et lentis	3	—
Ectopia lentis	2	(1)
Ectopia lentis und Arachnodactylie	2	—
Cataracta cong.	7	(3)
Cataracta zonul. (bzw. mit centr.)	3	(2)
Cataracta juven.	1	—
Cataracta zonularis und Mikrophthalm.	2	—
Cataracta und Poikilodermia	2	(1)
Cataracta und Hydrocephalus	1	—
Cataracta und Oligophrenia	2	(2)
Cataracta c. Oligophrenia u. cong. cerebell. Ataxie	2	(2)

7. Konsanguinität bei Merkmalen des **Gesamtorgans**.		
Albinismus completus univ.	} 20—33%	
Albinismus incompletus univ.		
Mikrophthalmus	} ± 23%	
Anophthalmus		
Optico-irido-choreoidealkolobom	2	—
Anophthalmus mit vier Zehen	2	—
Mikrophthalmus complicatus (bzw. mit Kolobomen)	1	—
(Cataract)	1	—
Hydrophthalmus	10—15%	
Glaucoma juvenile mit Keratectasie	1	—
Myopia gravis	2—13%	
Myopia infantilis	2	(2)

6. Konsanguinität bei Merkmalen des **Sehorgans**.		
Degeneratio maculae luteae bzw. der Netzhautperipherie	13	(3)
Deg. mac. luteae et cerebri	6	(2)
Deg. mac. luteae c. Achromatopsia	1	—
Aplasia mac. luteae c. Nystagmus	1	—
Hypoplasia foveae c., Hemeralopia und Nystagmus	1	—
Achromatopsia	25—30%	
Infantile amaurotische Idiotie		
Juden	23—31%	
Nicht-Juden	55—66%	
Juvenile amaurotische Idiotie	25,7%	
(Spätfall)		(1)
Hemeralopia (Oguchi)	62%	
Hemeralopia cong.	5	—
Hemeralopia c. Myopia	3	—
Atrophia retinae pigmentosa	22—30%	
Atrophia retinae pigmentosa mit Taubstummheit	42%	
Atrophia retinae pigmentosa mit Polydaktylie und Dystrophia adipositogen.	7	(2)
Atrophia retinae pigmentosa c. Achromatopsia	1	(1)
Atrophia retinae pigmentosa c. Miliaraneurismata ret.	1	—
Atrophia retinae pigmentosa c. Cataracta und Mongolismus	1	—
Atrophia gyrata chor. et retinae (einmal mit Syndaktylie)	2	(1)
Ret. punctata albescens, Atypische Pigmentdegeneration	30%	
Atrophia nervi optici cong.	2	—

Tabelle 2 (Schluss).

6. Konsanguinität bei Merkmalen des **Sehorgans** (Schluss)		
Atrophia nervi optici infant.	1	—
Atrophia nervi optici infant. c. Degen. cerebri	1	—
Angioide Pigmentstreifen und Pseudoxanth. elast.	3	(3)
Ablatio retinae	2	—
Ablatio ret. falciformis cong.	1	—
Glioma retinae	4	—
Glioma retinae mit spastischer Heredodegener. .	1	—

Der Vorsitzende: Es ist für mich besonders angenehm, unter den Referenten auch einem meiner Landsleute danken zu dürfen für seinen Vortrag. Es war ein guter Gedanke, diese Trilogie vorzuführen, erstens die allgemein biologischen Grundlagen der Erbwissenschaft, dann die allgemein medizinische und zum Schluss die ophthalmologische Seite. Herr Waardenburg hat uns die letzte in deutlicher Weise an einer so grossen Fülle von Material erläutert, dass es wohl jedem klar geworden ist, welch eine wichtige Rolle die Erblichkeit in der Ophthalmologie spielt.

Herr Paul (Lüneburg). Diskussion: Erbforschungsuntersuchungen zur Entstehung der Ametropien.

Mit 1 Tabelle im Text.

Nach Steiger spielt die sogenannte Mosaikvererbung für das Zustandekommen von Ametropien geringen und mittleren Grades eine wesentliche Rolle. Steiger nahm an, dass beim zufälligen Zusammentreffen eines optischen Systems mit dazu passender Achsenlänge eine Emmetropie entstände, während beim Zusammentreffen nichtzusammenpassender optischer Systeme und Achsenlängen sich Ametropien bildeten. Schon Wibaut wies auf Grund von Korrelationsberechnungen darauf hin, dass Mancherlei gegen diese Art der Entstehung der Ametropien spräche. Bei der Tagung der Augenärzte Nordwestdeutschlands konnte ich im vorigen Jahr zeigen, dass optische Systeme und Achsenlängen der ersten Filialgeneration einen starken Rückschlag nach den Eltern hin aufweisen, wenigstens soweit man sich mit der Messung und Berechnung der Hornhautmaße und scheinbaren Achsenlängen begnügte. Wenn beide Eltern Augen mit kleinen Maßen besitzen, dann weist die Mehrzahl der kindlichen Augen ebenfalls kleine Augenmaße auf. In gleicher Weise fallen die kindlichen Maße meist groß aus, wenn die Augen beider Eltern mit grossen Maßen angelegt sind. Wenn die mütterlichen Maße von den väterlichen Maßen abweichen, so richten sich die kindlichen Maße in der Mehrheit teils nach den mütterlichen, teils nach den väterlichen Maßen. Eine Häufung von Ametropien, die man nach der Mosaikvererbungstheorie in diesen Fällen erwarten müsste, konnte nicht beobachtet werden. Ametropien traten gehäuft nur dann ein, wenn die Augen des einen oder beider Elternteile selbst ametropisch waren.

Ich war nun in der Lage, an meinem seit dem vorigen Jahre erweiterten Material dieses Vorkommen von Ametropien in der Filialgeneration bei übereinstimmenden und nicht übereinstimmenden elterlichen Maßen zahlenmäßig zu kontrollieren. Es wurden die Familien gezählt, in deren erster Filialgeneration entweder nur Emmetropien vorkamen, oder auch Ametropien auftraten. Voraussetzung war, dass bei beiden Eltern nicht nur die Refraktion bestimmt werden konnte, sondern auch die annähernde Grösse des Auges durch Messung des Hornhautradius und Berechnung der scheinbaren Achsenlänge ermittelt werden konnte. Natürlich war es bei einer solchen statistischen Stammbaumforschung in grösserem Maßstabe nicht möglich, restlos alle Familienangehörige der Filialgeneration zu erfassen. Es muss damit gerechnet werden, dass ein gewisser Prozentsatz von Ametropien nicht ermittelt worden ist. Immerhin gelang es mir, in 306 Familien, in denen ich beide Eltern eingehend prüfen konnte, auch 527 Nachkommen der ersten Filialgeneration zu untersuchen. Von ganz kleinen Kindern wurde abgesehen. Trotzdem muss bei vielen jugendlichen Nachkommen mit der Entwicklung späterer Refraktionsanomalien noch gerechnet werden. Da sich aber ein ziemlich eindeutiges Ergebnis herausstellte, glaube ich zu dessen Mitteilung berechtigt zu sein.

Ich will bei der Mitteilung in erster Linie das Auftreten von Myopie berücksichtigen und die Untersuchung einer Vererbung hochgradiger Hyperopie aus der Parentalgeneration noch zurückstellen, da mir hierfür bisher zu geringes Material zur Verfügung steht.

Die untersuchten Familien wurden in zwei Teile geteilt, von denen der eine diejenigen Familien umfasste, in denen beide Eltern emmetropisch oder schwach hyperopisch waren, während in den anderen Teil alle Familien eingereiht wurden, in denen eins oder beide Eltern myopisch waren. Jeder der beiden Teile wurde wieder in zwei Unterteile geteilt. In dem ersten Unterteil fanden sich die Familien, in denen die Grössenanlage der elterlichen Augen annähernd miteinander übereinstimmte, d. h. wo der Unterschied der mütterlichen und väterlichen Hornhautradien kleiner als 4% war, während in dem zweiten Unterteil die Hornhautradien der Eltern Unterschiede von mehr als 4% aufwiesen. In der Tabelle ist das Ergebnis eingetragen.

	I. Die Augen des Vaters weisen die **gleichen** Grössenmaße auf wie die Augen der Mutter. (Unterschied der Hornhautradien$<4\%$)			II. Die Augen des Vaters weisen **andere** Grössenmaße auf als die Augen der Mutter. (Unterschied der Hornhautradien$>4\%$)		
A. Beide Eltern **emmetropisch** oder **schwach hyperopisch** Gesamtzahl der Familien: **215**	α) Zahl der Familien: **104**			β) Zahl der Familien: **111**		
a) 1. Filialgeneration: Nur **ametropische** Kinder	72 (69%)	—	—	78 (70%)		
b) 1. Filialgeneration: Vereinzelte **myopische** Kinder	—	23 (22%)	—	—	21 (19%)	
c) 1. Filialgeneration: Vereinzelte **stark hyperopische** Kinder	—	—	9 (9%)	—	—	12 (11%)
B. Eins oder beide Eltern **myopisch** Gesamtzahl der Familien: **87**	γ) Zahl der Familien: **44**			δ) Zahl der Familien: **43**		
d) 1. Filialgeneration: Nur **emmetropische** Kinder	21 (48%)	—	—	22 (51%)	—	
e) 1. Filialgeneration: Vereinzelte **myopische** Kinder	—	23 (52%)	—	—	21 (49%)	

Aus dem Teil A dieser Tabelle geht hervor, dass eine verschiedene Grössenanlage der elterlichen Augen nicht zu einer Häufung von Refraktionsanomalien in der Filialgeneration führt. Wenn die Erbanlage des optischen Systems und der Achsenlänge durch verschiedene Gene bedingt würde, die sich ungekoppelt und ohne Korrelation vererben könnten, müsste man in diesem Falle eine solche Häufung aber erwarten; denn dann lägen die Bedingungen für das Zusammentreffen unzusammenpassender Grössenanlagen, aus deren Zufallsvereinigung eine Refraktionsanomalie entstehen müsste, besonders vor, da sich hier aus den Augenmaßen der Eltern das Vorhandensein solcher nicht zusammenpassender Gene besonders feststellen liesse. Aus den Ergebnissen dieser Untersuchung lässt sich die Mosaiktheorie Steigers also nicht bestätigen.

Der Teil B der Tabelle zeigt, dass sich bei Myopie der Eltern die Myopien in der Filialgeneration häufen. Diese Beobachtung spricht für eine gewisse Erblichkeit des Refraktionsfehlers als solchen oder der mit diesem verbundenen Augapfelform. Wie ich vergangenes Jahr bereits betonen konnte, scheint mir aus meinen Stammbäumen hervorzugehen, dass mit der vererbten Form des Auges nicht zugleich die Grössenanlage vererbt zu werden braucht, sondern dass die Grössenanlage von einem anderen Vorfahren stammen kann. Diese Beobachtung stimmt völlig mit den Ergebnissen überein, die Wibaut aus ganz andersartigen Untersuchungen ziehen konnte.

Einschränkend zu den Ergebnissen dieser Untersuchungen muss ich allerdings darauf hinweisen, dass bei der Sammlung des Materials die Möglichkeit verschiedener biologischer Hauptgruppen der Refraktionsanomalien (Berg) nicht berücksichtigt ist. Eine entsprechende Sichtung des Materials bleibt daher vorbehalten.

Ebenso muss ich mir vorbehalten, an anderer Stelle darauf einzugehen, dass sich in der Jugendzeit Beziehungen zwischen Hornhautrefraktion und Ametropie nachweisen lassen, während sich im Lauf des Lebens diese gegenseitigen Beziehungen lockern.

Franceschetti (Genf): Diskussion zu den Vorträgen Oehlkers-Waardenburg.

Wenn ich mir erlaube im Anschluss an die umfassenden Ausführungen der Referenten einige Worte über die speziellen Vererbungsverhältnisse der Farbensinnstörungen beizufügen, so geschieht es nicht deshalb, weil sich auf diesem Gebiete heute wesentlich neues mitteilen lässt, sondern deshalb weil mir die Möglichkeit gegeben scheint durch möglichst allgemeine Mitarbeit wesentliche, bis jetzt noch ungelöste Fragen in absehbarer Zeit klären zu können.

Die Beantwortung dieser Fragen ist um so wichtiger als die Rotgrünblindheit, abgesehen von den Blutgruppen, bis jetzt die einzige Möglichkeit bietet auch beim Menschen gewisse Probleme des höheren Mendelismus, insbesondere der multiplen Allelie zu lösen. Mancher mag bis heute von der Mitarbeit an diesen Problemen zurückgescheut haben, weil er umfangreiche theoretische Kenntnisse für unerlässlich hielt. Ich möchte deshalb heute speziell auf einige Fragenstellungen hinweisen, zu deren Lösung jeder einzelne beitragen kann. Je mehr Augenärzte wir für diese Fragen interessieren, um so grösser ist die Chance in absehbarer Zeit wichtige Aufschlüsse über die komplizierten Vererbungsverhältnisse beim Menschen zu erhalten.

Es ist das Verdienst von Just als erster darauf hingewiesen zu haben, dass den verschiedenen Stufen der Farbensinnstörungen quantitativ abstufbare, an gleicher Stelle im Chromosom liegende Gene — multiple Allele — zugrunde liegen dürften. Da zwischen der Protanopen — und Deuteranopenreihe keinerlei Übergänge vorkommen, nahmen die meisten Autoren zwei verschiedene Allelenreihen an. Dafür schien auch die Tatsache zu sprechen, dass eine Frau, die je ein Gen der Protanopen — und der Deuteranopengruppe besitzt, phänisch normalen Farbensinn besitzt.

Neuerdings hat Just im Analogie zu ähnlichen Fällen von compounds bei Drosophila darauf hingewiesen, dass die Möglichkeit besteht, dass die beiden Allelenreihen das gleiche Gen betreffen könnten, wobei die eine eine Plus, die andere eine Minusvariante darstellen würde, wobei sich bei compounds die gegensinnige Wirkung aufheben würde. Wie bereits Stern betont hat, könnte eine Entscheidung im Sinne der an verschiedener Stelle im X-chromosom gelegenen Allele gefällt werden, wenn es gelänge nachzuweisen, dass infolge Faktorenaustausch — durch crossing over — Trägerinnen eines Gens der Proto- und der Deutero-Gruppe Söhne mit doppelter Farbensinnstörung und auch normale Söhne haben können. Normalerweise haben nämlich solche Frauen wie Göthlin, Waaler, Kondo und wir gemeinsam mit Brunner und Wieland, an der Basler Klinik, nachweisen konnten, nur befallene Söhne der Deutero- und der Proto-Gruppe.

Durch weitere Untersuchung von Brüdern mit verschiedenartigen Farbensinnstörungen wäre zu prüfen, ob solche Ausnahmen nicht doch gelegentlich vorkommen. Weiterhin fehlt uns der letzte

Schlußstein bezüglich der möglichen Kombinationen bei der Vererbung der Farbensinnstörungen, nämlich der Nachweis, dass aus einer Ehe zwischen einem Deutero- und einem Protoelter nur normale Töchter und nur befallene Söhne vom Typus der mütterlichen Störung hervorgehen könnten.

Da 8% Männer und 0,4% Frauen farbenuntüchtig sind, so kommt eine doppelt farbenuntüchtige Ehe auf etwa 3000 Ehen, eine verschieden farbenuntüchtige Ehe auf etwa 7—8000 Ehen. Diese Zahl ist nicht so klein als dass es nicht endlich einmal gelingen könnte einen solchen Fall zu ermitteln.

Am geeignetsten scheint es mir die Mütter farbenblinder Söhne zu untersuchen, da diese, wenn befallen, theoretisch in 8% befallene Männer haben. Auf die grosse Wichtigkeit der genauen Untersuchung des Farbensinnes bei mehreren Mitgliedern einer Familie und insbesondere von Zwillingen für die Feststellung der phänischen Variabilität sei kurz hingewiesen.

Was die **totale Farbenblindheit** betrifft, die recessiv vererbt wird, so möchte ich speziell auf die inkomplett totale Farbenblindheit hinweisen. Ich hatte bezüglich Gelegenheit einen weiteren Fall zu untersuchen. Es handelte sich um ein 23jähriges Mädchen mit Visus corr. 0,1—0,3, ganz leichtem Nystagmus und kaum merklicher Lichtscheu. Farben werden nur auf ganz grossen Flächen $\pm$ unsicher erkannt. Am Anomalskop ist das Verhalten typisch: Rot-gelb Einstellung mit sehr dunklem Gelb ($1\frac{1}{2}$—2 Teilstriche). Grün-gelb Einstellung nicht möglich, da Gelb auch bei maximaler Spaltöffnung zu dunkel. Entsprechend der gleichfalls recessiven Vererbung waren die Eltern blutsverwandt. Es ist auffällig, dass bis jetzt nur ganz wenige Fälle in der Literatur mitgeteilt worden sind.

Just, Stern, Waardenburg u. a. haben darauf hingewiesen, dass es beim Menschen äusserst schwierig und, wenn nicht Lokalisation im X-chromosom vorliegt, bis jetzt überhaupt unmöglich ist, bei Korrelation erblich bedingter Merkmale zu entscheiden, ob Koppelung oder Polyphänie vorliegt.

Ich möchte in diesem Sinne auf die bis jetzt vernachlässigte Beziehung zwischen Augenfarbe und andern erblichen Leiden hinweisen.

In einem Stammbaum mit erblicher Hornhautdystrophie haben alle befallene Mitglieder in drei Generationen dunkelbraune Irides, während die nicht befallenen blaue, oder hellbraune Augenfarbe aufweisen. In einem Stammbaum von erblicher Verlagerung der Kniescheibe mit Atrophie des halben Daumennagels zeigen in drei Generationen alle Befallenen blaue Augen, während die übrigen dunkle Augen aufweisen.

Da es sich um eine Korrelation zwischen einem normalen und einem pathologischen Merkmal handelt, glaube ich, dass· in solchen Fällen doch eher eine Koppelung vorliegt, da der Einfluss eines alterierten Gens im Sinne der Polyphänie auf die normale Irisfarbe nicht wahrscheinlich ist.

Herr Best (Dresden). Diskussion: Korrelation zwischen Erbleiden des Auges und des Zentralnervensystems.

Wenn ich vor der Aufgabe stehe, im Rahmen einer Diskussionsbemerkung über Korrelation zwischen Erbleiden des Auges und des Zentralnervensystems zu berichten, so muss ich mich natürlich auf ganz kurze Anregungen beschränken.

Da das Auge als ein vorgeschobener Hirnteil aufgefasst werden kann, wird man erwarten, dass die Beziehungen zwischen Erbleiden beider Organe recht zahlreich sind. Indessen schrumpft ihre Zahl sehr zusammen, wenn der Begriff der Korrelation scharf gefasst wird. Ein Augenleiden kann eine von der Gehirnerkrankung abhängige, sekundäre Störung sein. Es kann sich weiter um Lokalisation derselben Erkrankung in Auge und Hirn handeln, so dass man nicht genotypisch verschiedene Leiden annehmen wird, sondern eine phänotypisch verschiedene Manifestation desselben Gens.

Als Beispiel der abhängigen, sekundären Augenstörung möchte ich etwa Sehnervenatrophie und Turmschädel, Acrocephalie oder Crouzonsche Krankheit nennen. In diesem Fall ist die Sehnervenatrophie wahrscheinlich Folge einer früheren Stauungspapille; oder wenn man als Ursache der Atrophie einen Druck auf den Sehnerven im Kanal durch Tiefstellung der mittleren Schädelgrube annimmt, so ist die Sehnervenatrophie erst recht sekundäres Symptom und nicht Korrelation. Derartige Beispiele lassen sich verschiedene anführen, Augenmuskellähmung bei basalen Aneurysmen auf kongenitaler Anlage, Sehnervenatrophie durch Druck des erweiterten dritten Ventrikels bei angeborenem Hydrocephalus und mehr.

Man wird ferner im genetischen Sinn nicht von Korrelation sprechen, wenn durch die Art der Lokalisation im Gehirn sich Augenstörungen mit Nervenleiden kombinieren, etwa Sympathicuslähmung der Pupille oder Abducenslähmung bei Status dysraphicus.

Endlich liegt auch dann keine eigentliche Korrelation vor, wenn das gleiche Erbleiden Auge und Gehirn befällt. Hierhin gehört vor allem die Neurofibromatose, die tuberöse Sklerose und die v. Hippel-Lindausche Erkrankung; dann die Christian Schüllersche Krankheit, bei der sich die gleichen xantomatösen Wucherungen in den Schädelknochen, der Hypophyse, der Orbita und sogar in der Netzhaut ausbreiten. Abgesehen von den genannten Geschwülsten kommen Missbildungen der gleichen Art im Gehirn und am Auge vor, so bei dem von Schiötz so benannten Krankheitsbild des vaskulären encephalo-trigeminalen Syndroms; hier kombiniert sich eine Schlängelung der Netzhautgefässe oder Telangiektasien im Trigeminusgebiet mit capillären Angiomen im Gehirn. Ein motorisches Beispiel unechter Korrelation: die chronisch-progressive Ophthalmoplegie als heredodegeneratives Leiden ist nach Marburg wahrscheinlich mit der progressiven spinalen Muskelatrophie und der progressiven Bulbärparalyse eine einheitliche Krankheit des motorischen Systems (Amyotrophia muscularis progressiva).

Worauf es mir ankam zu zeigen, ist also das: im genetischen Sinn liegt in sehr vielen Fällen von miteinander verknüpften Augen- und Hirnleiden keine eigentliche Korrelation vor.

Wenn wir uns nun mit der eigentlichen Korrelation von Erbleiden des Auges und des Gehirns beschäftigen, so kann diese sowohl beim gleichen Kranken, als auch bei verschiedenen Mitgliedern der gleichen Familie vorliegen. Der letzte Fall, dass also z. B. der Proband eine tapetoretinale Degeneration hat, seine Geschwister Schwachsinn, ist vielleicht mindestens so häufig, als Korrelation beim gleichen Individuum.

Es wäre nun unmöglich, hier alle vorkommenden Korrelationen zu berücksichtigen. Nur sei kurz berührt, wo Korrelation auffälligerweise nicht vorhanden ist, ohne dass man indessen von ausgesprochen negativer Korrelation sprechen darf. In dieser Hinsicht ist von jeher das Gliom der Netzhaut aufgefallen. Kinder mit Netzhautgliom, das doch sicher, wenn einmal durch Mutation entstanden, erblich ist, und zwar mit verstärkter Durchschlagskraft gegenüber dem Vorfahr (überwiegend doppelseitig in der zweiten Generation, überwiegend einseitig in der ersten), sind in der Regel geistig und körperlich sonst durchaus normal. Und umgekehrt sind auch Gliome des Gehirns kaum je mit Erbleiden verknüpft.

Von den Krankheiten mit Korrelation möchte ich Schwachsinn und Idiotie herausgreifen; nicht um die einzelnen Augenmissbildungen, Brechungsfehler, Anomalien der Sehnervenscheibe,

Pupillarmembran, Strabismus concomittans aufzuzählen, sondern um vielleicht grundsätzliche Regeln aufzustellen.

Da ist zunächst erwähnenswert, dass eine einigermaßen feste Korrelation nicht besteht. Schon die älteren Ärzte des vorigen Jahrhunderts mussten den geringen Wert der „Degenerationszeichen", wie man damals sagte, feststellen, wenn man umgekehrt von ihnen auf den Zustand des Gehirns schliessen wollte.

Erwähnenswert ist vielleicht, dass bei Schwachsinn mehr Anomalien der Sehnervenscheibe, tapetoretinale Degeneration, hohe Hyperopie, also Fehler im Bau und der Form des Auges vorkommen, hingegen bei der degenerativ-motorischen Erkrankung, wie Diplegie, mehr concomittierendes Schielen.

Eines kann man weiter mit Sicherheit behaupten: Je tiefer die Verblödung ist, um so häufiger und um so tiefgreifender werden die korrelativen Verbildungen des Auges. Das wird besonders deutlich, wenn wir die eigentlichen Missbildungen des Gehirns heranziehen, Mikrocephalie, Mikro- und Makrogyrie, Anencephalie; hier steigert sich die Verbildung des Auges zu Colobom und verwandten Fehlern, Aniridie, Mikrophthalmus, Anophthalmus.

Nun muss man da allerdings wieder fragen, ob noch eine echte Kombination verschiedener Gene vorliegt, oder phänotypisch ähnliche Manifestation desselben Gens im Auge und Gehirn, oder gar direkte Abhängigkeit der Augenverbildung von der des Gehirns. Ähnliches gilt übrigens von der Häufigkeit hoher Hyperopie mit kleinem Hornhautradius (Kurz, Vogt) bei Schwachsinn und Mikrocephalus, wobei man zusammen mit der zu kleinen Anlage des Gehirns eine ebensolche des Auges vermuten kann.

Je tiefer man sich mit dem Thema der Korrelation beschäftigt, um so mehr sieht man, dass wir noch weit davon entfernt sind, das Tatsachenmaterial mit den Rechnungen und den verhältnismäßig starren Begriffen der Genetik zu erfassen. Man muss wohl eine grosse Labilität der durch Mutation entstandenen oder abgeänderten Gene annehmen.

Herr Paul (Lüneburg). Vortrag: Die Bedeutung der prozentualen Berechnung des Augapfels für die Erbforschung.

Mit 2 Abbildungen im Text.

Besonders in der Erbforschung spielen die Grössenmaße des Auges und seiner einzelnen Teile bei der Beurteilung der Entstehung von Refraktionsanomalien eine grosse Rolle. Die Grössenmaße werden aber von Alter, Geschlecht, Rasse u. a. beeinflusst. Die absoluten Grössenwerte der Augen von Menschen verschiedenen Geschlechtes, verschiedenen Alters usw. lassen sich also nicht ohne weiteres miteinander vergleichen. Der Kreis vergleichsfähiger Werte, der gerade in der Erbforschung meist besonders umfangreich gewünscht wird, muss deshalb bei sachgemäßem wissenschaftlichem Verfahren oft stark eingeschränkt werden. Da sich, wie bei der Untersuchung der Beziehungen zwischen Eltern und Kindern, ein Vergleich von Personen verschiedenen Geschlechtes oft gar nicht umgehen lässt, so sind Untersuchungsergebnisse, die sich auf solche absoluten Werte stützen, nicht immer als voll beweiskräftig zu betrachten.

Brauchbarere Vergleichsergebnisse erhält man, wenn man die Grössenwerte eines untersuchten Auges mit den Normal- oder Durchschnittswerten einer übereinstimmenden Reihe von Menschen vergleicht. Betrachtet man Abweichungen von diesen Durchschnittswerten als die Neigung eines Auges, sich in einem bestimmten Sinne abnorm gross oder abnorm klein zu entwickeln oder entwickelt zu sein, so lassen sich solche Vergleichswerte auch dazu benutzen, um Beziehungen zwischen Augen, die nicht dem gleichen Menschenkreise angehören, herzustellen. Die anschaulichsten Vergleichswerte erhält man, wenn man die Grössenmaße des untersuchten Auges als Prozentwerte des gewählten Normalmaßes ausdrückt.

Ich will in folgendem zeigen, wie sich der Augapfel in allen seinen Teilen als ein Prozentwert eines schematischen Normalauges berechnen lässt und wie sich hieraus die gewünschten Prozentwerte der Normalmaße eines Vergleichauges, das für den Einzelfall geeignet ist, entwickeln lassen.

Das von Gullstrand aufgebaute und in allen seinen Teilen berechnete schematische Auge ist allbekannt. Ein untersuchtes natürliches emmetropisches Auge kann als eine reine Grössenvariation dieses schematischen Auges, das ich „Urauge" nennen will, aufgefasst und nach bekannten Grundsätzen berechnet werden, wenn es in seiner Form völlig mit diesem Urauge übereinstimmt. Die Maße des untersuchten Auges lassen sich dann als reine Prozentwerte der entsprechenden Teile des Urauges ausdrücken (u%). Natürlich sind für diese Übereinstimmung nur optisch wichtige Grössen von Belang. Belanglose Besonderheiten, etwa abweichende Schräg- oder Querdurchmesser oder andere Abweichungen vom Normalbau, können vernachlässigt werden. Ebenso legen wir unserer Betrachtung nur die Übereinstimmung in einem jedesmaligen Hauptschnitt zugrunde, so dass Astigmatismus unberücksichtigt bleiben kann.

Diese Berechnung eines untersuchten Auges als Grössenvariation des Urauges ist nicht durchführbar, wenn das untersuchte Auge in seiner Form mit dem Urauge nicht übereinstimmt. Dann lässt sich aber ein schematisches Auge aufbauen, welches in seiner Form genau zu dem untersuchten Auge passt. Von diesem schematischen Auge, das ich „Sekundärauge" nennen will, kann das untersuchte emmetropische Auge dann wieder als reine Grössenvariation prozentual berechnet werden. Das Sekundärauge lässt sich nun so ausführen, dass es in einem seiner wichtigen optischen Teile — und als solchen habe ich den Hornhautradius gewählt — genau mit dem Urauge übereinstimmt. Dann weicht infolge der abweichenden Form die Achsenlänge des Sekundärauges von der Achsenlänge des Urauges ab. Die Achsenlänge des Sekundärauges lässt sich aber als ein Prozentwert der Achsenlänge des Urauges ausdrücken. Das Sekundärauge wird als emmetropisch aufgefasst, so dass die Achsenlänge auch für die erweiterte Brennweite des gesamten optischen Systems maßgeblich ist. Der Prozentualwert seiner Achsenlänge kann daher auch zur Kennzeichnung und entsprechenden Berechnung der Abweichung seines optischen Systems von dem Urauge benutzt werden. Da ein wichtiger Teil des sekundären optischen Systems, die Hornhautbrechkraft, übereinstimmend mit dem Urauge aufgebaut ist, kann dieser Prozentwert zur Deutung und Berechnung der von dem Urauge abweichenden Linsenwirkung, die mit der Hornhautbrechkraft zusammen das gesamte optische System aufbaut, Verwendung finden. Ich habe ihn deshalb als Linsenwertigkeit (L %) bezeichnet. Damit kann jedes emmetropische Auge prozentual auf das Urauge zurückgeführt werden.

Stimmt die Achsenlänge des untersuchten Auges prozentual mit der Achsenlänge des Sekundärauges nicht überein, so besteht keine Emmetropie. Auch für ein solches ametropisches Auge lässt sich ein passendes schematisches Auge — das Tertiärauge — darstellen, welches von dem Sekundärauge nur in seiner Achsenlänge, die als ein Prozentualwert der Achsenlänge des Sekundärauges ausgedrückt werden kann, abweicht. Die Achsenlänge des Tertiärauges ist abhängig von der Refraktion, so dass der Prozentualwert dieser Achsenlänge (mit kleinen Korrekturen) auch zur Kennzeichnung der Refraktion benutzt werden kann. Er sei deshalb „Re %" genannt. Damit lassen sich alle Augen auf dem Umwege über Tertiär- und Sekundärauge prozentual auf das Urauge in ihren optisch wichtigen Teilen zurückführen.

In Abb. 1 habe ich in Reihe 1 das Urauge mit seinen Grössenvariationen, in Reihe 2 und 3 Sekundäraugen mit Grössenvariationen, in Reihe 4 ein myopisches und hyperopisches Tertiärauge mit Prozentualberechnungen dargestellt.

In Reihe 5 und 6 finden sich unter richtiger Prozentualberechnung und richtiger Grössenausführung Variationen eines myopischen Auges von — 15,0 D in ihren Beziehungen zum zugehörigen Sekundärauge bei verschiedener Linsenwertigkeit und verschiedener Hornhautrefraktion. Diese Variationen kommen in der Natur in der gewählten Zusammenstellung vor. Die Bilder zeigen die geringe Bedeutung, die der absoluten Grösse eines der optischen Stücke beim Zustandekommen irgendeiner Refraktionsanomalie zukommt.

Das Urauge, das bisher als Ausgangsauge für die Prozentualberechnung gewählt wurde, ist aber nicht immer das geeignete Vergleichsauge. Die aus dem Vergleich mit dem Urauge gewonnenen Prozentwerte lassen sich jedoch ohne Schwierigkeiten in Prozentwerte eines passenden Vergleichsauges umformen.

Nennen wir das Urauge „A“, und ein untersuchtes Auge „A_1“, dann gilt nach obigem der Vergleichswert: $A_1 = a_1 \%$ A. (1). Ein passendes Vergleichsauge sei „A_3“ genannt, mit dem Vergleichswert zum Urauge: $A_3 = a_3 \%$ A. (2). Aus letzterer Gleichung folgt:

$$A = \frac{A_3}{a_3 \%} \ (3),$$ und dieser Wert in Gleichung 1 eingesetzt ergibt:

$$A_1 = \frac{a_1 \%}{a_3 \%} A_3 \ (4).$$

Wir müssen also die berechneten Prozentualwerte des untersuchten Auges mit den bekannten Prozentualwerten des geeigneten Vergleichsauges dividieren, um einen prozentualen Vergleichswert mit dem richtigen Vergleichsauge zu erhalten. Da die Werte meist keine allzu grosse Abweichung von 100 % aufweisen, lässt sich mit einer, für die Praxis meist ausreichenden Genauigkeit noch eine weitere Vereinfachung der Berechnung dadurch erzielen, dass man statt Ausführung der Division den Abweichungswert des Nenners von 100 %, also den prozentualen Unterschied des Vergleichsauges vom Urauge, vom Zähler subtrahiert.

(Die Ausführung der prozentualen Berechnung findet sich in der Abhandlung „Beiträge z. Lokalisationsoph. IV, Arch. f. Oph.“)

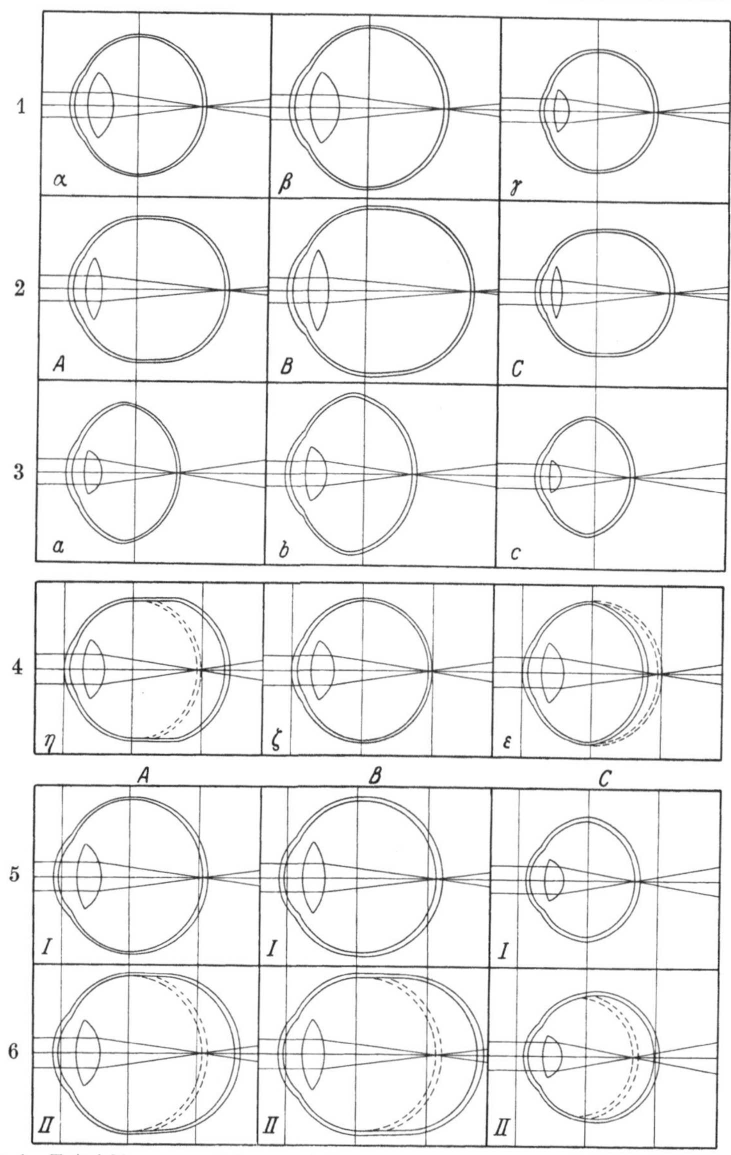

Abb. 1. Entwicklung von Grössenvariationen des Urauges, des Sekundärauges und des Tertiärauges aus dem Urauge.

Reihe 1 bis 3: Urauge (a) und Sekundäraugen (A und a) mit Grössenvariationen.
Reihe 4:   Urauge (ζ) mit Refraktionsvariationen (ε und η).

$\eta =$ Myopie $-15,0$ D. (u % $= 100$ %, L % $= 100$ %, Re % $= 120,6$ %, $Ax_{(w)} = 120,6$ % Ax $= 29,4$ mm).

$\varepsilon =$ Hyperopie $+ 7,0$ D. (u % $= 100$ %, L % $= 100$ %, Re % $= 90,6$ %, $Ax_{(w)} = 90,6$ % Ax $= 22,1$ mm).

Reihe 5/6: vertikale Reihen (A, B u. C) $=$ Myopie $-15,0$ D, ausgehend von:
A: vergrössertem Urauge,
B: vergrössertem Sekundärauge mit erhöhter Linsenwertigkeit,
C: verkleinertem Sekundärauge mit erniedrigter Linsenwertigkeit.

A_I: (u% $= 110,0$%, L% $= 100$%, Re% $= 100$%, $Ax_{(w)} = 110,0$% Ax $= 26,70$ mm) $=$ Emmetropie.
A_{II}: (u% $= 110,0$%, L% $= 100$%, Re% $= 122,8$%, $Ax_{(w)} = 135,0$% Ax $= 32,8$ mm) $=$ Myopie $-15,0$ D.
B_I: (u% $= 110,0$%, L% $= 106,0$%, Re% $= 100,0$%. $Ax_{(w)} = 116,5$% Ax $= 28,29$ mm) $=$ Emmetropie.
B_{II}: (u% $= 110,0$%, L% $= 106,0$%, Re% $= 122,8$%, $Ax_{(w)} = 147,0$% Ax $= 34,18$ mm) $=$ Myopie $-15,0$ D.
C_I: (u% $= 90,0$%, L% $= 94,0$%, Re% $= 100,0$%, $Ax_{(w)} = 84,5$% Ax $= 20,5$ mm) $=$ Emmetropie.
C_{II}: (u% $= 90,0$%, L% $= 94,0$%, Re% $= 122,8$%, $Ax_{(w)} = 98,0$% Ax $= 23,78$ mm) $=$ Myopie $-15,0$ D.

Ich will nun an einem Beispiel zeigen, von welcher Bedeutung es für statistische Untersuchungen, ganz besonders in der Erbforschung, ist, die Grössenwerte des Auges als Prozentualwerte eines geeigneten Vergleichsauges auszudrücken.

In meiner Stammbaumsammlung, die sich bunt aus den verschiedensten Ametropien, vor allen Dingen aber Emmetropien zusammensetzt, suchte ich die Durchschnittswerte der Hornhautradien der einzelnen Geschlechter und Altersklassen festzustellen.

Ich fand als Durchschnittswert der Hornhautradien von 650 weiblichen Augen der Altersklassen von 6—16 Jahren die Grösse $= 7,80$ mm $= 99,6\%$ des Hornhautradius vom Urauge. Bei 1324 weiblichen Augen der Altersklassen 17—65 Jahre fand ich eine Radiusgrösse $= 7,84$ mm $= 100,1\%$ des Urauges.

Bei 1685 männlichen Augen fand ich einen durchschnittlichen Hornhautradius $= 7,97 - 7,98$ mm $= 101,8 - 101,9\%$ des Urradius, wobei sich zwischen jugendlichen und erwachsenen Augen kein wesentlicher Durchschnittsunterschied ergab. (Hierbei muss ich einschieben, dass die ermittelten Zahlen nicht maßgeblich sein sollen für die Feststellung absoluter Radiusgrössen, für deren Ermittlung die Einstellung des benutzten Javalschen Ophthalmometers von ausschlaggebender Bedeutung ist. Will man absolute Grössen messen, so müssen bei der Handhabung der Apparate noch ganz besondere Vorsichtsmaßnahmen angewendet werden. Bei der vorliegenden Untersuchung kommt es aber nur auf das relative Verhältnis der verschiedenen Maße zueinander an.)

Um einen richtigen prozentualen Vergleichswert mit dem geeigneten Vergleichsauge zu erhalten, muss man also bei dem Auge eines kleinen Mädchens den berechneten Wert von $u\%$ mit dem Prozentwert des Vergleichsauges ($99,6\%$) dividieren oder zu dem ermittelten Wert von $u\%$ den Differenzwert des Vergleichsauges $= 0,4\%$ hinzuzählen, während man bei dem Auge einer erwachsenen Frau den Differenzwert $= 0,1\%$ von dem ermittelten Wert von $u\%$ abziehen muss und bei dem Auge eines erwachsenen Mannes den Differenzwert $= 1,8\%$ von $u\%$ abziehen muss. Der Unterschied zwischen Männer- und Frauenaugen tritt klar zutage, wenn man die Werte als Variationspolygone zusammenstellt, wie das ja früher auch schon verschiedentlich geschehen ist. In Abb. 2 Nr. I stellte ich die nicht reduzierten Werte von $u\%$ der 1002 erwachsenen Männeraugen und der 1335 erwachsenen Frauenaugen (je auf 1000 Augen umgerechnet) in zwei Variationspolygonen zusammen, die, wie man sieht, nicht nur örtlich nicht zusammenliegen, sondern auch eine gewisse ungleichmäßige Schiefheit aufweisen. Vereinigt man durch Zusammenlegen sämtlicher Männer und Frauenaugen

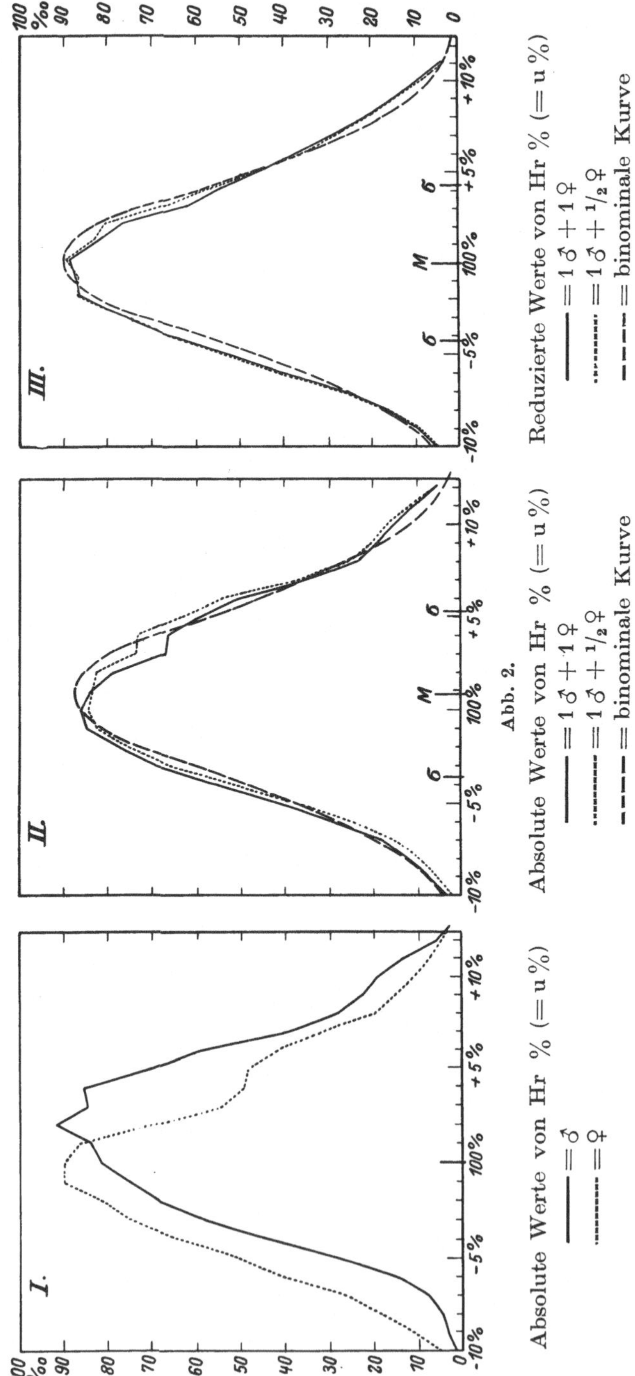
III.
100‰
90
80
70
60
50
40
30
20
10
0
-10%   -5%   M   100%   +5%   +10%
Reduzierte Werte von Hr % (= u %)
= 1♂ + 1♀
= 1♂ + ¹/₂♀
= binominale Kurve
II.
6   M   6
-10%   -5%   M   100%   +5%   +10%
Abb. 2.
Absolute Werte von Hr % (= u %)
= 1♂ + 1♀
= 1♂ + ¹/₂♀
= binominale Kurve
I.
-10%   -5%   100%   +5%   +10%
Absolute Werte von Hr % (= u %)
= ♂
= ♀
100‰
90
80
70
60
50
40
30
20
10
0

die beiden Polygone zu einem gemeinsamen Polygon (Nr. II, ausgezogene Kurve), so ergibt sich ein neues Polygon mit geringerer Schiefheit, welches schon recht grosse Ähnlichkeit mit der zugehörigen binominalen Kurve (gestrichelte Linie) hat. Dieses vereinigte Polygon stellt aber einen Irrtum dar. Denn vereinigt man mit den Männeraugen die halbe Summe der Frauenaugen, so ergibt sich ein vereinigtes Polygon (punktierte Linie), welches von dem vorherigen Polygon ganz erheblich in Form und Lage abweicht. Das Aussehen und die Werte des vereinigten Polygons hängen also vollständig von der zufälligen Mengenvermischung der verschiedenen Geschlechter ab.

Benutzen wir zur Vereinigung jetzt aber die nach der obigen Darstellung reduzierten Werte der Männer- und Frauenaugen. Das vereinigte Polygon derselben ist in der ausgezogenen Kurve der Nr. III dargestellt. Wir sehen, dass das Polygon der zugehörigen binominalen Kurve (gestrichelte Linie) fast ebenso ähnelt wie das entsprechende Polygon der Nr. II. Stellen wir jetzt wieder ein Polygon aus der vollen Zahl der Männeraugen und der halben Zahl der Frauenaugen her (punktierte Kurve), so zeigt sich eine weitgehende Übereinstimmung dieses letzteren Polygons mit dem erstdargestellten. Das bedeutet, dass in diesem Polygon die Fehler, die den Polygonen der Nr. II auf Grund der Geschlechtsunterschiede anhafteten, fast völlig beseitigt sind.

Eine kurze Überlegung sagt ja auch ohne weiteres, dass man die absoluten Grössenwerte eines Organes nicht mit den Grössenwerten eines anderen Organes, welches auf Grund von Geschlechts- oder Altersunterschieden schon normalerweise in anderer Grösse auswächst, vergleichen kann. Versuche, diese Unterschiede zu überbrücken, sind verschiedentlich gemacht worden. Bei Benutzung der absoluten Maßgrössen lässt sich eine befriedigende Lösung aber nur schwer erreichen, während die prozentuale Berechnung ohne Schwierigkeiten sich nach den Verhältnissen einstellen lässt.

Herr B ü c k l e r s (Tübingen). Vortrag: D i e d r e i F o r m e n d e r f a m i l i ä r e n H o r n h a u t e n t a r t u n g u n d i h r e V e r e r b u n g.
Mit 7 Abbildungen und 1 Tabelle im Text.

Vor 31 Jahren hat F l e i s c h e r hier auf der Heidelberger Tagung den Begriff der „familiären Hornhautentartung" geprägt. Er wollte damit zum Ausdruck bringen, dass die zuerst von G r o e n o u w beschriebene „knötchenförmige Hornhauttrübung", ferner die von ihm selbst geschilderte krümelige Form und schliesslich die von Haab gefundene „gittrige Keratitis" einem gemeinsamen Krankheitsbild angehören, das sich durch den meist dominanten Erbgang, den chronischen unbeeinflussbaren Verlauf u. a. m. auszeichne.

Inzwischen sind aus den verschiedensten Ländern in steigender Zahl ähnliche Beobachtungen mitgeteilt worden. Es mehrten sich aber auch die Stimmen, welche Abarten fanden, die nicht zu dem typischen Bilde der einen oder anderen Trübung passen wollten. Waardenburg schreibt deshalb mit Recht, dass es keine leichte Aufgabe sei, die „verschiedenen Typen der vererbbaren Hornhautentartung zu klassifizieren".

Im allgemeinen dürfte auch heute noch die Ansicht von Clausen verbreitet sein, dass alle diese Formen „nur graduelle Unterschiede ein und derselben Degeneration" darbieten und sogar Übergänge erkennen lassen.

Auf Grund der mit cand. med. Gilch durchgeführten Untersuchungen, die sich auf 35 Ortschaften und nahezu 800 Personen erstreckten, bin ich zu der Überzeugung gekommen, dass diese Auffassung nicht haltbar ist, sondern dass wir nach Form und Vererbung drei grundverschiedene und voneinander ganz unabhängige Typen erblicher Hornhautdystrophie unterscheiden müssen.

Diese Trennung erscheint mir heute um so wichtiger, als der Kommentar des Gesetzes zur Verhütung erbkranken Nachwuchses nur von einer „dominant sich vererbenden familiären Hornhautentartung" spricht, „die je nach Familie bald knötchenförmigen, bald gitterigen oder fleckigen" Charakter habe.

Wenn wir in unseren Ergebnissen schliesslich zu einem auch von Fleischer abweichenden Standpunkt gekommen sind, so gestehe ich doch gerne, dass wir ohne seine grundlegenden Untersuchungen nicht so schnell vorwärts gekommen wären und dass wir manches haben ernten dürfen, was Fleischer während seiner Tübinger Zeit gesät hat.

Die häufigste Form unter den erblichen Hornhautdystrophien ist die zuerst von Fleischer genauer beschriebene bröckelige oder krystallähnliche, deren Partikel er treffend mit „Krümelchen von Tafelsalz" verglichen hat. Sie sind scharf begrenzt und meist von klarer Hornhautsubstanz umgeben. Es ist für mich unwahrscheinlich, dass es sich hierbei um echte Krystalle handelt, wie z. B. v. Hippel, Went und Wibaut annehmen; doch soll dies einer späteren Untersuchung vorbehalten sein.

Diese bröckelige Hornhautdystrophie wird um das 5. Lebensjahr sichtbar. Bei starker Vergrösserung erkennt man

zunächst zarte, strahlig angeordnete Linien, die sich aus feinsten Punkten zusammensetzen und in oder direkt unter dem Epithel liegen (Vogt). Im Laufe der Jugend (Abb. 1) nehmen diese Partikel langsam an Zahl und Grösse zu, behalten aber bis zum 3. Jahrzehnt ihre radiäre Anordnung mehr oder weniger bei. Mitunter sieht man bizarre Formen („Igelstacheln").

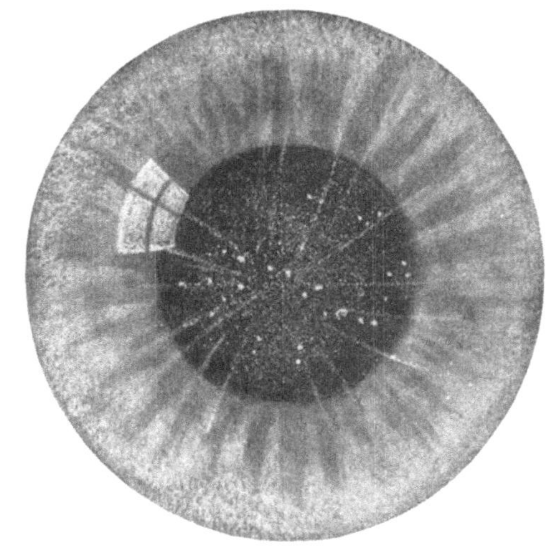

Abb. 1. Bröckelige Hornhautdystrophie (Frühstadium). 12jähriger Junge. Linkes Auge.

Es erhebt sich die Frage, ob dieser radiäre Verlauf der Ausdruck einer bisher unbekannten Wachstumsrichtung des Hornhautepithels bzw. der vordersten Hornhautschichten ist.

Bei einigen Gliedern der gleichen Familie treten schon frühzeitig kleine Kreise hinzu, die sich später zu grösseren Bogen und Girlanden zusammenschliessen können. Alle diese Figuren sind scharf begrenzt und setzen sich aus jenen krystallähnlichen Bröckelchen zusammen.

Im 4. Jahrzehnt hat sich im allgemeinen ein scheibenförmiger Bezirk getrübt, der bis zum

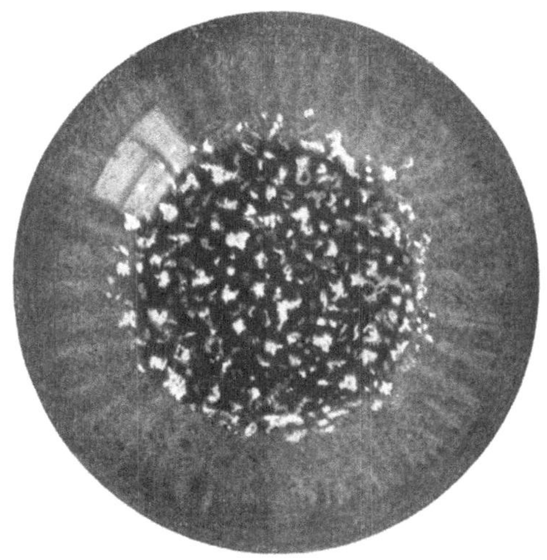

Abb. 2. Bröckelige Hornhautdystrophie (Spätstadium). 70jährige Frau. Linkes Auge.

Lebensende an Umfang und Dichte ganz langsam zunimmt (Abb. 2). Gleichzeitig rücken die Trübungen immer mehr in die Tiefe. Die Peripherie der Hornhaut bleibt aber stets klar.

Sie sehen hier den von Tritscheller begonnenen, von uns in gemeinsamer Arbeit mit Gilch stark erweiterten Stammbaum[1], der jetzt 53 Befallene enthält, die ausnahmslos den eben geschilderten Typus der Hornhauttrübung zeigen. Dieser Stammbaum ist ein schönes Beispiel für einfach dominanten Erbgang: 50% der Kinder der Kranken sind wieder krank, die Nachkommen der Gesunden bleiben stets gesund.

Wenn wir erst in der 4. Generation Befallene antreffen, so besagt das meines Erachtens nicht, dass das Leiden hier — wie Franceschetti meint — plötzlich zum ersten Male aufgetreten sei,

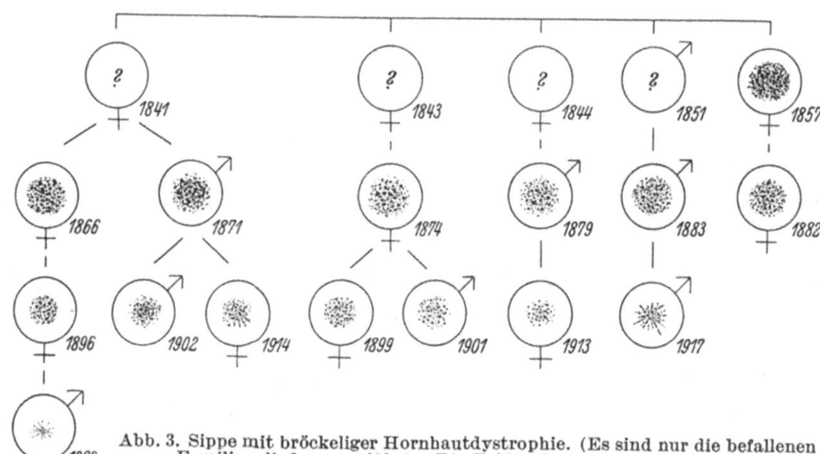

Abb. 3. Sippe mit bröckeliger Hornhautdystrophie. (Es sind nur die befallenen Familienglieder angeführt. Die Zahlen bedeuten Geburtsjahre.)

sondern nur, dass hier jede zuverlässige Auskunft über die Vorfahren aufhört. Es ist für mich sehr wahrscheinlich, dass auch die direkten Vorfahren der ältesten Kranken befallen waren. Ebenso bin ich überzeugt, dass wir eine grosse Zahl neuer Befallener fänden, wenn wir diese Sippe abermals von einer älteren Generation aus nach unten neu verfolgen würden.

Auch dieser zweite von Gilch aufgestellte Stammbaum lässt einfach dominanten Erbgang erkennen. Da ich alle Hornhauttrübungen an Ort und Stelle skizziert habe, bin ich in der Lage, Ihnen von der Gleichförmigkeit der Affektion innerhalb dieser Familie ein eindrucksvolles Beispiel zu geben (Abb. 3). Sie sehen, wie die Trübungen in drei Generationen mit dem Lebensalter an

---

[1] Die Stammbäume werden von Gilch an anderer Stelle veröffentlicht werden.

Umfang zunehmen und wie die gleichaltrigen Personen gleiche Formen aufweisen.

Es ist um so bemerkenswerter, dass auch hier paratypische Einflüsse einmal eine Rolle spielen können, wie die Beobachtungen Fleischers und vor allem Landenbergers an Augen mit interkurrenter Keratitis ergeben haben.

Von den 116 Befallenen, die Gilch auf meine Veranlassung zusammenstellte, konnte er 111 in 12 Stammbäumen unterbringen. Auf diese Weise gewannen wir ein klares Bild von der geographischen Verteilung der einzelnen Formen. Auf dieser Karte fallen zwei Zentren auf, von denen Pfeile nach allen Himmelsrichtungen gehen: das sind die Orte, von denen aus sich die bröckelige Hornhautdystrophie verbreitet hat. Daneben sehen Sie aber Gruppen von Ortschaften, die dicht beieinander und doch völlig isoliert liegen.

Hier leben jene Patienten, bei denen Fleischer schon 1905 die typische „knötchenförmige Hornhauttrübung" nach Groenouw gefunden hat. Diese Form, meine Damen und Herren, unterscheidet

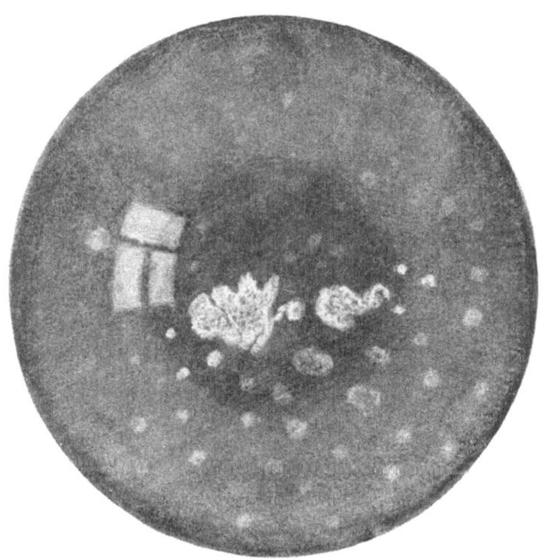

Abb. 4. Fleckige Hornhautdystrophie (mittleres Stadium). 27jähriger Mann. Rechtes Auge.

sich grundsätzlich von der zuerst erwähnten. Sie beginnt zwar ebenfalls im 1. Jahrzehnt, aber schon da mit einer diffusen, sehr zarten Trübung der ganzen Oberfläche. Bei diesem 11jährigen Mädchen sehen Sie ausserdem merkwürdige rissähnliche Figuren in der unteren Hornhauthälfte. Im 3. und vor allem im 4. Jahrzehnt ist das ganze vordere Hornhautstroma bis zum Limbus wolkig verändert: zentral liegen meist schärfer begrenzte weisse Herde, die das Epithel deutlich vorwölben (Abb. 4).

In der übrigen Hornhaut findet man zahlreiche runde, graue Flecken. Diese sitzen parazentral im vorderen Drittel des trüben Gewebes, peripher dagegen ganz in der Tiefe.

Bei dieser fleckigen Hornhautdystrophie ist im höheren Alter die ganze Hornhaut bis zum Limbus stark getrübt und von grauweissen Herden durchsetzt, die diffus verstreut (Abb. 5) oder auch scheibenförmig zusammengedrängt sein können. Im dünnen optischen Schnitt zieht die getrübte Schicht wellenförmig unter dem Epithel entlang. Dort, wo sie die Oberfläche berührt, sind Vorwölbungen entstanden.

Meine Damen und Herren! Wie das klinische Bild, so unterscheidet sich auch der Erbgang beider Formen grundsätzlich voneinander. Dieser Stammbaum zeigt, dass die fleckige Hornhautdystrophie plötzlich bei mehreren Geschwistern auftritt, um dann in der nächsten Generation wieder vollständig zu verschwinden. Das gleiche gilt von den acht anderen Stammbäumen, die ich hier nicht demonstrieren kann. Wir dürfen also den Schluss ziehen, dass die fleckige Hornhautdystrophie dem recessiven Erbmodus folgt.

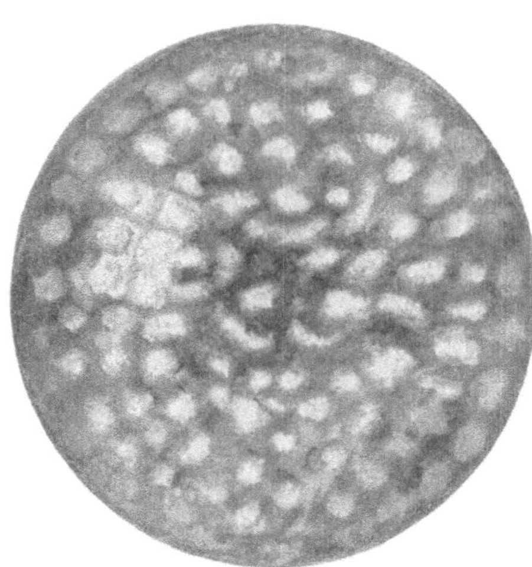

Abb. 5. Fleckige Hornhautdystrophie (Spätstadium). 38jähriger Mann. Rechtes Auge. (Bruder des vorhergehenden, s. Abb. 4.)

Auch bei dieser zweiten Familie sind die Nachkommen der Kranken gesund geblieben; mit einer Ausnahme, wo fünf Kinder befallen wurden. Hier hat Gilch nachweisen können, dass der Vater eine Blutsverwandte geheiratet hat.

Stellt man die Durchschnittswerte der Sehschärfen in den verschiedenen Lebensaltern einander gegenüber, so sieht man, dass die bröckelige Hornhautdystrophie erst im 6. und 7. Jahrzehnt eine derartige Abnahme des Visus verursacht, wie die fleckige Form schon im 3. Jahrzehnt.

Damit ist erwiesen, dass die bröckelige, krystallähnliche dominante Hornhautdystrophie nicht unter den Begriff der „erblichen Blindheit" fällt, da diese Menschen ihren Beruf fast ausnahmslos bis ins hohe Alter ausfüllen können. Anders bei der fleckigen, recessiv vererbten Form. Diese Patienten sehen schon in jüngeren Jahren so schlecht, dass man sie als praktisch blind bezeichnen muss.

Von den 39 in Stammbäumen erfassten Patienten mit fleckiger Hornhautdystrophie sind 33 verheiratet; nur 4 sind jünger als

30 Jahre. Die Krankheit ist also bei uns im Abnehmen begriffen. Das darf uns aber nicht darüber täuschen, dass die Zahl der Heterocygoten zugenommen haben muss.

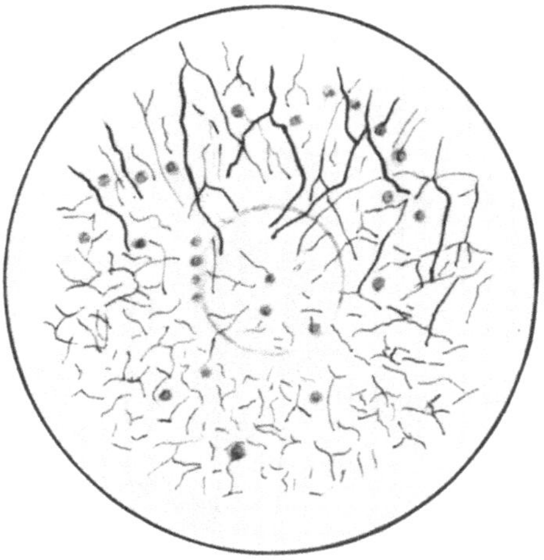

Meine Damen u. Herren! Groenouw hat das bleibende Verdienst, diese beiden Affektionen als erster beschrieben zu haben. Trotzdem können wir heute nicht mehr von der „knötchenförmigen Hornhauttrübung" nach Groenouw sprechen und zwar deshalb, weil der Autor eben beide, von uns jetzt scharf getrennten Formen, schon in seiner 1. Mitteilung (1890), unter diesem Namen zusammengefasst hat.

Knötchenförmige Vorwölbungen findet man auch

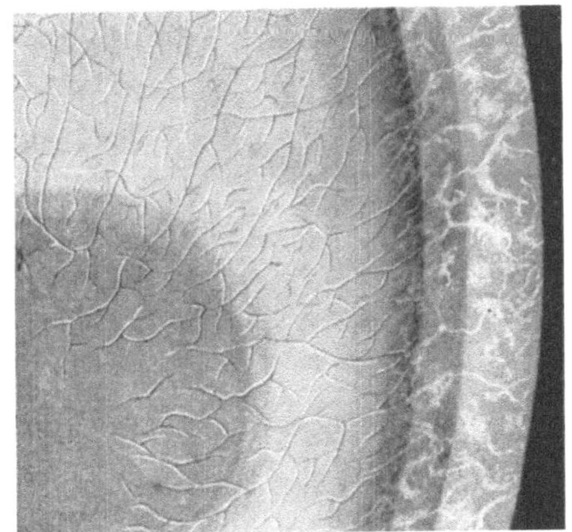

Abb. 6. Gitterige Hornhautdystrophie (Spätstadium). 48jähriger Mann. Rechtes Auge. Die grauen Punkte entsprechen knötchenförmigen Verdichtungen. (Schematisch.)

bei der dritten Form, der zuerst von Haab beschriebenen gitterigen Hornhautdystrophie. Diese Erkrankung ist in unserer Gegend selten. Ich selbst habe erst im vergangenen Jahre einen solchen Patienten zu sehen bekommen, den mir Herr Prof. Stock aus seiner Privatpraxis freundlicherweise zuführte.

Die Hornhäute dieses Mannes waren glasig getrübt und zeigten die typischen, dichotomisch sich verzweigenden und z. T. sich überkreuzenden Linien, die der Krankheit ihren Namen gegeben haben. Diese Linien waren im oberen Teil länger und ausgeprägter, im unteren

Abb. 7. Gitterige Hornhautdystrophie (Spätstadium). 54jähriger Mann. Linkes Auge. (Das Frühstadium bei diesem Patienten s. Haab, Z. Augenheilk. 1899.)

jedoch zahlreicher (Abb. 6). Die auf der Skizze sichtbaren grauen Punkte entsprechen glasigen Knötchen. Der Stammbaum dieses Patienten spricht für dominanten Erbgang.

Erbliche Hornhautdystrophien.

| | Figuren | | Hornhaut | | | | Ent-zündungen | Vererbung |
Form	Begrenzung	Verteilung	Oberfläche	Zwischensubstanz	Peripherie	Sensibilität		
1. bröckelig .	scharf	anfangs strahlig später scheibenförmig	rauh	relativ klar	klar	leicht herabgesetzt	selten	dominant
2. fleckig . . .	unscharf	zentral oberflächlich peripher tief	bucklig	milchig getrübt	getrübt	herabgesetzt	im Alter	recessiv
3. gitterig . .	scharf	Linien peripher Knötchen überall	höckerig	glasig getrübt	getrübt	herabgesetzt	häufig (?)	dominant

Einen zweiten Fall verdanke ich Herrn Kollegen Haab in Zürich, der mir bereitwilligst die Untersuchung und zeichnerische Wiedergabe des seltenen Befundes ermöglichte. Es handelt sich um jenen Kranken, den sein Vater, Prof. Haab, 1899 in seiner Mitteilung über die „gittrige Keratitis" veröffentlicht hat.

Bei dem damals 16jährigen Jüngling fand Haab sen. das Frühstadium jener charakteristisch sich gabelnden Linien, die er mit Glasfäden verglichen hat. Die Spaltlampenbilder, die ich dem Entgegenkommen von Prof. Vogt verdanke, lassen heute, nach fast 40 Jahren erkennen, dass jene doppelt konturierten Linien innerhalb der celluloidartig trüben, aber doch noch durchscheinenden Hornhaut an Zahl wesentlich zugenommen haben (Abb. 7). Im optischen Schnitt erscheinen sie bei starker Vergrösserung als feine Spalten im vorderen Hornhautstroma.

Ein Zusammenhang mit den Hornhautnerven ist — wie schon Haab betonte — angesichts des Verlaufes der Linien unwahrscheinlich. Ich kann mich deshalb der Auffassung von Pillat, dass es sich hier um eine „Trophoneurose" handle, nicht anschliessen.

Im Gegensatz zu der zuerst erwähnten bröckeligen Hornhautdystrophie verursacht dieses dominante Leiden schon in der Kindheit Sehstörungen, die im mittleren Alter zu starker Herabsetzung des Visus führen. Die gitterige Hornhautdystrophie fällt daher wohl ebenfalls unter das Gesetz zur Verhütung erbkranken Nachwuchses.

Am Schluss möchte ich nochmals die Symptome der Krankheitsbilder zusammenstellen, in die sich alle bisher bekannt gewordenen erblichen Hornhautdystrophien mühelos einordnen lassen (siehe Tabelle).

Die in der Literatur mehrfach erwähnten Übergänge zwischen den drei Formen halte ich für eine Täuschung. Zweifellos haben einige Autoren (z. B. Hauenschild, Hess, Flescher u. a.) das strahlige Frühstadium der bröckeligen Form als „gitterig" aufgefasst, ebenso wie man die Bezeichnung „knötchenförmig" bald auf den bröckeligen, bald auf den fleckigen Typ angewandt hat.

Meine Damen und Herren! Der Sammelbegriff der „familiären Hornhautentartung" muss fallen, denn mit ihm ist die Vorstellung verknüpft, als ob diese drei Erbleiden innerhalb einer Sippschaft bald so, bald so in Erscheinung treten könnten. Dem gegenüber zeigen unsere Untersuchungen, dass die bröckelige, die fleckige und die gitterige Hornhautdystrophie selbständige Krankheiten darstellen, also im Hinblick auf ihren Erbgang wie auch auf das klinische Bild von nun an streng voneinander zu trennen sind.

Frl. Jung (Giessen). Vortrag: Vererbung von Maculadegeneration in einer Familie (22 Fälle).

Die angeborene Maculadegeneration bei einer sehr verzweigten Familie in einem Ort in der Nähe Giessens stellt ein schönes Beispiel der Vererbung heriditärer Anlagen dar.

Die Ursache dieser Maculadegeneration kann sicher nicht in der früher einmal angenommenen Lues liegen, sondern muss in der in dieser Familie mehr oder weniger stark verbreiteten Inzucht zu suchen sein, wenn auch Verwandtenehen höheren Gades nicht besonders häufig, die Möglichkeit einer wirklichen Fremdheirat aber beschränkt gewesen ist.

Und zwar handelt es sich hierbei um eine Sippe, die einerseits in ihrer Fruchtbarkeitsziffer und andererseits in geistiger und körperlicher Hinsicht, mit Ausnahme der krankhaften Augenanlage, weit über dem Durchschnitt der übrigen Bevölkerung steht.

Wie zu erwarten ist, dokumentiert sich diese Anomalie der Augenanlage nicht nur allein in der angeborenen Maculadegeneration, sondern auch in einer Kombination mit anderen Anomalien, wie Amblyopie, Hyperopie mit und ohne Astigmatismus, Strabismus convergens und divergens concomitans.

Was nun die angeborene Maculadegeneration anlangt, so wird sie zum erstenmal im Jahre 1880 von Vossius in Giessen festgestellt, mit folgendem Befund: Die Augen sind äusserlich normal. Das ophthalmoskopische Bild bietet beiderseits etwas unterhalb der Macula einen symmetrisch gestalteten gelben Fleck, von nahezu viereckiger Gestalt, dessen horizontaler Durchmesser länger ist als der vertikale, die beiden oberen Ecken sind jeweils in eine kleine Spitze ausgezogen.   An dieser anomalen Stelle des Augenhintergrundes lassen sich geringe Mengen schwarzen Pigmentes nachweisen, jedoch zeigt die Macula hinsichtlich der Gefässverteilung einen völlig normalen Befund.   Der Visus war rechts 2/5, links kleiner als 2/4.

Um über die Frage entscheiden zu können, ob es sich im angeführten Falle um eine angeborene Anomalie oder ob eine im späteren Leben erworbene Chorioretinitis centralis vorliege, wurden 60 Mitglieder dieser Sippe mit dem überraschenden Ergebnis untersucht, dass sich darunter 8 Maculadegenerationen, sowie 31 sonstige, in der Hauptsache Brechungsanomalien, fanden.

Jedoch muss man bei dieser hohen Prozentzahl von Augenstörungen berücksichtigen, dass es einmal eine nur teilweise durchgeführte Reihenuntersuchung war, naturgemäß aber zum grössten Teile nur diejenigen Familienmitglieder zur Untersuchung kamen, die schlecht sahen.

Für die angeborene Entwicklungsstörung sprach sowohl der Umstand, dass bei verschiedenen Patienten die Fehlanlage während der Dauer der Beobachtung unverändert blieb, als auch, dass sie schon bei Kindern bestand, und, was besonders wichtig war, in der Familie gehäuft auftrat.

Ein weiterer Faktor, der für das Angeborensein und besonders für die Vererbung sprach, war die stets gleichbleibende Lokalisation der Anomalie dicht unterhalb der Fovea, bzw. des Fixierpunktes,

was an das Kolobom denken liess, ein solches war aber in keinem
Falle nachzuweisen.

Als ergänzender Faktor hierzu mag die Tatsache gelten, dass
von den gefundenen acht Fällen die Anomalie sechsmal beiderseits
nachzuweisen war, wobei sich eine auffallende Ähnlichkeit hinsichtlich Grösse, Sitz und Form fand.

Etwa 30 Jahre später wurde bei einem 10jährigen Mädchen
aus demselben Ort, aber mit anderem Familiennamen zufällig eine
Maculadegeneration festgestellt. Weitere Untersuchungen in dieser
Familie führten zu dem nicht unerwarteten Ergebnis, dass von
den fünf übrigen Geschwistern ein Bruder und zwei Schwestern
mit derselben Augenhintergrundsveränderung behaftet waren.

Die von einer Doktorandin angestellte Ahnenforschung ergab
die erklärende Tatsache, nämlich, dass ein weibliches Mitglied der
ersten Familie vor Jahren in die zweite geheiratet hatte. Die
Lücken dieses Stammbaumes auszufüllen, bzw. das angeführte
Material zu berücksichtigen, und eine erneute Untersuchung durchzuführen, wurde meine Aufgabe.

Im Verlaufe dieser Neuuntersuchung, die sich nicht umgehen
liess, stellte ich die Maculadegeneration achtmal fest und mit den
in der Literatur bekannten Fällen sind es 22. Davon zeigen 20
eine doppelseitige und nur zwei eine einseitige Fehlanlage dieser Art.

15 weitere Fälle sind mir bekannt geworden, bei denen geringe
Pigmentverschiebungen bestanden, die, obwohl sie noch im Bereich
des Physiologischen lagen, bei einer Arbeit über Maculadegeneration
dennoch genannt werden müssen.

Mit der Maculadegeneration verbundener hyperoper Astigmatismus fand sich in 15 Fällen, dagegen war derselbe in 28 der Fälle
nachzuweisen, ohne dass sich gleichzeitig diese erbliche Augenhintergrundsveränderung feststellen liess. Ähnliche Verhältnisse
finden wir beim Strabismus conv. und div. concomitans.

Ein besonders wichtiger Punkt im Hinblick auf die Mitver-
erbung von Fehlanlagen des Auges scheint mir die Amblyopie zu
sein, die in eigenartiger Weise intermittierend mit der Maculadegeneration auftritt und somit einen gewissen heterophänen Erbfaktor wahrscheinlich macht. Ich stehe hiermit im direkten Gegensatz zu der Auffassung der vorhin erwähnten Doktorandin, Fräulein
Weisel, die mehrere unabhängige aber gleichwirkende Anlagen
annehmen zu können glaubt. Als Begründung gibt sie die geringe
Verschiedenheit in der Ausbildung des Defektes bei den einzelnen

6*

Befallenen an, ein Standpunkt, der bei der Variation aller Erbanlagen unbedingt als falsch abgelehnt werden muss.

Best, der die ersten Forschungen über die angeborene Maculadegeneration durchführte, fand einmal ein relatives Skotom, was
ich ihm aber bei der Nachuntersuchung nicht bestätigen kann.

Wie Best in den übrigen Fällen und Vossius bei all seinen
Untersuchungen feststellten, konnte auch ich bei den mit der
hereditären Maculadegeneration Behafteten jedesmal eine normale
Peripherie und ein unverändertes Gesichtsfeld nachweisen.

Nicht nur, dass ich, wie schon gesagt, kein Skotom fand,
sondern auch der Visus war unerwartet hoch und betrug bei einigen
sogar 5/5.

Der Prozentsatz aller in dieser Sippe gefundenen Augenstörungen ist im Verhältnis zum allgemeinen Durchschnitt zweifellos
erhöht, in wie weit bei einem Material, etwa 300 Fällen, für die
eine oder andere der angeführten Erkrankung der Fehler der
kleinen Zahl in Betracht kommt, mag dahingestellt sein.

An Hand des neuen Stammbaumes unternahm ich es, den
Vererbungstypus, der bereits von anderen, wie Rieger, Behr,
Weisel festzustellen versucht wurde, näher zu klassifizieren, bzw.
richtig zu stellen.

Rieger erklärt, dass die Maculadegeneration im allgemeinen zu
den recessiven Erbleiden gezählt wird, weil sie nicht selten bei
mehreren Geschwistern gesunder Eltern vorkommt. Eine einfache
Recessivität ist aber nicht möglich, da

1. die Erkrankungshäufigkeit bei Geschwistern zu hoch ist und
2. nicht selten unmittelbare Nachkommen der mit Maculadegeneration Behafteten diese Anomalie wieder zeigen.

Wenn auch der erste Punkt Geltung besitzen mag, so ist jedoch
der zweite als den einfachsten Erbgesetzen widersprechend unbedingt abzulehnen.

Behr geht weiter, indem er an ein Dominantwerden der bis
dahin recessiv vererbten Anlage denkt, was erbbiologisch zumindest
unwahrscheinlich ist, da solche Verhältnisse in keinem anderen
Erbgang irgendwann bekannt geworden sind.

Noch einen Schritt weiter geht Rieger, der den die Maculadegeneration hervorrufenden Faktor als dominant annimmt, der
sich aber gegen einen weiteren dominanten Faktor eines zweiten
Genes hypostatisch verhält, so dass der letztere als Hemmungsfaktor in Erscheinung treten kann. Diesen Hemmungsfaktor
schreibt er nun den mit Maculadegeneration behafteten Familien

zu, somit müsste bei Verwandtenehen die Häufigkeit der Anomalie geringer sein, und die Ehen mit Fremden, bei denen dieser Hemmungsfaktor vermisst wird, eine hohe Erkrankungszahl zeigen.

Diese Überlegung leuchtet ein und scheint auch mit einigen Ausnahmen, die Rieger selbst angibt, den Tatsachen am ehesten gerecht zu werden.

Legt man die Verhältnisse hinsichtlich der verwandtschaftlichen Beziehungen der ansässigen Bewohner eines solchen Dorfes zugrunde, so liegt es doch klar, dass zahlreiche Verbindungen unter den einzelnen Sippen bestehen und somit innerhalb des Dorfes selbst eine Fremdheirat praktisch ausgeschlossen werden kann. Und Riegers Anschauung, nach welcher die Verschiedenheit der Familiennamen eine verwandtschaftliche Beziehung der von der Anomalie Behafteten ausschlösse, ist reichlich primitiv.

Ich persönlich möchte mich ganz und gar dem Standpunkt Siemens anschliessen und wie er eine unregelmäßige Dominanz annehmen. Bei einer einfachen recessiven Anlage dürfen nicht so viel Geschwister und deren Nachkommen denselben Erbfehler aufweisen, wie er doch in manchen Gruppen des zugrunde liegenden Stammbaumes gehäuft zu verzeichnen ist, ohne dass man hier vom Zufall, etwa bedingt durch die kleine Zahl, sprechen könnte.

Der unregelmäßig dominante Erbgang, der bekanntlich häufiger als der regelmäßige in Erscheinung tritt, ist durch Überspringen einzelner Generationen charakterisiert.

Dieses Überspringen lässt sich dabei vielleicht so erklären, dass

1. die krankhafte Erbanlage erst im mittleren oder höheren Alter manifest wird, zu dieser Zeit jedoch der eine oder der andere nicht mehr am Leben ist,

2. dass die Anlage der Auslösung äusserer Einflüsse bedarf, bleiben diese aus, so entsteht ebenfalls das Bild des Überspringens,

3. muss auch an die Entwicklungslabilität gewisser Anlagen gedacht werden,

4. schliesslich können die einen oder anderen Erbanlagen durch dritte ersetzt werden.

Ein späteres Manifestwerden kann schon dadurch ausgeschlossen werden, dass in verhältnismäßig grosser Zahl die Symptome bereits bei der Geburt nachweisbar sind. Wenn Vossius an Hand eines einzigen und zudem noch fraglichen Falles den Ausbruch der Erkrankung in ein späteres Lebensalter verlegen will, so muss dieser Auffassung doch entschieden entgegengetreten werden, da bei den meisten Behafteten der Visus ein so guter ist, dass die Beschwerden erst viel später auftreten, als die Anlage in Wirklichkeit objektiv feststellbar ist, unter Umständen erst als Zufallsbefund bei der ophthalmoskopischen Untersuchung wegen irgendeines anderen Augenleidens, oder etwa bei einer Reihenuntersuchung, wie ich sie durchgeführt habe.

An und für sich wäre es wünschenswert, dass Heiraten innerhalb der Sippe unterblieben, mit der Hoffnung, dass somit im Laufe der Zeit eine gewisse Verminderung dieser pathologischen Erbmasse erzielt würde. Andererseits hat die Eugenik keinerlei Interesse daran, dass krankhafte Erbanlagen verdeckt weitergegeben werden, sondern herausmendeln.

Die Familie im Auge zu behalten, war und bleibt fernerhin die Aufgabe der Universitäts-Augenklinik zu Giessen, wenn allerdings auch wenig Hoffnung besteht durch Erfassen der nächsten Generation die Frage des Erbganges restlos zu klären.

Herr Gasteiger (Frankfurt a. M.). Diskussion: Zur familiären
Maculaentartung.

Mit 2 Abbildungen im Text.

Ich möchte mir erlauben, über einen weiteren Stammbaum von familiärer Maculadegeneration zu berichten. Wie sich aus der beigefügten Übersicht ergibt, handelte es sich um elf Fälle, die innerhalb von drei Generationen in einer Familie zur Beobachtung kamen. Die Erkrankung wurde frühestens im Alter von 17 Jahren

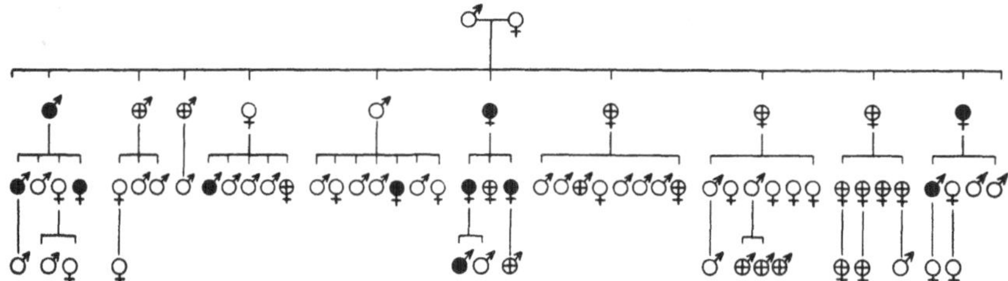

Abb. 1. ● = krank, ○ = gesund, ⊕ = gesund (in der letzten Zeit kontrolliert).

festgestellt. Als erste Erscheinung traten geringe Pigmentunregelmäßigkeiten in der Netzhautmitte auf, die später in zarte, lichtgraue Flecke übergingen, um schliesslich einem grossen schmutziggrauen Herd Platz zu machen. Die verschiedenen Stadien konnten bei verschiedenen Mitgliedern der Familie beobachtet werden. Sonstige Störungen, vor allem geistiger Art, kamen in der Familie nicht zur Beobachtung. Die Sehschärfe betrug im Anfangsstadium noch 5/10—5/5 und sank bei den schwereren Veränderungen bis auf 1/50—2/50.

Ausserdem möchte ich noch über eine angeborene Augenmuskellähmung berichten, die, wie die Bilder zeigen, mit einer Ptosis verbunden war. Es waren sämtliche Bewegungen aufgehoben, lediglich in einem Falle konnte noch eine geringe Auswärtswendung des linken Auges ausgeführt werden. Bei einem Mitglied der Familie bestand auf einem Auge gleichzeitig ein Kolobom am Sehnerveneintritt; ausserdem wurde Nystagmus und Astigmatismus festgestellt. Die Veränderung wurde durch drei Generationen sicher festgestellt, wobei in einer

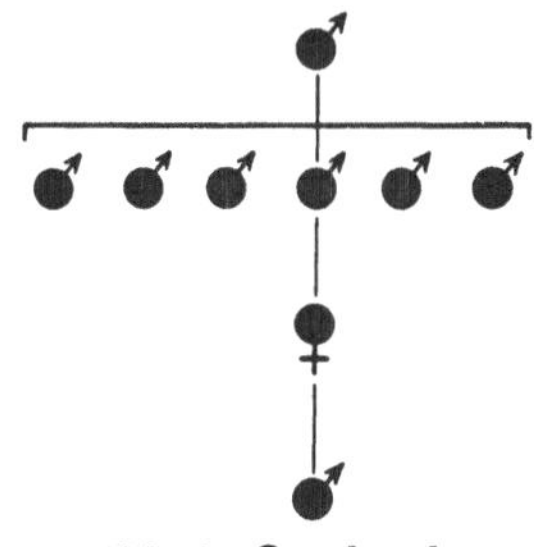

Abb. 2. ● = krank.

Generation sämtliche Familienmitglieder befallen waren. (Nach Angaben der untersuchten Familienmitglieder.) Wie die Angehörigen der Familie versicherten, ist das Leiden, abgesehen von den angeführten Mitgliedern, noch in vielen früheren Generationen vorhanden gewesen. Da die Familie aus dem Auslande stammt, stossen die eingehenden Nachforschungen auf grosse Schwierigkeiten. Dominanter Erbgang ist als sicher anzunehmen.

Zweite wissenschaftliche Sitzung.
Montag, den 6. Juli 1936, nachmittags 3 Uhr.
Vorsitzender: Herr Meisner (Köln).

Freie Aussprache zu den Referaten I—III.

Herr Fleischer

begrüsst die eingehenden Untersuchungen der erblichen „Hornhautdystrophien" durch Bücklers und den Fund einer anscheinend sich recessiv vererbenden Form. Solange jedoch eine Wesensverschiedenheit (etwa chemischer oder pathogenetischer Natur) nicht nachgewiesen ist, macht die Unterscheidung einzelner durch bestimmte morphologische Merkmale oder ihre Erbweise gekennzeichneter Gruppen doch nicht die Beseitigung eines nun einmal eingeführten und das wesentliche erfassenden Bezeichnung wie „familiäre Hornhautentartung" notwendig. Man braucht darunter nicht mehr als eine durch eine Stoffwechselstörung bedingte Ablagerung bestimmter pathologischer Produkte in der Hornhaut zu verstehen. Nicht nur „bröckelige" sondern auch fleckförmige Dystrophien vererben sich übrigens, wie Fleischer sich zu erinnern glaubt, dominant.

Herr Lindner:

Ich muss mich dagegen wenden, dass die spontane Netzhautabhebung als erblich aufgefasst wird. Sie kommt durch Zusammenwirken mehrerer Teilursachen zustande, von denen nur die eine oder die andere als vererbt angesehen werden kann. Bezüglich der Myopie stehe ich nach wie vor auf dem Standpunkte, dass bei ihrer Entwicklung der Nahearbeit eine wichtige Rolle zukommt. Würde man die Myopie als rein erblich betrachten, so wäre jedes ärztliche Handeln überflüssig. Nach wie vor ist es jedoch unsere wichtigste Aufgabe, der genauen Korrektion der Myopie unser Augenmerk zuzuwenden, sowie bei Weiterschreiten der Myopie die Nahearbeit einzuschränken.

Herr Löhlein

fragt, ob die bisherigen Erfahrungen der Erbforschung am Auge erhoffen lassen, dass wir Anhaltspunkte gewinnen für die Frage, ob der Manifestationsgrad einer vorhandenen pathologischen Erbanlage in der Deszendenz ansteigen oder absinken dürfte.

Praktisch wäre das von grösster Bedeutung besonders in solchen Fällen, in denen praktisch erbliche Blindheit nicht vorliegt, wohl aber die Eltern unseres Rates hinsichtlich der Frage weiteren Nachwuchses bedürfen. Zu dieser Frage fordern besonders solche erblichen Augenleiden auf, bei denen besonders grosse Manifestationsschwankungen innerhalb derselben Familie festgestellt werden. Als Beispiel erwähne ich eine Familie, der nach einem völlig augengesunden Kind ein zweites mit Aniridie, Nystagmus und völliger beiderseitiger Blindheit geboren wurde. Die Mutter hatte völlig normale Augen, beim Vater fand sich als Ausgangspunkt der pathologischen Erbanlage eine einseitige Grubenbildung auf der Papille bei vollem Sehvermögen und ungestörtem Gesichtsfeld.

Herr Bücklers:

Ich kann mich der Ansicht von Fleischer, dass die alte Bezeichnung „familiäre Hornhautentartung" bestehen bleiben soll, nicht anschliessen, und zwar deshalb, weil man bisher diese ganz verschiedenen Krankheitsbilder sozusagen als Manifestationsschwankungen ein und derselben Grundform aufgefasst hat. Schon im Interesse der rassenhygienischen Verständigung halte ich eine grundsätzliche Trennung der drei verschiedenen Hornhautdystrophien für unerlässlich. Gegen das Wort „Entartung" hat Lenz mit Recht eingewandt, dass es in der Genetik eine andere Bedeutung besitze. „Familiär" ist letzten Endes jedes Erbleiden. Wir sprechen auch nicht von familiären Linsentrübungen. In den zehn Stammbäumen der fleckigen Hornhautdystrophie (von denen ich nur die zwei kleinsten mitbringen konnte) ist ausnahmslos recessiver Erbgang aufzuzeigen. Die einzige scheinbare Ausnahme, wo ein befallener Vater mehrere kranke Kinder hatte, erklärt sich dadurch, dass dieser Mann eine Blutsverwandte (also wohl Überträgerin) geheiratet hat.

Herr Franceschetti:

Auch bei der bröckligen Hornhautdystrophie lässt sich mit den von Freyschen Reizhaaren eine Herabsetzung der Sensibilität nachweisen. Bei mehreren Mitgliedern einer Familie schwankte die Sensibilität zwischen 100—200 gr/mm². Auch kann Vaskularisation der Hornhaut gefunden werden. Von 6 befallenen Mitglieder der erwähnten Familie zeigt ein 38jähriger Mann am rechten Auge einige tiefe Gefässe der peripheren Hornhautteile, während bei der 36jährigen Schwester beiderseits eine vollständige Vaskularisation der Hornhaut im Bereiche der Descemet besteht. Was die Therapie dieses Leidens betrifft, so sei auf die an anderer Stelle (Schweiz. med. Wschr. 1936, 528) mitgeteilte partiell durchgreifende Keratoplastik hingewiesen. Die Sehschärfe betrug ein Jahr nach der Operation rechts —3,0 5/7,5, links —4,0 5/10.

Herr v. Verschuer (Schlusswort):

Der Begriff „geschlechtsgebundener Erbgang" ist in der Vererbungswissenschaft seit etwa 25 Jahren gebräuchlich und festgelegt. Eine Änderung in dieser Bezeichnung wird kaum mehr zu erreichen sein.

In der Erbbiologie hat auch der Begriff der Koppelung eine ganz bestimmte Bedeutung: als gekoppelt bezeichnet man Erbanlagen, die im gleichen Chromosom gelagert sind. Davon zu unterscheiden ist der Begriff der Korrelation, worunter man zunächst nur die rein häufigkeitsmäßige Beziehung zwischen zwei Ereignissen versteht. Korrelation kann durch gleiche Erbveranlagung, aber auch durch gleiche Umweltwirkung bedingt sein. In jedem Fall von Korrelation muss durch besondere erbbiologische Untersuchungen festgestellt werden, ob eine gemeinsame Erbgrundlage vorliegt, oder eine andere Ursache der Korrelation in Betracht gezogen werden muss.

Zu der Frage, ob die Durchschlagskraft einer Erbanlage wechselt oder konstant ist, können heute noch keine allgemeingültigen Aussagen gemacht werden. Wir kennen Erbanlagen, die eine ausserordentlich konstante Manifestierung durch viele Generationen zeigen. Bei anderen Anlagen wissen wir, dass sie in ihrer Manifestierung wechseln. Ob aber im einzelnen Fall eine starke oder schwache Manifestierung zu erwarten ist, lässt sich noch nicht voraussagen. Dazu müssen erst noch die genaueren Bedingungen der entwicklungsgeschichtlichen Bedeutung der Erbanlagen untersucht werden.

Herr Waardenburg (Schlusswort):

Die Gliomfrage ist eine schwierige. Zweifellos sind eine beträchtliche Anzahl vererbt. Überall wo die Eltern blutsverwandt sind oder wo schon doppel- oder halbartige Fälle in der Aszendenz vorliegen, soll selbstverständlich Sterilisierung erwogen werden. Wie es mit den vielen nichtfamiliären Fällen, die von Stock sowie von Hemmes in den Niederlanden gefunden wurden, liegt, ist mir noch nicht klar. Tumorbildung kann auch auf somatischer Mutation beruhen, die an sich nicht erblich ist. Eine allgemeine praktische Grundregel lässt sich also nicht geben. Bezüglich der Bemerkungen von Herrn Lindner über Myopie, kann ich erklären, dass ich unter den modifizierenden Einflüssen der Nahearbeit auch einige Bedeutung zuerkenne, dass ich aber meine, dass eine grosse Anzahl von Gründen vorliegt, um die praktische Bedeutung zu vernachlässigen. Der Beweis würde zuviel Zeit fordern, weshalb auch Herr Lindner von einem Beweis seines Standpunktes abgesehen hat.

Die Ablatio retinae möchte ich vorläufig auch lieber nicht als eine Erbkrankheit charakterisieren. Es müssen zu viele Vorbedingungen erfüllt sein, ehe es zu einer Ablösung kommt, so dass es nicht wundern kann, dass sogar in den familiären Fällen unregelmäßige Dominanz gefunden wurde. In den erblichen Fällen erblicke ich in der Degenerationsneigung der Netzhaut und in Veränderungen des damit embryonal zusammenhängenden Glaskörpers eine Disposition. Herrn Bartels stimme ich vollkommen bei, wenn er bei der Leberschen Krankheit Sterilisation der befallenen Männer ablehnt (wegen der Lossenschen Regel). Wichtig wäre es, wenn die Schwestern der Befallenen sich nicht fortpflanzen würden.

Herrn Bücklers möchte ich vorschlagen, lateinische Namen für die Hornhautentartungstypen auszudenken. Das Wort familiär soll man dabei streichen.

Herr Oehlkers (Schlusswort):

Im Laufe der Diskussion fiel der Begriff der „Mosaik-Vererbung". Ich möchte darauf hinweisen, dass er in der allgemeinen Genetik eine feststehende Bedeutung hat. Er wird nicht bei blosser Umkombination von Genen verwendet, ausserdem auch dann nicht, wenn differente entwicklungsgeschichtliche Manifestation vorliegt, sondern nur bei hochgradig labilen Genen, die sich innerhalb eines Individuums ändern.

IV.

Die Aufgaben des Augenarztes bei der Verhütung erbkranken Nachwuchses.

Von

W. Clausen (Halle a. d. S.).

Das Gesetz zur Verhütung erbkranken Nachwuchses vom 14. Juli 1933 lautet im § 1 wie folgt:

„1. Wer erbkrank ist, kann durch chirurgischen Eingriff unfruchtbar gemacht (sterilisiert) werden, wenn nach den Erfahrungen der ärztlichen Wissenschaft mit grosser Wahrscheinlichkeit zu erwarten ist, dass seine Nachkommen an schweren körperlichen oder geistigen Erbschäden leiden werden.

2. Erbkrank im Sinne des Gesetzes ist, wer an einer der folgenden Krankheiten leidet:

a) Angeborenem Schwachsinn, b) Schizophrenie, c) zirkulärem (manisch-depressivem) Irresein, d) erblicher Fallsucht, e) erblichem Veitstanz (Huntingtonsche Chorea), f) erblicher Blindheit, g) erblicher Taubheit, h) schwerer erblicher körperlicher Missbildung.

3. Ferner kann unfruchtbar gemacht werden, wer an schwerem Alkoholismus leidet."

In der Verordnung zur Ausführung des Gesetzes zur Verhütung erbkranken Nachwuchses vom 5. Dezember 1933 heisst es im Artikel 3: „Wird einem approbiertem Arzt in seiner Berufstätigkeit eine Person bekannt, die an einer Erbkrankheit (§ 1 Abs. 1, 2) oder an schwerem Alkoholismus leidet, so hat er dem zuständigen Amtsarzt hierüber nach Vordruck (Anlage 3) unverzüglich Anzeige zu erstatten. Die gleiche Verpflichtung haben sonstige Personen, die sich mit der Heilbehandlung, Untersuchung oder Beratung von Kranken befassen. Bei Insassen von Anstalten trifft den Anstaltsleiter die Anzeigepflicht.

Hält der beamtete Arzt die Unfruchtbarmachung für geboten, so soll er dahin wirken, dass der Unfruchtbarzumachende selbst oder sein gesetzlicher Vertreter den Antrag stellt. Unterbleibt dies, so hat er selbst den Antrag zu stellen."

Artikel 9 dieser Verordnung schreibt vor:

„Wer vorsätzlich oder fahrlässig der ihm in § 11 Abs. 2 des Gesetzes. Artikel 3 Abs. 4, Artikel 6 Abs. 6, Artikel 8 auferlegten

Anzeigepflicht zuwiderhandelt, wird mit Geldstrafe bis zu 150 RM. bestraft."

Die Unfruchtbarmachung soll nach dem Wortlaut des Gesetzes nicht vor Vollendung des 10. Lebensjahres vorgenommen werden. Bei Jugendlichen darf der Eingriff unter Anwendung unmittelbaren Zwanges nicht vor Vollendung des 14. Lebensjahres ausgeführt werden.

Der Augenarzt wird sich demnach darüber im klaren sein müssen, was bei den verschiedenen zu seiner Beobachtung kommenden Augenerkrankungen als erbliche Blindheit und was als schwere erbliche körperliche Missbildung anzusehen und somit dem Amtsarzte zu melden ist. Dass die Entscheidung, ob eine bestimmte Krankheit erbbedingt oder aus nicht erblichen Ursachen entstanden ist, unter Umständen äusserst schwierig sein kann, haben wir soeben aus den hochinteressanten Ausführungen des Herrn v. Verschuer erfahren. Hoffentlich werden uns die Forschungen der nächsten Jahre nach der Richtung fördern, bei klinisch ähnlichen Fällen die erbbedingten Leiden von den nicht erbbedingten Krankheiten besser als bisher scheiden zu können. Wie die Dinge heute liegen, kann der gewissenhafte und sich seiner Verantwortung voll bewusste Arzt in schwerste innere Konflikte geraten, wenn er im gegebenen Fall entscheiden soll, ob ein von ihm beobachteter Kranker als mit einem unter das Gesetz fallenden Erbleiden behaftet und demnach dem Amtsarzte zu melden ist oder nicht. Denn darüber wird er sich klar sein, dass mit seiner Meldung das Schicksal seines Patienten eine ernste Wendung nehmen kann und unter Umständen in dessen Familie grösste Beunruhigung und tiefstes Leid hineingetragen werden. Dass bei völlig geklärten Erbleiden das Gemeinwohl des Gesamtvolkes im Vordergrunde zu stehen hat und auf die persönlichen Verhältnisse des Erbkranken, dem man seine innere Teilnahme durchaus nicht zu versagen braucht, keinerlei Rücksicht genommen werden darf, soll, um allen Missverständnissen von vornherein zu begegnen, ausdrücklich betont werden.

Unter dem Begriff „erbliche Blindheit" soll nach den Erläuterungen, die dem Gesetz beigegeben worden sind, wie ja auch von vornherein nicht anders zu erwarten war, nicht eine bestimmte klinische oder erbbiologische Krankheitseinheit verstanden werden, sondern unter diesen Begriff sollen alle jene erblichen Augenleiden fallen, die erfahrungsgemäß zu Blindheit oder über kurz oder lang, oder frühzeitig zu praktischer Blindheit führen. Als praktisch blind sollen dabei auch solche Menschen angesehen werden, die zur Aus-

übung eines gewöhnlichen Berufes untauglich sind, also anderen zur
Last fallen, ferner Menschen, die im Kindesalter zum Schulbesuch
infolge hochgradiger durch erbliche Augenleiden bedingter Sehschwäche untauglich sind und daher in einer Blindenanstalt unterrichtet werden müssen.

Unter schwerer erblicher körperlicher Missbildung sollen alle
jene angeborenen erblichen Augenmissbildungen und erblichen
Augenleiden erfasst werden, die zu schwerer Beeinträchtigung des
Sehens und damit zu vorzeitiger Invalidität führen.

„Unter erblicher Blindheit versteht das Gesetz zur Verhütung
erbkranken Nachwuchses", so wird im Gütt-Rüdin-Ruttke ausgeführt: „jede Augenkrankheit, welche auf Erbanlage beruht und,
sei es von Geburt an, sei es erst im Laufe des Lebens, wenn im
Naturzustande belassen, erfahrungsgemäß in einem hohen
Prozentsatz praktische Blindheit bedeutet oder zu an Blindheit
grenzender oder mit ihr gleich zu erachtender starker Beeinträchtigung des Sehvermögens führt. Dabei ist es gleichgültig, ob
eine solche Blindheit Folge einer Krankheit oder einer Missbildung
ist."

Hiernach sind also alle sichtbaren (manifesten) Träger einer
erblichen Blindheit in dem soeben näher gekennzeichneten Sinne
sowie aller jener erblichen Augenleiden und Augenmissbildungen,
die zu praktischer Blindheit führen, meldepflichtig. Dabei ist es
nicht von ausschlaggebender Bedeutung, welchem Erbgang im
einzelnen Falle das Erbleiden unterliegt. Hierbei müssen aber nach
dem Wortlaut des Gesetzes die Erfahrungen der ärztlichen Wissenschaft mit grosser Wahrscheinlichkeit erwarten lassen, dass
die Nachkommen des Erbkranken an schweren körperlichen oder
geistigen Erbschäden leiden werden.

Wie Sie soeben gehört haben, sind als ausnahmslos erbbedingt
aus dem Gebiete der Augenkrankheiten Albinismus, Rot-Grün-
Blindheit und Nachtblindheit anzusehen.

Die Rot-Grün-Blindheit ist, wie Ihnen allen bekannt ist,
ein recessiv geschlechtsgebundenes Erbleiden. Da jedoch die Träger
dieses Leidens in der Regel neben ihrer Farbensinnstörung keinerlei
Defekte aufweisen, so sind sie im übrigen als vollwertige Menschen
anzusprechen, die nur eben jene Berufe, die einen normalen Farbensinn erfordern, nicht ergreifen können. Für die Unfruchtbarmachung
kommen diese Kranken nicht in Frage.

Für die Mehrzahl der Fälle von Albinismus hat sich ein
recessiver Erbgang nachweisen lassen. Unfruchtbar zu machen

wären wohl nur die Träger der schweren Form von Albinismus, die mit Nystagmus, Kopfwackeln und Aplasie der Macula und demzufolge einer hochgradigen Schwachsichtigkeit einhergeht.

Die kongenitale erbliche Hemeralopie wird dominant und in seltenen Fällen auch einfach recessiv vererbt. Bei manchen Kranken ist auch ein recessiv geschlechtsgebundener Erbgang festgestellt worden. Vielfach ist mit der Hemeralopie eine Myopie verknüpft. Diese Kranken leiden dann gewöhnlich, abgesehen von der Nachtblindheit, auch noch an **schwerer Schwachsichtigkeit,** so dass für solche Fälle wohl das Gesetz unbedingt in Anwendung kommen muss.

Fiel uns die Entscheidung, ob die Träger der ebengenannten Erbleiden als meldepflichtig anzusehen sind oder nicht, verhältnismäßig leicht, so kann ein Gleiches von dem Gliom der Netzhaut ausgesagt werden, dessen Erbgang in manchen Fällen recessiv, in anderen dominant ist und von dessen vielfach erblicher Anlage nach den Mitteilungen der letzten Jahre wohl jeder völlig überzeugt sein dürfte. Die durch Operation von ihrem Gliom geheilten Träger einer Gliomanlage müssen unbedingt für die Unfruchtbarmachung gemeldet werden, nachdem das Vorkommen von Netzhautgliom in drei und mehr Generationen beobachtet worden ist und nachdem vor allem auch immer mehr Fälle von doppelseitigem Gliom bekannt werden (ich erinnere an die in der Hallischen Augenklinik beobachtete Gliomfamilie, wo beide Kinder eines Kranken, bei dem vor Jahren wegen Glioms eine Exenteratio orbitae ausgeführt worden war, an doppelseitigem Gliom erkrankten). Ausserdem konnten wir in letzter Zeit in drei Fällen das Vorkommen des Glioms auf beiden Augen beobachten.

Blaue Sklera, mit Knochenbrüchigkeit und manchmal auch mit Otosklerose vergesellschaftet, ist ein äusserst seltenes, meist dominant vererbtes Leiden, dessen Träger unbedingt der Sterilisierung unterliegen müssen. Zwei Familien mit erblicher blauer Sklera und Knochenbrüchigkeit konnten neuerdings in unserer Klinik beobachtet werden. Den Stammbaum finden Sie in der Ausstellung.

Anophthalmus: Beim sogenannten Anophthalmus liegt sehr oft nicht ein reiner Anophthalmus vor, sondern viel häufiger findet sich das Bild des Kryptophthalmus und Mikrophthalmus. Mit den beiden letzteren Formen sind sehr häufig in Korrelation Katarakt, Nystagmus, Hornhauttrübungen verbunden. Meist liegt ein recessiver Erbgang vor. Diese Kranken werden gelegentlich in Blindenanstalten angetroffen, woselbst dann auch nicht so selten Beziehungen zum anderen Geschlecht angeknüpft werden, die früher meist die Ehe und die Zeugung von Nachkommen mit zum Teil ähnlich schweren Missbildungen mit sich brachten. Die Träger des Leidens sind unbedingt unfruchtbar zu machen.

Aniridie oder Irideremie: Die Aniridie stellt ein fast ausnahmslos dominant sich vererbendes Leiden dar. Mit ihr ist gewöhnlich Nystagmus und höchstgradige Schwachsichtigkeit verknüpft. Häufig führt ein schon in jungen Jahren sich dazu gesellendes, meist mit keinem Mittel zu beeinflussendes Glaukom die mehr oder weniger vollständige Erblindung herbei. Zweifel können hinsichtlich dieser Fälle kaum aufkommen. Die Träger dieses Erbleidens sind unbedingt dem Gesetz zu unterwerfen.

Totale Farbenblindheit: Dieses Leiden ist eminent selten, vererbt sich gewöhnlich recessiv und geht fast durchweg mit hochgradiger Schwachsichtigkeit sowie Nystagmus einher. Die Entscheidung ist äusserst einfach insofern, als diese höchstgradig schwachsichtigen Krankheitsträger unbedingt unfruchtbar zu machen sind.

Glaukom: Für die Sterilisierung dürfte wohl nur das dominant vererbte, schwere Glaukom der Erwachsenen in Frage kommen, zumal es therapeutisch kaum beeinflusst werden kann und schon in mittleren Jahren zu höchstgradiger Schwachsichtigkeit, wenn nicht gar zur Erblindung führt, so dass die Krankheitsträger schon vorzeitig invalide werden.

Ferner ist wohl auch die Unfruchtbarmachung beim in der Hauptsache recessiv vererbten Hydrophthalmus zu bejahen, der ja nicht so selten noch mit Myopie verknüpft ist und ebenfalls in einem hohen Prozentsatz zur frühzeitigen und völligen, durch kein Mittel zu verhütenden Erblindung führt.

Die zur Gruppe der geschlechtsgebundenen, recessiv vererblichen Augenleiden gehörende Irisatrophie mit Glaukom und die hereditäre Lebersche Opticusatrophie führen gewöhnlich schon in jungen Jahren zu so erheblicher Schwachsichtigkeit, dass die Krankheitsträger oft schon am Beginn des dritten Lebensjahrzehntes als völlig invalide anzusehen sind. Um diese schweren Krankheitsbilder völlig auszumerzen, müssten in erster Linie die scheinbar gesunden, in Wirklichkeit aber die Krankheitsanlage übertragenden Schwestern und Töchter des Krankheitsträgers unfruchtbar gemacht werden. Nach dem Gesetz ist das vorläufig noch nicht möglich. Freiwillig werden sich diese Konduktorinnen zu einer Sterilisierung wahrscheinlich nur in den wenigsten Fällen verstehen. Jedenfalls sollte man sie ihnen aber dringend anraten.

Die ebenfalls recessiv geschlechtsgebundenen Erbleiden wie Megalocornea, partieller Albinismus und Aplasie der Macula führen gelegentlich zu recht beträchtlichen Sehstörungen, so dass auch in solchen Fällen die Unfruchtbarmachung der Krankheitsträger erforderlich werden kann.

War bei den Trägern der bisher genannten Augenleiden die Sterilisierung ohne weiteres geboten, so ist die Frage der Unfruchtbarmachung bei den Trägern der jetzt zu erwähnenden erblichen Augenleiden manchmal schon schwieriger zu beantworten. Allgemein gültige Richtlinien lassen sich dafür kaum aufstellen, die Entscheidung wird sich nur von Fall zu Fall unter Berücksichtigung mannigfacher Umstände treffen lassen.

Die Ectopia lentis, die oft mit einer Ectopia pupillae verbunden ist, wird zum Teil dominant, zum Teil recessiv vererbt. Manchmal findet sich auch damit in Korrelation verbunden Myopie sowie Arachnodaktylie. Eine Unfruchtbarmachung der Krankheitsträger käme wohl **nur** in jenen Fällen in Frage, in denen das Sehvermögen mit keinem Mittel auf eine brauchbare Höhe zu steigern ist, so dass die Kranken in ihrer Erwerbsfähigkeit durch ihr Erbleiden ganz erheblich beeinträchtigt werden.

Die Kolobome des Uvealtractus werden in ihrer Mehrzahl dominant vererbt und sind in sehr vielen Fällen mit einer hochgradigen Schwachsichtigkeit verknüpft. Eine Unfruchtbarmachung der Krankheitsträger dürfte dann erforderlich sein, wenn beide Augen von dem Leiden befallen sind.

Die Ophthalmoplegia externa, die meistens bei der Geburt schon sehr ausgesprochen vorhanden ist, häufig mit Ptosis, Nystagmus und Refraktionsanomalien verknüpft ist und meist dominant vererbt wird, dürfte wohl nur dann unter das Gesetz zur Verhütung erbkranken Nachwuchses fallen, wenn ein ganz schwerer Fall dieses Erbleidens in Verbindung mit hochgradiger Schwachsichtigkeit vorliegt.

Von den verschiedenen sogenannten erblichen Hornhautdystrophien dürften wohl nur die diffus fleckige, nach Bücklers recessiv vererbbare und vielleicht noch die nach ihm dominant erbliche gittrige Hornhautdystrophie, die ja schon in jungen Jahren manchmal eine beträchtliche Sehstörung herbeiführen können und dadurch vorzeitige Invalidität verursachen, für die Unfruchtbarmachung in Frage kommen.

Wie Sie aus den Ausführungen des Herrn v. Verschuer bereits entnommen haben werden, gehört zu jenen Krankheiten, die unter gleichem oder sehr ähnlichem klinischen Bild bald als erbliche, bald als nicht erbliche Formen vorkommen, neben dem Glaukom und der Opticusatrophie auch die Retinitis pigmentosa.

Trotzdem ist wohl zu beachten, dass es sich bei der typischen Pigmentdegeneration der Netzhaut fast durchweg um ein erbliches Leiden, und zwar in den meisten Fällen um ein recessives Erbleiden handelt. Wesentlich seltener ist der dominante Erbgang bei diesen Erbleiden. Gelegentlich ist auch bei der Retinitis pigmentosa ein sogenannter Dominanz-(Valenz-)wechsel beobachtet worden, und zwar derart, dass das Leiden zunächst dominant auftrat, dann mehrere Generationen überschlug, um schliesslich einen ausgesprochenen recessiven Erbgang zu zeigen, während andererseits das Leiden sich zunächst recessiv vererben kann, um plötzlich ohne ersichtlichen Grund dominant zu werden. Ganz selten ist auch ein recessiv geschlechtsgebundener Erbgang bei diesen Erbleiden beobachtet worden. Da die typische Pigmentdegeneration der Netzhaut ein nicht übermäßig häufig vorkommendes Leiden ist, so wird man unter Umständen in der gesamten übersehbaren Aszendenz eines Kranken das betreffende Leiden nicht antreffen, wie andererseits auch in seiner Deszendenz, vorausgesetzt, dass immer wieder gesunde Ehepartner einheiraten, dieses Erbleiden nicht aufzutreten braucht. Deshalb darf man aus der Tatsache, dass in der gesamten übersehbaren Aszendenz und in der gesamten engeren und weiteren Verwandtschaft des Krankheitsträgers ein Fall von typischer Pigmentdegeneration der Netzhaut nicht bekanntgeworden ist, noch nicht den Schluss ziehen, dass das beim Krankheitsträger vorliegende Leiden als echtes Erbleiden nicht anzusprechen sei. Nach den Berichten des Schrifttums muss man aber doch wohl annehmen, dass gelegentlich Fälle von typischer Pigmentdegeneration der Netzhaut vorkommen, für die allem Anschein nach eine erbliche Anlage nicht in Frage kommt. Wir besitzen zur Zeit kein sicheres Mittel, um derartige, nicht erblich bedingte Fälle von den erblichen Pigmentosafällen zu unterscheiden. Es wäre sehr wünschenswert, wenn uns die Forschungen der nächsten Jahre Symptome bei dieser Erkrankung aufzeigen würden, die sich in dem einen oder anderen Sinne würden verwerten lassen.

Gegenwärtig beobachten wir in unserer Klinik eine Patientin, die von augenärztlicher Seite zur Entscheidung der Frage, ob erbliche Retinitis pigmentosa oder eine nicht erblich bedingte Netzhauterkrankung vorliegt, eingewiesen worden ist. Die Vorgeschichte, der Beginn des Leidens, Sehstörungen und manche Veränderungen in Netzhaut und Aderhaut sprechen gegen eine echte erbliche Retinitis pigmentosa, während gewisse Veränderungen wiederum für ein Erbleiden sich auswerten lassen. Die Entscheidung kann in solchen Fällen — ob erbliches oder nicht erbliches Leiden — fast unmöglich sein.

Bei der Retinitis pigmentosa handelt es sich in den meisten Fällen um den peripherischen, sogenannten Pigmentosatyp der tapetoretinalen Affektion. In vielen Fällen findet sich die Retinitis pigmentosa noch in Korrelation mit anderen Degenerationen, so Glaukom, Katarakt, Myopie, Taubstummheit, Idiotie, Dystrophia adiposo-genitalis, Polydaktylie und geistigen Entwicklungshemmungen. Da das Leiden oft schon in verhältnismäßig frühen Jahren zu schwerer Sehstörung führt und seine Träger vorzeitig invalide macht, so ist hier die Unfruchtbarmachung in **fast** allen Fällen geboten.

In seltenen Fällen spielt sich die Pigmentdegeneration der Netzhaut mit Vorliebe in der Macula ab. So hat hier ihren Sitz die sogenannte tapetoretinale Maculadegeneration nach Leber und die Heredodegeneration der Macula nach Behr. Auch bei diesen Formen beobachtet man bald einen recessiven, bald einen dominanten Erbgang. Nur in jenen Fällen, in denen das Leiden schon in frühen Jahren zu schweren Schädigungen des zentralen Sehens führt, dürften die Krankheitsträger unfruchtbar zu machen sein.

Mikrocornea, Cornea plana sowie Keratokonus, die zum Teil einen dominanten, zum Teil einen geschlechtsgebundenen recessiven Erbgang aufweisen und die vielfach nicht durch ein Gen, sondern durch verschiedene Gene bedingt sein dürften, verursachen nur in einem Teil der Fälle erhebliche, durch kein Mittel zu behebende Sehstörungen. Sind diese so hochgradig, dass dadurch vorzeitige Invalidität herbeigeführt wird, ist sehr zu überlegen, ob man die Träger dieser Leiden nicht doch für die Unfruchtbarmachung anmeldet.

Eine gewisse Schwierigkeit in der Beurteilung bieten die verschiedenen angeborenen totalen und partiellen Kataraktformen, die, soweit sie erblich sind, und das dürfte die grössere

Zahl sein, zum Teil unregelmäßig dominant und zum Teil recessiv vererbt werden. Gerade von diesen totalen und partiellen erblichen Kataraktformen wissen wir, dass sie zu einem Teil mit fast photographischer Treue in den verschiedenen Generationen wiederkehren.

Meine eigenen Erfahrungen stimmen mit denen Heines, die er in der Münch. med. Wschr. Nr 19 vom 8. Mai 1936 in seiner Arbeit „Lebensschicksale von Kranken mit angeborenem Star" näher ausgeführt hat, weitgehend überein. Auch ich bin der Ansicht, dass der angeborene erbliche Star, besonders der häufig vorkommende sogenannte Schichtstar oft keine oder nur geringe Sehstörungen verursacht. Wo er solche macht, können sie in der Tat meist leicht beseitigt werden, jedenfalls lässt sich in einem sehr hohen Prozentsatz mit und ohne Operation ein durchaus brauchbares Sehvermögen erzielen, wie Sie auch aus dem hier ausgestellten Stammbaum einer von unserer Klinik neuerdings näher untersuchten Schichtstar-Familie ersehen wollen. Soweit noch sonstige Defekte mit der Katarakt verbunden sind und auch nach komplikationsloser Operation des Stares und bei guten optischen Verhältnissen nur ein verhältnismäßig geringes, für einen praktischen Beruf nicht hinreichendes Sehvermögen zu erzielen ist, sind die Krankheitsträger unfruchtbar zu machen. Doch muss hier von Fall zu Fall entschieden werden, allgemeine Richtlinien lassen sich bei diesem Erbleiden am allerwenigsten aufstellen.

Die Katarakt bei myotonischer Dystrophie kann zwar latent durch mehrere Generationen vererbt werden, stellt aber im allgemeinen doch ein dominantes Leiden dar. Die Krankheitsträger weisen neben der Katarakt noch so schwere sonstige Störungen auf, dass ihre Unfruchtbarmachung ein unbedingtes Gebot ist.

Nach den Untersuchungen der jüngsten Zeit ist nicht daran zu zweifeln, dass auch die Refraktionen des Auges der Vererbung unterworfen sind. Gelegentlich kommen Formen von erblicher, höchstgradiger Hypermetropie, die schon einen Übergang zur Mikrophthalmie darstellen und mit einer starken, beinahe schon an praktische Blindheit heranreichenden Herabsetzung des Sehvermögens einhergehen, zur Beobachtung. Wohl nur in seltenen Fällen dürfte die Frage zu erörtern sein, ob der Krankheitsträger unfruchtbar zu machen ist.

Von der Myopie kann es neuerdings wohl als erwiesen gelten, dass sie, wenn auch nicht in allen Fällen, einen einfachen recessiven Erbgang aufweist. Die Frage der Unfruchtbarmachung ist wohl nur

für die Träger jener Formen höchstgradiger Kurzsichtigkeit zu erörtern, die wir als sogenannte excessive deletäre oder destruktive
Myopie bezeichnen, und bei der schon frühzeitig am hinteren Augenpol sowie um die Papille schwerste Dehnungsprozesse auftreten. So
konnte ich vor einiger Zeit eine 63jährige Patientin untersuchen, die
seit Jahren wegen ihrer höchstgradigen Kurzsichtigkeit (rechts
— 20,0 S = 1/100, links — 20,0 S = 5/35) invalide war. Ihre 38jährige
Tochter hatte auf beiden Augen ebenfalls eine Myopie von — 20,0 D
und besass wegen schwerster chorio-retinaler Atrophie am hinteren
Augenpol nur ein Sehvermögen von S = 2/50. Auch diese Patientin
war invalide.

Für derartige Fälle ist die Unfruchtbarmachung wohl zweifellos
zu vertreten; auch Fälle von erblicher, höchstgradiger Kurzsichtigkeit, bei denen sich eine gewisse erbliche Neigung zur Netzhautablösung findet, sind wohl der Unfruchtbarmachung zweckmäßiger-
weise zu unterwerfen.

Von Fall zu Fall wäre unter Umständen durch genaue Stamm-
baumaufstellungen und Sippendurchforschung zu entscheiden, ob
auch Kranke mit Angiomatosis retinae, mit erblicher, in
der Hauptsache wohl myopischer Netzhautablösung, mit der
dominaten Form der Opticusatrophie, mit der infantilen und
kongenitalen Opticusatrophie sowie mit der komplizierten
hereditären familiären Opticusatrophie im Kindesalter
der Unfruchtbarmachung, und zwar nicht nur die Krankheitsträger,
sondern unter Umständen auch deren Eltern unterworfen werden
müssen.

Manche erblichen Leiden kommen erst nach Erreichung des
zeugungsfähigen Alters zur vollen Ausbildung. In diesen Fällen
werden die Träger dieser Leiden oft erst erkannt, nachdem sie
bereits die Krankheit auf ihre Nachkommen übertragen haben. Hier
liegen für die Ausmerzung erblicher Leiden erhebliche, einstweilen
kaum zu meisternde Schwierigkeiten vor.

Um die dominanten Erbleiden auszumerzen, dürfte es im allgemeinen genügen, die betreffenden sichtbaren Krankheitsträger
durch Unfruchtbarmachung von der Fortpflanzung auszuschliessen.
Wollte man eine ähnliche Ausmerzung recessiver Erbleiden erreichen, müssten alle Träger der krankhaften Erbanlagen erfasst
werden, das ist nach dem Gesetz nicht angängig. Dabei ist aber
auch zu bedenken, dass auf diese rigorose Weise unter Umständen
doch eine Reihe von Trägern sehr wertvollen Erbgutes verhindert
würden, dieses auf ihre Nachkommen zu vererben. Im Laufe der

Zeit dürfte man doch schon einen merkbaren Erfolg erzielen, wenn man die sichtbaren Träger schwerer recessiv vererblicher Leiden durch Unfruchtbarmachung an der Übertragung ihres Erbleidens auf die nachfolgenden Generationen verhindert. Erst im Laufe einer langen Reihe von Jahren kann es gelingen, hier zu wesentlichen Erfolgen zu gelangen.

Zur Ausmerzung sogenannter geschlechtsgebundener, recessiver Erbleiden wäre das wirksamste Verfahren die Unfruchtbarmachung der Krankheitsanlagen-Trägerinnen, der sogenannten Konduktorinnen. Da das nach dem Gesetz nicht zulässig ist, wird man sich vorerst mit einem Teilerfolg durch Sterilisierung der manifesten Krankheitsträger genügen lassen müssen. Den Konduktorinnen sollte man die Sterilisierung aber dringend anraten.

Wirksam werden sich diese Maßnahmen des Gesetzes unterstützen lassen durch gut geleitete Volksaufklärung, durch die Einrichtungen der Eheberatungen und durch das am 18. Oktober 1935 erlassene Ehe-Gesundheitsgesetz.

Die Vererbungsforschung hat neuerdings für das deutsche Volk eine ausserordentliche und besonders praktische Bedeutung gewonnen. Es ist deshalb wohl damit zu rechnen, dass die nächsten Jahre uns noch über eine Reihe von Leiden weitere Aufschlüsse sowohl über ihre Erblichkeit als auch über ihren Erbgang bringen werden. Ein abschliessendes Urteil kann und darf deshalb heute hinsichtlich einer Reihe von erblichen Leiden und vor allem hinsichtlich ihrer Beurteilung für die Anwendung der Unfruchtbarmachung noch nicht erwartet werden, dafür sind die Dinge zum Teil noch zu sehr im Fluss. In dieser Aufstellung habe ich deshalb auch nur jene erblichen Augenleiden in erster Linie berücksichtigt, über die meines Erachtens hinreichende Klarheit bezüglich ihrer Vererbung und auch ihres Erbganges herrscht und die deshalb auch, soweit sie mit erheblichen Invalidität verursachenden Störungen des Sehvermögens einhergehen, für die Frage der Anwendung des Gesetzes zur Verhütung erbkranken Nachwuchses unbedingt mit herangezogen werden mussten.

Der gewissenhafte und verantwortungsbewusste Arzt wird bei der Entscheidung, ob ein von ihm beobachtetes Leiden als Erbleiden im Sinne des Gesetzes zur Verhütung erbkranken Nachwuchses anzusehen ist, unter Umständen in ernste Zweifel und Schwierigkeiten geraten. Den genauen objektiven Befund wird er durch Aufstellung eines Stammbaumes, durch eingehende Durchforschung der Familienangehörigen, der Sippe sowie durch Einsicht in die einschlägige

Literatur ergänzen müssen. Hinreichende Kenntnisse auf dem Gebiete der Vererbung und der Erbleiden werden ihm hier sehr zustatten kommen. Takt und Umsicht ist bei der Durchforschung der Familienangehörigen erstes Gebot, hier zeigt sich echtes Arzttum.

Vor übereiliger Meldung von Leiden, die, ohne genauestens erforscht worden zu sein, als erblich und unter das Gesetz zur Verhütung erbkranken Nachwuchses fallend gemeldet worden sind, muss im Interesse unserer Ärzteschaft als auch unseres Volkes dringend gewarnt werden. Wer wie ich an zahlreichen Sitzungen eines Erbgesundheitsobergerichtes teilgenommen hat, weiss, ein wie grosses Maß von Beunruhigung in die Familie eines Gemeldeten hineingetragen wird.

Der Regierung Adolf Hitler muss das deutsche Volk für das Gesetz zur Verhütung erbkranken Nachwuchses steten Dank wissen, wird doch erst durch dieses Gesetz es ermöglicht, schwere erbliche Leiden im Laufe der Zeit auszumerzen. Das aber kann nur geschehen durch ein von Gefühlsmomenten nicht beeinflusstes Vorgehen, bei dem in erster Linie wir deutschen Ärzte mitzuarbeiten haben. Wenn alle sich in den Dienst dieses weitausschauenden Gesetzes stellen, muss es gelingen, das Erbgut des deutschen Volkes weitgehend wieder rein zu züchten. Die erforderlichen Maßnahmen mögen den einzelnen unter Umständen hart treffen, Gefühlsmomente, soweit man diese auch würdigen und verstehen mag, müssen hierbei aber vollkommen ausscheiden. Volks- oder Allgemeinwohl geht vor Eigenwohl. Erbkranke, deren Nachkommen mit ziemlicher Sicherheit zu einem mehr oder weniger grossen Teil von der Geburt an oder in späteren Jahren minderwertige, invalide Individuen, die der Allgemeinheit zur Last fallen, darstellen würden, müssen auf alle Fälle von der Fortpflanzung ausgeschlossen werden, nur so kann es gelingen, im Laufe vieler Geschlechterfolgen wieder zu einem hochwertigen Erbgut des deutschen Volkes zu gelangen.

Müssen auf der einen Seite erblich Minderwertige an der Fortpflanzung gehindert werden, so muss auf der anderen Seite, um die Kraft und Zahl des deutschen Volkes zu mehren, seinen gesunden Vertretern in jungen Jahren mehr als bisher die Möglichkeit gegeben werden, sich fortzupflanzen.

Wir deutschen Ärzte stehen vor einer hohen und schweren Aufgabe. Ich habe das unbedingte Vertrauen zur deutschen Ärzteschaft, dass sie diese ihr gestellte Aufgabe in vollem Umfange meistern wird, zum Wohle unseres deutschen Volkes.

Herr Bücklers (Tübingen).   Diskussion: Hereditäre Linsentrübungen.

Vererbung von Linsentrübungen ist seit langem bekannt. Das
gilt nicht nur für die juvenilen, sondern auch für die senilen Starformen, wie es neuerdings Vogts Untersuchungen an eineiigen
Zwillingen bestätigen. Wir selbst konnten mehrfach Altersstare
durch drei Generationen verfolgen und hatten den Eindruck, dass
die gleiche Form in der Familie weiter geleitet wird. Von 5047 an
unserer Klinik operierten Patienten mit Cat. senilis gaben 889
($= 17,6\%$) an, dass Altersstar in der Familie vorgekommen sei.

Von sozialer und erbbiologischer Bedeutung sind vor allem diejenigen Linsentrübungen, die angeboren sind oder schon im jugendlichen Alter die Sehschärfe stärker beeinträchtigen. Hierhin gehört
die grosse Gruppe der Schichtstare. Jess schreibt mit Recht, dass
selbst der erfahrenste Ophthalmologe immer wieder von neuen, ihm
bisher unbekannten Abarten des Schichtstares überrascht wird.

Wie gross die Abweichungen sein können, möchte ich Ihnen
an einer kleinen Auswahl von Schichtstaren demonstrieren, die ich
während meiner Berliner und Tübinger Zeit beobachten konnte.
Familiäres Auftreten ist einstweilen nur bei der Form nachgewiesen,
die vielleicht zu der Cataracta coralliformis in Beziehung steht.

Ob es sich bei einem bestimmten in der Praxis zur Beobachtung
kommenden Schichtstar um Manifestationsschwankungen einer
schon bekannten Grundform oder ob überhaupt und welche erblichen
Einflüsse vorliegen, das alles sind Fragen, die bis heute nur von Fall
zu Fall auf Grund eingehender Familienforschung von einem Fachmann entschieden werden können.

Die Forschung stösst hier auf grosse Schwierigkeiten, weil die
Katarakt häufig extrahiert ist, ohne dass eine Beschreibung oder
gar eine Skizze ihr Bild einigermaßen festgehalten hätten. Anamnestische Angaben sind so gut wie wertlos.

Die bisher veröffentlichten Stammbäume betreffen meistens
Familien, in denen eine Häufung des Leidens beobachtet wurde.
Wollen wir den Gefahren einer solchen „Interessantheitsaus-
lese" (Just) entgehen, dann müssen wir eine umfangreiche erbbiologische Aufnahme der Bevölkerung durchführen. Hier sind wir
auf die Mithilfe jedes Augenarztes angewiesen. Nur dann werden
wir auch für das Auftreten anscheinend isolierter Fälle Aufklärung
bekommen.

Die Tatsache, dass man Schichttrübungen auf experimentellem
Wege bei Tieren auf die verschiedenste Weise (Vergiftungen, Massage,

strahlende Energie u. a.) hervorrufen kann, hat die Vorstellung wach
gehalten, dass der Schichtstar auch exogenen Einflüssen seine Entstehung verdanken könne. Sie wissen, dass Horner die Rachitis,
Peters und seine Schüler die Tetanie als Ursache angenommen
haben.

Bei der enormen Häufigkeit (80%) dieser beiden Kinderkrankheiten in unseren Gegenden, war es schon immer wahrscheinlich,
dass hier ein zufälliges Zusammentreffen für eine ursächliche
Verknüpfung gehalten wurde. Soweit ich sehe, ist aber nie die
Probe aufs Exempel dadurch gemacht worden, dass man schwer
rachitisch oder tetanisch erkrankt gewesene Kinder auf Schichtstare
hin beobachtet hat. Dr. Gscheidel hat deshalb auf meine Anregung hin begonnen, derartige Kinder, die früher in der Kinder-
klinik gelegen haben, auf Schichtstar zu untersuchen. Es sind bisher
nur 40 Patienten, von denen aber kein einziger auch nur eine An-
deutung von Schichtstar zeigte. Ich stehe deshalb der Annahme
einer exogenen Entstehung des Schichtstars sehr skeptisch gegenüber.

Ich schliesse mich der Ansicht Waardenburgs an, dass man
gerade auch im Hinblick auf die hereditären Linsentrübungen nicht
genug differenzieren könne. Nur so werden wir in emsiger
Arbeit allmählich Schritt für Schritt Klarheit über die vielfältigen
Zusammenhänge in der Linsenpathologie gewinnen.

Wenn wir heute zu einer derartig feinen Differenzierung von
Katarakten überhaupt in der Lage sind, dann verdanken wir das
in erster Linie der Spaltlampenmikroskopie und ihrem Begründer
Alfred Vogt, dem neuen Ehrendoktor der Heidelberger Universität.

Herr Jess (Leipzig). Diskussion: Sterilisation bei con-
        genitaler Katarakt.

Im Kommentar von Gütt, Rüdin, Ruttke heisst es mit
Bezug auf den angeborenen Star: „An die Unfruchtbarmachung
wird man vor allem denken, wenn sich in einer Familie sehr frühzeitig und ausgedehnter Startyp findet." „Ferner sind der Unfruchtbarmachung zuzuführen die angeborenen Starformen, die
gleichzeitig mit anderer körperlicher oder geistiger Minderwertigkeit einhergehen (cerebrale Störungen u. a. m.). Bei diesen „komplizierten" angeborenen Starformen bietet auch die operative Behandlung keine befriedigenden Erfolgsaussichten". „Zum mindesten
sollten alle sogenannten komplizierten angeborenen Katarakte der
Sterilisation zugeführt werden."

Es sind dann noch Ausführungen von Fleischer zitiert, in denen gesagt wird, dass ein guter Erfolg für das Sehvermögen auch bei glatt verlaufender Operation bei kongenitaler Katarakt meist nicht zu erzielen ist. Und da hierzu bemerkt wird: „Aus dieser begrüssenswerten Auffassung, nach der die Entscheidungen über Unfruchtbarmachung fallen müssen usw.", hat sich, wie vielfache Fälle mir gezeigt haben, bei manchem Praktiker die Ansicht durchgesetzt, dass nach dem Willen des Gesetzes jede als angeboren bekannte Starform ohne weiteres sterilisiert werden müsse. Gewiss muss jede als vererbte und angeborene Starform bekannte Linsentrübung dem Kreisarzt gemeldet werden. Die Entscheidung über die Unfruchtbarmachung aber fällt natürlich erst das Erbgesundheitsgericht, welches sich aufs sorgfältige Gutachten der Sachverständigen in jedem einzelnen Fall stützt. Dass bei den obengenannten „komplizierten" angeborenen Staren die Sterilisation ohne weiteres zu befürworten ist, bedarf keiner Erörterung. Ich muss aber der Ansicht Fleischers widersprechen, dass bei allen angeborenen Staren ein guter Erfolg für das Sehvermögen meist nicht zu erzielen sei. Ich verweise auf eine kürzliche Veröffentlichung von Heine in Kiel: „Lebensschicksale von Kranken mit angeborenem Star", in welcher eindringlich darauf hingewiesen wird, wie viele Menschen nach gut ausgeführter Staroperation in den verschiedensten Berufen voll arbeitsfähig gefunden werden und aus der hervorgeht, mit welcher Sorgfalt gerade beim angeborenen Star in jedem Einzelfall unter Prüfung aller Verhältnisse geurteilt werden muss. Ich selbst kann aus meiner Erfahrung mich den Ausführungen von Heine völlig anschliessen und ich kann hier sagen, dass neuerliche Unterhaltungen mit Clausen, auch Fleischer und anderen Kollegen mir gezeigt haben, dass man allgemein jetzt zu der Ansicht gekommen ist, dass manche Schichtstare, insbesondere kleine Starformen, die das Sehvermögen wenig stören, und bei denen Komplikationen völlig fehlen, selbst bei nachgewiesenem Erbgang nicht zur Sterilisation empfohlen werden müssen. Der verantwortungsbewusste Berater des Erbgesundheitsgerichtes wird sich immer die Frage vorlegen, ob nicht hier wertvolle Familien ausgemerzt werden könnten, die nach Korrektur eines verhältnismäßig geringen Schadens ihrem Volke besondere Dienste leisten würden. Denn es ist stets auch zu bedenken, dass man die Quantität einer Bevölkerung nicht uferlos zugunsten der Qualität verringern sollte.

Herr S t o c k (Tübingen). Vortrag: Ü b e r r a s c h v e r l a u f e n d e
    P i g m e n t d e g e n e r a t i o n d e r N e t z h a u t m i t V e r -
    b l ö d u n g.

Im Jahre 1908 konnte ich eine besondere Form der Pigmentdegeneration bei drei Geschwistern mitteilen, bei welchen im sechsten
Lebensjahre eine Degeneration der Netzhaut einsetzte, die nach
einigen Jahren zur Erblindung führte. Bei zweien war das typische
Bild der Pigmentdegeneration der Netzhaut festzustellen, bei dem
dritten Kind war Pigmentdegeneration der Netzhaut ohne Pigmentierung zu sehen. Alle Kinder waren vollständig verblödet,
zwei starben an einer Phthise, das dritte Kind ging verblödet
zugrunde. Auf den anatomischen Befund in den Augen und dem
Gehirn gehe ich hier näher nicht ein, er ist damals genau beschrieben
worden.

Seither habe ich einen solchen Fall nicht mehr gesehen. Erst
vor einem halben Jahre kam ein ähnlicher Krankheitsfall wieder
in meine Behandlung, den ich, da er einen Verlauf nahm, der von
den andern etwas verschieden war, jetzt mitteilen möchte.

Der 25jährige Kranke stammt aus einer Familie, in welcher
Augenkrankheiten nicht vorgekommen sind. Zwei Brüder sind
ganz gesund, eine Schwester war verblödet und sei blind gewesen.
Sie ist in einer Schwachsinnigen-Anstalt gestorben, leider konnte
ich über ihr Leiden nichts näheres erfahren.

Vor einem halben Jahre bemerkte der Kranke, dass sein Sehen
schlechter wurde, ganz besonders schlecht sah er bei Nacht. Er
wurde dann eine Zeitlang von einem Kollegen mit der Diagnose
Chorioiditis behandelt, eine leichte Besserung sei eingetreten, aber
bald wurde das Sehen wieder schlechter. Er soll auch epilepti-
forme Anfälle gehabt haben.

Als er am 28. Februar 1936 in meine Behandlung kam, war
das rechte Auge amaurotisch, mit dem linken Auge sah er noch
5/15, das Gesichtsfeld war konzentrisch eingeengt bis auf 10 Grad.
Ausgesprochene Hemeralopie. Nach einem Monat ging das Sehvermögen auf 5/35 herunter, das zentrale Sehen ging verloren.
Im Gesichtsfeld war nur noch ein halbmondförmiger Rest um das
Zentrum nach oben vorhanden. Nach einem weiteren Monat war
nur noch Lichtschein vorhanden und auch dieser Sehrest ist dann
nach weiteren zwei Wochen verschwunden.

Während der Kranke anfangs vollständig normale geistige
Verhältnisse zeigte, wurde er im Laufe der Beobachtung immer

merkwürdiger. Er lachte und weinte ohne jeden Grund. Körperlich stellten sich leichte Koordinationsstörungen ein. Dann trat eine Lähmung der Blase auf, auch die Beine funktionierten nicht mehr. Es ist dann vollständig apathisch am 28. Mai 1936 gestorben. In den letzten Tagen hatte er Temperaturen bis zu 41 — so dass wir annahmen, es hätte sich eine Bronchopneumonie entwickelt — es sei hier gleich erwähnt, dass bei der Obduktion die Lungen normal waren, dass es sich also um eine cerebrale Temperatursteigerung gehandelt haben muss.

Der Augenhintergrund zeigte in der Peripherie grössere Herde, die man sehr wohl für ältere chrioiditische Veränderungen hätte halten können — aber im aufrechten Bild und am stereoskopischen Gullstrandschen Augenspiegel konnte man mit Sicherheit sehen, dass es sich um Verschiebungen des Pigmentepithels handelte. In der Maculagegend waren die Herde viel kleiner, heller und dazwischen konnte man nach oben von der Macula ganz kleine Blutungen in den hintersten Schichten der Netzhaut vielleicht noch unter der Stäbchen und Zapfenschicht feststellen. Diese Blutungen sind nach kurzer Zeit wieder verschwunden. Die Papille war kaum blass, links vielleicht etwas blasser als rechts. Die Venen normal gefüllt, die Arterien etwas eng.

Dieses Bild änderte sich unter der Beobachtung nur insofern, als vier Wochen vor dem Tode an dem zuerst amaurotischen Auge nach unten eine flache Abhebung der Netzhaut eintrat, die aber nicht total wurde.

Selbstverständlich wurden alle klinischen Untersuchungsmethoden erschöpft: Die Wassermannsche Reaktion war dauernd auch nach Provokation negativ. Liquorbefund normal, kein pathologischer Lipoidstoffwechsel. Kurz es konnte irgendeine Allgemeinstörung nicht nachgewiesen werden.

Ich lasse nun den anatomischen Befund des Auges folgen: Cornea, Iris, Linse und Ciliarkörper sind ohne wesentlichen pathologischen Befund.

In der Retina kann man den Krankheitsprozess sehr gut in seinen verschiedenen Stadien verfolgen:

Temporal von der Macula ist eine Stelle, an welcher die Stäbchen und Zapfen noch sichtbar sind. Aber alle sind nicht mehr normal, die Aussenglieder sind zerfallen, die Kerne zeigen keine normale Struktur, an einzelnen Stellen ist das Chromatin zu Klumpen zusammengeballt. Auch in der bipolaren Ganglienzellenschicht sind nur ganz wenige normale Zellen-, auch hier sieht man

Chromatinschollen. Die Ganglienzellschicht ist auch fast verschwunden — nur einzelne gequollene Ganglienzellen sind noch zu sehen. An den Gefässen sind an einzelnen Stellen um die Gefässe Mäntel von Rundzellen.

Die Macula ist vollständig frei von Nervenzellen, an ihrer Stelle ist aber nicht eine Gliawucherung eingetreten, sondern ein Ödem. Zwischen den ganz wenigen Bindegewebs- und Gliazellen sind einfache Hohlräume, die mit Flüssigkeit gefüllt sind, vorhanden.

Die Degeneration der Netzhaut lässt sich weiter verfolgen, schon im Äquator ist von Netzhautstruktur nichts mehr zu sehen.

Das Pigmentepithel ist auch schwer geschädigt, an einzelnen Stellen fehlt es, an andern ist es klumpig geballt und auch in die Netzhaut hineingewuchert.

Die Chorioidea, besonders die Choriocapillaris ist an den Stellen, an welchen noch Stäbchen und Zapfen zu sehen sind, ganz normal.

Weiter in der Peripherie sind die Capillaren verschwunden, an ihrer Stelle findet sich eine dünne Bindegewebslage.

Im Opticus sind die Markscheiden noch ganz gut zu färben, eine Atrophie ist pathologisch-anatomisch nicht nachzuweisen.

Die Zentralgefässe der Retina sind nicht verändert, jedenfalls ist anatomisch eine Verdünnung nicht festzustellen.

Nur an einzelnen Stellen sieht man um die Gefässe einen Mantel von Rundzellen — keine Leukocyten.

Es handelt sich also um einen akuten Zerfall aller nervösen Elemente der Netzhaut, der in diesem Falle die Macula nicht zuletzt ergriffen hat, der letzte Rest von noch einigermaßen erhaltener Retina liegt temporal unten von der Macula.

Auffallend ist die geringe Gliawucherung und das in der Retina vorhandene Ödem, d. h. einfach Lochbildung, wobei sich die Löcher mit Flüssigkeit füllen.

Im Gehirn und Rückenmark sind — nach dem Befund des pathologischen Instituts (Dr. Schairer wird den Fall beschreiben) — so gut wie alle Ganglienzellen der Rinde zerfallen oder im Zerfall begriffen. Daneben finden sich an einzelnen Stellen auch Plaques in den Markpartien, die an die Befunde bei multipler Sklerose erinnern. In den Rindenpartien findet sich ein ausgesprochenes Ödem. In den Meningen sind an einzelnen Stellen kleine Blutungen zu sehen. Ich erinnere daran, dass wir klinisch auch feine Blutaustritte zwischen Retina und im Pigmentepithel gesehen haben. Irgend ein Zeichen einer Entzündung ist weder am Auge noch am Gehirn vorhanden.

Es handelt sich also in diesem Falle um eine Erkrankung, die wohl zu den Fällen der amaurotischen Idiotie gehört, die ich zusammen mit Spielmeyer im Jahre 1906 beschrieben habe. Jedenfalls unterscheidet sich dieser Fall von der Tay-Sachsschen vollständig.

Aber auch mit den früher von mir beschriebenen Fällen ist er nicht ganz identisch. Die Erkrankung ist bei einem Manne von 25 Jahren ganz plötzlich aufgetreten und hat im Verlauf von 1½ Jahren zur Erblindung, vollständigem geistigen Zerfall und zum Tode geführt.

Es handelt sich um einen vollständigen Zerfall aller nervösen Elemente im Gehirn, Rückenmark und Auge, besonders auffallend ist neben der Degeneration der Retina das Zugrundegehen der Ganglienzellen in der Rinde des ganzen Gehirns und im Rückenmark. Ob die einzelnen Stellen im Gehirn, an welchen ein Zugrundegehen der Marksubstanz zu finden ist, ein Befund, den seinerzeit Spielmeyer nicht beschrieben hat, eine Besonderheit dieser Erkrankung ist, oder ob dieses Zugrundegehen eine sekundäre Erscheinung ist, kann ich natürlich nicht entscheiden.

Jedenfalls handelt es sich um eine sehr interessante Erkrankung, wie ich sie bis jetzt noch nie gesehen habe.

Ich möchte nur noch erwähnen, dass die Augen sofort p. m. fixiert wurden, so dass Leichenveränderungen überhaupt nicht eintreten konnten. Ausserordentlich interessiert hat mich eine Anfrage in der Münch. med. Wschr. vom 7. Juli 1936, S. 1100, in der offenbar über einen ganz ähnlichen Fall berichtet wird. Es handelt sich um einen 33jährigen Mann, der auch seit einem Jahr an einer Pigmentgeneration erkrankt ist und jetzt Zeichen einer Verblödung zeigt.

Literatur.

Rosengren: Über Augenveränderungen bei juveniler, amaurotischer Idiotie. Upsala Läkareförenings förhandlingar. Ny följd, Bd. XXXIX, 3—4.

Spielmeyer: Klinische und anatomische Untersuchungen über eine besondere Form amaurotischer Idiotie. Histologische und Histopathologische Arbeiten über die Grosshirnrinde. II. Bd. Jena 1908, S. 193.

Spielmeyer: Histopathologie des Nervensystems. Berlin: Julius Springer 1922.

Stock: Über eine bis jetzt noch nicht beschriebene Form der familiär auftretenden Netzhautdegeneration bei gleichzeitiger Verblödung. Verh. dtsch. ophthalm. Ges. **33,** 48 (1907) und Kl. Mbl. Augenheilk. **46,** 225 (1908).

Freie Aussprache zum Referat IV.

Herr Bartels:

Aus dem neueren Schrifttum und auch nach den hier gefallenen Äußerungen bekommt man den Eindruck, als wenn in letzter Zeit nicht nur das Leiden zur Beurteilung unserer Frage angesehen wird, sondern auch was der Träger mit seinem Leiden leisten kann. Wenn in dem Gesetz es heisst: Kinder, die nicht die gewöhnliche Schule besuchen können, sondern die einer Blindenanstalt übergeben werden müssen, fallen unter den Begriff „blind" und müssen bei erblichen Leiden sterilisiert werden, so müssen wir doch hier auch an die Sehschwachen denken. Die Sehschwachenschulen sind ja daraus entstanden, dass Blinde in die Blindenanstalten aufgenommen waren, die gar keine Blinden waren, sondern nur sehschwach. Diese Sehschwachen können den vollen Schulunterricht bekommen, nur mit etwas anderer Methode. Sie können also nicht als Blinde angesehen werden. Diejenigen Sehschwachen, welche ein vererbbares Leiden haben, brauchen nicht ohne weiteres gemeldet werden, sondern erst, wenn sich zeigt, dass auch in der Aszendenz in diesem Leiden nichts geleistet wurde. Überhaupt könnte man darauf achten, was in einer Familie mit kongenitaler Katarakt geleistet werden kann. Ich erwähne hierbei, dass in den Sehschwachenschulen sich ausserordentlich hochgradig Kurzsichtige finden, die aber von einer auffällig hohen Intelligenz sind.

Gegen die Sterilisierung der männlichen Träger der Leberschen Sehnervenatrophie muss ich mich wenden, da sie zwecklos ist. Diese bekommen niemals kranke Nachkommen. Frauen sind ausserordentlich selten dabei erkrankt, die dann sterilisiert werden können. Ich empfehle, um Irrtümer zu vermeiden, jeden Fall von zwei verschiedenen Augenärzten untersuchen zu lassen. Weiter rate ich dringend jedem Oberbegutachter nicht nur auf Grund der Akten, sondern nur auf Grund persönlicher Untersuchung sein Urteil abzugeben. Sonst kann eine Verwechslung von Retinitis pigmentosa und Chorioiditis disseminata Anlass zu einem falschen Urteil des Oberbegutachters geben.

Herr Meesmann:

Es wird auf die in den nächsten Tagen fälligen Vorträge von Holtz und Meesmann verwiesen, die sich auch mit der Frage des Schichtstares beschäftigen. Es ist unwahrscheinlich, dass die Rachitis als solche zum Schichtstar führt, es gehört dazu vielmehr die Unterfunktion der Epithelkörperchen. Da diese heute nach Holtz wirksam behandelt werden kann, ist die Erfassung schichtstarkranker Familien wichtig, um namentlich Frauen während der Schwangerschaft der AT 10-Behandlung zuzuführen.

Herr von Bahr:

Dr. Bücklers und auch Prof. Meesmann haben Rachitis als Ursache des Schichtstares abgelehnt, Dr. Bücklers auch Tetanie. Meiner Meinung nach ist dies nicht richtig. Zwar gibt es Schichtstarfälle, die hereditär sind, ich habe in der Literatur ungefähr 30 Familien gefunden, die eine dominante Heredität zeigten. Aber von über 700 Patienten mit

Schichtstar haben gut die Hälfte früher an Krämpfen in der Kindheit gelitten und das kann kein Zufall sein. Viele zeigten auch Rachitiszeichen. Dr. J. Kugelberg in Upsala hat ungefähr 150 Kinder nachuntersucht, die in der Jugend wegen Spasmophilie im Krankenhaus behandelt waren. Von diesen hatten ungefähr $1/_3$ schichtstarähnliche Linsentrübungen, z. B. isolierte „Reiterchen", in drei Fällen vollentwickelten Schichtstar. Zu diesen klinischen Beobachtungen kann ich auch eigene experimentelle hinzufügen. Bei 109 jungen Ratten, in 23 Serien geteilt, habe ich durch Fütterung mit rachitogener Diät röntgenologisch festgestellte Rachitis hervorgerufen. 44 von diesen Ratten haben ohne Unterbrechung diese Diät bekommen. Sie bekamen keine Katarakt. Für die übrigen 65 rachitischen Ratten wurde die Diät verändert, so dass sie mehr Phosphat enthielt. Von diesen 65 Ratten bekamen 48 Linsentrübungen. Die rachitischen Ratten reagierten auf die Diätveränderung mit sehr erhöhter galvanischer Erregbarkeit, in mehreren Fällen auch mit spontanen Krämpfen oder Tremor. Die Kontrolltiere, die ausser der Diät D-Vitamin erhielten, bekamen nur eine sehr leichte Übererregbarkeit und keine Katarakt. Die Linsentrübungen traten bei den rachitischen Ratten im Anschluss an die Übererregbarkeit auf, in den meisten Fällen in 48 Stunden nach der Diätveränderung, in sehr vielen Fällen auch in 24 Stunden. Die Linsentrübungen lagen anfangs subkapsulär, bekamen aber später, als die Linse grösser wurde, das Aussehen eines Schichtstares. Es ist also klar, dass zwar nicht Rachitis allein, aber rachitische Tetanie, Spasmophilie, die Ursache des Schichtstares sein kann.

Herr Stock:

Herr Clausen hat in seinem Referat ausgesprochen, wir seien wohl alle damit einverstanden, dass das Neuroepitheliom (Gliom) unter allen Umständen zu den Erbkrankheiten gehöre und deshalb zu sterilisieren sei. Ich für meine Person bin nicht der Ansicht, wir haben in der Tübinger Klinik von 28 Gliomen, die wir in den letzten Jahren operiert haben, genaue Nachforschungen erhoben und nur in einem einzigen Fall herausgebracht, dass ein Aszendent ein Auge verloren hat, von dem wir noch nicht ganz sicher sind, ob es ein Gliom war. Wir sterilisieren ja Carcinome und Sarkome auch nicht, die wohl mit demselben Recht oder Unrecht als Erbkrankheiten gelten.

Herr Fleischer

erklärt sich im wesentlichen mit den Ausführungen der Vorredner, insbesondere Clausen einverstanden, insbesondere mit dem Hinweis Clausens auf die schwere Verantwortung, die der Arzt mit der vom Gesetz vorgeschriebenen Meldung eines Erbkranken beim Amtsarzt oder bei einer etwaigen Begutachtung vor dem Erbgesundheitsgericht sich auflädt. Bestimmte, ein für allemal gültige Regeln für die Meldung und Begutachtung, wie sie vielleicht gewünscht werden, lassen sich nicht aufstellen, sondern nur ungefähre Richtlinien. Jeder einzelne Fall muss gewissenhaft untersucht und geprüft werden. Andererseits lässt sich — wenn man sich der Verantwortung gegenüber dem Gesetz und der Allgemeinheit bewusst ist — die Meldung auch verdächtiger

Fälle nicht vermeiden. Gerade durch die Meldung wird vielfach erst eine eingehendere behördliche Untersuchung auch der Familie eines Kranken möglich. Ein taktvolles, nicht schroffes Verhalten des Arztes, des Begutachters und der Behörde ist selbstverständlich angezeigt.

Herr Hertel:

Ein Teil meiner beabsichtigten Ausführungen ist von Herrn Bartels bereits vorweggenommen. Ich möchte aber doch darauf hinweisen, dass sich auch uns Schwierigkeiten ergeben haben daraus, dass der Begriff Erblindung, den ja das Gesetz zur Sterilisation fordert, doch nicht genügend festliegt. Behördlicherseits (z. B. beim Reichsgericht, im Reichsversorgungsgesetz, Unfallversicherung und Berufsgenossenschaften) sind über Erblindung, insbesondere auch über die Grenzen der praktischen Erblindung sehr verschiedene Angaben vorliegend. Diese Unsicherheiten können die Entscheidung, ob ein Fall anzuzeigen ist, sehr erschweren und andererseits auch von den Kranken zu Einwendungen benutzt werden.

Besonders gross wird die Schwierigkeit, wenn das Erbaugenleiden einseitig vorliegt. Wir haben einseitige grosse Kolobome, Aniridien, Anophthalmus, Maculadegeneration usw., also offenbare Anzeichen dafür, dass beim Träger krankhafte Erbmasse vorliegt, also Sterilisation zu fordern wäre. Was sollen wir aber tun, wenn das andere Auge völlig gesund und sehtüchtig ist? Der Träger ist ganz berufsfähig, man würde gewissermaßen gegen das Gesetz verstossen, wenn man ihn zur Sterilisation veranlassen würde.

Ich glaube, dass es, wie ich schon bei einer Sitzung der mitteldeutschen Augenärzte ausführte, wünschenswert wäre, dass, solange nach dem Gesetz die Funktion der Augen als ein mitbestimmender Faktor zu seiner Handhabung anzusehen ist, dieser Faktor seitens maßgebender Stellen noch genauer bestimmt wird.

Herr Comberg

hat den Eindruck gewonnen, dass die heutige Aussprache eine wichtige Ergänzung zu dem bildet, was in den letzten Jahren in dem Schrifttum niedergelegt wurde. Er hält es für wünschenswert, dass in Deutschland ein Gremium von einigen Augenärzten besteht, welches die wichtigsten Fragen fortlaufend durch Aussprachen oder durch Korrespondenz prüfen sollte, damit eine Übereinstimmung in den grossen Richtlinien erhalten wird, welche bei der Beurteilung der Fälle maßgebend sein müssen. Es ist notwendig, dass auch die grosse Mehrzahl der Augenärzte, welche doch an den Sitzungen der Ophthalmologischen Gesellschaft nicht teilnehmen kann, weitere Unterlagen für die Beurteilung schwieriger Fälle bekommt.

Herr Waardenburg:

Taubstumme schliessen gerne Ehen untereinander, Blinde selten. Deswegen ist es zu erklären, dass man im Schrifttum keine Fälle von zwei befallenen Pigmentosakranken usw. antrifft, was biologisch-genetisch schade ist, da man so nicht zu wissen bekommt, ob es mehrere Biotypen derartiger Krankheiten, auch bei gleichem Vererbungsmodus gibt. Ich freue mich ganz besonders, dass ich in diesem Kreis ein starkes Verantwortungsgefühl angetroffen habe, so dass man sich nicht schablonenhaft nur durch die Diagnose leiten lässt, sondern dass man auf humanem Standpunkt individualisieren will. Vor zwei Jahren wurde in einem Psychiater-Neurologenkreis die Diagnose als maßgebend erklärt. Man soll bei den Blinden damit Rechnung tragen, dass ihre Intelligenz häufig eine gute ist, dass sie selten heiraten und auch selten aussereheliche Verbindungen eingehen, und dass mit Mithilfe manche sich auch sozial behaupten können. Dieses und vieles mehr muss bei der Begutachtung erwogen werden.

Herr Mügge:

Die Frage, ob wir sterilisieren sollen oder nicht, stellt zweifellos den praktischen Augenarzt oft vor eine grosse Verantwortung und ich möchte nicht so verstanden werden, als ob ich übertriebenen Vorschlägen zur Sterilisation das Wort reden möchte. Gerade aber bezüglich des Glioms habe ich mich sehr gewundert, heut wiederholt die Ansicht gehört zu haben, dass es grösstenteils nicht erblich sein soll. Ein Teil der Fälle ist zweifellos erblich und das gilt auch von den beiden Brüdern, die Prof. Clausen heute in seinem Referat angeführt hat und die aus meiner Praxis stammen. Das Elend, welches diese Kinder über ihre Familie gebracht haben, mögen Sie ermessen, wenn ich hinzufüge, dass innerhalb eines Zeitraumes von $1\frac{1}{2}$ Jahren der eine Bruder an beiden Augen, der andere an einem Auge enukleiert wurde, dass dann bei jedem der beiden Brüder noch eine Exenteration der Orbita vorgenommen werden musste und dass sie trotzdem schliesslich beide durch Übergreifen des Glioms auf das Gehirn gestorben sind. Die Erblichkeit ging hier auf den Vater zurück, der als Kind an einer Seite wegen Gliom enukleiert worden war. Wer so etwas erlebt hat, der wird lieber einen Gliomfall zu viel als einen zu wenig für die Sterilisierung in Vorschlag bringen.

Herr Marchesani:

Was die Auslegung des Begriffes der „Blindheit" anlangt, so glaube ich, dass sich dieser weitgehend deckt mit dem Begriff der Invalidität von seiten der Augen. Es ist klar, dass wir nicht nur den Nachwuchs Blinder verhüten wollen, sondern auch zumindesten den Nachwuchs Invalider. Wenn wir auf den Begriff der Invalidität zurückgreifen, so hat dies den Vorteil, dass wir einen allen Augenärzten bekannten Begriff vor uns haben. Der Passus, dass „mit grosser Wahrscheinlichkeit zu erwarten sein muss, dass sich unter den Nachkommen ebenfalls Erbkranke befinden", ist nicht in dem Sinne zu verstehen, dass diese Wahrscheinlichkeit im einzelnen Fall nachgewiesen werden muss. Dies würde zu Willkürlichkeiten führen. Im allgemeinen Teil des Gesetzkommentars ist vielmehr ausgeführt, dass diese grosse Wahrscheinlichkeit bei allen dominant und recessiv sich vererbenden Leiden gegeben ist. Es genügt der Nachweis des Vorliegens eines solchen Leidens. Die Cataracta zonularis geht nach unserer Auffassung häufig auf Umwelteinflüsse zurück. Man kann an der Spaltlampe sogar häufig ablesen, zu welchem Zeitpunkt des

Embryonallebens bzw. in welchem Lebensalter die Schädigung eingewirkt
hat. Wenn früher angenommen wurde, dass die Rachitis eine der Ursachen
des Schichtstars wäre, und wenn man heute demgegenüber vorwiegend
die Tetanie als Ursache ansieht, so erblicke ich in dieser Auffassung
keinen Widerspruch. Denn es ist bekannt, dass in der Heilungsphase der
Rachitis ein Umschwung in der Stoffwechsellage dahingehend eintritt,
dass eine Spasmophilie auftreten kann. Die Cataracta zonularis kommt
also nicht von der Rachitis, sondern die Rachitis stellt nur einen Indikator
dar. Es erhebt sich die Frage, ob wir die Fälle von Cataracta zonularis,
die erblich auftreten, und die Fälle, die auf eine Spasmophilie zurückgehen,
nicht von einheitlichen Gesichtspunkten aus betrachten können. Nach
v. Pfaundler, und neuere Untersuchungen an eineiigen Zwillingen haben
dies bestätigt, ist auch die Anlage zu Rachitis erblich (rachitische
Diathese). Es ist wahrscheinlich, dass sich diese Anlage quantitativ
verschieden hochgradig vererben kann. Bei dem als erblich erscheinenden
Schichtstarfällen wäre diese Anlage für sich durchschlagend, während
in den anderen Fällen zur Manifestierung des Leidens ein Umweltfaktor
hinzukommen muss.

Herr Wissmann

fragt an, ob dem praktischen Augenarzt nur die Funktion zusteht, die
Fälle anzuzeigen, oder ob er auch bei der Bewertung der Fälle sich gutachtlich zu äussern hat, also gewissermaßen dem Erbgericht Unterlagen
zur Verfügung zu stellen hat mit einem eigenen Werturteil.

Herr Löhlein:

Meine Damen und Herren! Ich bin der Überzeugung, dass es kaum
ein Gesetz geben kann, das seinem Sinn und Ziel nach mit grösserem Recht
den Anspruch erheben kann, ein humanes Gesetz genannt zu werden wie
dieses Gesetz zur Verhütung erbkranken Nachwuchses; denn es will
eine Fülle schwersten Leides ersparen, dem Einzelnen, der Familie, dem
Volk als Ganzem, indem es die zerstörenden Wirkungen schwerer Erbleiden verhütet. Gewiss ist das Recht, das einem alten ärztlichen Wunsche
entsprechend, dieses Gesetz in die Hände der Ärzte legt, verbunden mit
einer grossen ernsten Verantwortung und ich möchte der Auffassung
entgegentreten, als ob etwa die Diagnose eines Erbleidens allein genügen
könne, die Entscheidung zur Unfruchtbarmachung daraus abzuleiten.
Das Gesetz verlangt vielmehr, soweit die Augenheilkunde in Betracht
kommt, den Zustand erblicher Blindheit oder schwerer Missbildung des
Auges. Ich glaube sagen zu können, dass wir Augenärzte als Sachverständige alle die grosse Verantwortung empfinden, die uns zufällt,
und dass wir den Grundsatz befolgen, uns auf eindeutige Fälle zu beschränken, bei denen auch dem einsichtigen Laien die Notwendigkeit des
Eingreifens verständlich gemacht werden kann. Wir alle stehen auf dem
Standpunkt, dass es besser ist, einmal zu wenig, als einmal zu leichtfertig
den Antrag auf Sterilisation zu stellen.

Dazu kommt, dass es mein und sicher vieler Sachverständiger
Grundsatz ist, stets den betroffenen Kranken soweit aufzuklären und zu
überzeugen, dass er nach Möglichkeit selbst den Antrag auf Unfruchtbar-

machung stellt und nicht das Gefühl zurückbehält, unter dem Zwang des strengen Gesetzes behandelt zu sein. Er empfindet dann seinen Entschluss, so schwer er ihm werden mag, als eine eigene befreiende Tat. Wenn wir auf diese Weise erst das Verständnis für die hier liegenden Notwendigkeiten in weite Kreise Schritt für Schritt vorgetragen haben, dann dürfen wir auch hoffen, die ebenso wichtige Aufgabe erfolgreich durchzuführen, nämlich als beratender Arzt auch in solchen Fällen, die nicht unter die Bestimmung des Gesetzes fallen, d. h. also, bei denen zwar ein schweres Erbleiden Gefahren voraussehen lässt, aber keine praktische Blindheit besteht, mit unserem einfachen menschlichen Rat, auf Nachkommenschaft zu verzichten, Erfolg zu haben. Ich denke an manche Familien mit gehäufter schwerer Myopie und Ablatio, an die Schwestern der v. Leberscher Opticusatrophie Befallenen und an ähnliche Fälle.

Nicht einverstanden kann ich mich damit erklären, dass man in zu hohem Maße anrechnet, was jemand durch Willensstärke noch mit einem an sich ungenügenden Sehrest zu leisten vermag. Ist er Träger eines ernsten Erbleidens und hat ein Sehvermögen, das den Durchschnittsmenschen zum praktisch Blinden stempelt, so soll er auch die Folgerungen ziehen, denn dass dieselbe ungewöhnliche Willensstärke etwa bei den Nachkommen über das gleiche schwere Leiden wieder hinweghilft, ist doch sehr zweifelhaft.

Von mehreren Seiten ist hier der Wunsch ausgesprochen worden, man möge kurze Richtlinien herausarbeiten, nach denen der einzelne Augenarzt sein Sachverständigenurteil abgeben kann. Ich würde es nicht für richtig halten, gedruckte Richtlinien zu entwerfen, die den einzelnen beschäftigten Arzt dazu verleiten könnten, schablonenmäßig nachzuschlagen und sehr rasch mit seinem Urteil bei der Hand zu sein. Denn diese Aufgabe ist eine von Fall zu Fall zu entscheidende und eine verantwortungsvolle und sie kostet eben Zeit und Mühe in jedem Fall. Aber es handelt sich um so schwerwiegende Verantwortungen, dass dem Sachverständigen die wohl begründete, gut überlegte und bewiesene Stellungnahme einfach nicht durch irgendwelche Direktiven abgenommen werden kann.

Selbstverständlich streben wir danach, unsere Erfahrungen und Beobachtungen auszutauschen und so jedem einzelnen seine Stellungnahme immer leichter und die Urteilsweise immer einheitlicher zu gestalten. Dem dient es ja gerade auch, dass wir heute hier in grossem Ausmaß diese ganzen Fragen in grundlegender Weise zur Sprache gebracht haben, dem dient die Neuherausgabe des Kommentars zum Gesetz und dem soll ein Handbuch der Erbkrankheiten dienen, das z. Z. vorbereitet wird.

Wichtig ist, dass wir als Sachverständige, jeden einzelnen Fall gründlich klarstellen, dann aber auch auf Berücksichtigung unseres Sachverständigenspruches dringen. Ich bin überzeugt, dass die Schwierigkeiten, die in dieser Hinsicht früher vielleicht von juristischer Seite gelegentlich entstanden sind, verschwinden werden, je mehr der Jurist Einblick in die Verwickeltheit der Verhältnisse bekommt, über die der Sachverständige auszusagen hat und allein urteilen kann.

Herr Engelking:

Es wäre ganz unrichtig, dort, wo Schwierigkeiten in der praktischen Durchführung des Gesetzes bestehen, diese kleiner zu sehen, als sie sind. Insbesondere muss man davor warnen, die Diagnose allein oder auch nur ganz überwiegend als Richtschnur zu nehmen. So sollte z. B. nicht schlechthin jeder Fall von Pigmentdegeneration der Netzhaut ohne weiteres sterilisiert werden, denn es gibt zweifellos vererbbare Fälle, die in mehreren Generationen zeitlebens eine recht gute Sehfunktion behalten. Ebensowenig ist jeder total Farbenblinde sterilisationsbedürftig, da auch Fälle vorkommen, wie ich aus eigener Erfahrung mitteilen kann, die über volle Sehschärfe verfügen und überhaupt praktisch kaum geschädigt sind. Auch unter den angeborenen Hemeralopen gibt es solche, die voll berufsfähig sind. Auch diese brauchten m. E. nicht sterilisiert zu werden.

Eine andere Schwierigkeit liegt darin, dass gewisse Krankheitsbilder teils vererblich, teils nicht erblich vorkommen. Das gilt z. B. für den Mikrophthalmus, der sogar in Zusammenhang mit Mikrocephalie durch äussere Schädigungen des Fötus, etwa durch Röntgenstrahlen, zustandekommen kann. Ähnliches trifft für das Kolobom mit Schwachsichtigkeit zu. Bei diesen und entsprechenden Krankheitsbildern darf die Sterilisation m. E. nur beantragt werden, wenn positiv der Nachweis der Erblichkeit erbracht werden kann, während man bei isoliert vorkommenden Fällen Zurückhaltung beobachten wird.

Herr Clausen (Schlusswort):

Den ungeheueren Wert des Gesetzes kann man nur vom allgemein ärztlichen und rassenhygienischen Standpunkt voll erfassen und nur von diesem, nicht aber nur vom rein augenärztlichen. 50% aller zu Sterilisierenden sind Kranke mit angeborenem Schwachsinn und da dürfte die Entscheidung wahrlich nicht schwer fallen. Von den übrig bleibenden 50% bilden die wegen erblicher Augenleiden zu Sterilisierenden nur einen ganz geringen Bruchteil.

Den Begriff praktische Blindheit habe ich, soweit das für die Anwendung des Gesetzes möglich ist, einigermaßen scharf umrissen. Er dürfte sich decken mit einer so hochgradigen Schwachsichtigkeit, dass dadurch Invalidität bedingt wird. Jeder Fall muss besonders von allen Seiten beurteilt werden; dass Erblichkeit nachgewiesen sein muss, ist selbstverständliche Voraussetzung, genau so wie genaue Befundaufnahme und Richtigkeit der Diagnose als selbstverständlich vorausgesetzt wird.

Dass das Gliom in viel mehr Fällen erblich ist, als wir bisher annahmen, werden uns sehr wahrscheinlich die genauen Forschungen der nächsten Jahre noch erbringen. Bisher ist nach Erblichkeit wohl nicht immer hinreichend gefahndet worden, da wir früher das Gliom nicht für erblich gehalten haben.

Bei der totalen Farbenblindheit habe ich ganz besonders darauf aufmerksam gemacht, dass sie meist mit Nystagmus und höchstgradiger Schwachsichtigkeit einhergeht. Nur um diese Fälle konnte es sich handeln und nicht um jene, die bei ihrer totalen Farbenblindheit noch über annähernd normale Sehschärfe verfügen.

II. Einzelvorträge.

I.

Keratitis parenchymatosa und Grundumsatz.

Von

J. Blaickner (Salzburg).

Mit 1 Abbildung im Text.

Die Pathologie der Keratitis parenchymatosa gehört zweifellos auch heute noch zu den schwierigsten Kapiteln einer ursächlichen Krankheitserklärung. So sehr die luetische Ätiologie ausser Frage steht, haben wir doch in das Gefüge der Mitursachen immer noch weniger Einblick, als beispielsweise bei der tabischen Opticusatrophie. Die Erklärungsversuche von Schieck und anderen Forschern, welche mit Hilfe der Anaphylaxielehre das Zustandekommen der Krankheit erklären wollen, haben sicherlich grosse Überzeugungskraft. Dass sie als alleiniges, kausales Moment jedoch nicht genügen, hat Terrien vor allem betont. Über den Einfluss von Störungen seitens der endokrinen Drüsen verweise ich auf die bekannten Arbeiten von Enroth, Cederkreutz, Stähli, Towbin und Prosorowski sowie besonders Weill, nebst einigen anderen, welche mehr kasuistische Beiträge brachten. Diese Forschungsrichtung konnte jedoch nicht weiter vordringen, da die Arbeitsmethode des Abderhaldenschen Dialysierverfahrens auch in der verbesserten Form der Interferometrie allzu widersprechende Ergebnisse bei der Nachprüfung lieferte, worauf Weill besonders hingewiesen hat.

Von der Beobachtung ausgehend, dass bei Patienten mit Keratitis parenchymatosa häufiger als bei gleichalterigen Patienten mit den verschiedensten, anderen Augenerkrankungen, Störungen der Schilddrüsenentwicklung durch Inspektion und Palpation nachzuweisen sind, habe ich bei meinen K. P.-Patienten systematisch den Grundumsatz untersucht. Bearbeitet wurde das Krankheitsmaterial von drei Jahren, 1933—1936, und zwar 34 Krankheitsfälle. Die Untersuchungen wurden stets gleich nach der Spitalsaufnahme durchgeführt, fleischfreie und fettarme Kost wurde durch mindestens zwei, meist durch drei Tage unter strenger Kontrolle verabreicht. Die Grundumsatzuntersuchungen wurden auf mein Ersuchen auf der

medizinischen Abteilung unseres Landeskrankenhauses (Professor
Dr. Ludwig Petschacher) durchgeführt. Ich bin hierfür meinem
Kollegen Prof. Dr. Ludwig Petschacher und seinen Assistenten
zu grossem Danke verpflichtet. Für die Bestimmung des Grundumsatzes wurde der Sauerstoffverbrauch am Kroghschen Apparat
gemessen. Die Umrechnung erfolgte mit Hilfe der Körpergrösse und
des Körpergewichtes nach den Tabellen von Benedikt. Bei den
34 Kranken waren die Untersuchungen dreimal wegen Angst der
Patienten nicht ausführbar, in den übrigen Fällen war das Verhalten
der Patienten stets so, dass verlässliche Kurven geatmet wurden. Es
ergaben sich Grundumsatzwerte zwischen $+10\%$ und -10% in
15 Fällen, wobei zu bemerken ist, dass die weitaus grössere Zahl
dieser Werte unter dem Nullpunkt lagen. Aber wegen der mathematisch bedingten Fehlergrenze von etwa 10%, die allgemein angenommen wird, rechne ich diese ganze Gruppe zu den Normalfällen.

Zwischen -10% und -20% lagen die Werte in sechs Fällen,
zwischen -20% und -30% in zwei Fällen und zwischen -30%
und -46% in fünf Fällen, während zwischen $+10\%$ und $+36\%$
nur vier Fälle lagen. Ich habe selbstverständlich versucht, diese
Untersuchungen durch Kontrollfälle zu erhärten. Die Zahl von zehn
Kontrollfällen ergab folgendes:

Zwischen -10% und $+10\%$ lagen vier Werte, sechs Werte
lagen zwischen $+10$ und $+32\%$.

Von den untersuchten K. P.-Patienten standen elf im Alter
zwischen 4 und 10 Jahren, 13 im Alter zwischen 11 und 20 Jahren,
neun im Alter von 21—30 Jahren und eine Patientin war 36 Jahre
alt. 18 Patienten waren männlichen, 16 weiblichen Geschlechtes.
Eine Beziehung der niedrigen Grundumsatzwerte zu Alter oder Geschlecht kann ich in meinem Material nicht herausfinden. Hingegen
hatten die wenigen Fälle von höheren Grundumsatzwerten stets ein
Alter unter 15 Jahren. Leichte Schilddrüsenschwellungen, zum
guten Teil von etwas derber Resistenz, sind unter meinen K. P.-
Patienten, wie schon früher gesagt, häufig zu finden. Auch aus
früheren Jahrzehnten erinnere ich mich dieser Tatsache. Ich bemerke aber nochmals, dass der gleichalterige Durchschnitt anderer
Patienten aus denselben Gegenden dieses Bild nicht oder nur ganz
vereinzelt zeigt, was gegenüber dem Einwand, dass das Material
vielleicht aus Kropfgegenden stamme, zu betonen ist. Ich hatte im
Gegenteil immer den Eindruck, dass die Lues endemica congenita
in der Pathologie der Schilddrüse eine Rolle spiele. Dasselbe hat
übrigens Enroth an seinem Patientenmaterial ebenfalls gefunden.

An dieser Stelle möchte ich aber auch bemerken, dass keiner unserer
Patienten, auch jene nicht, die starke Verminderung des Grundumsatzes geboten haben, irgendwelche auffälligere klinische Symptome eines Myxödems aufwiesen. Selbstverständlich sind als K. P.-

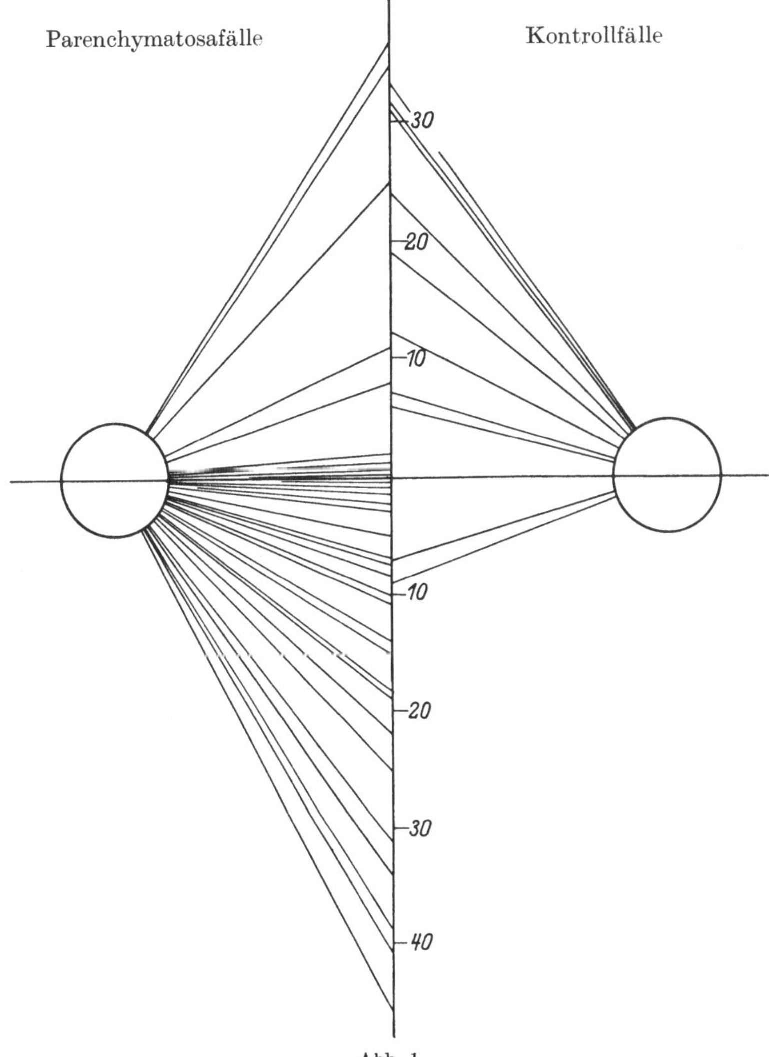

Abb. 1.

Patienten nur solche Fälle angeführt, bei welchen die Lues congenita
zu allermeist serologisch oder klinisch, wie auch anamnestisch sichergestellt erschien. Der Wa. und Mein. war von 34 Fällen nur einmal
negativ. Das Ergebnis der Untersuchungen ist aus dem graphischen
Bild besonders gut ersichtlich (Abbildung 1). Man sieht, wie die

Streugarbe der K. P.-Patienten in einer grösseren Zahl nach unten, die der Kontrollfälle jedoch nach oben weist. Die Zahl der Kontrollfälle ist zugegebener Maßen zu gering. Dies hat aber vorwiegend darin seinen Grund, dass bei deren Auswahl mit besonderer Rigorosität vorgegangen wurde. Es wurden nur Fälle ausgewählt, welche den jeweils anwesenden K. P.-Patient in bezug auf Alter, sowie somatologisch weitgehend glichen und an anderen, bezüglich der Fragestellung gleichgültigen Augenerkrankungen litten. Es waren darunter vier Verletzungen, ein juveniles Glaukom, im übrigen äussere, unbedeutende Erkrankungen der Augen.

Ein mathematisch besserer Weg wäre zweifellos, wenn man bei sämtlichen Patienten unter 30 Jahren eine Grundumsatzuntersuchung machen würde, was aber praktisch undurchführbar ist. Bei der Kritik der Ergebnisse darf nicht vergessen werden, dass die Plus- und Minusseite der Ordinatenachse einander nicht gleichwertig sind. Während bekanntlich Steigerungen um 30% in der Pathologie des Basedow als ganz mäßig betrachtet werden müssen, da auch solche von $+100$ und 140% gelegentlich vorkommen, sind Senkungen um 30% schon sehr beträchtlich, unter 50% auch bei höchstgradigem Myxödem bisher nicht erwiesen. Ich möchte ferner den Gedanken zur Erwägung geben, ob nicht bei dem höchstkomplizierten Zellstoffwechsel der Hornhaut, im gefässlosen Gewebe, schon auch verhältnismäßig geringe Verminderungen des Grundumsatzes einen Ausschlag geben könnten, besonders wenn es sich um ein pathologisch gestörtes Zelleben handelt.

Selbstverständlich lag es nahe, das Ergebnis dieser Untersuchungen auch therapeutisch zu verwerten. Ich habe daher zur antiluetischen Behandlung der K. P.-Patienten, die von uns stets in der gründlichsten Weise mit Quecksilber und Salvarsan durchgeführt wird, auch ein Schilddrüsenpräparat beigegeben. Dasselbe haben vor mir schon andere Autoren getan, insbesonders die französische Schule, und über gute Ergebnisse berichtet. Es hat wohl hauptsächlich die mangelnde experimentelle Unterlage eine weitere Propagation dieser therapeutischen Ideen verhindert. Ich habe bisher immer ausschliesslich das Thyroxin verwendet und wöchentlich eine, in Fällen von starker Herabsetzung des Grundumsatzes, zwei Ampullen i. m. injiziert. Ich bin mir bewusst, dass das Thyroxin ein unvollständiges endokrines Schilddrüsenersatzpräparat ist, wollte aber bei meinen primären, therapeutischen Versuchen von den Fehlerquellen unabhängig sein, die der Zuführung analoger Präparate auf dem Verdauungswege naturgemäß anhaften.

Glauben Sie nun nicht meine Herren, dass ich meine Beobachtungen in dieser Hinsicht durch Sehproben stützen werde, obgleich meine daraufbezüglichen Ergebnisse recht gute waren. In den allermeisten Fällen wurde auch an dem schlechteren Auge eine sozial genügende, vielfach an beiden Augen eine gute Sehschärfe von 6/6—6/12 erreicht, aber wir wissen, von wieviel Zufällen die zentrale Sehschärfe abhängig ist.

Eine zeitliche Abkürzung der Erkrankung konnte durch die Thyroxintherapie nicht festgestellt werden, jedoch erscheint mir eine Alteration des Krankheitsverlaufes festzustehen. Wenn die Krankheitsfälle vom ersten Anbeginn an gleichzeitig mit der antiluetischen Therapie auch mit Thyroxin behandelt werden, dann ist es geradezu auffällig, wie häufig und regelmäßig jene Verlaufsform sich herausbildet und lange Zeit sich unverändert erhält, die wir seit Igersheimer als Hintere Auflagerungen mit diskreten Trübungsherden in den hintersten Schichten der Cornea knapp vor der Membrana Descemeti kennen.

Da ich die Verlaufsart unseres stets ziemlich gleichartigen Krankheitsmaterials auch aus früheren Jahrzehnten her kenne, glaube ich zu dieser Behauptung berechtigt zu sein. Ganz besonders deutliche Figurenbildungen von hinteren Auflagerungen, die vielfach durch zarte Fäden miteinander verbunden waren, konnten beobachtet werden, Gebilde, welche mit echten Präzipitaten nicht zu verwechseln sind. Diese hinteren Auflagerungen und die davor befindlichen diskreten Parenchymtrübungen sind leider, wie schon Igersheimer festgestellt hat, oft recht hartnäckig. Ich konnte aber doch meist einen recht benignen Ausgang konstatieren. Die Auflagerungen hielten sich zwar oft wochenlang auf demselben Stande, doch kam ein Zusammenfliessen dieser nicht vor. Die Trübungen in den hinteren Hornhautlamellen hellten sich häufig auch biomikroskopisch nahezu vollständig wieder auf und ein Übergreifen des Prozesses auf die mittleren und vorderen Hornhautschichten war meines Erachtens viel seltener zu beobachten, als in früherer Zeit. Es schien mir stets, als ob die Schlachtlinie nach rückwärts verlegt wäre und das Hornhautparenchym gegen den Krankheitsprozess eine erhöhte Widerstandsfähigkeit gewänne.

Wenn ich aus dem Gesagten vorsichtige Schlussfolgerungen ziehen soll, so ist es meines Erachtens angezeigt, bei K. P.-Patienten künftighin auch den Grundumsatz zu bestimmen, was bei der K. P., welche trotz ihrer sichergestellten, luetischen Grundlage, doch einen relativen Mangel klinischer Gesichtspunkte darbietet, an sich schon ein Vorteil ist. Erst in späterer Zeit dürfte es möglich sein, diese neuen Gesichtspunkte in die Pathologie der K. P. einzubauen. Ausdrücklich bemerke ich, dass es mir fernliegt, etwa die Bedeutung der Anaphylaxie für die Erkrankungsentstehung zu leugnen. Sie bedarf aber wohl modifizierender Momente, damit das eigenartige Krankheitsbild der K. P., welches so sehr an gewisse Entwicklungsphasen des Patienten gebunden ist, erklärt werden kann. Und letzten Endes darf man nicht vergessen, dass das wichtigste Moment eben doch die Lues selbst ist, die irgendwo im Körper — ob an der Hornhauthinterfläche mag dahingestellt bleiben — aktiv sein muss.

II.

Keratoconjunctivitis sicca — ein Teilsymptom eines grösseren Symptomenkomplexes.

Von

Henrik Sjögren (Jönköping).

Mit 1 Abbildung und 2 Tabellen im Text.

Im Jahre 1924 hat Stock in Graefe-Saemischs Handbuch zwei Fälle von „Keratitis filiformis bei Hypofunktion der Tränendrüsen" beschrieben. Weitere Beschreibungen dieser Krankheit verdanken wir Schöninger, Betsch, Scheerer u. a. Die Augenveränderungen können somit als allgemein bekannt angesehen werden. Ich will hier nur auf die von mir in meiner 1933 erschienenen Monographie[1] dieser Krankheit beschriebene Vitalfärbung mit 1% Lösung von Rose bengale hinweisen. Es hat sich gezeigt, dass sich das Auge hierbei in besonders charakteristischer Weise färbt. Der Teil des Auges, der dem Rimagebiete entspricht, färbt sich stark rot. Hält man die Augenlider auseinander, so bemerkt man an jeder Seite der teilweise rot verfärbten Cornea ein leuchtendrotes, scharf begrenztes Dreieck mit der Basis am Limbus. Das beweist, dass nicht nur die Cornea, sondern auch die Conjunctiva in weitgehendem Maße erkrankt ist. Dieses Symptom scheint pathognomonisch für die Krankheit zu sein.

Zum illustrieren der weiteren Symptomatologie des ganzen Komplexes wähle ich einen meiner Fälle heraus. Es handelt sich um eine jetzt 56jährige Frau, die seit ihrem 40. Jahre an den

---

[1] acta ophthalm. Suppl. II.

typischen Symptomen der Keratoconjunctivitis sicca gelitten hat. Als die Augensymptome schon ein Jahr bestanden hatten, begann sie im Sommer 1919 an auffallender Trockenheit der Mundhöhle zu leiden. Diese Trockenheit nahm immer mehr zu und verursachte ihr grosse Beschwerden. Die Zunge schwoll an und wurde blaurot, es entstanden grosse Risse an Lippen und Zunge.

Diese schweren Symptomen gingen allmählich zurück, aber die Trockenheit besteht noch immer. Im September 1919 stellte sich plötzlich starke Schwellung vor und unter beiden Ohren ein. Die geschwollene Partie war faustgross und druckempfindlich. Die Temperatur hielt sich um 38⁰ herum. Die Anschwellung blieb eine Woche lang unverändert, nahm dann allmählich ab und war nach 14 Tagen ganz verschwunden. Solche Anfälle hat sie nachher öfters gehabt, sie haben sich drei- bis viermal jährlich wiederholt. Die Patientin hat gefunden, dass durch Massage der Parotis etwas Speichel in die Mundhöhle herausgepresst werden kann. Durch systematische Massage der Drüse ist es ihr gelungen, die akuten Anfälle zu bekämpfen, so dass sie jetzt seltener auftreten. Im Frühling 1920 bekam sie Zahnbeschwerden, es entstanden eine Menge Löcher, alte Plomben fielen aus, die Zahnkronen brachen ab und ganze Zähne fielen aus. Sie wurde 1920 in der Medizinischen Klinik I des Serafimerkrankenhauses, Stockholm, untersucht. In der Krankengeschichte aus dieser Zeit ist verzeichnet: ,,Mund- und Rachenschleimhaut auffallend trocken. Beide Parotisdrüsen, besonders die linke, etwas vergrössert, von fester Konsistenz. Keine Vergrösserung der Submaxillarisdrüsen. Sublingualisdrüsen geschwollen.`` Der Zustand hat seitdem wie früher fortbestanden. Jetzt ist ihr Status bei rhinologischer Untersuchung folgender: Bei Palpation erscheinen sowohl Parotis wie Submaxillaris sehr stark atrophiert. Ebenso ist die Sublingualis atrophisch, wenn auch nicht in so hohem Grade. Diffuse hochgradige Atrophie der Schleimhaut in der Bucca, die ein auffallend trockenes Aussehen hat. Die Zungenschleimhaut ist ebenfalls hochgradig atrophisch mit geschwundenen Papillen. Die Gaumenschleimhaut ist trocken und atrophisch. Auf der hinteren Schlundwandung und im Naso-Pharynx ist die Atrophie etwas weniger ausgeprägt, ebenso verhält es sich mit der Nasenschleimhaut. Bei Reizung der Schleimhaut in der Mundhöhle ist kein Speichelfluss zu beobachten, und zwar weder von Parotis noch von Submaxillaris. Zähne fehlen vollkommen.

Zusammenfassend haben wir hier vor uns ein Symptomenkomplex, bestehend aus Keratoconjunctivitis sicca — Xerostomie —

Rhinopharyngolaryngitis sicca. Hierzu kommt noch ein anderes Symptom, das zwar hier nicht vorlag, das man aber sehr oft bei dieser Krankheit findet und das als charakteristisch für das ganze Symptomenkomplex angesehen werden muss. Dieses Symptom ist eine chronische Polyarthritis. Bei 22 Fällen von Keratoconjunctivitis sicca fand ich Xerostomie verschiedenen Grades in zehn Fällen. Die anderen Schleimhautatrophien waren seltener zu finden. Was die Gelenkbeschwerden betrifft, so fand ich, dass, wenn die Fälle mitgezählt werden, welche diese Beschwerden nur anamnestisch gehabt haben, von 22 Fällen nur fünf völlig verschont geblieben sind, während 17 Fälle Symptome aufgewiesen haben. Manifeste Gelenksymptome sind bei 14 meiner 22 Fälle vorhanden. Die allermeisten Fälle sind weiblichen Geschlechts. Alle diese verschiedenen Symptomen sind schon früher vereinzelt wahrgenommen, so von Fuchs, Muloch-Houwer, Betsch, Wissman u. a.

Wenden wir uns nun zum Verhalten der allgemeinen Krankheitsreaktionen: Senkungsreaktion, Blutbild und Körpertemperatur.

Aus den beigegebenen Tabellen und der Abbildung 1 geht folgendes hervor:

Tabelle 1.
Senkungsreaktion.

Fall	SR/1 St.	Fall	SR 1/St.
1	24	11	66
	14		57
	21		41
2	67	12	121
3	50	14	89
4	60		80
	44		84
	95	15	100
	34	17	25
	36		27
6	42		25
	42		32
7	47	20	16
	80		16
	44	21	38
8	41		67
	30		35
9	70		33
	72	22	49
10	42		

1. Die Senkungsreaktion zeigt in sämtlichen Fällen erhöhte Werte.

2. Das Blutbild ist mit nur wenigen Ausnahmen durch Lymphocytose gekennzeichnet, in vereinzelten Fällen auch durch leichte Eosinophilie und in vielen Fällen durch Anämie mäßigen Grades.

3. Die Körpertemperatur ist in sämtlichen untersuchten Fällen (11) während längerer oder kürzerer Perioden subfebril.

Aus dem Verhalten dieser Reaktionen geht hervor, dass bei Keratoconjunctivitis sicca eine chronische Infektion vorliegt.

In meiner Monographie 1933 habe ich gezeigt, dass die Veränderungen der Conjunctiva in einer hochgradigen Atrophie des

Epithels bestehen. Ich konnte auch nachweisen, dass die Tränendrüsen sowie die Drüsen der Nase, der Mundhöhle, der Larynx und Pharynx auf dem Wege über eine rundzellige Infiltration hochgradig

Tabelle 2.
Blutbild.

Fall	Hb.	R. Blk.	W. Blk.	Neutr.	Eos.	Bas.	Lym.	Mono.
1	80	4,00 mil.	6800	65	1	—	29	5
	91	4,33 ,,	5400	53,5	1,5	—	41	4
2	—	—	—	65	2	1	26	6
4	91	4,96 ,,	3600	—	—	—	—	—
7	68	3,5 ,,	5500	45	—	—	50	5
	—	—	—	48	2	—	47	3
8	67	3,6 ,,	5300	53	—	—	40	7
9	65	3,76 ,,	7400	68,5	7	1	21	2,5
10	—	—	—	42	3,5	—	50,5	4
	73	4,05 ,,	4200	40	0,5	—	51,5	8
11	86	4,12 ,,	4200	46	0,5	—	51	2,5
	—	—	5200	47	1	—	47	5
12	32	1,82 ,,	13600	—	—	—	—	—
14	85	4,3 ,,	4700	55	6	—	37	2
17	—	—	4200	49	1	1	47	4
	71	3,6 ,,	5300	57	3	—	33	7
18	—	—	—	54	2	—	37	7
20	69	3,6 ,,	4000	65,5	1,5	—	25	8
21	67	4,7 ,,	4800	57	3	1	31	8
22	85	4,99 ,,	8100	38,5	3,7	—	43	11
	—	—	4200	57	3	1	37	2

sklerosiert waren, und dass diese Drüsenveränderungen den Schleimhautveränderungen vorangehen. Daraus geht hervor, dass das Primäre in diesem Symptomkomplex die Drüsenveränderungen sind,

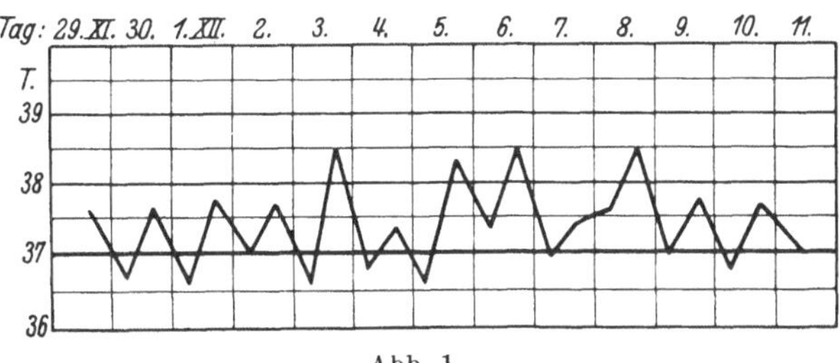

Abb. 1.

und dass das Aufhören der Sekretion die Schleimhautveränderungen hervorruft. Noch andere Beweise für diese Meinung habe ich in meiner obengenannten Arbeit angeführt.

Dass es sich hier um eine auf dem Blutwege entstandene infektiös bedingte Drüsenkrankheit handelt, dürfte aus dem Gesagten hervorgehen. Ich will hier hervorheben, dass die oft gefundene Arthritis durchaus von dem chronisch infektiösen Typus war. Anhaltspunkte dafür, dass die Krankheit auf endokriner Grundlage beruht, konnten weder klinisch noch röntgenologisch gefunden werden. Der infektiöse Charakter des Komplexes wird noch mehr hervorgehoben durch einen Fall, der unter dem Bilde Sepsis und Endocarditis lenta zugrunde ging. Als Ausgangspunkt für diese Infektion muss wohl an fokale Herde gedacht werden, die ich in gut der Hälfte der Fälle nachweisen konnte.

Zusammenfassung: Die voll entwickelte Keratoconjunctivitis sicca zeigt ein von anderen Keratitis- und Conjunctivitisformen gut abgegrenztes Krankheitsbild. Diese Krankheit ist jedoch nur als ein Teilsymptom eines grösseren, infektiös bedingten Symptomenkomplexes aufzufassen, das, wenn es voll ausgebildet ist, aus Keratoconjunctivitis sicca — Xerostomie — Rhinopharyngolaryngitis sicca — Polyarthritis chronica besteht. Die Drüsenkrankheit, die den Schleimhautveränderungen vorangeht, kann alle die obengenannten Drüsen bei demselben Menschen angreifen oder — was am häufigsten vorkommt — auf vereinzelte Drüsengruppen beschränkt sein mit von Fall zu Fall wechselnden Kombinationen.

Die in dem hier beschriebenen Symptomenkomplex vorliegenden verschiedenen Symptome sind, soweit sie früher bekannt waren, gewöhnlich als selbständige Krankheiten betrachtet worden, über deren Ätiologie meist nur Theorien herrschen. Vielleicht gibt es beispielsweise trockene atrophische Rhinitiden verschiedener Ätiologie. Durch meine Untersuchungen ist jedoch nachgewiesen, dass sie alle als nur Teilsymptome eines grösseren Symptomenkomplexes auftreten können, und dass sie dann auf einer endogenen Infektion beruhen, die die Drüsen angreift, und dass die durch diese Drüsenkrankheit verminderte Sekretion die Schleimhautveränderungen hervorruft.

Aussprache.

Herr Löhlein:

Wir wenden in Berlin seit längerer Zeit grundsätzlich bei jeder abakteriellen hartnäckigen Bindehautentzündung, besonders in der Menopause die Probe mit Rose bengale an und finden die Fälle der Keratoconjunctivitis sicca recht häufig auch in Verbindung mit dem einen oder anderen der von Sjögren in seiner Monographie zusammengefassten Begleitsymptome.

Auf einen klassischen Fall dieser Art, der den gesamten Symptomen-komplex in voller Ausprägung zeigte, möchte ich kurz eingehen, weil er zeigt, in welchem Ausmaß dieser Zustand seine Trägerin, denn es sind ja fast stets Frauen, quälen kann. Es handelte sich um eine 55jährige Kollegenfrau, die schon seit Jahren wegen ihres lästigen Bindehaut-katarrhs mit fädigem Sekret, wechselnden Trübungen und Fädchen-bildungen der Hornhaut in der verschiedensten Weise behandelt worden war, und die ausserordentlich unter dem dauernden Juckreiz und dem Zwang zum Zwinkern litt, da sie die Augen nie längere Zeit offen halten konnte und nach jedem kurzen Lesen oder sonstiger Inanspruchnahme der Augen schmerzhafte Ermüdungszustände bekam. Die Rose-bengale-Probe ergab das typische Bild und bei näherer Erkundigung hörten wir, dass in der Kindheit eine Parotitis aufgetreten war, die sich später noch öfters wiederholte. Ausserdem bestand seit Jahren trockener Mund und die Unmöglichkeit, zu essen, ohne etwas zu trinken. Die Zähne waren brüchig geworden und es traten schmerzhafte Schwellungen an den Fingergelenken auf. Ich will auf die interne, im wesentlichen negative Untersuchung nicht eingehen, sondern nur erwähnen, dass wir der Patientin eine grosse Erleichterung verschaffen konnten durch Anwendung von Haftgläsern, die 3—4 Stunden vertragen wurden und in dieser Zeit die Beschwerden völlig beseitigten, da in der feuchten Kammer die Epithel-störungen und der durch sie bedingte Juckreiz verschwanden. Es war sehr lehrreich, die Rose-bengale-Probe vor und nach dem Tragen des Haftglases anzustellen. Während vorher die unteren $^2/_3$ der Conjunctiva bulbi und der Hornhaut dicht mit rotgefärbten Punkten im Epithel besetzt waren, fand sich nach Abnehmen des Haftglases die Probe in dem ganzen Bezirk, der durch das Haftglas gedeckt gewesen war, negativ und nur peripher von diesem Gebiet zeigten sich die alten Veränderungen der Oberfläche. Bei schweren Fällen dieser Art kann man also zur sorg-fältigen Auswahl eines Haftglases raten.

Herr Marchesani:

Von Weve habe ich erfahren, dass die Conjunctivitis sicca durch Ein-träufeln von Fibrolysinlösung günstig beeinflusst wird. Wir selbst sahen in einem solchen Falle ebenfalls eine günstige Wirkung mit diesem Medikament.

Dritte wissenschaftliche Sitzung.

Dienstag, den 7. Juli 1936, vormittags 8½ Uhr.

Vorsitzender: Herr L i n d b e r g (Helsingförs).

III.

Über das Altern der Linse.

Von

Hans Karl Müller (Basel).

Die Linse ist das Organ, das von allen Teilen des Körpers die grösste Selbständigkeit besitzt. Diese Selbständigkeit tritt am deutlichsten in der organspezifischen Wirkung parenteral zugeführten Linseneiweisses in Erscheinung. Sie kann aber auch noch durch manche andere Tatsache aus dem Linsenstoffwechsel belegt werden. Bei genauer Betrachtung aller hierher gehörenden Umstände erscheint die Sonderstellung der Linse so ausgeprägt, dass es beinahe gestattet ist, die Linse als ein selbständiges Individuum anzusehen.

Der Altersstar, d. h. der Alterstod der Linse kann daher grundsätzlich nichts anderes sein als der Alterstod irgendeines Lebewesens. Wenn man daher zu einer erfolgreichen medikamentösen Behandlung des Altersstares gelangen will, muss man ähnliche Wege einschlagen, wie man sie bei der Erforschung und Bekämpfung des Alterstodes gegangen ist. Dabei zeigte sich, dass das Leben altersschwacher Personen nur immer dann verlängert werden kann, wenn man im Einzelfall weiss, welche lebenswichtigen Organe zu versagen drohen und wenn man Mittel besitzt, die die Funktionen dieser Organe wirksam unterstützen.

Aus diesen Gedankengängen folgt, dass zuerst die für das Leben der Linse wichtigen Vorgänge, die sich in der Linse selbst und in ihrer Umgebung abspielen, erkannt werden müssen und dass dann die Altersveränderungen dieser Vorgänge zu erforschen sind. Erst wenn diese beiden Grundfragen einigermaßen gelöst sind, kann der medikamentösen Startherapie selbst näher getreten werden.

Der Kernpunkt des Problems ist es also das funktionelle Geschehen in der Linse zu erkennen. Dazu genügt es aber nicht mehr, wie das bisher meistens geschehen ist, die quantitativen Verhältnisse einiger Stoffe in der jungen und in der altersschwachen Linse festzustellen, sondern es müssen die Ergebnisse von Funktionsprüfungen in den Vordergrund der Betrachtungen gestellt werden. Mit anderen Worten heisst dies, es muss ermittelt werden, zu welchen Leistungen die normale junge Linse befähigt ist, und welche Veränderungen diese Leistungsfähigkeit beim Altern und bei der Starentstehung erleidet. Dass es sich hierbei um Wünsche handelt, die sich in die Tat umsetzen lassen, soll am Beispiel des Kohlehydratstoffwechsels der Linse gezeigt werden.

Nach den Vorstellungen, wie sie vor allem von Embden, Meyerhof und Parnas geschaffen worden sind, erfolgt der Abbau des Zuckers zur Milchsäure, die Glykolyse, auf einem Wege, wie es das Schema zeigt. Ohne auf die Einzelheiten dieses Schemas näher

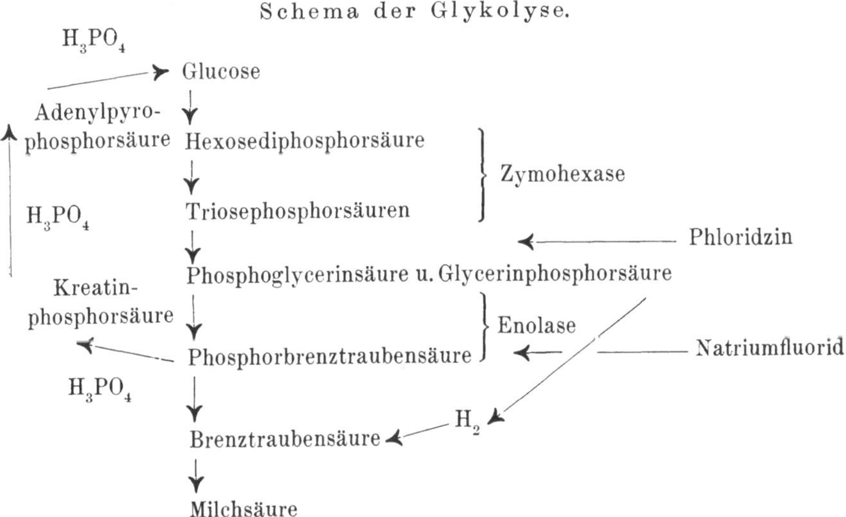

einzugehen, sei nur darauf aufmerksam gemacht, dass der Zuckerabbau erst dadurch ermöglicht wird, dass über den Umweg über die Kreatinphosphorsäure und Adenylpyrophosphorsäure der Zucker mit Phosphorsäure verestert wird. Der weitere Abbau erfolgt dann teils durch Oxydoreduktionen, teils durch Einwirkung von Fermenten. Wichtig ist es noch zu wissen, dass die Phosphorbrenztraubensäure an das Kreatin ihre Phosphorsäure abgibt.

Diese Art des Glykolyseablaufes hat wahrscheinlich für die Linse weitgehende Gültigkeit. Ohne auf die Einzelheiten meiner Versuche wegen Beschränktheit der zur Verfügung stehenden Zeit näher einzugehen, seien nur die Ergebnisse mitgeteilt. Diese zeigen, dass die Linse dem Schema entsprechend aus Hexosediphosphorsäure sogenannte Triosephosphorsäuren zu bilden vermag. Wird nämlich einem wässerigen Extrakt von Rinderlinsen Hexosediphosphorsäure hinzugesetzt, so werden innerhalb weniger Minuten Triosephosphorsäuren nachweisbar.

Weiterhin zeigt sich, dass auf den Zusatz von Hexosediphosphorsäure zum Linsenextrakt eine Abnahme des anorganischen Phosphates erfolgt. Diese Tatsache beweist, dass im Linsenextrakt Vorgänge sich abspielen, bei denen anorganisches Phosphat in organisches umgewandelt wird. Die Linse hat also die Fähigkeit organische Substanz mit Phosphorsäure zu verestern.

Umgekehrt kann aber der Linsenextrakt auch aus organischen Verbindungen Phosphor abspalten. Setzt man nämlich zu wässerigem Linsenextrakt Glycerinphosphat hinzu, so wird bei Brutschranktemperatur und in gepuffertem Milieu innerhalb drei Stunden reichlich Phosphor abgespalten.

Die Linse besitzt also die für die Glykolyse unbedingt notwendigen Fähigkeiten, erstens Hexosediphosphorsäure in Triosen umzuwandeln, zweitens organische Substanz mit Phosphorsäure zu verestern, und drittens von organischen Verbindungen Phosphor abzuspalten. Diese Fähigkeiten erleiden nun beim Altern teilweise charakteristische Veränderungen. So können unter den gewählten Versuchsbedingungen die Linsen alter Rinder Hexosediphosphorsäure nur noch in beschränktem Maße in Triosen überführen, auch das Vermögen organische Substanzen mit Phosphorsäure zu verestern, nimmt mit dem Alter beträchtlich ab. Die Fähigkeit von organischen Verbindungen Phosphorsäure abzuspalten, scheint aber beim Altern annähernd erhalten zu bleiben.

Diese Altersveränderungen im funktionellen Geschehen in der Linse führen zu sehr bedeutsamen Konzentrationsänderungen gewisser Stoffe.

Auf verhältnismäßig einfache Weise kann man sich einen Überblick über den Gehalt der Linsen an Phosphorsäureestern also an Verbindungen wie Hexosediphosphorsäure, Triosephosphorsäure usw. verschaffen. Dabei erkennt man, dass diese Phosphorsäureester beim Altern eine bedeutende Abnahme erleiden. Unter Anwendung des Hydrolyseverfahrens von Lohmann findet man weiterhin, dass diese Abnahme fast ausschliesslich auf einem Verschwinden der Substanzen beruht, die sich nur schwer hydrolysieren lassen. Zu den hauptsächlichsten Vertretern dieser schwer hydrolysierbaren Phosphorsäureester gehört nun vor allem die Phosphoglycerinsäure und die Glycerinphosphorsäure. Es liegt daher die Vermutung nahe, dass die beim Altern stattfindende Abnahme an Phosphorsäureestern im wesentlichen auf einem Verschwinden dieser beiden Säuren zurückzuführen ist. Diese Feststellung ist deshalb so wichtig, da sie geeignet ist, eine Erklärung für die beim Altern und bei der Starentstehung so auffallende Abnahme des Vitamin C zu geben.

Das Vitamin C, die Askorbinsäure — eine ausserordentlich aktive Substanz — ist ein Kohlehydrat, das, worauf ich ja schon aufmerksam gemacht habe, wahrscheinlich aus einem der zahlreichen Phosphorsäureester der Linse entsteht. Da das Vitamin C beim Altern sich beträchtlich verringert, liegt der Schluss sehr nahe, dass es aus demjenigen Phosphorsäureester gebildet wird, der beim Altern die stärkste Abnahme in der Linse erkennen lässt. Nach dem Gesagten scheint dies die Phosphoglycerinsäure bzw. die Glycerinphosphorsäure zu sein.

Diese Vermutung wird durch zwei weitere Befunde ganz wesentlich gestützt. Aus dem Glykolyseschema ist zu erkennen, dass die Phosphoglycerinsäure einerseits aus den Triosen entsteht, andererseits zur Phosphorbrenztraubensäure abgebaut wird. Die Entstehung der Phosphoglycerinsäure kann man nun mit Phloridzin und den Abbau mit Natriumfluorid verhindern. Die Phloridzinvergiftung führt also zu einer Verminderung und die Natriumfluoridvergiftung zu einer Erhöhung des Gehaltes der Gewebe an Phosphoglycerinsäure. Wenn nun die Vermutung richtig ist, dass aus Phosphoglycerinsäure in der Linse Vitamin C entsteht, so wäre es denkbar, dass Phloridzinvergiftung eine Verminderung und Natriumfluoridvergiftung eine Vermehrung des Vitamin C in der Linse hervorrufen könnte.

Dies ist nun tatsächlich der Fall. Die Linsen der 14 Tage mit hohen Dosen von Phloridzin behandelten Kaninchen besitzen durchschnittlich nur 15,9 mg-% Vitamin C, während die Linsen der normalen Vergleichstiere im Durchschnitt 25,9 mg-% enthalten. Der Vitamin C-Gehalt, der während 10 Tagen mit Natriumfluorid vergifteten Tiere ist dagegen auf 37,6 mg-% im Durchschnitt erhöht. Diese beiden Tatsachen machen es sehr wahrscheinlich, dass die Phosphoglycerinsäure bzw. die Glycerinphosphorsäure eine Vorstufe des Vitamin C ist.

Die Untersuchung der Glykolyse in der Linse hat also gezeigt, dass eine Reihe von Teilvorgängen beim Altern charakteristische Veränderungen erleidet. Auf diese Veränderungen ist es zurückzuführen, dass eine ganz bestimmte Gruppe von Substanzen, wahrscheinlich sogar nur zwei Substanzen, die Phosphoglycerinsäure und die Glycerinphosphorsäure, eine besonders auffallende Abnahme beim Altern erkennen lassen. Die Funktionsprüfungen der Linse bei der Phloridzin- und Natriumvergiftung zeigen, dass auf die Abnahme dieser Säuren das Verschwinden des Vitamin C beim Altern und bei der Starentwicklung zurückzuführen ist. Es muss also der Phosphoglycerinsäure und der Glycerinphosphorsäure in therapeutischer Hinsicht eine ganz besondere Beachtung geschenkt werden.

Diese Befunde geben aber auch eine Erklärung der Beziehungen der Starentstehung zu dem Diabetes mellitus. Sie haben nämlich gezeigt, dass die Leistungsfähigkeit des intermediären Zuckerstoffwechsels der Linse beim Altern stark nachlässt, und es ist daher verständlich, dass durch das Hinzukommen krankhafter Störungen des Zuckerstoffwechsels gerade im Alter es besonders leicht zur Starbildung kommen muss. Diesen Untersuchungen zufolge ist es auch wahrscheinlich, dass die eigentliche Cataracta diabetica nicht so sehr eine Folge irgendwelcher von aussen her an die Linse gelangter toxischer Stoffe ist, sondern dass man sie als die Folge stürmisch verlaufender Störungen des Zuckerstoffwechsels in der Linse selbst aufzufassen hat.

Durch diese Feststellungen glaube ich gezeigt zu haben, dass es möglich ist, in das funktionelle Geschehen der Linse Einblick zu erhalten, und dass dieses Eindringen zwangsläufig unsere Kenntnisse über die Stargenese erweitert und dadurch der Boden für eine zukünftige Startherapie bereitet wird.

IV.

Das Problem der Cataracta electrica.

Von

W. Comberg (Rostock).

(Auf Grund gemeinsamer Experimente mit K. Quest.)

Der graue Star nach Blitzschlagverletzung ist seit etwa 200 Jahren in der Literatur erwähnt und seit der Zeit Lebers wissenschaftlich erforscht. Etwa um die Jahrhundertwende hatten die Experimente verschiedener Untersucher dargetan, dass nach Einwirkung von starken Strömen neben der Linsentrübung eine Hornhautquellung, eine Trübung der vorderen Kammer und vor allen Dingen eine Entzündung der Uvea niemals fehlt. Bei dem natürlichen Experiment, der Verletzung durch den Blitzschlag wird auch die Iritis meist nicht vermisst, sie wurde indessen in früherer Zeit wegen der schlechten Untersuchungsinstrumente häufig nicht entdeckt und wenig beachtet. Hatte schon Leber auf die grosse Bedeutung der Iritis hingewiesen, so zeigte Morax bei zwei Fällen von Starkstromverletzung, dass die Katarakt sich auch an später auftretende Iritiden anschliessen kann.

Im wesentlichen ist die Frage noch ungeklärt

1. ob die Katarakt in der Regel der Iritis entspricht und durch diese sekundär hervorgerufen wird, oder

2. ob die Katarakt im wesentlichen eine direkte Folge der Linsenkapsel- resp. Linsendurchströmung selbst ist.

Bei früheren Experimenten wurde die Durchströmung des Tierauges regelmäßig so vorgenommen, dass die augennahe Elektrode an die Stirn in der Nähe der Orbita aufgesetzt wurde und die Ableitung nach dem Fusse oder Rücken zu stattfand. Um die strittige Frage zu klären, ob die direkte Durchströmung der Linse die wesentliche Ursache der Linsentrübung ist, wurde auf meine Veranlassung bei unseren Experimenten eine neue Art des Stromdurchganges gewählt, die ich zunächst mit einer schematischen Darstellung demonstriere: Es wird eine kontaktglasartige Schale auf das Kaninchenauge so aufgenäht, dass sich die Mitte der Hohlkugel mitten auf der Hornhaut befindet und der in einen gläsernen Einsatz mündende Elektrodendraht die Hornhautmitte berührt. Die Ableitung erfolgt aus dem hinteren Teile des Augapfels durch einen kleinen Halter, der gleichzeitig den Augapfel in luxierter Stellung erhält. Der Vorteil dieser Versuchsanordnung ist evident: Während bei Aufsetzen der Elektrode auf den Orbitalrand eine Durchströmung der Linse in nahezu äquatorialer Richtung stattfand, wird jetzt der Strom gezwungen, von der Hornhautmitte aus nach dem hinteren Teile des Augapfels seinen Weg zu suchen, wobei eine genauere Dosierung und auch eine relativ stärkere Einwirkung an der vorderen Linsenkapsel stattfindet, während die Uvea, abgesehen von dem Pupillenteil der Iris, eine wesentlich geringere Dosis erhält, als bei den älteren Verfahren. Es wurde der Strom einer kräftigen Elektrisiermaschine benutzt, der in ein System von Leidener Flaschen geladen war. Bei zwölf Kaninchenaugen war eine wechselnde Zahl von Schlägen (bis 60) appliziert. Die Länge des Funkens betrug 0,7 cm. Eine Einwirkung von Licht oder Ultraviolett konnte nicht stattfinden, da die Funkenstrecke weit vom Auge entfernt war. Eine gute Anästhesie lässt sich bei dieser Anordnung leicht durchführen.

Die Elektrizitätsmenge des Einzelschlags betrug 17,4 $\times 10^{-6}$ Coulomb. Bei den praktisch wichtigen Versuchen wurden wechselnde Mengen von 1,2 $\times 10^{-4}$ Coulomb bis 10,4 $\times 10^{-4}$ Coulomb appliziert. Die Stromdichten waren natürlich am stärksten unmittelbar an der Elektrode; sie nehmen nach dem Glaskörper zu stark ab. Die wichtigsten Verhältnisse gehen aus der gezeigten Tabelle hervor. Es zeigt sich, dass der vordere Linsenpol bei dieser Versuchsanordnung fast dreimal soviel Strom bekommt, wie das mittlere Gebiet der Iris und achtmal soviel wie der Ciliarkörper, während bei der vorher ausschliesslich angewandten seitlichen Durchströmung Ciliarkörper und Iris im Durchschnitt die gleiche Menge Strom bekamen wie die Linse.

Wir hofften, auf diese Weise einen eindeutigen Aufschluss zu bekommen, ob die Entzündung des Ciliarkörpers eine besondere Bedeutung für die Entstehung der Katarakt hat. Immerhin zeigte sich auch bei unserer Versuchsanordnung in 67% der Fälle fibrinöses Exsudat in der vorderen Augenkammer. Eine Trübung der Linse fand sich regelmäßig; nur in einem Falle unter 15 kam eine Linsentrübung nicht zustande, wobei es sich wohl nur um einen Versuchsfehler gehandelt hat. Trübungen lagen sechsmal an der Kapsel oder dicht unter der Kapsel. Zehnmal wurden Trübungen in der vorderen Rinde festgestellt. Bei Beobachtungszeit bis zu einem Jahr zeigt sich folgendes: In sieben Fällen nahmen die Trübungen in der Beobachtungszeit weiter zu; in fünf Fällen blieben sie stationär, in zwei Fällen gingen sie zurück. Auffallend war, dass die Trübungen meistens sehr schnell auftraten, schon ½ Stunde nach der Durchströmung konnte Linsentrübung beobachtet werden, wenn die vordere Augenkammer nicht durch Exsudat verlegt war. Die schnell auftretenden Trübungen finden sich an der Stelle des stärksten Stromdurchganges; dies spricht überzeugend dafür, dass in diesen Fällen die direkte Stromwirkung das ausschlaggebende Moment ist. Ebenso spricht dafür die Tatsache, dass die meisten Trübungen in allen Fällen auch nach monatelanger Beobachtungszeit stationär blieben oder nur unwesentlich zunahmen. Auch bei Fällen mit starker Iridocyclitis und starker Exsudatbildung war das Verhalten nicht anders als bei den Fällen mit geringgradiger oder fehlender Exsudatbildung. Das kann nur dadurch erklärt werden, dass die Iridocyclitis bei unseren Versuchen jedenfalls keine Bedeutung für das Entstehen der Linsentrübungen hatte. Da aber auch bei unseren Versuchen die Iridocyclitis oft auftrat, so hat es immerhin als möglich zu gelten, dass sie in einzelnen Fällen bei der nicht experimentellen Cataracta electrica doch noch eine gewisse Rolle spielen kann.

Aussprache zu den Vorträgen III u. IV.

Herr Braun:

Herr Müller hat als eine der wichtigsten Grundlagen der modernen Linsenforschung die seinerzeit von Uhlenhuth angegebene Organspezifität des Linseneiweisses hervorgehoben. Ich kann das nicht unwidersprochen lassen, da sich mir in zahlreichen Experimenten gezeigt hat, dass zumindest hinsichtlich der anaphylaktischen Komponente Zweifel an dieser Organspezifität erlaubt sind. Linsensubstanz ist an sich imstande, Giftwirkungen zu produzieren, die in ihren Auswirkungen mit anaphylaktischen Reaktionen ausserordentliche Ähnlichkeit haben.

Herr Jess:

Es ist sehr zu begrüssen, dass sich doch immer wieder auch aus unserem Kreise Forscher finden, die sich dem schwierigen Grenzgebiet der physiologischen Chemie und neuerdings der Vitamin- und Hormonforschung widmen. Als ich vor 20 Jahren anfing, mich physiologisch-chemisch zu betätigen, wurde mir einmal von einem prominenten Kliniker gesagt, dass diese rein physiologisch-chemischen Fragestellungen den Ophthalmologen wenig angingen. Es ist sicher, dass diese alte Ansicht verkehrt war, und wenn wir in der Frage der Möglichkeit einer medikamentösen Behandlung von Linsentrübungen weiterkommen wollen, so müssen wir unbedingt uns exakter naturwissenschaftlicher Methoden bedienen. Ich weise besonders auf die für den nächsten Tag erst vorgesehenen Vorträge über Starbildung, Epithelkörperchen und A T/10 hin, welche für die Frage einer medikamentösen Beeinflussung von Linsentrübungen von besonderer Bedeutung sein dürften.

Herr Müller (Schlusswort):

Zu den Ausführungen von Herrn Braun möchte ich bemerken, dass die Sonderstellung der Linse durchaus nicht nur auf der organspezifischen Wirkung parenteral zugeführten Linseneiweisses beruht. Wenn tatsächlich die Organspezifität des Linseneiweisses keine vollkommene ist, so bleibt vor allem noch die anatomische und physiologische Selbständigkeit der Linse zu berücksichtigen. Diese findet ihren Ausdruck in den Tatsachen, dass die Linse keine Gefässe besitzt und mit dem Nervensystem nicht in direkter Verbindung steht. Die Linse vermag ja auch, obwohl ihre Nährflüssigkeit, das Kammerwasser, kaum nachweisbare Spuren von Eiweiss enthält, ihre Zusammensetzung so zu gestalten, dass sie letzten Endes 35% Eiweiss besitzt. Aus diesen und ähnlichen Beispielen kann man erkennen, dass die Linse eine Selbständigkeit der Lebensführung besitzt, wie kein anderes Organ des Körpers.

V.

Eine vierte Phakomatose.

Von

J. van der Hoeve.

Mit 6 Abbildungen und 2 Tabellen im Text.

Meine Damen und Herren! Vor einigen Jahren habe ich das Wort Phakomatose in die Pathologie eingeführt, um zu dienen als Sammelname für einige Syndrome, welche genügend voneinander verschieden sind um als separate Krankheiten zu gelten, genügend übereinstimmen um unter einem Sammelnamen vereint zu werden.

Als erstes habe ich dafür gewählt das Syndrom von Bourneville, die tuberöse Sklerose der Hirnwindungen, und dasjenige Syndrom von v. Recklinghausen, das wir mit dem Namen Neurofibromatosis multiplex belegen. Später habe ich dazugefügt das Syndrom von v. Hippel-Lindau, die Angiomatosis cerebelli et retinae.

Wenn alle Symptome der Syndrome vorhanden sind, was wohl niemals der Fall sein wird, stimmen sie darin überein, dass alle bestehen aus

a) Flecken in der Haut und anderen Körperteilen, welche wir meistens unrichtiger Weise Naevi nennen.

b) Geschwulstähnlichen Missbildungen.

c) Wirklichen Geschwülsten, welche maligne oder benigne sein können. Die Patienten, welche an einem dieser Syndrome leiden, zeigen meistens auch richtige kongenitale Abweichungen auf.

Alle genannten Symptome sind von angeborener Anlage und Heridität spielt bei allen eine Rolle.

Wahrscheinlich deshalb benützt man hier so oft die Wörter Naevi, naevoide und nävogene Geschwülste, weil Naevus Muttermal bezeichnet und kein Wort deutlicher ausdrückt, dass es sich handelt um Abweichungen angeborener und erblicher Anlage.

Doch muss man hier das Wort Naevus meiden, weil ein Naevus ein Fleck ist, welcher Naevuszellen enthält; es gibt keinen wirklichen Naevus ohne Naevuszellen, deshalb ist es absurd, dass wir reden von Naevi iridis, Naevi chorioideae, Naevi retinae und Lindau sogar schreibt über Naevi im Gehirn.

Weil ich doch den so deutlichen Begriff „Muttermal" hier beibehalten möchte, habe ich das griechische Wort für Muttermal
genommen nämlich „Phakos". Es tut wenig zur Sache, dass das
Wort Phakos auch für Linse gebraucht wird, erstens benutzen
wir es da sehr selten und zweitens ist der Unterschied zu deutlich
um Verwirrungen zu befürchten.

Ich nenne also alle Flecke von angeborener Anlage, wo auch
im Körper gelegen, Phakoi; enthalten dieselbe Naevuszellen so
sind es Naevi, sonst Heterotopien oder Homoiotopien, je nachdem
die Gewebe, aus welchen sie zusammengesetzt sind, zur Stelle wo
sie liegen gehören oder nicht. Die geschwulstähnlichen Missbildungen
werden alsdann Phakome genannt und werden eingeteilt nach
Albrechts Angabe; die wirklichen Geschwülste sind dann Phako-
blastome, die Syndrome Phakomatosen. Die Einteilung kann
also folgenderweise schematisiert werden.

Putschar[1] aus dem Pathologischen Institut in Göttingen
(Gruber) meint, ich habe ganz recht, dass die drei Syndrome
zusammen gehören, aber der Name Phakomatose ist nach ihm überflüssig, weil Albrecht[2] uns 1907 den Namen Hamartoma gegeben
hat von $\Sigma\mu\alpha\varrho\tau\alpha\nu\varepsilon\iota\nu$ = abirren. Deswegen schlägt Putschar vor,
nicht zu reden von Phakomatosis Bourneville usw., sondern von
Hamartosis Bourneville.

Hier liegt leider ein Irrtum vor, wodurch eine bedauernswerte
unnötige Verwirrung entsteht. In seiner Arbeit gibt Albrecht
nicht weniger als acht Weisen an, in welchen Geschwülste entstehen können.

Für die Geschwülste aus abgeirrten Keimen benutzt er nicht
das Wort Hamartoma, sondern Choristoma von $\chi o\varrho\iota\zeta\omega$ = trennen,
und er gibt dafür das so treffende Beispiel der Grawitzschen Geschwülste, welche man bei unsern Phakomatosen öfters vorfindet.
Hamartoma leitet Albrecht nicht von „abirren", sondern von
„fehlen" ab, es sind eben Fehlbildungen; auch diese werden bei
den Phakomatosen des öfteren gefunden. Ich möchte hier als
typisches Beispiel anführen das Adenoma sebaceum, wie es bei
der Phakomatose von Bourneville vorkommt.

---

[1] Walter Putschar: Münch. med. Wschr. 27, 1084 (1935). Über
Angiomatosis des Zentralnervensystem und der Netzhaut (v. Hippel-
Lindausches Syndrom) mit besonderer Berücksichtigung der Pankreas-
veränderungen.

[2] Eugen Albrecht: Die Grundprobleme der Geschwulstgewebe.
Frankf. Z. Path. 1, 221.

Als dritte Genese für Geschwülste gibt Albrecht durch Liegenbleiben unverbrauchter Zellen entstandene Tumoren an, als typisches Beispiel gebe ich die Neurogliocytomata.

Von den fünf anderen Geschwulstgenesen, welche Albrecht abgibt n. l. Postembryonale Organbildungen als Ausgang für Tumorbildungen, aus Störungen physiologischer Regeneration entstandene Tumoren — Geschwulstbildung aus embryonalem Spaltenfüllgewebe, multipele und systematische Geschwulstentwickelung und umschriebene Hypertrophie als geschwulstbildender Faktor. Da

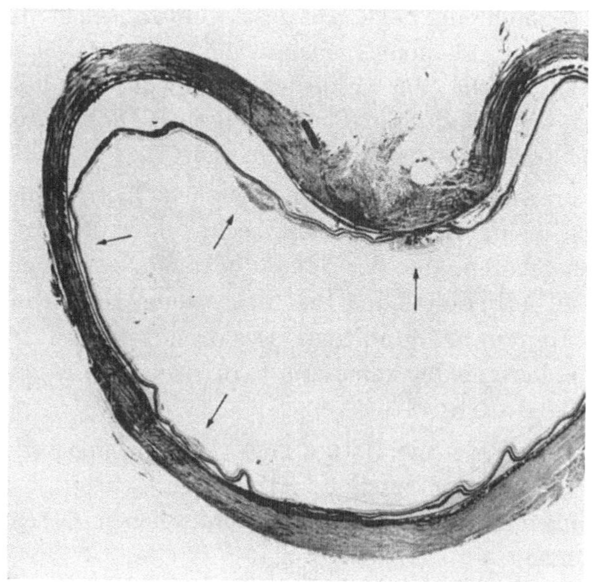

Abb. 1.

alle bei unseren Phakomatosen bisweilen gefunden werden können, werde ich nur die Nr 6 noch näher nennen, weil hier Albrecht als Beispiel u. a. angibt die Gliome, die als langgestreckte Tumoren entsprechend dem unvollkommenen Verschlusse des Medullarohres den Ausgangspunkt für Syringomyelie abgeben. Hier wird die Brücke zur Syringomyelie geschlagen, welche Putschar selber nötig hat, weil er in seiner übrigens so schönen kleinen Arbeit über v. Hippel-Lindaus Phakomatose zeigt, dass Syringomyelie zu dem Bilde der Phakomatose von v. Hippel-Lindau gehören kann, worin ich ihm völlig beipflichte.

Wir sehen also, dass das Wort Hamartose nicht den Ausdruck Phakomatose ersetzen kann, weil die Hamartosen nur eine Unterabteilung der Phakomatosen sind und **Albrecht** das Wort anders benutzt hat als **Putschar** meint.

Ich glaube jetzt genügend bewiesen zu haben, dass Phakomatose ein zweckmäßiger Sammelname für die in Rede stehenden Syndrome ist und hoffe, dass dieser Name sich bald einbürgern wird.

Ehe ich zu der vierten Phakomatose schreite, möchte ich erst noch ein schönes Bild von einem Phakoma retinae bei Phakomatosis **Recklinghausen** zeigen, das Prof. **Pascheff** mir sandte. Er teilte mit, dass der Mann mit Phakomatosis **Bourneville** gestorben ist, von dem vor fast 16 Jahren Prof. **Wertheim Salomonson**

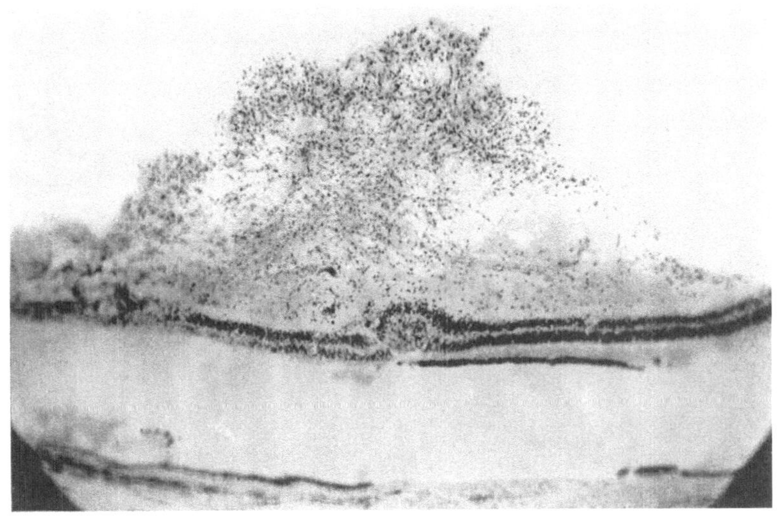

Abb. 2.

diese schönen Fundusphotos machte, welche ich in der Festschrift für **Fuchs**[1] abbildete.

Damals fand ich in jedem Auge nur diese eine grosse Geschwulst am Papillenrande und neben der Papille in der Netzhaut, mehrere konnte ich nicht auffinden und jetzt sehen Sie hier (Abb. 1) auf einem einzigen Schnitt von einem dieser Augen nicht weniger als **vier** Netzhautgeschwülste. Wie ist das möglich? Entweder sie waren schon da, aber ich sah dieselben nicht, das ist schwer zu glauben, oder sie waren dann vielleicht kleine weisse Punkte, welche ich als Anfang dieser Phakomata retinae betrachte und sie sind seitdem gewachsen, oder es sind ganz neue entstanden durch interne

---

[1] A. von Graefes Arch. **105** (1921).

Metastasierung durch den Glaskörper, deren Möglichkeit ich damals zeigen konnte[1].

Dies ist auch hier sehr gut möglich, weil, wie Sie sehen, an den Netzhautphakomen (Abb. 2) in diesem Auge sich abschnürende Knospen gefunden werden. In den beiden grossen, damals photographierten Geschwülsten kommen, wie Sie sehen, sehr grosse Kalkinkrustationen vor, welche in der Papillengeschwulst (Abb. 3) an Drusen denken lassen; aber Drusen kommen in der Netzhaut nicht

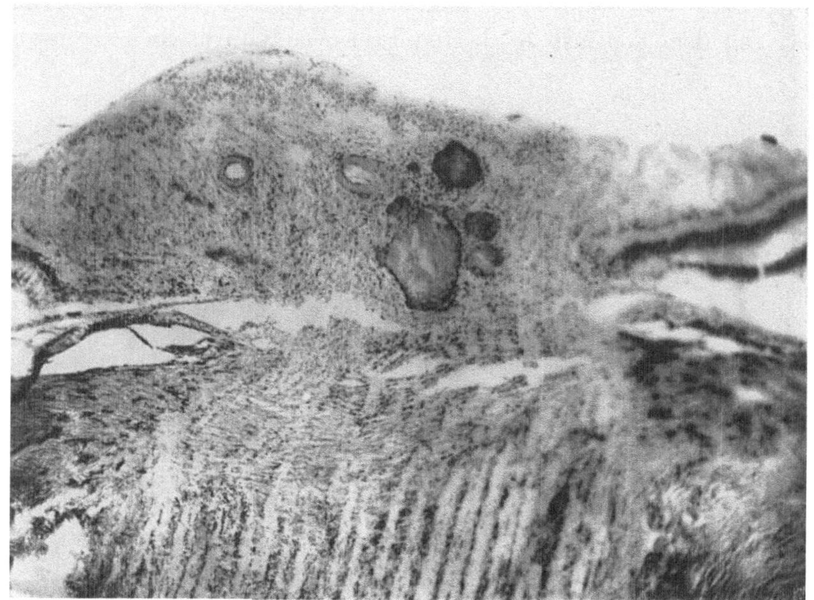

Abb. 3.

vor und die Calcificationen sind in der Netzhautgeschwulst (Abb. 4) absolut dieselben.

Wir wissen, dass in der Chorioidea dieser Augen vielfach angiomatöse Änderungen gefunden werden wie in diesem Falle aus meiner Klinik, ja sogar ein richtiges Angioma cavernosum wie in Wagenmanns Fall.

Als vierte Phakomatose möchte ich jetzt einführen das Syndrom, das im Jahre 1879 vom englischen Augenarzt Sturge[2] aufgestellt worden ist: Naevus vinosus faciei — Buphthalmus — Hirnerschei-

[1] A. von Graefes Arch. **111**, H. 1/2 (1923).

[2] Sturge, W. Allen: A case of partialepilepsy apparently due to a lesion of one of the vasomotor centres of the brain. Clinical Society's Transaction **12**, 162 (1879). Zitiert nach Bergstrand-Olivecrona-Tönnis.

nungen. Weber[1] hat in den Jahren 1922 und 1929 als erster gezeigt, dass man im Schädel dabei röntgenologisch Abweichungen sieht.

Deswegen können wir mit Bergstrand c. s. dieses Syndrom oder besser diese Phakomatose nach Sturge-Weber benennen.

Im Röntgenbild sieht man in den wenigen bekannten Fällen meistens im Occipitalteil geschlängelte Schatten, die Gefässen so ähnlich sind, dass man meinte, es wären verkalkte Gefässe eines Angiomes, bis Krabbe[2] aus Kopenhagen zeigte, dass hier keine verkalkten Gefässe vorlagen, sondern dass Kalk im Gehirn abgesetzt war und die Gyri und Sulci umsäumte. Bergstrand zeigte, dass

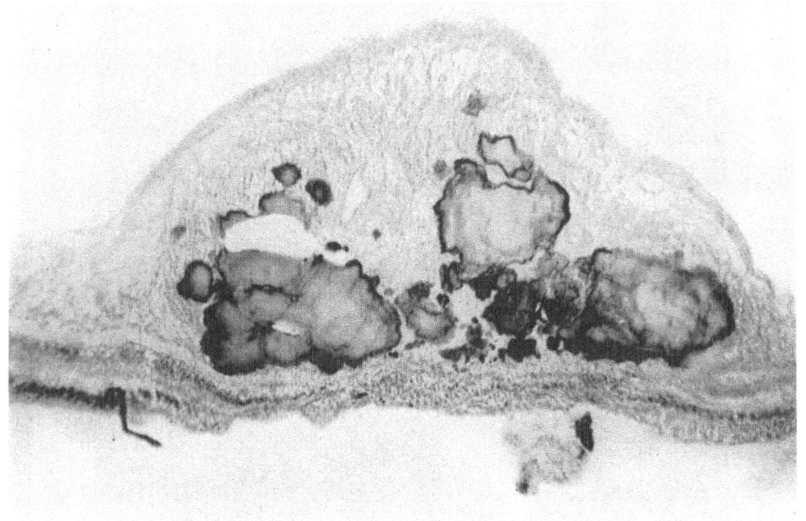

Abb. 4.

hierdurch ein gefässähnlicher Schatten entstehen kann. Sie sehen, dass die Kalkplatten im Gehirn denen in den von mir gezeigten Papillen und Netzhautgeschwülsten täuschend ähnlich sind.

Fast alle diese Patienten haben Lähmungen und Epilepsie, einige Akromegalie, andere Adipositas.

Hier zeige ich Ihnen das Bild einer kleinen Patientin, 3½ Jahre alt, die mir im Jahre 1935 zugeschickt wurde, weil sie eine Geschwulst im rechten Auge hatte.

---

[1] Weber, F. Parkes Right-sided: Hemi-Hypotrophy Resulting from Right Sided Congenital spastic Hemiplegia with a morbid condition of the left Side of the Brain revealed by Radiogram. J. of Neur. u. Psychol. 3, 134 and Proc. Soc. of Med. (Sect. Neurology) 22—431 (1929). Zitiert nach Bergstrand c. s.

[2] Krabbe, Knud H.: Arch. of Neur. 32, 737 (1934).

Das Kind hatte, wie Sie sehen, einen sehr ausgebreiteten Naevus vinosus faciei; es ist linksseitig gelähmt und sehr schwachsinnig. Auf dem Röntgenogramm des Schädels (Abb. 5) sehen Sie, dass nicht wie gewöhnlich nur die Occipitalgegend die geschlängelten Schatten zeigt, sondern dass dieselben die ganze rechte Schädelhälfte einnehmen.

In der Familie konnte ich ermitteln, dass es ausser verschiedenen Alkoholisten noch einen Halbonkel der Patientin gibt, welcher ein

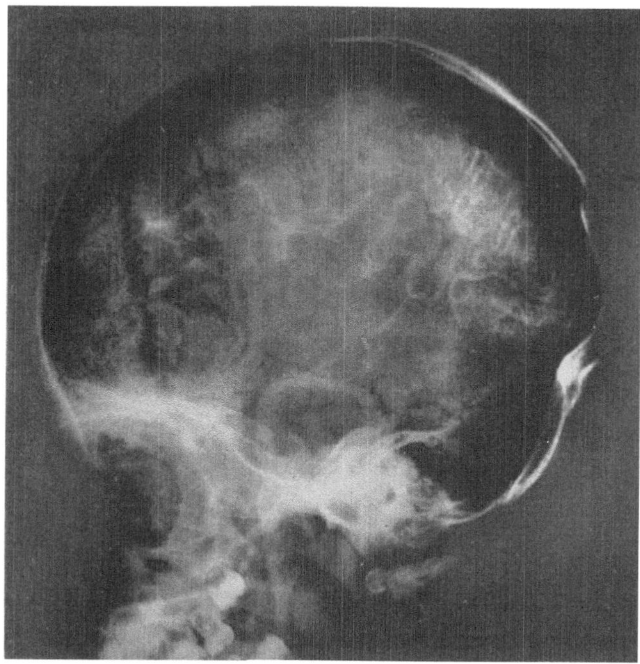

Abb. 5.

epileptischer Imbezill ist, der eine halbseitige Parese aufzeigt. Sie sehen auf dessen Schädelröntgenogramm wohl einige Calcificationen, aber nicht die typischen, auch sind die Schädelgefässe deutlicher ausgeprägt als normal. Es liegt also gewiss eine Heredität vor.

Das linke Auge war soweit ersichtlich normal, am rechten konnte nicht mehr ermittelt werden, ob Buphthalmus vorgelegen hatte. Das Auge war bei der schweren Zangengeburt verletzt worden und hatte seither öfters Blutungen gezeigt.

An diesem Präparat des enukleierten Auges (Abb. 6) sehen Sie, dass dasselbe weitgehend vom Tumor vernichtet ist und dass der Sehnerv weit in das Bulbusinnere hervorragt, die Papille ist nicht mehr aufzufinden.

Als das Kind an den Folgen der Geschwulst gestorben war,
ergab sich der Tumor als ein sehr unreifes Netzhautgliom, das
durch die Orbitalknochen hindurch in die Orbita der linken Seite
und in den Schädel durchgedrungen war, aber die Meningen nicht
perforiert hatte. Metastasen waren, wie der Patholog. Anatom
Prof. Dr. Lignac in Leiden eingehend untersucht hat, anwesend
in Ovarien, Magenwand, Wand der Gallenblase, Leber, Nieren und
Knochen und weiter in vielen Lymphdrüsen, wie in den präauri-
cularen, mandibularen, cervicalen, subscapularen, präaortalen und
den Drüsen bei dem Pankreas und der Porta hepatis.

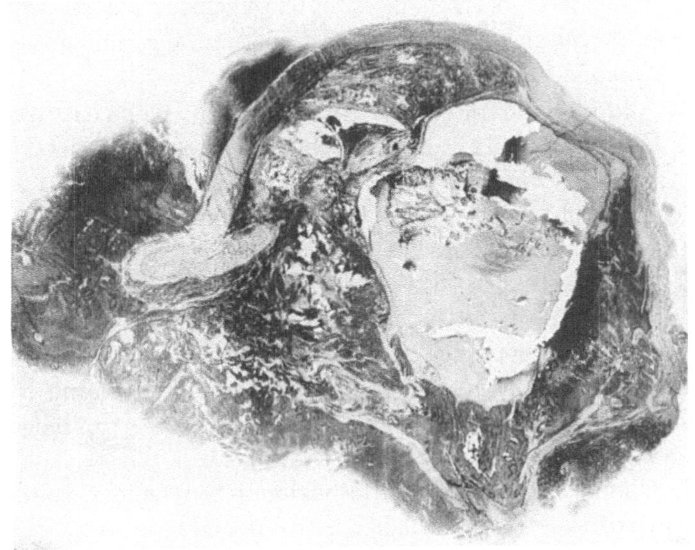

Abb. 6.

Bei der Autopsie stellte sich heraus, dass im Gehirn eine gekreuzte Atrophie bestand. Die rechte Hälfte des Grosshirns, die
linke Hälfte des Cerebellums waren deutlich atrophiert.

Die Gefässe der Meningen des Cerebrums waren angiomatös
ausgedehnt. Auf dem Röntgenogramm des Gehirns sehen Sie die
Ausbreitung der Calcificationen.

Bei der Bearbeitung des Gehirns durch Prof. B. Brouwer
aus Amsterdam, ergab sich, dass das Cerebellum völlig frei war von
Kalk, während in der rechten Cerebralhälfte viel Kalk speziell in
dem Kortex, aber auch in den tieferen Teilen vorhanden war, also
ist die Atrophie möglich ohne Verkalkung. Die Calcification findet
sich nicht, wie Bergstrand c. s. meinen, nur an den Gefässen.

Sie sehen in diesem schönen Präparat die angiomatösen Gefässe der Pia und die Calcificationen im Gehirn. Wir sehen also, dass die Symptome der Phakomatose Sturge-Weber jetzt sind:

Naevus vinosus — Buphthalmus — Glioma retinae — Lähmungen — Epilepsie, Schwachsinn — Imbecillitas — Atrophie des Cerebrums und des Cerebellums — gekreuzte Atrophie — Calcification — Gefässmissbildung in der Chorioidea und in den Meningen — Akromegalie — Adipositas.

Die Symptome der vier Phakomatosen können wir im folgenden Schema zusammenfassen, welches nicht auf Vollständigkeit Anspruch erhebt.

Wir sehen also bei genügendem Unterschied, um als separate Syndrome zu gelten, genügende Übereinstimmung, um unter dem Namen Phakomatose vereint zu werden.

Dass die Phakomatosen von Bourneville, Recklinghausen und v. Hippel-Lindau zusammengehören, stimmt jetzt wohl jeder zu; dass die Phakomatosis Sturge-Weber auch dazu gehört, ist evident; Krabbe sagt schon: dieses Syndrom gehört zu einer mehr generalisierten Missbildung des Organismus wie bei der tuberösen Sklerose; auch Bergstrand c. s. weisen auf diese Verwandtschaft hin.

Ich möchte noch besonders hinweisen auf die Verkalkungen, welche im Gehirn bei Sturge-Webers Phakomatosis und in der Netzhautgeschwulst von Bourneville einander so ähnlich sind, während auch die Ventrikelependymgeschwülste typische Verkalkungen vorzeigen können.

Die Gliome scheinen diesen Phakomatosen nahe verwandt zu sein, man trifft sie im Gehirn bei Bourneville, in den Ventrikelependymgeschwülsten, bei Recklinghausen und bei v. Hippel-Lindau und in der Netzhaut in unserem Falle von Sturge-Weber.

Das Studium dieser Phakomatosen ist sehr lohnend, erstens in theoretischer Hinsicht, weil es uns vieles lehrt über Geschwulstgenese und Hirnbau, zweitens auch in praktischer Hinsicht. Von höchstem Gewicht ist die Kenntnis der Formes frustes.

Vor 20 Jahren meinte man noch, dass jeder Kranke an Bournevilles Phakomatosis idiotisch oder imbezill wäre, jetzt wissen wir, dass dieselben in der Gesellschaft herumgehen können ohne viel Symptome aufzuweisen, wie z. B. eine von mir beschriebene Patientin mit einer Netzhautgeschwulst als einziges Symptom, während eines ihrer Kinder wieder mehrere Symptome zeigt.

Es ist deutlich, dass bei der Zunahme des Gehirnvolumens, welche diese Patienten bisweilen aufzeigen, hirndruckentlastende

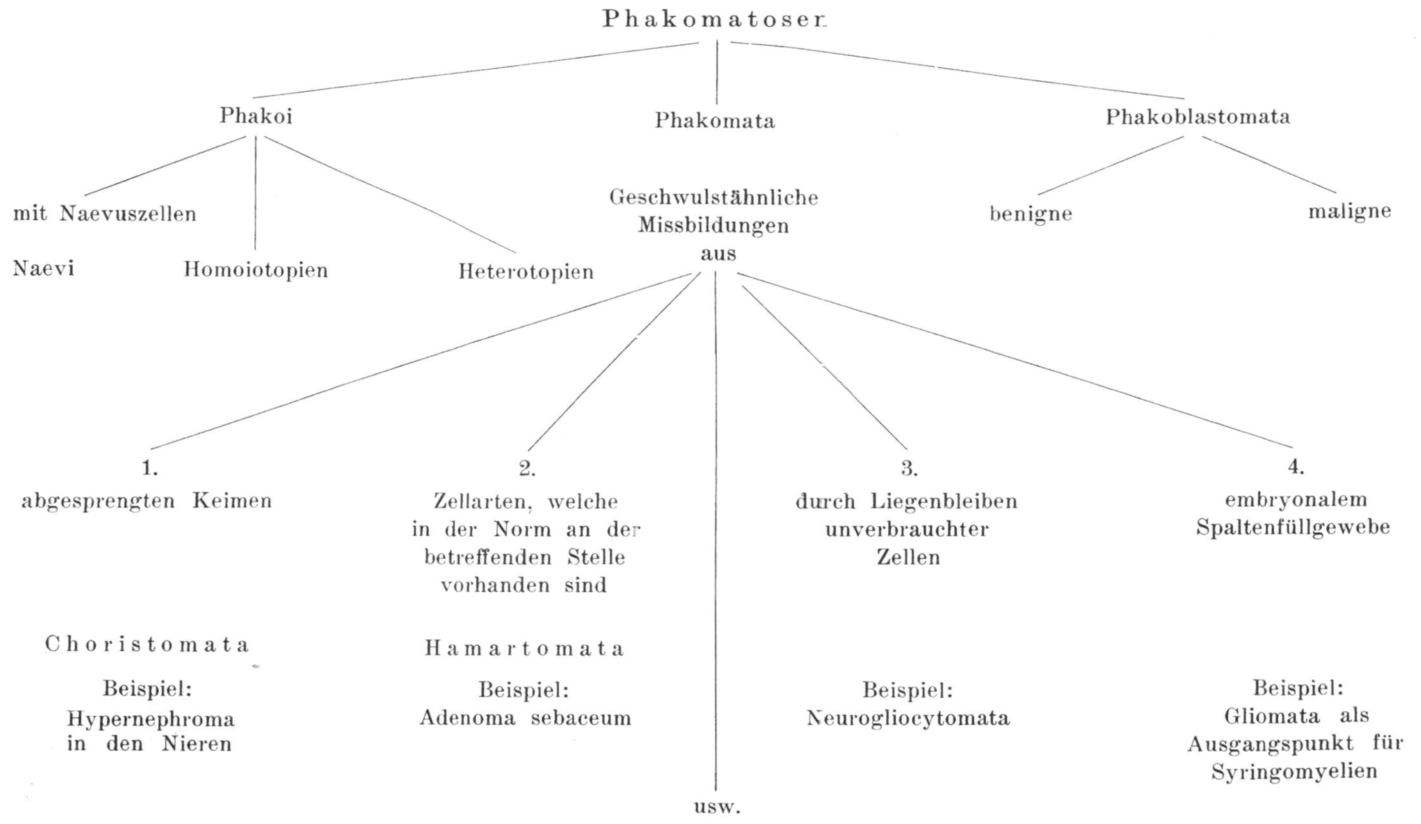

Phakomatoser
Phakoi
Phakomata
Phakoblastomata
mit Naevuszellen
Naevi
Homoiotopien
Heterotopien
Geschwulstähnliche Missbildungen aus
benigne
maligne
1.
abgesprengten Keimen
Choristomata
Beispiel:
Hypernephroma in den Nieren
2.
Zellarten, welche in der Norm an der betreffenden Stelle vorhanden sind
Hamartomata
Beispiel:
Adenoma sebaceum
3.
durch Liegenbleiben unverbrauchter Zellen
Beispiel:
Neurogliocytomata
4.
embryonalem Spaltenfüllgewebe
Beispiel:
Gliomata als Ausgangspunkt für Syringomyelien
usw.

Phakoma-

	Bourneville	Recklinghausen
Nerven-system	Cerebrum { Schwellungen in der Cortex / Geschwülste im Ventrikelependym / heterotope Flecke / Cysten	Cerebrum — Astrocytom Hirn-nerven, Spinal-nerven, Sym-pathicus } Ge-schwülste { Ganglio-neurome, Neuro-fibrome
Auge	Stauungspapille Papille u. Netz-haut { Cysten und Ge-schwülste { Neuro-fibrillome, Neuro-cystome	Papille { Stauungspapille, Degeneration und gliöse Wucherung Netzhaut { Cysten, Geschwülste mit angiomatösen Teilen, Degeneration Sehnerv { Geschwülste, Atrophie Buphthalmus Exophthalmus
Andere Organe	Herz-Rhabdomyome Nieren { Cysten, Ge-schwülste { Hyper-nephrome, Leiomyome, Angiome, Fibrome, Lipome Uterus { Fibrome, Leiomyome Darm Lipome Mamma und Thyreoid } Adenome Haut { Naevi und andere Flecke, Geschwülste { Adenome, Fibrome, Angiome, Lipome	Thorax Geschwülste Abdomen Geschwülste Knochen { Schädeldefekte, Erkrankungen und Abweichung der Wirbelsäule, Cysten, Geschwülste Endocrine Drüsen verschiedene Abweichungen Haut { Naevi usw., Geschwülste
Angebor. Abwei-chungen	Spina bifida Ektopia testis Eine Niere	Spina bifida Syndactylie Eine Niere
Besondere Sym-ptome	Epilepsie Idiotie Imbecillitas	Epilepsie

tosen

von Hippel-Lindau		Sturge-Weber	
Cerebrum	Angiom	Meningen	Naevi vasculosi
Cerebellum	angioplastische		Atrophie
	Geschwülste	Cerebrum	Calcificationen
Medulla	Cysten		heterotope Flecke
oblongata	gliöse Wucherung	Cerebellum	Atrophie
Rückenmark	Glioma		
Syringomyelie			
Papille	Stauungspapille	Chorioidea	Gefässwucherung
	Angiome		Angiome
	Angiome	Netzhaut Glioma	
Netzhaut	Gliose	Buphthalmus	
	Cysten	Glaukom	
	Degeneration		
Nieren	Cysten	Endocrine Drüsen	Akromegalie
	Hypernephrome		Adipositas
Pankreas	Cysten	Haut — Naevus flammeus	
	Cystadenome		
Ovarium	Cystadenome		
Nebennieren	Geschwülste		
Epididymis			
Haut	Naevi		
	Angiom		
Syringomyelie			
Anastomosis arterio venosum			
		Epilepsie	
		Idiotie	
		Imbecillitas	
		Lähmungen	

Operationen nützliche Effekte leisten können. Auch bei Reckling-hausens Phakomatosis können Hirntumoren operiert werden und wie ich zeigte, konnte Entfernung des Daches des Sehnervenkanals längere Zeit die Sehschärfe schützen. Von v. Hippel-Lindaus Phakomatosis sind schon mehrere Patienten mit gutem Erfolg operiert worden und Bergstrand[1] c. s. teilen mit, dass auch viele Fälle von Sturge-Weber operierbar sind.

Eine Schwierigkeit ist, um bei den vielen Formes frustes zu wissen, welche wir noch zu den Pakomatosen rechnen werden; viel leichter ist das, wenn die Patienten zu einer Phakomatosen-familie gehören. Bestimmt sind diese Abweichungen wert, näher erforscht zu werden.

Aussprache zum Vortrag V.

Herr Seidel:

Obgleich Herr van der Hoeve bei seinen interessanten Aus-führungen die Erblichkeit berücksichtigt hat, so möchte ich doch um Auskunft bitten, ob er bei seinen verhältnismäßig zahlreichen Fällen dieser doch sehr seltenen Krankheiten der Frage der Erblichkeit näher nachgegangen ist. Das interessiert mich deshalb, weil in den von mir beobachteten Fällen von Angiomatosis retinae wiederholt eine Vererbung bzw. ein familiäres Auftreten festzustellen war. So habe ich in meiner ersten Mitteilung (Kongress-Bericht 1912, S. 335), in der ich als erster auf die bei der Angiomatosis retinae vorkommenden cerebralen Sym-ptome bzw. Komplikationen hinwies, mitgeteilt, dass auch der Bruder des von mir beobachteten Patienten mit Angiomatosis retinae ebenso wie letzterer an einer Kleinhirncyste zugrunde gegangen war. Weiter habe ich (Kongress-Bericht 1932, S. 535) berichtet, dass die beiden Kinder des von v. Hippel beschriebenen ersten Patienten mit Angiomatosis retinae (O. M.), eine Tochter und ein Sohn beide an beiden Augen an Angio-matosis retinae erkrankten. Die Tochter starb an cerebralen Er-scheinungen, so dass ich beide Augen untersuchen konnte, wobei sich an beiden Augen multiple Netzhauttumoren fanden, die ich damals in Leipzig demonstrierte. Einen dritten Fall von familiärem Auftreten habe ich kürzlich in Jena gesehen. Beim Vater war eine Angiomatosis retinae vorhanden mit cerebralen Erscheinungen und die Anamnese ergab, dass vor einigen Jahren seine Tochter an einer Kleinhirncyste auswärts operiert und danach gestorben war.

Herr Fleischer:

Ausser den spezifischen und charakteristischen geschwulstähnlichen Netzhautveränderungen, nach denen man aber suchen muss, da sie sehr fein sein können, findet man auch insbesondere in peripheren Partien des Augenhintergrundes kleine, runde, atrophische weisse Herdchen,

---

[1] Bergstrand-Olivecrona-Tönnis. Gefässmissbildungen und Gefäss-geschwülste des Gehirns. Thieme 1936.

die zunächst den Eindruck von feinen, alten, entzündlichen Herden
machen, die aber offenbar als atrophische Herde auf Grund der charakteristischen Veränderungen der Netzhaut anzusehen sind. Für die Diagnose
der tuberösen Sklerose sind sie von Bedeutung.

Herr van der Hoeve (Schlusswort):

Herrn Fleischer möchte ich erstens antworten, dass die weissen
Herdchen in der Netzhaut bei der Phagomatose von Bourneville sehr
verschiedener Herkunft sein können: Chorioiditisherdchen, vielleicht
verkümmerte Phakome und sehr wahrscheinlich die Anfangsstadien der
Phakome, welche dann weiter wachsen können, zweitens, dass es wahrscheinlich sehr viele Patienten mit Phakomatosen gibt auch in den
Anstalten für Idioten usw., aber viel wichtiger für uns sind diejenigen,
die herumgehen und nur wenige Symptome aufzeigen, die Formes frustes
wie z. B. die genannte Patientin aus einer Phakomfamilie, welche nur
ein Symptom, eine kleine Netzhautgeschwulst aufzeigte, während eines
ihrer Kinder wieder sehr krank war. Hiermit beantworte ich zur selben
Zeit Herrn Seidel, bei allen Phakomatosen gibt es Erblichkeit, und die
Probleme, welche dabei auftauchen, sind sehr schwierig. Die Mutter
dieses Mädchens hatte mich gefragt, ob sie die Familienkrankheit habe
und ob sie heiraten könnte, weil sie nicht wünschte, dass ihre Tochter
dieselbe Misere durchmachen musste wie sie getan hat. Nach Rücksprache
mit dem Nervenarzt meinte ich, obwohl die kleine Netzhautgeschwulst
da war, nicht das Recht zu haben, die Heirat zu verhindern. Wir wussten
doch von der Erblichkeit dieser Abweichung noch gar nichts, wenn jetzt
mehrere Kinder dieser Frau diese Krankheit bekommen, ist das gewissermaßen meine Schuld. Und das bringt mich wieder daran zu denken,
wie schwierig die Probleme sind, vor welchen die deutschen Augenärzte
jetzt stehen bei der Erblichkeitsfrage.

Als ich hierherkam, war meine feste Überzeugung, dass es nicht
zulässig ist, wegen Augenkrankheiten allein zu sterilisieren und diese
Überzeugung ist durch das viele, was ich gestern gehört und gelernt habe,
noch nicht erschüttert worden. Ich meine, wir sollen hier allergrösste
Vorsicht üben, aus verschiedenen Gründen. Erstens ist für mich noch
immer das höchste Gesetz für einen Arzt prima non nocere und wir
wissen nicht, wie sehr wir die Patienten schädigen, körperlich, aber vor
allem psychisch, wir können nicht von vornherein wissen, wie gross der
Einfluss von einem solchen an sich nicht schweren Eingriff auf diese
schon geschädigten Leute sein wird. Mein zweiter Hauptgrund ist, dass
wir noch viel zu wenig wissen, um hier rigoros vorgehen zu können. Wir
müssen doch erkennen, dass mit voller Anerkennung der vielen geleisteten
Arbeit die Erblichkeitswissenschaft noch in den Kinderschuhen steckt.
Es ist noch sehr wenig da, was absolut feststeht.

Wir wissen doch noch nicht einmal, wie das Geschlecht vererbt, ja,
wir sagen, die Frauen haben zwei X-Chromosome, die Männer nur eins
und ein y-Chromosom (nebenbei gesagt ist die einzige Möglichkeit, um
eine geschlechtsgebundene Abweichung zu bekommen, diese, dass die
Abweichung am y-Chromosom gebunden ist, dann leidet gewiss nur das
männliche Geschlecht daran), daraus folgt, dass ebensoviel männliche

wie weibliche Individuen geboren werden müssen. Ja, aber die Zahlen zeigen noch immer an, dass mehr Männer geboren werden, so dass die Theorie noch nicht endgültig erwiesen ist, vielleicht können wir einen Beweis erlangen durch das Studium der am Geschlechtschromosom gewonnenen Abweichungen, deshalb stimme ich so von ganzem Herzen Herrn Franceschetti bei, dass es unbedingt notwendig ist, den Stammbäumen von allen Farbblinden nachzuforschen. Gestern hörte ich bei der Leberschen Krankheit, also bei einer am Geschlechtschromosom gebundenen recessiven Krankheit, reden über manifeste Heterocygotie. Dies ist m. E. eine kontradiktio in terminis. Bei dem grössten Stammbaum von dominanter Vererbung, dem von der Hemeralopie von Jean Nougaret, stimmen die Zahlen überhaupt nicht mit der Theorie und man behilft sich mit den Gedanken, dass vielleicht Spermatozon behaftet mit der Abweichung weniger fruchtbar sind als die anderen. Man kennt den Erbgang vom Gliom noch nicht, bei der typisch dominant vererbenden Aniridie kommen viele solitäre Fälle vor. Man redet viel über unregelmäßige Dominanz usw., was bedeutet, da stimmt etwas nicht, was wir nicht wissen. Wir wissen noch nicht, wie gross der Prozentsatz Erbblinder ist usw.

Solange unsere Unwissenheit noch so gross ist, glaube ich, wir müssen mit allen Eingriffen ausserordentlich zurückhaltend sein, nur da eingreifen, wo es unbedingt notwendig ist. Und weil ich glaube, dieses ist bei Patienten, welche nur Abweichungen an den Augen haben, nie der Fall, so meine ich nach wie vor: Bei dem jetzigen Stand unserer Kenntnisse ist eine Verpflichtung zur Sterilisation wegen Augenabweichungen allein nicht zulässig.

VI.

Über Retinitis diabetica.

Von

C. Mylius (Hamburg).

Mit 1 Tabelle im Text.

Meine Damen und Herren! Die Zusammenhänge zwischen den bei Diabetes auftretenden Netzhautveränderungen und dem Diabetes selbst sind keineswegs geklärt, und viele Fragen tun sich sofort für denjenigen auf, der ein grösseres Material zu überschauen in der Lage ist. Diese Fragen greifen so stark aus dem engeren Arbeitsgebiet des Ophthalmologen in das des Internen hinüber, dass neue Erkenntnisse nur aus engster Zusammenarbeit, und zwar fortlaufender Zusammenarbeit gewonnen werden können. Wir haben es deshalb besonders dankbar begrüsst, dass es in unserem Krankenhause ermöglicht werden konnte, eine gemischt internophthalmologische Abteilung im Gebäude der Augenklinik neben den rein ophthalmologischen Abteilungen einzurichten, in der vorwiegend die ophthalmologisch interessierenden Fälle, und zwar zunächst überwiegend Diabeteskranke aufgenommen und behandelt wurden.

Daneben begünstigte vor allem der Umstand eine sehr enge Zusammenarbeit auf diesem Gebiet, dass der Leiter der II. medizinischen Abteilung, Herr Privatdozent Dr. Bertram, sich seit langen Jahren die Klinik des Diabetes als Hauptarbeitsgebiet erkoren hat.

Das ganze Material ist also nicht nur ophthalmologisch, sondern auch intern sehr genau und exakt untersucht, und so sind wir ganz allmählich aufbauend in die Lage versetzt worden, uns auf Grund des recht grossen Materials auch mit den Fragen über das Wesen der diabetischen Netzhautveränderungen zu beschäftigen und werden demnächst unsere gewonnenen Erfahrungen in einer gemeinsamen Arbeit mitteilen.

Ich möchte mich nun heute darauf beschränken, nur über die Ergebnisse der rein klinischen Untersuchungen zu berichten und mir vorbehalten, über den Ausfall anatomischer Untersuchungen an anderer Stelle Näheres zu sagen.

In den letzten 4 Jahren sind von den im Krankenhause Barmbeck zur Aufnahme gekommenen Diabetikern 362 auch ophthalmologisch untersucht. In 59 dieser Fälle haben wir Netzhautveränderungen, die mit dem Diabetes in ursächlichem Zusammenhang stehen, gefunden. Alle Fälle mit anders gearteten Netzhautprozessen, wie Retinitis proliferans, Venenthrombose, Embolie, bei denen evtl. auch noch an gewisse Abhängigkeitsverhältnisse von dem bestehenden Diabetes gedacht werden konnte, sind mit Absicht beiseite gelassen worden.

In allen früheren Arbeiten, die sich mit der Retinitis diabetica befassen, tritt immer wieder die Blutdrucksteigerung in den Vordergrund des Interesses, ja Volhard hat, allerdings vor vielen Jahren, gesagt, er kenne keine Retinitis diabetica ohne Blutdrucksteigerung.

Welche Bedeutung haben wir nun diesem Allgemeinsymptom des Körpers in genetischer Hinsicht für die retinalen Veränderungen zuzubilligen ?

Wenn wir rückblickend die Krankengeschichten unserer grossen Gruppe mit normalem Netzhautbefund und die der Gruppe mit retinalen Veränderungen durchsehen, so müssen auch wir auf Grund dieser Unterlagen sagen, dass die durchschnittliche Blutdruckhöhe bei der Gruppe mit normalem Netzhautbefund wesentlich tiefer liegt als die der Gruppe mit Netzhautveränderungen. Hierfür sind mehrere Faktoren maßgebend:

1. Finden sich in der Gruppe mit Netzhautveränderungen fast ausschliesslich ältere Patienten — die beiden jüngsten waren in dieser Gruppe 37 Jahre alt —.

2. Ist aber auch nicht wegzuleugnen, dass das Blutdruckniveau selbst bei Wahrung der Gleichaltrigkeit in der zweiten Gruppe mit Netzhautbefund im Durchschnitt höher liegt als in der Gruppe ohne Netzhautveränderungen.

Damit ist natürlich noch nichts über die Bedeutung der Blutdrucksteigerung in genetischer Hinsicht für die Retinitis diabetica gesagt. Wir müssen nun feststellen, dass sich trotz des im Durchschnitt höher liegenden Blutdruckniveaus der Fälle mit Netzhautbefund unter unserem Material nicht weniger als 15 Fälle mit durchaus normalem, ja sogar direkt niedrigen Blutdruckwerten finden. Es war damit klar, dass hauptsächlich diesen Fällen unsere besondere Aufmerksamkeit zu gelten hatte. Die sehr genaue klinische Durcharbeit unter Ausnutzung aller Hilfsmittel ergab dann auch, dass von diesen 15 Fällen noch acht ausgesondert werden mussten, da hier kardiale Dekompensationen sowie schwere andere Komplikationen wie Carcinom, Tuberkulose, Macies oder später ansteigende Blutdruckwerte eine Verwertung unmöglich machten. Wir glauben jedoch sicher sagen zu können, dass in den verbliebenen sieben Fällen die bestehenden niederen Blutdruckwerte als die tatsächlich in Betracht kommenden angesehen werden müssen. Es ergab sich weiter, dass in allen diesen Fällen der Typus 1 bzw. 2 der von Grafe nach den Abgrenzungen Hirschbergs getroffenen Einteilung, charakterisiert durch kleine, weisse Stipchen und grössere weisse Plaques sowie scharf begrenzte mehr oder weniger zahlreiche Blutungen, besonders am hinteren Netzhautpol des Auges, bei Fehlen von Netzhautödem und bei normalen, scharf begrenzten Papillen vorlag. Das Gefäßsystem der Netzhaut zeigte in diesen Fällen ausnahmslos leichte Kaliberschwankungen und etwas leuchtende Reflexe der Arterien und ohne wesentliche Ausnahmen eine Änderung des Arterien-Venenverhältnisses etwa auf 2 zu 4.

Stärkere Gefässwandveränderungen wurden aber in diesen Fällen noch völlig vermisst, während solche in der dritten Gruppe der Grafeschen Einteilung sehr häufig zu finden sind. Wir fanden in diesen sieben Fällen auch immer Eiweissfreiheit des Urins, und soweit das geprüft werden konnte, normale Nierenfunktion, während beim Typus 3 der Grafeschen Unterteilung die stets bestehenden

Komplikationen von seiten der Niere sich nicht nur im Urin durch Auftreten von Eiweiss und nicht nur durch stärkere Blutdruckerhöhungen, sondern regelmäßig auch im ophthalmoskopischen Bild durch das Auftreten von verwaschenen Papillengrenzen sowie Netzhautödem und starken bis zu völligem Verschluss gehenden Gefässwandveränderungen verrieten.

Wir sind nun der Überzeugung, dass es nicht möglich ist, unsere sieben Fälle mit niederen Blutdruckwerten als Ausnahmen anzusehen, die die Regel bestätigen, sondern glauben, dass es sich hier tatsächlich um Frühfälle der diabetischen Netzhauterkrankung handelt, die uns veranlassen müssen, das so häufig missbrauchte Symptom der Blutdrucksteigerung als das anzusehen, was es ist, ein häufiges der Netzhauterkrankung parallel laufendes Symptom, das in den Frühstadien der Netzhauterkrankung durchaus noch fehlen kann und infolgedessen auch genetisch für die Retinitis nicht in Betracht kommt.

Für diese Auffassung sprechen weitere Beobachtungen. Da ist einmal die Feststellung, dass bei völlig unveränderten, nicht erhöhten Blutdruckwerten sich nach 5 Jahren auf beiden 5 Jahre vorher völlig normalen Augen eine beginnende Retinitis entwickelte und weiter die Beobachtung in zweien der nicht zu den verwandten sieben Fällen gehörenden Netzhauterkrankungen, dass die Blutdrucksteigerung dem Eintreten der Netzhautveränderungen ausgesprochen nachhinken kann, also vorher sicher nicht bestand, so dass sie sich, da ähnliche Zirkulationsstörungen, wie sie unserer Auffassung nach der Netzhauterkrankung zugrunde liegen, auch in anderen Gefässprovinzen auftreten, als das erweist, was sie zum grossen Teil in diesen Fällen sein kann, eine Kompensations- und Regulationserscheinung des Körpers. Andererseits ist es uns natürlich wohl bekannt, dass die Hypertonie auch primär, vielleicht infolge toxisch bedingter gesteigerter Erregung nervöser Zentren, zustandekommen kann. Gerade solche Hypertonien können aber eine lange Zeit auch bei lange Jahre bestehendem Diabetes vorhanden sein, ohne dass Netzhautveränderungen einzutreten brauchen, wofür sich unter unseren Fällen mit normalem Netzhautbefund mannigfache und eindeutige Beweise finden. Diese Ablehnung der Blutdrucksteigerung als genetisch für die Retinitis diabetica in Betracht kommendes Allgemeinsymptom soll nun nicht falsch gedeutet und aufgefasst werden. Denn wenn wir die Blutdrucksteigerung in vielen dieser Fälle als Kompensationssymptom auf Grund unserer Untersuchungen ansehen, so müssen ja Veränderungen zu kompensieren sein, und das sind vor allem vasculäre und Zirkulationsstörungen.

Wie häufig diese Komplikationen von seiten des Gefäßsystems sind, und welch grosse Bedeutung sie haben, das ist erst nach Einführung des Insulins im vollen Umfange klar geworden. In früheren Jahren ging der grösste Teil der Zuckerkranken an der Erkrankung selbst, d. h. im Koma, zugrunde. Heute gilt der Satz Joslins: „Die Diabetiker sterben nicht mehr an ihrer Krankheit, sondern an den Komplikationen", zu denen besonders die Komplikationen von seiten des Gefäßsystems zu rechnen sind.

Koma und Arteriosklerose als Todesursache unter den gesamten Diabetestodesfällen (nach Joslin).

Epoche	Durchschnittl. Dauer des Diabetes. Jahre	Gesamttodesfälle	Koma $^0/_0$	Arteriosklerose $^0/_0$	Durchschnittl. Todesalter
Naunyn					
1894—1914	4,9	325	64	18	44,8
Allen					
1914—1922	6,1	835	42	25	45,4
Banting					
1922—1925	7,6	535	22	42	53,9
1926—1929	8,4	899	11	50	60,0
1930—1935	11,0	981	6	56	62,8

Aus dieser dem Buche Joslins entnommenen Tabelle können Sie die Verschiebung der Todesursachen direkt ablesen. Während in der Naunynära 64% im Koma und nur 18% an den Folgen der Gefässerkrankung zugrunde gingen, hat sich die Todesursache allmählich derart verschoben, dass nach der neuesten Statistik nur noch 6% im Koma, dagegen 56% an der Gefässerkrankung starben. Aber gleichzeitig hat sich in derselben Zeit das Lebensalter der Diabetiker von durchschnittlich 44,8 auf 62,8 Jahre erhöht. Die Diabetiker leben heute also so lange, dass sich die Gefäßschädigungen in voller Stärke ausbilden und auswirken können, und sie sterben dann im hohen Prozentsatz an dieser Komplikation.

Wir haben damit wohl auch bereits die Ursache für die prozentuale Zunahme der Retinitis diabetica, die wir auf Grund unserer Untersuchungen feststellen müssen, aufgedeckt und sehen erneut die Bedeutung von Zirkulations- und vasculären Störungen auch für die retinalen Veränderungen unterstrichen.

Sicherlich sind die Ursachen der starken Gefässalterationen, die nach Joslin bei einem Bestehen des Diabetes über 10 Jahre in 79% gegenüber 45% bei gleichalterigen Stoffwechselgesunden nachweisbar sind, recht mannigfache. Konstitutionelle und toxische Momente spielen eine grosse Rolle, daneben sehen wir mit Bertram und vielen anderen jetzt einen wesentlichen Grund in der immer noch an den verschiedensten Stellen geübten fettreichen Ernährung, die in der Vorinsulinära ja die allein mögliche war. Diese Ernährungstherapie nahm auf die Neigung der Diabetiker zu Gefässerkrankungen nicht die geringste Rücksicht, ja sie musste mit ihrer vorwiegenden Fetteiweisszufuhr den krankhaften Prozess am Gefäßsystem in geradezu deletärem Sinn beeinflussen, und hier liegt vielleicht einer der wesentlichsten Gründe mit, dass die Netzhauterkrankung beim Diabetes eine so ausgesprochene Alterserscheinung ist. Die Schädigung des Gefäßsystems muss eben erst langsam ansteigend einen gewissen Grad erreicht haben, bis es zu den Netzhautveränderungen kommen kann.

Die, wie bereits erwähnt, auch jetzt noch nicht allgemein durchgeführte Umstellung von der fett-eiweissreichen zur ausgesprochen fettarmen kohlehydratreichen Kost, die weniger Wert auf die Normalisierung des Blutzuckerspiegels als auf die Beseitigung der Ketonkörper legt, indem sie versucht, die gefährliche Ketonkörperbildung durch Erhaltung genügender Glykogenreserven im Körper zu verhindern, wird sich erst ganz allmählich auswirken können.

Genügende Glykogenreserven sind aber auch nötig, um den Cholesterinstoffwechsel im Körper in normalen Grenzen zu halten, und das ist wichtig, um auch auf diesem Wege dem Eintritt von Gefässkomplikationen Vorschub zu leisten. Sehr interessant ist in diesem Zusammenhang die Beobachtung von White, dass selbst bei kindlichen Diabetikern bei ungenügender Insulinisierung Arteriosklerose an den Extremitäten und Retinalgefässen auftreten kann.

Wenn wir auch nicht daran zweifeln, dass die neuen Wege in der Therapie auf den Ablauf und vielleicht auch die Häufigkeit der Retinitis diabetica Einfluss gewinnen werden, so ist es doch heute noch zu früh, um hier schon wesentliche Ergebnisse zu erwarten. Hier werden wir erst nach Jahren ein Urteil fällen können. Es ist weiter der in vielen Fällen mit Netzhautveränderungen vorhandenen hartnäckigen Ketonkörperbildung wesentliche Bedeutung für das Entstehen der retinalen Veränderungen beigemessen worden. Wir möchten dem nur sehr beschränkt zustimmen, und zwar nur für eine indirekte Wirkung, und sehen die Ketonkörperbildung, besonders in hartnäckiger Ausbildung, gewissermaßen als Index dafür an, dass der Stoffwechsel in gefäßschädigender Weise abläuft.

Wir können endlich sicher sagen, dass die Höhe der Glykosurie und der Glykämie für sich allein völlig belanglos für das Auftreten von retinalen Veränderungen ist.

VII.

Insulin und Auge.

Von

Reinhard Braun (Rostock).

Mit 1 Abbildung im Text.

Kurz nach der Entdeckung des Insulins durch Banting und Best hat Grafe vor diesem Forum die grosse Bedeutung der neuen Substitutionstherapie des Diabetes mellitus für die Augenheilkunde hervorgehoben. Inzwischen sind 12 Jahre vergangen, und es ist an der Zeit, sich auch augenärztlicherseits Rechenschaft darüber zu geben, ob sich die Hoffnungen erfüllt haben, die man an das neue Mittel geknüpft hatte. Das Insulin hat sich allgemein-medizinisch bekanntlich vollkommen den Platz erkämpft, der seiner Bedeutung entspricht, und ist aus der Behandlung des Diabetes nicht mehr wegzudenken. Seine Darstellung gelingt in der wünschenswerten Reinheit, die seine Anwendung ohne die im Anfang so unerfreulichen Nebenwirkungen gestattet. Sein Preis ist auf erträgliche Werte gesenkt worden. Bestehen geblieben ist allerdings der seit jeher bedauerte Nachteil, dass es nur parenteral einverleibt werden kann. Alle Versuche, Insulin oder ein entsprechendes Präparat peroral, perkutan oder sonstwie zuzuführen, sind fehlgeschlagen. Leider ist es bisher nicht einmal gelungen, Depots zu setzen, die das meist mehrmals täglich notwendig werdende Spritzen vermeiden lassen. Diese Einschränkungen ändern aber nichts an der Tatsache, dass das Insulin neben der auch weiterhin streng durchzuführenden diätetischen Einstellung das wichtigste Behandlungsmittel des Diabetes geworden ist.

Welche Bedeutung hat es nun für unser Spezialgebiet gewonnen? Ich möchte an die Beantwortung dieser Frage auf Grund meiner Beobachtungen an über 700 Diabetikern der grossen Umberschen

Stoffwechselabteilung des Krankenhauses Berlin-Westend herangehen. Ich hatte seinerzeit als ophthalmologischer Konsiliarius
dieses Krankenhauses Gelegenheit, jeden Zuckerkranken, ganz
gleich, ob er Augenstörungen hatte oder nicht, augenärztlich zu
untersuchen. Umber, der hinsichtlich des Insulins als besonders
erfahren gelten muss — er ist zur Zeit Vorsitzender des Deutschen
Insulinkomitees —, pflegt im allgemeinen recht hohe Insulindosen
zu geben, so dass ich insbesondere reichlich Gelegenheit hatte, nach
etwaigen Insulinschäden zu fahnden.

Ich kann zunächst feststellen, dass ich niemals derartige Schädigungen an den Augen gesehen habe. Besonders auch die Untersuchung jener zahlreichen Patienten, die an der Grenze zu hypoglykämischen Reaktionen standen, ja die oft in solche Reaktionen
hineinglitten — man ist in Westend damit nicht ängstlich, da man
durch ein Glas Himbeersaft den Zustand schnell und gefahrlos beseitigen kann —, ergab, dass niemals Augenveränderungen auftraten,
die auf das Insulin zu beziehen gewesen wären. Gerade bei Patienten,
die sich hart am Rande des Insulinshocks bewegen, sind ja die von
manchen Autoren so gefürchteten starken Schwankungen des Blutzuckers Tatsache, die angeblich Veranlassung zu Blutungen geben.
Viele solcher Patienten sah ich unmittelbar nach Abklingen der
Reaktion. Es war nicht die geringste Veränderung am Fundus, insbesondere auch nicht an den Gefässen zu sehen.

Aber auch jene Kranken, die an Retinitis diabetica litten, wurden
durch Insulininjektionen nie ungünstig beeinflusst. Vor allem sieht man
bei den mehr oder weniger hoch Insulinierten niemals eine stärkere
Neigung zu Fundusblutungen als bei rein diätetisch Behandelten.

Die zahlenmäßigen Verhältnisse haben sich in der Insulinära
in dieser Hinsicht ebensowenig geändert. Ich sah unter einem
statistisch verarbeiteten Material von 697 Diabetikern 115 Patienten
mit Augenhintergrundsveränderungen, meist unter dem Bilde der
Retinitis diabetica, also 16,5%. Grafe, um nur ein Beispiel zu
nennen, hatte 1924 bei 700 Patienten, die damals im Beginn der
Insulinära alle noch kaum wesentliche Mengen von Insulin bekommen haben können, 13%. Die Zunahme dürfte noch innerhalb
der Fehlergrenzen solcher statistischen Zusammenstellungen liegen,
jedenfalls sicher nicht auf das Insulin bezogen werden können. Von
111 Patienten meiner Zusammenstellung mit Retinitis diabetica
hatten 43 regelmäßig, 15 davon über 5 Jahre lang Insulin gespritzt.
Ihre Retinitiden sahen nicht im geringsten anders aus als die der 30
niemals und der 38 nur vorübergehend Insulinierten.

Wenn somit ein schädlicher Einfluss des Insulins auf die Netzhaut abgelehnt werden muss, ist allerdings ebenso zu betonen, dass auch kein Nutzen hinsichtlich diabetischer Netzhautveränderungen festzustellen ist. Eine einmal bestehende Retinitis pflegt im allgemeinen weder unter Insulin noch sonstwie zurückzugehen. Berichte über Heilungen dürften recht kritisch anzusehen sein. Wieweit ein Stationärwerden zu erreichen ist, möchte ich dahingestellt sein lassen. Klarheit wird darüber schwer zu erlangen sein, da es sich um ein so eminent chronisches Leiden handelt, und da ja auch diätetisch behandelte Fälle stehen bleiben können. Dass trotzdem immer eine einwandfreie Allgemeinbehandlung des Zuckers, sei es mit, sei es ohne Insulin, zu fordern ist, gilt selbstverständlich auch für die Retinitis diabetica.

Sind die Zusammenhänge zwischen Insulin und Netzhautleiden im wesentlichen negativer Natur, so ist die Sachlage ganz anders, wenn wir die Einwirkung auf die Linse betrachten. Wahrscheinlich wird die an sich recht seltene Refraktionsänderung beim Diabetiker durch Insulin erheblich beeinflusst, wobei auch weiter dahingestellt bleiben soll, ob es sich wirklich um Quellungs- bzw. Entquellungsvorgänge in der Linse handelt. Es würde auch zu weit führen, darauf einzugehen, ob das Insulin direkt oder durch Herabsetzung des Blutzuckers, ob durch Wasseranreicherung oder sonstwie wirksam wird.

Insbesondere scheint aber die beginnende Cataracta diabetica eine Domäne energischer Insulintherapie zu sein. Ich verfüge über Beobachtungen an vier jugendlichen Patienten mit Zuckerstar. Alle vier zeigten typische subkapsuläre Trübungen, die mehr oder weniger weit fortgeschritten waren. Während sie zweimal unter Insulinbehandlung über Jahre stationär blieben, verschwanden sie zweimal sogar restlos. Den einen Fall habe ich seinerzeit in der Klinischen Wochenschrift ausführlich publiziert. Bald danach sah ich den zweiten. Es handelte sich um eine im Koma eingelieferte junge Frau, die bei der ersten Untersuchung kurz nach Überstehen des Komas in beiden Linsen rosettenförmige Trübungen der hinteren Schale aufwies, die nicht etwa nur mit der Spaltlampe, sondern auch grob mit dem Augenspiegel erkennbar waren. Eine energische Insulinbehandlung hatte bei der bis zum Ausbruch des Komas über ihren Diabetes in Unkenntnis befindlichen Patientin sofort eingesetzt und wurde besonders auch auf meinen Rat hin fortgeführt. Die Trübungen bildeten sich in wenigen Tagen ohne jedes Residuum zurück. Wenn es auch nicht sicher zu beweisen ist, so möchte ich doch annehmen, dass in beiden Fällen — der andere bereits publizierte war fast noch eindrucksvoller — ohne Insulintherapie die bekannte rapide Zunahme der Trübungen bis zur reifen Katarakt eingetreten wäre. Selbstverständlich wäre dann eine Wiederaufhellung zerfallener Linsensubstanz durch Insulin nicht mehr möglich gewesen.

Dass aber auch im fortgeschritteneren Zustand die Insulintherapie von grossem Nutzen ist, sieht man an den guten operativen Erfolgen bei insulinierten Diabetikern mit Altersstar. Der früher gefürchtete Eingriff der Starextraktion hat jetzt bekanntlich alle Schrecken verloren. Allerdings ist auch jetzt noch — ich kann das nicht oft genug betonen — eine exakte Einstellung unter Berücksichtigung aller diätetischen Faktoren zu fordern: einmal, um den Erfolg am Auge zu erzielen; dann aber auch, um nicht ganz allgemein die Toleranz des Zuckerkranken durch das psychische und somatische Trauma des Eingriffs zu gefährden und eine Dauerschädigung des Allgemeinzustandes auszulösen. Das vorausgesetzt, wird wohl keiner von Ihnen seit Einführung des Insulins mehr den Ausbruch eines Komas nach einer Augenoperation gesehen haben.

Dass andererseits insulinierte Diabetiker mehr zu Blutungen bei der Operation neigen sollen, als nicht insulinierte, möchte ich bestreiten. Die Blutungsneigung ist wohl an sich bei der häufig komplizierend bestehenden Hypertonie grösser als beim Stoffwechselgesunden, hat aber sicher nichts mit dem Insulin zu tun.

Dass das Insulin im Koma das souveräne Mittel ist, dürfte bekannt sein. Da die im Koma häufig bestehende Bulbushypotonie sehr bald unter der lebensrettenden Wirkung des Insulins verschwindet, lag der Gedanke nahe, dem Insulin eine direkt oder indirekt augendruckerhöhende Wirkung zuzuschreiben. Ascher hat hier schon einmal 1925 über entsprechende Versuche berichtet. Ich habe mehrfach Messungen in dieser Hinsicht angestellt, bin aber nicht zu eindeutigen Ergebnissen gelangt, wie ja auch in der Literatur durchaus gegensätzliche Resultate zu finden sind (z. B. Vestergaard-Bistis). Insbesondere gelang es mir nicht, bei hypoglykämischen Reaktionen, die ja in vielem gerade das Gegenteil des Komas darstellen, Drucksteigerungen nachzuweisen. Allerdings ist eben auch das Tonometer nicht das geeignete Instrument für feinere Untersuchungen. Dass überhaupt nicht regelmäßig Augendrucksenkung im Koma zu beobachten ist, zeigt Ihnen folgende Kurve (Abb. 1):

Die Patientin war komatös und hatte einen deutlich erhöhten
Augendruck. Eine spätere Untersuchung ergab keinerlei Anhalt für
ein latentes Glaukom. Unter Insulin bei sinkendem Blutzucker stieg
der Druck zunächst noch weiter, sank dann und ging schliesslich
auf Werte an der oberen Grenze der Norm zurück.

Es wird angenommen, dass die für gewöhnlich im Koma auftretende Augendrucksenkung humoralen Faktoren ihre Entstehung
verdankt, da sie mit dem Blutserum des Patienten auf Versuchstiere übertragbar ist. Hier muss vielleicht noch daran gedacht
werden, dass Inselapparat und chromaffines System Antagonisten
sind. Fehlt Insulin, so ist das Adrenalin ungedämpft. Dieses wirkt

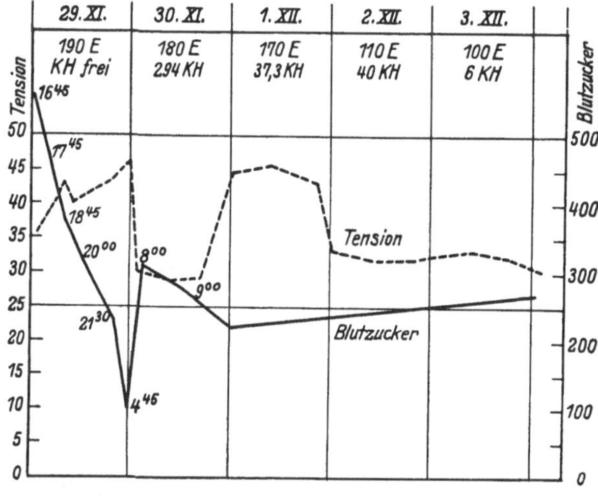

Abb. 1.

ja nun aber ebenfalls augendrucksenkend. Leider stehen mir eigene
experimentelle Untersuchungen über dieses so wichtige wie interessante Thema noch nicht zu Gebote. Erinnert sei aber an den
Vortrag von Poos 1925 über Insulinmiosis und Adrenalinmydriasis.
Poos konnte feststellen, dass Insulin als Mioticum sogar eine
Atropinmydriasis durchbrechen kann, wenn jede Adrenalinwirkung
aufgehoben ist. Einen nicht uninteressanten Beitrag zu diesem
Kapitel möchte ich hier anführen: In meiner Diabetikersprech-
stunde war einmal durch die Schwester aus Versehen einer Reihe
von Patienten statt Homatropin 2%ige Pilocarpinlösung eingeträufelt worden. Alle fünf Patienten hatten kurz vorher hohe
Insulindosen bekommen. Kurz nach der Einträufelung fielen alle in
eine ziemlich schwere hypoglykämische Reaktion. Es fehlt mir an
einer befriedigenden Erklärung dieses Vorfalls. Ich zweifle aber

nicht, dass die Wirkung über das sympathisch-parasympathische Nervensystem gegangen ist. Ich möchte annehmen, dass das Pilocarpin die adrenalinfeindliche Wirkung des Insulins noch unterstützt hat. Merkwürdig bleibt nur, dass noch niemals aus der Behandlung glaukomkranker Diabetiker über gleiche Zufälle berichtet worden ist.

Während die bisher erwähnten diabetogenen Augenleiden schon wegen der Häufigkeit ihres Auftretens allgemeinere Bedeutung beanspruchen können, scheint die Gruppe der diabetischen Nervenerkrankungen am Auge in den letzten Jahren erheblich an Zahl zurückgegangen zu sein. In Westend ist mir in den $2^1/_4$ Jahren meiner dortigen Tätigkeit kaum ein entsprechender Fall begegnet. Wenn Gallus das jüngere Geschlecht zuckerkranker Männer als Domäne einer Neuritis retrobulbaris bzw. Neuritis nervi optici bezeichnet, so kann das für mein Beobachtungsgut nicht gelten. Um etwaige feinere Veränderungen nachzuweisen, habe ich übrigens bei der allerdings nicht sehr grossen Zahl von 25 Patienten exakte Bestimmungen an der Bjerrumgardine vorgenommen, die nur in einem Fall ein noch dazu fragliches kleines ringförmiges Skotom an der Papillenumgebung ergaben. Es könnte naheliegen, in dieser Abnahme diabetogener Sehnervenleiden eine Folge der besseren Diabetesbehandlung und damit vielleicht auch der Einführung des Insulins zu sehen, zumal Gallus Fälle mit diabetischen Sehnervenleiden als prognostisch absolut infaust betrachtete; doch wird auch das schwer zu beweisen sein.

Auch Augenmuskelstörungen, die im allgemeinen auf gleiche Ursachen wie die Opticusschädigung, also auf toxische Einflüsse am Nerven zurückgeführt werden, sind mir niemals begegnet. Für sie mag also das gleiche gelten wie für die diabetogene Neuritis.

Zum Schluss mögen zusammenfassend alle wahrscheinlich mit der grösseren Infektionbereitschaft diabetischer Organismen in Zusammenhang stehenden Augenleiden, insbesondere die Erkrankungen der äusseren Bedeckungen (Lidabscesse, Hordeola u. dgl.) sowie die sogenannte Iritis diabetica Erwähnung finden, für deren Behandlung das Insulin selbstverständlich wie jede andere antidiabetische Behandlung herangezogen werden muss, ohne dass Besonderheiten in seiner Einwirkung auf die entsprechenden Erkrankungen festzustellen wären.

Aussprache zu den Vorträgen VI u. VII.

Herr Bartels

hält auf Grund seiner Erfahrungen an einem grossen Krankenmaterial die Frage des Insulins und etwaige dadurch bedingte Blutungen noch nicht für geklärt. In zwei Fällen von Frauen mit Katarakt, die er vor der Operation jahrelang beobachtete, waren niemals Blutungen zu finden. Behufs Vorbehandlung für die Katarakt wurden die Patientinnen durch den Internisten der Krankenanstalten mit Insulin behandelt (dreimal 20 Einheiten täglich). Die Patienten, die jahrelang Diabetes hatten, waren bis dahin niemals einer Insulinbehandlung unterworfen. Nach glatt verlaufender intrakapsulärer Kataraktoperation bekam die eine Patientin schwere Retinablutungen, die andere grosse Glaskörperblutungen, die das Sehvermögen zuerst vernichteten. In den nächsten Wochen saugten sich bei insulinfreier Diät die Blutungen bis zum normalen Sehvermögen wieder auf. Vielleicht hat hier doch das Insulin bei den Blutungen mitgewirkt.

Herr Gasteiger

konnte in einer Reihe von Fällen Retinitis diabetica bei sicher normalem Blutdruck beobachten. Die Fälle wurden internistisch von der Volhardschen Klinik in Frankfurt kontrolliert und beobachtet, wobei der Blutdruck dauernd normal gefunden wurde. Daher ist Mylius darin beizustimmen, dass die Blutdrucksteigerung bei Retinitis diabetica nicht als auslösendes Moment angesprochen werden kann. Ferner wird angeregt, Druckmessungen an der Zentralarterie der Netzhaut vorzunehmen, die vielleicht weitere Klärung des Krankheitsgeschehens bringen können.

Herr Onken:

Die beiden Vorträge ergänzen sich glücklich. Die Tatsache, dass Herr Braun keinen Einfluss des Insulins auf die Netzhautblutungen gefunden hat, weist vielleicht darauf hin, dass ihre Ursachen überhaupt nicht im Kohlehydratstoffwechsel zu suchen sind. Die Ausführungen von Herrn Mylius machen uns auf die Wichtigkeit des Fettstoffwechsels erneut aufmerksam. Hier darf vielleicht auf das grosse Experiment des Krieges hingewiesen werden. Diabetische Netzhautveränderungen waren nach dem Kriege sehr selten, und da war doch mehr die Fett- als die Kohlehydraternährung beschränkt gewesen. In den letzten Jahren sind diese Erkrankungen sehr viel häufiger geworden. Die Untersuchungen von Bertram u. a. weisen immer wieder auf die Schädlichkeit der starken Fettzufuhr hin. Auf kaum einem anderen Gebiet kann die Arbeit des Augenarztes die innere Medizin so wirksam fördern wie in der Erforschung des Entstehens der deletären Folgen des Diabetes am Auge. — Ich habe feine Netzhautblutungen vor 7 Jahren nach Operation der diabetischen Katarakt bei einem 15jährigen zarten Mädchen gesehen. Die Blutungen verschwanden, das Mädchen lebt noch.

Herr Gilbert

erlebte gleichfalls nach sorgfältiger Insulinvorbehandlung eine schwere Blutung am erstoperierten Auge, die sich nur zu geringem Teil zurückbildete. Die Insulinbehandlung wurde daraufhin abgesetzt, die Extraktion des anderen Auges erst nach Ablauf von zwei Monaten vorgenommen, und die gefürchtete Komplikation blieb aus, was als Beitrag zu der von B a r t e l s erfolgten Mitteilung dienen kann.

Herr C a a n i t z :

Mitteilung über einen 30jährigen, sonst organ- und nervengesunden Diabetiker, der im Verlauf rascher Entzuckerung ausser einer transitorischen Hyperopisierung um zwei Dptr. eine isolierte totale Akkommodationslähmung bekam, die plötzlich über Nacht einsetzte und in drei Wochen restlos zurückging.

Herr P i l l a t :

Auf Grund von über 600 wiederholt augenärztlich durchuntersuchten Diabetesfällen kann auch ich die Zahl der Augenkomplikationen mit über 60% angeben und möchte dem Vorhandensein eines Hochdruckes doch mehr Bedeutung an dem Zustandekommen der retinalen Veränderungen beimessen. Vor allem sei darauf hingewiesen, dass in der überwiegenden Mehrzahl der funduserkrankten Fälle bei Beobachtung mit dem G u l l s t r a n d schen Ophthalmoskop Netzhautödeme in der Maculagegend oder entlang kleiner und grösserer Gefässe wahrzunehmen sind und dass diese Ödeme oft schon vor Auftreten von Blutungen und weissen Herden bestehen. — Bezüglich der Insulinschädigungen möchte ich das Hauptgewicht auf die l a n g e D a u e r der Insulinzufuhr legen, welche das Auftreten von Blutungen in der Netzhaut sowie von Veränderungen der Aderhautgefässe in der Choriocapillaris zu begünstigen scheint. — Katarakte bei Diabetikern können nach entsprechender interner Vorbereitung mit derselben Sicherheit operiert werden, wie gewöhnliche Altersstare. — Wiederholt vorgenommene Tonometermessungen zeigten bei einem beträchtlichen Hundertsatz von Kranken das Vorhandensein eines erhöhten Augendruckes ohne klinische Zeichen von Glaukom, wenn nur der Blutdruck hoch war.

Herr B ü c k l e r s :

Herr B r a u n hat der Meinung Ausdruck gegeben, dass das Insulin beginnende Linsentrübungen bei der Cataracta diabetica aufhalten könne. Dagegen spricht die Beobachtung bei einem jungen Mädchen, das an einem schwersten Diabetes (Blutzuckerwerte über 300 mg⁰/₀) litt und innerhalb eines Jahres ad exitum kam. Hier trat trotz sehr hoher Insulindosen zuerst an einem, dann auch am anderen Auge jene typische Cataracta diabetica auf, die sich u. a. durch hohen Flüssigkeitsgehalt auszeichnet. (Im Fundus waren keine Veränderungen im Sinne einer Retinitis diabetica sichtbar.)

Herr M e i s n e r

fragt bei den Herren an, die so viele Diabetiker gesehen haben, ob sie die zuerst von S a l u s beschriebenen sehr gefährlichen Glaukomformen gesehen haben, die eine starke gleichmäßig über die Iris verteilte Hyperämie zeigen.

Herr Mylius (Schlusswort):

Zu Herrn Gasteiger: Der Druck in den Netzhautgefässen wurde nicht untersucht. Zu Herrn Meissner: Ähnliche Glaukomfälle wurden nicht gesehen. Zu Herrn Pillat: Ödem besteht in den Frühfällen sicher nicht und ebenfalls keine Blutdrucksteigerung.

Herr Braun (Schlusswort):

Hinsichtlich der Frage der Ödemneigung bei Retinitis diabetica kann ich unterstreichen, was Herr Mylius gesagt hat. Ich habe zahlreiche Fälle am Gullstrandschen Ophthalmoskop untersucht und konnte mich nicht davon überzeugen, dass bei der Retinitis diabetica ebenfalls Ödeme zu finden sind. — Was die Frage der Ätiologie der Retinitis diabetica betrifft, bin ich in der glücklichen Lage, einen Beitrag, allerdings in anderer Richtung wie die bisher gezeigten, auf Grund von zwei Beobachtungen zu liefern. Ich sah bei zwei jugendlichen Patienten im Alter von 23 und 26 Jahren eine Retinitis unter dem typischen Bild der diabetischen. Beide wiesen blutchemische Veränderungen auf, die vielleicht einen Anhalt für die Ätiologie geben können. Im einen Fall war der Rest-N auf 56,8 mg%, im anderen auf 44 mg% erhöht. Beide hatten einen vollkommen normalen Blutdruck. Bei der 23jährigen Patientin war auch klinisch eine wohl als chronische Nephritis zu deutende Nierenveränderung in Gestalt von Albumen-Ausscheidung, einigen Erythrocyten und Zylindern vorhanden. Bei dem anderen Patienten war der Nierenbefund klinisch normal. — Wenn Herr Pillat angibt, dass er Insulin gebe und zur Vermeidung hypoglykämischer Reaktionen bei der Operation einen Hungertag vorausschicke, so erscheint mir das gefährlich, da bei Insulin im Hunger die Neigung zu hypoglykämischen Zuständen eher noch verstärkt wird. — Zur Beobachtung von Herrn Bücklers wäre zu fragen, wie die betr. Patientin behandelt worden ist. Unter dem Einfluss von Umber bin ich dazu gekommen, eine strenge Überinsulinierung bei der Cataracta diabetica zu fordern. Wie weit das geschehen ist, kann ich für den Bücklerschen Fall nicht beurteilen.

VIII.

Über familiäre Angiopathie bei Netzhaut-Glaskörperblutungen Jugendlicher.

Von

O. Marchesani (München).

Mit 10 Abbildungen im Text.

Die Anschauung, dass die Angiopathia retinae juvenilis (Periphlebitis retinae, spontane Glaskörperblutungen und Retinitis proliferans Jugendlicher) auf einer Gefässerkrankung im Sinne der Thrombangiitis obliterans beruht, verpflichtet mich nach den Ursachen dieser Krankheit zu forschen. v. Hippel hat bereits den Einwand erhoben, dass diese Erkrankung kein spezifischer Prozess sei, dass vielmehr gleichartige Gefässveränderungen z. B. bei einfacher Kälteschädigung, bei gewöhnlicher Phlegmone und in der Nähe tuberkulöser Herde vorkämen. Diese Feststellung kann leicht missverstanden werden. Wenn auch Gefässverschlüsse in der Nachbarschaft derartiger Krankheitsherde vorkommen können, so stellt doch nach der heutigen Auffassung in der allgemeinen Pathologie die Thrombangiitis obliterans, oder wie immer man diese Krankheit benennen will, eine bestimmte Krankheitseinheit dar. Unspezifisch ist der Prozess nur insofern zu nennen, als ursächlich ein spezifischer Erreger, wie Buerger zuerst annahm, nicht in Frage kommen dürfte.

Im übrigen sind hinsichtlich der Ätiologie der Thrombangiitis die verschiedensten Ansichten geäussert worden. Buerger, Steel, Assmann, Nechat denken an einen infektiösen Ursprung. Rössle reiht die Erkrankung in den Formenkreis des Rheumatismus ein. Andere vermuten, dass eine Toxineinwirkung, Nicotin- oder Ergotinvergiftung (Niemeyer, Hiegier), wieder andere, dass innersekretorische Störungen (Sigler) vorliegen. Eine Reihe von Forschern nimmt an, dass der Krankheit eine konstitutionelle Schwäche des Gefäßsystems zugrunde liegt (Herzog, Goecke, Foerster, Jäger u. a.). Dieser Begriff der konstitutionellen Schwäche des Gefäßsystems, auch als Vasopathie bezeichnet, wurde meist nicht näher umschrieben, doch berichten einige über das Auftreten der Erkrankung bei mehreren Mitgliedern derselben Familie (Goldflamm, Sternberg, Niemeyer, Higier, Mészàros), so dass man an eine erbliche, hereditäre Anlage denken könnte.

An meinem Beobachtungsgut von Angiopathia retinae juvenilis
konnte ich ähnliche Feststellungen machen. Vorausschicken möchte
ich noch, dass neuerdings wiederholt nachgewiesen wurde, dass
die Thrombangiitis obliterans nicht nur als Gangrän an den Extremitäten vorkommt, sondern auch die inneren Organe ergreifen
kann (Dürck, Jäger, Förster und Guttmann, Spatz, Stauder,
Hanser, F. Lange u. a.) und zwar auch ohne, dass gleichzeitig
periphere Gliedmaßen am Erkrankungsprozess beteiligt sein müssen.
Das Befallensein des Auges reiht sich damit zwanglos in das gesamte Krankheitsbild der Thrombangiitis ein, so wie etwa das
Auge bei der Arteriosklerose befallen sein kann. Auch unter
meinen Augenfällen finden sich einige, bei denen gleichzeitig verschiedene innere Organe (Gehirn, Lunge, Niere, Milz) erkrankt waren.

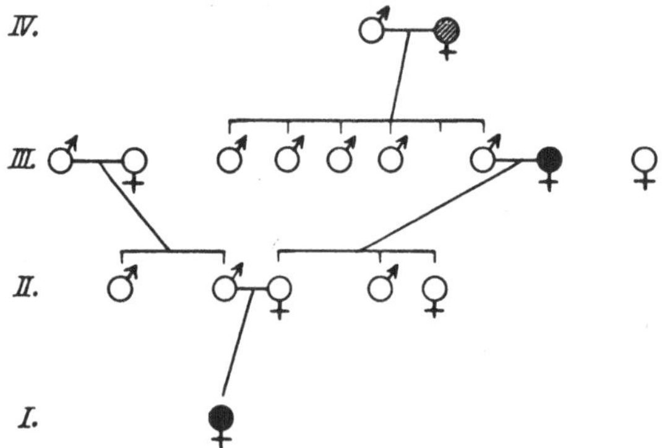

I. Familie W.

I/1 Angiopathia retinae.   III/8 Bürgersche Krankheit.   IV/2 Amputation des Beines
wegen spontaner Erkrankung.

Bei einer Reihe unserer Augenkranken habe ich gleichartige
oder ähnliche Erkrankungen bei anderen Familienmitgliedern
gefunden. Derartige genealogische Untersuchungen sind nicht in
jedem Falle möglich oder bleiben oft unvollständig, was in der
Natur der Sache liegt. Schwierigkeiten ergeben sich auch dadurch,
dass wesensverschiedene Organerkrankungen bisher in der klinischen
Medizin mit Unrecht rein symptomatologisch eingereiht werden.

Familie W. (vgl. Stammbaum I). W., Maria Luise,
(Situations-Nr I/1), 9 Jahre alt. Im Alter von 5 Jahren zum erstenmal Auftreten von Wolken vor den Augen. Rasche Verschlechterung,
bis Patientin gar nichts mehr sehen konnte. Bekam vom Arzt
Kochsalzinjektionen. Nach anfänglicher Besserung seither wiederholte Rückfälle. Ausser Keuchhusten keine Kinderkrankheiten.
Interne Untersuchung vollkommen o. B.

Schwitzt nach Angabe der Mutter sehr stark an Händen und Füssen, was sich auch durch Untersuchung bestätigt findet. Leichte Akrocyanose. Keine Kältegefühle.

Augenbefund: R. A. Äusserlich o. B. Im Glaskörper dichte flottierende Trübungen; nur peripher nach der temporalen Seite hin Einblick möglich. Dort Bindegewebsbildung auf der Netzhaut und ein eingescheidetes Gefäss sichtbar. S = 1/20. L. A. Augenhintergrund auch erweitert vollständig o. B. S = 1,0. Capillaren: Fast durchweg deutliche Verbreiterung der Schlingen. An mehreren Fingern spontane capilläre Blutungen. Strömung verlangsamt.

Die Grossmutter mütterlicherseits (Sit.-Nr III/8) starb im Alter von 52 Jahren an Spontangangrän des linken Beines. Es liegen darüber eine kurze Krankengeschichte und der Sektionsbefund vor.

Die Kranke litt schon seit vielen Jahren an „Rheumatismus" des linken Beines und an Herzbeschwerden. Konnte deshalb sehr schlecht gehen. Wegen eines scharlachverdächtigen Ausschlages Aufnahme ins Krankenhaus. Herz: stark beschleunigte, vollkommen unregelmäßige Aktion, Extrasystolen, frustrane Kontraktionen. Herztöne ohne deutliche pathologische Geräusche. Grenzen etwas verbreitert. Urin: Albumen +, einzelne rote Blutkörperchen und granulierte Zylinder. RR. 150/90. Temperatur: 38. Diagnose: Arzeneiexanthem? Einige Tage später Auftreten von starken Schmerzen im linken Bein. Fuss fühlt sich etwas kälter an, sonst kein besonderer Befund. Am nächsten Tag Fuss blass, ganz kalt, Sensibilitätsstörung bis in den Bereich des unteren Drittels des Unterschenkels. Art. dorsalis pedis ohne Pulsschlag. In den nächsten Tagen rasche Gangrän der Zehen, blaurote Verfärbung der Haut bis in die Höhe des Knies. Hochgradige Schmerzhaftigkeit. Verschlechterung der Herztätigkeit. Exitus. Diagnose: Embolie?

Sektionsbefund: Trockene Gangrän des linken Unterschenkels und des Fusses. Älterer thrombotischer Verschluss der Art. femoralis und ihrer peripheren Äste. Ältere anämische Infarkte der Nieren und der Milz. Mäßige Hypertrophie und Dilatation des ganzen, vorwiegend des linken Herzens. Lungenembolie mit frischem hämorrhagischen Infarkt in beiden Lungenunterlappen. Thrombangiitis obliterans.

Eine Schwester dieser Patientin (Sit.-Nr III/9) lebt, sie soll seit Jahren herzkrank sein. Die Mutter des Grossvaters mütterlicherseits (Sit.-Nr IV/2) soll angeblich in den Wechseljahren an unbekannter Erkrankung gestorben sein, nachdem ihr ein Bein abgenommen werden musste. Dabei soll es sich nicht um eine Verletzungsfolge und um keine äusserlich sichtbare Erkrankung gehandelt haben.

In der väterlichen Linie ist die Sippe ungenau bekannt.

Die Ausgangskranke (Sit.-Nr I/1) stellt den jüngsten mir bisher bekannt gewordenen Fall von Angiopathia retinae dar. Möglicherweise bildet die besondere hereditäre Belastung den Grund für diese frühzeitige Manifestation (Anticipation) der Krankheit.

Familie G. (vgl. Stammbaum II). G., Kurt (Sit.-Nr I/6), 26 Jahre alt. Mit 15 Jahren spontane Durchblutung des Glaskörpers rechts. (Beobachtung in der Univ.-Augenklinik München).

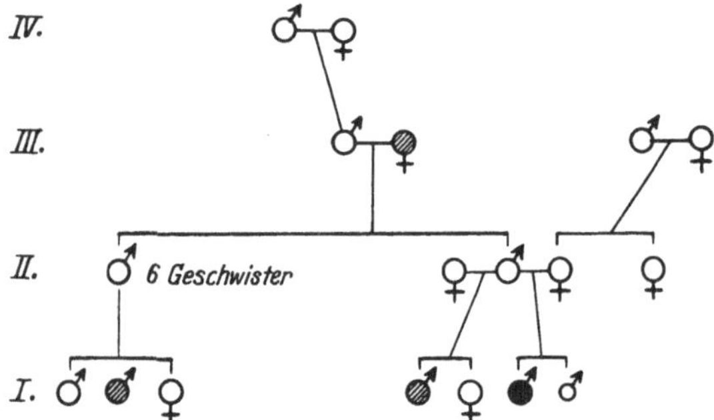

II. Familie G.

I/6 Angiopathia retinae.   I/4 Angiopathia retinae + Thrombangiitis der Hirngefässe. I/2 offene Füsse.   III/2 mit 46 Jahren gestorben an Schlaganfall nach wiederholten Lähmungserscheinungen.

Zwei Jahre später plötzlich schlechtes Sehen am linken Auge. Seitdem wechselnd bald besser bald schlechter. Gegenwärtiger Befund: R. A. Vena nasalis inf. peripher weiss eingescheidet, endet als obliterierter Strang. S = 0,4. L. A. Auf der Linsenhinterfläche unregelmäßige, sternförmige Trübung, dichte flottierende Glaskörpertrübungen. Einblick in den Augenhintergrund nur teilweise möglich. In der Peripherie mehrere Gefässe weiss eingescheidet. Im nasalen unteren Sektor unregelmäßige Pigmentierungen in der Chorioidea, dazwischen Aufhellungen. S = 1/50 bei schräger Blickrichtung.

Allgemeinbefund: Herz, Lungen und Nieren o. B. Stark nässender Hautausschlag an den Füssen, an ausgedehnten Stellen fehlt die Epitheldecke. Der Dermatologe bezeichnet die Erkrankung als hochgradiges dyshydrotisches Ekzem. Denselben Ausschlag hatte Patient schon vor dem Auftreten der ersten Glaskörperblutung. Er wiederholt sich etwa alle 2 Jahre. Dauer jeweils einige

Monate. Mitunter wird er so stark, dass Patient gar nicht mehr gehen kann. Leidet an sehr starkem Fußschweiss, muss oft zweimal am Tage die Strümpfe wechseln. Wenn Patient die Füsse herunterhängen lässt, werden sie nach einigen Minuten auffallend blau. Fusspulse vorhanden. In letzter Zeit krankhaftes Schlafbedürfnis. Capillaren: Deutliche Verbreiterung der Schaltstücke und der venösen Schenkel. Am Kleinfinger der rechten Hand zwei spontane capilläre Blutungen. Bei wiederholten Untersuchungen in längeren

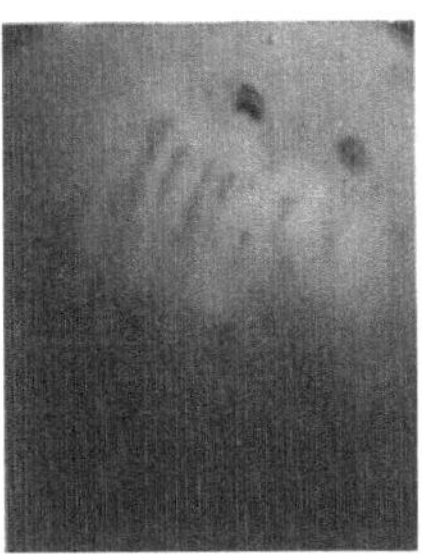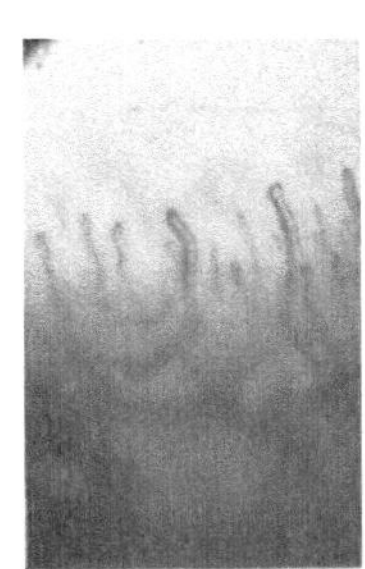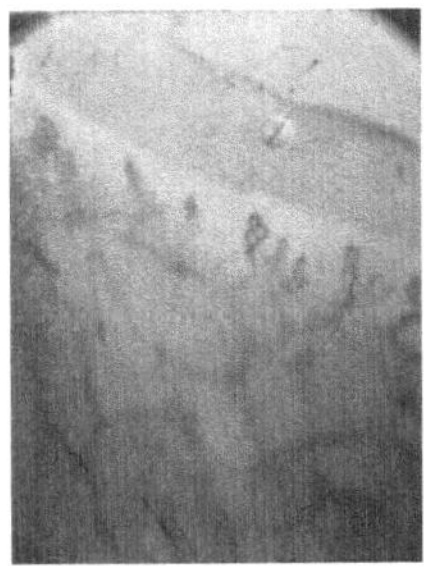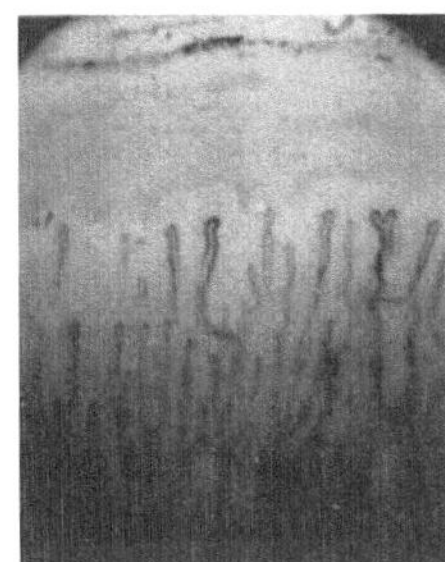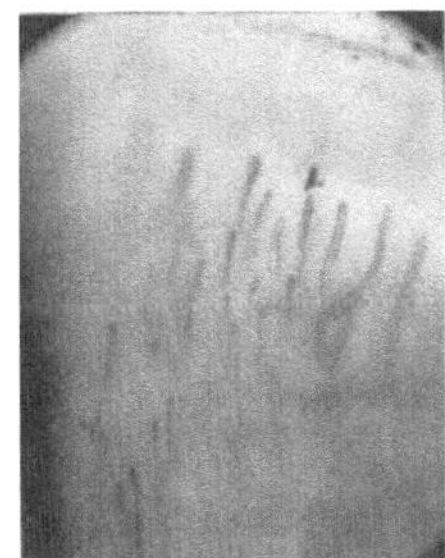

Abb. 1 (zu Familie G., Stammbaum II).
a, b. G., Kurt. Capilläre Blutungen, Verbreiterung der venösen Schenkel. c, d, e. G., Karl. Anastomose in der Endschlinge. Verbreiterung der venösen Schenkel. Capilläre Blutung.

Zwischenräumen waren bald keine, bald neue Blutungen an anderen Fingern nachweisbar. Abb. 1 a, b.

G., Karl (Sit.-Nr I/4), 36 Jahre. (Stiefbruder.) Anamnese: 1927 Anfall von Nierenkolik (?). 1928 Wolken vor beiden Augen, besonders links. Wenn eine solche Wolke vorbeizog, konnte er plötzlich gar nichts mehr sehen. Nach 3—4 Wochen Besserung. Später hat sich das Augenleiden mehrmals wiederholt. Der Augenarzt habe retrobulbäre Neuritis diagnostiziert. 1928 zum erstenmal Auftreten von Gleichgewichtsstörungen, Schwanken und Taumeln, musste sich festhalten, damit er nicht umfiel. Wenn er sich im Bett auf die rechte Seite drehte, wurde alles schwarz vor den Augen und er verlor das Bewusstsein. Gleichzeitig traten „beissende" Parästhesien in beiden Händen auf. Manchmal entfielen ihm Gegenstände. Es sei ihm auch aufgefallen, dass Sachen nach Petroleum schmeckten. Vom Arzt wurde Kleinhirntumor diagnostiziert und Operation empfohlen, die Patient ablehnte. Nach einigen Wochen vorübergehende Besserung. 1929 wieder Verschlechterung. Erstmalig Auftreten von Gangstörungen, die seither langsam zunahmen. In einer Nervenklinik wurde erst Encephalitis, dann multiple Sklerose diagnostiziert. Wurde mit Germanin und Solganal behandelt.

Leidet dauernd an kalten Füssen. Das Gehen sei morgens, wenn er ausgeruht sei, viel besser als abends. Seit einigen Jahren treten öfters Wunden an den Beinen auf, die mit Blasenbildung beginnen, dann in Eiterung übergehen. Verlauf sehr hartnäckig, Dauer meist mehrere Wochen. In letzter Zeit beobachtete er eine starke Verdickung der Grosszehennägel.

Augenbefund: Äusserlich o. B. Im Augenhintergrund beiderseits Abblassung der Papillen. Auf der Netzhaut einzelne feine Bindegewebsbildungen, die die Gefässe in der Umgebung der Papille begleiten. Sehvermögen re = 0,6 . li = 0,1. Im Gesichtsfeld kein Ausfall nachweisbar. Kein zentrales Skotom. Keine Augenmuskelstörung. Kein Nystagmus.

Neurologischer Befund: Pupillen rund, re = li, reagieren prompt auf Licht und Konvergenz. Übrige Hirnnerven (mit Ausnahme der nerv. opt.) o. B. Skandierende Sprache. Obere Extremität: grobe Kraft, Tonus, Reflexe o. B. Beim FNV. grobes cerebrales Wackeln. BDR. wenig lebhaft, jedoch nicht erschöpfbar. Untere Extremität: grobe Kraft gering, seitengleich, Tonus erhöht, rechts stärker als links. Keine Paresen. PSR. re = li, gesteigert. ASR. re = li gesteigert. Achill. Klonus li +, re (+). Babinski links stärker als rechts. Oppenheim beiderseits +. Rossolimo und Mendel beiderseits +. Beim KHV. grobes Wackeln rechts stärker als links. Sensibilität für Reize aller Qualitäten intakt, jedoch erhebliche Störung des Zehenlagegefühles, rechts stärker als links.

Nachuntersuchung einige Tage später: Tonussteigerung im rechten Arm. Herabsetzung der Kraft bei Pronation rechts. FNV. heute prompt und fast ohne Wackeln. Pyramidenzeichen an den Beinen heute links lebhafter als rechts. Rossomolio und Mendel Bechterew —.

Diagnose: Thrombangiitis obliterans unter dem Bilde einer atypischen multiplen Sklerose.

Interne Untersuchung o. B.

Allgemeinbefund: Auffallend blasse Hände und Füsse. Cutis marmorata am Rumpf. Trophische Störungen an den Grosszehen (Verdickung der Nägel). Narben nach Ulcera cruris vor der rechten Tibia, geringer auch links, Fusspulse vorhanden.

Capillaren: Abnorme Schlängelungen der Capillaren. Verbreiterung der Schaltstücke und des venösen Schenkels. Im Verlauf des venösen Schenkels an zwei Stellen Anastomosenbildung. An zwei Fingern spontane capilläre Blutungen (Abb. 1 c, d, e).

Ein Vetter der beiden Patienten (Sit.-Nr I/2), der nicht untersucht werden konnte, soll besonders hochgradig an offenen Füssen leiden.

Die Grossmutter väterlicherseits (Sit.-Nr III/2), soll im Alter von 46 Jahren nach mehrfach wiederholten Lähmungen an Schlaganfall gestorben sein.

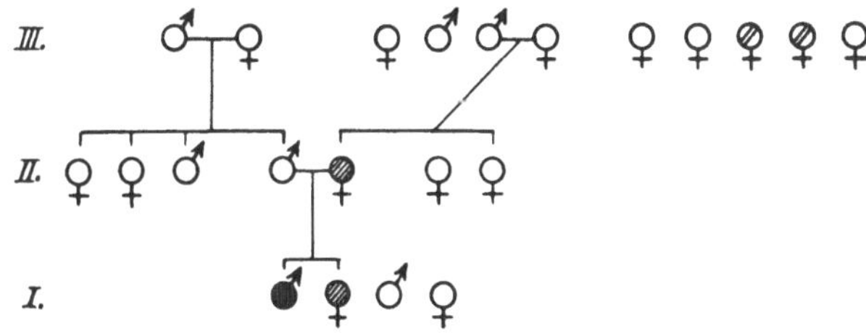

III. Familie F.

1/1 Angiopathia retinae. Ulcus duodeni. I/2 Vasoneurose. Capilläre Blutungen. II/5 Ohnmachtsanfälle. Capilläre Blutungen. III/9 und 10 Schlaganfälle.

Der Urgrossvater stammt aus Russland.

Familie F. (vgl. Stammbaum III). F., Josef (Sit.-Nr I/1), 32 Jahre alt.

Seit einem Jahre Sehstörungen. Befund an beiden Augen: Ausgedehnte Hämorrhagien in der Netzhaut, geringere auch im Glaskörper. Wo Einsicht in den Fundus möglich, sind einzelne Venen weiss eingescheidet, andere vollkommen obliteriert. Anamnese: Leidet seit Jahren an Kopfschmerzen. Ist leicht erregbar. Hatte früher viel Nasenbluten. Oft kalte Füsse, Füsse schlafen leicht ein, bei ausgestreckten Armen tritt Kribbeln in den Händen auf. Sehr dicke Nägeln, an den Zehen schilfert die Haut nach Art eines Ekzems ab. 1929 die Ohren erfroren.

Nach dem Essen (etwa 4—5 Stunden später) krampfartige Schmerzen in der Magengegend; diese Beschwerden bestehen mit Intervallen seit 1932. Kein Erbrechen, etwas Aufstossen. Befund: Hände kalt, rot; in den vorderen Fingerteilen etwas bläulich.

Capillaren: Auffallend unregelmäßig gestellte, meist kurze Schlingen. Kappen breit, an einigen Köpfen leichte Ausbuchtungen wie Aneurysmen. Venöser Schenkel etwas breiter als arterieller; Strömung langsam. Stellung der Capillaren sehr weitläufig. In der Ellenbeuge einige Capillaren mit aneurysmatischen Erweiterungen.

Allgemeinbefund: Apfelgrosser Tauchkropf. Keine Störung beim Atmen. Herz und Lungen klinisch und röntgenologisch o. B. Druckschmerz in der Magengrube. Röntgenologisch Ulcus duodeni. Reflexe o. B. Blutbild normal. Blutchemie normal. WaR. ⌀ Harn und Senkung o. B.

Die Schwester des Patienten Fr. G. (Sit.-Nr I/2). Leidet an rheumatischen Beschwerden an den Beinen. Hat etwas gerötete kalte Hände und hat angeblich viel unter kalten Händen und Füssen

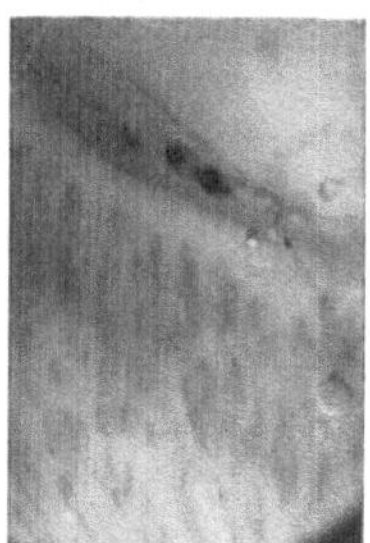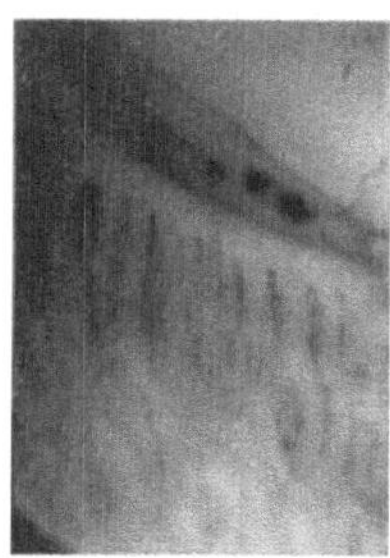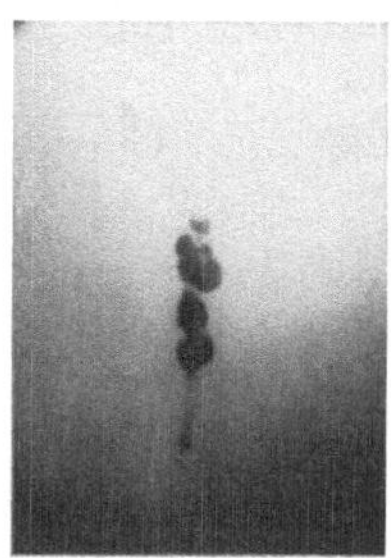

Abb. 2 (zu Familie F., Stammbaum III).
a, b. Mutter: Capilläre Blutungen. c. Schwester: Capilläre Blutungen.

zu leiden. Kein Schwitzen, eher trockene Hände, rissige Haut. Die Nägel weich, brechen leicht ein. Zwei Finger rechts sterben manchmal ab, werden pelzig, weiss. Capillaren: Neben Haarnadelform 2—3fach geschlungene Capillaren. Köpfe deutlich verbreitert. Am dritten Finger der rechten Hand capilläre Blutungen, die schon makroskopisch sichtbar sind (Abb. 2 c).

Eine Schwester, 26 Jahre alt, soll an Blutarmut leiden (nicht untersucht). Ein Bruder mit 3 Monaten an Brechdurchfall gestorben.

Die Mutter des Patienten (Sit.-Nr II/5) hat mehrfach Ohnmachtsanfälle erlitten. Sie selbst nennt es Schlaganfälle, doch haben offenbar keine Lähmungen bestanden. Capillaren: Am vierten Finger rechts eine stark gewundene Schlinge mit einem kleinen Aneurysma. Kappen der Capillaren etwas breit, aber unwesentlich verändert. Am zweiten Finger der linken Hand vor den Capillaren zwei braune, rundliche Blutungen (Abb. 2 a, b).

Der Vater soll mit 57 Jahren an Schrumpfniere gestorben sein.

In der väterlichen Verwandtschaft sind die Familienmitglieder im übrigen angeblich alle in hohem Alter gestorben. Eine Schwester der Mutter starb angeblich mit 3 Monaten an Freissen, eine Schwester lebt und soll gesund sein, ein Bruder starb mit 34 Jahren an Diphtherie.

Der Grossvater mütterlicherseits starb mit 38 Jahren an Kehlkopfleiden, dessen Schwester mit 85 Jahren, dessen Bruder mit 50 Jahren an unbekannter Erkrankung.

Die Grossmutter mütterlicherseits starb mit 81 Jahren an Altersschwäche. Zwei Geschwister (Sit.-Nr III/9. u. 10) im Alter von 60 bzw. 68 Jahren an Schlaganfall. Eine Schwester mit 48 Jahren an Epilepsie. Zwei Schwestern mit 86 bzw. 84 Jahren an unbekannter Ursache.

Familie St. (vgl. Stammbaum IV). St., Andreas (Sit.-Nr I/10), 34 Jahre. Leidet seit seinem 26. Lebensjahr an

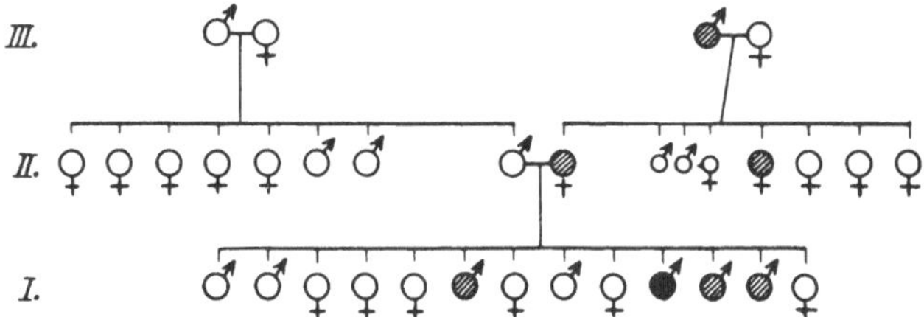

IV. Familie St.

I/10 Angiopathia retinae. I/6 Rheumatismus, capilläre Blutungen. I/11 Rheumatismus, capilläre Blutungen. I/12 Frostbeulen, capilläre Blutungen. II/9 Beingeschwüre, capilläre Blutungen. II/13 Herzschlag. III/3. Schlaganfälle.

recidivierenden Netzhaut-Glaskörperblutungen. Befund: R. A. An der Vena temp. inf. in der Gegend des Äquators ein schiefergrauer Herd. Von dieser Stelle ab ist die Vene mit ihren weiteren Verzweigungen vollständig zu einem weissen Strang obliteriert. Vor dem Herd erhebt sich eine neugebildete Abzweigung der Vene in den Glaskörper und bildet dort ein aus zahlreichsten Gefässen bestehendes Wundernetz. Zwischen diesen Gefässanastomosen im Glaskörper spannen sich netzartig feinste bindegewebige Stränge aus. Ein anderer Ast der V. t. i. läuft ganz peripher plötzlich in mehrere feine kurze Endäste aus, an deren Enden kleinste aneurysmatische Erweiterungen sitzen. Visus 0,9. L. A. Im Glaskörper grobe dichte Blutkoagula. Augenhintergrund nicht einzusehen. Visus 0,1 p.

Allgemeinbefund: Seit einigen Jahren starkes Kältegefühl am Kopf, kann deshalb nur mit einer Wollhaube schlafen. Auch an den Waden häufig Kältegefühl. Seit der Lehrzeit Ziehen in den Beinen, wird leicht müde. Besonders nachts überfallen ihn oft rheumatische Schmerzen an den Waden, im Rücken und am Hinterkopf. Hat schon seit vielen Jahren ständig Verdauungsbeschwerden, muss immer etwas dagegen einnehmen. Bei der Untersuchung erweisen sich die Hände und Füsse leicht blaurot verfärbt. Es besteht starkes Schwitzen an beiden Extremitäten. Es fehlt der Puls an der Art. dors. pedis links. Capillaren: Auffallende Er-

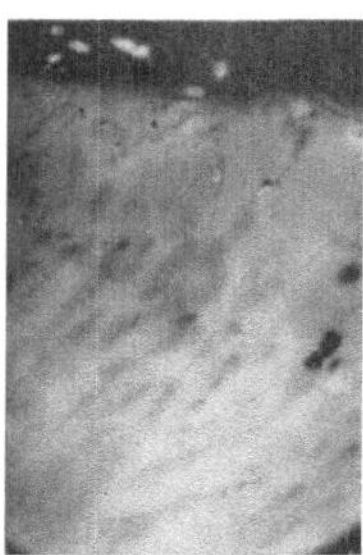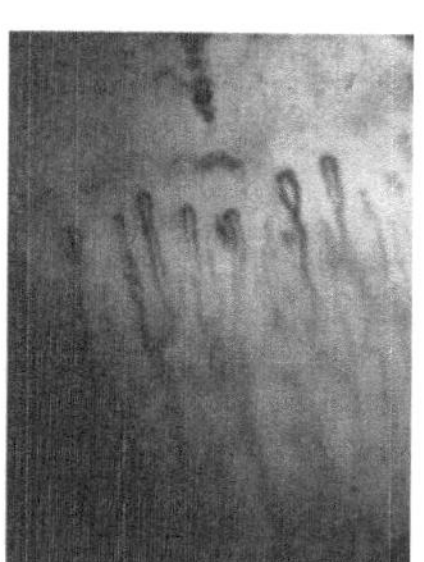

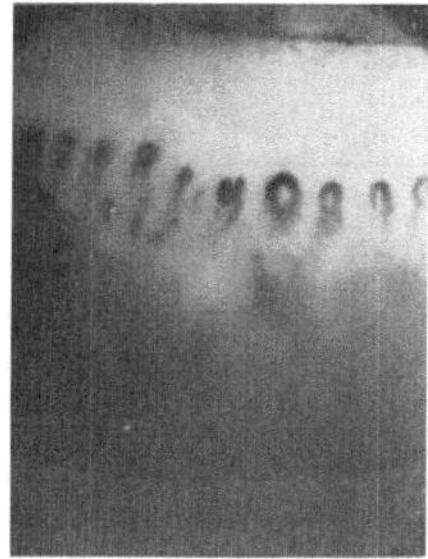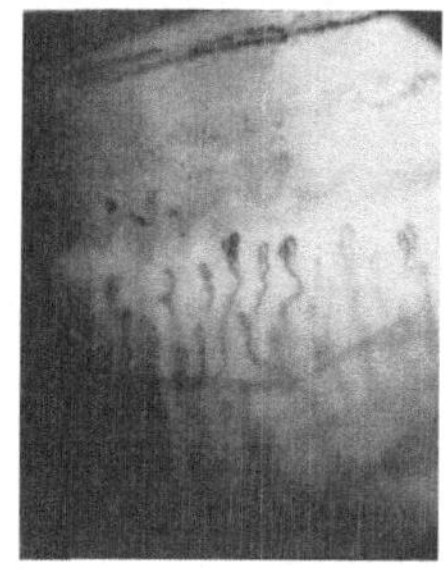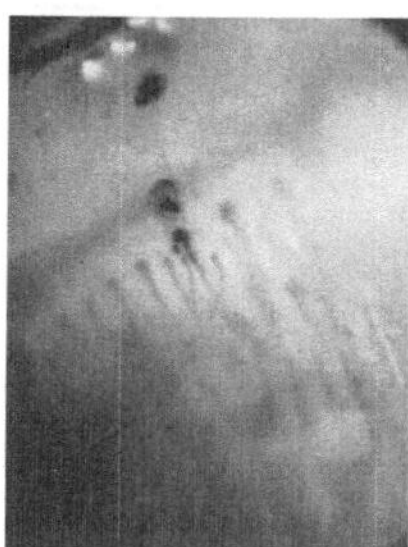

Abb. 3 (zu Familie St., Stammbaum IV).
a. Andreas. Capilläre Blutungen. b, c, d, e. Mutter. Erweiterungen, Anastomosen in der Endschlinge, capilläre Blutungen.

weiterung der Schaltstücke und der venösen Schenkel. Am vierten Finger links finden sich mehrere spontane capilläre Blutungen (Abb. 3 a).

Aus der Vorgeschichte sind mehrfach durchgemachte Infekte zu erwähnen, so 1926 Angina, 1929 wieder Angina. 1928 eine sich 10 Wochen hinziehende Furunkulose. 1929 Sanierung der sehr defekten Zähne, an zwei Wurzelspitzen bestanden Granulome. Die interne Untersuchung ergibt keinen Anhaltspunkt für Tuberkulose. Im Liegen besteht ein systolisches Geräusch an der Herzspitze. Leichte, weiche Struma. Blutbild normal bis auf eine starke Eosinophilie, die zwischen 7 und 14% schwankt. Senkung normal. Blutdruck 125/80. Urin o. B. Wiederholte regelmäßige Temperaturmessungen ergaben keine Erhöhung.

Patient hat zwölf Geschwister, von denen elf leben und eines als kleines Kind gestorben ist. Drei Brüder konnten untersucht werden.

St. L. (Sit.-Nr I/6). 30 Jahre, leidet an chronischem Muskel- und Gelenkrheumatismus. Zeigt ausgesprochenes Schwitzen an Händen und Füssen. Die Capillaren zeigen fast durchwegs eine Verdickung, besonders der Schaltstücke. An zwei Fingern bestehen mehrere capilläre Blutungen.

St. J. (Sit.-Nr I/11), 34 Jahre. Leidet ebenfalls an chronischem Muskel- und Gelenkrheumatismus. Zeigt ebenfalls auffallendes Schwitzen an den Füssen. Im Jahre 1923 hat er sich die Ohren erfroren, die seither im Winter immer wieder aufbrechen. Capillaren ganz ähnlich wie im obigen Falle. Am linken Zeigefinger zwei capilläre Blutungen.

St., Johann (Sit.-Nr I/12), 36 Jahre. Ist gesund; schwitzt jedoch sehr stark an Händen und Füssen, bekommt im Winter alljährlich ausgedehnte Frostbeulen. Die Untersuchung der Capillaren ist erschwert, da der Nagelfalz stark abgestossen ist. Man sieht an einigen Schlingen verdickte Köpfe und am linken Kleinfinger zwei Blutungen.

Die Mutter dieses Patienten (Sit.-Nr II/9) ist 58 Jahre alt. Sie leidet seit 12 Jahren an offenen Füssen. Wie die Untersuchung ergibt, bestehen an beiden Beinen ausgedehnte Ulcera cruris. Die unteren Extremitäten sind vom Knie abwärts stark blaurot verfärbt. Links fehlt der Puls an der Arteria dorsalis pedis. Capillaren: Hochgradige Verbreiterung der Schlingen, besonders der Schaltstücke. Anastomosen im venösen Schenkel. Zahlreiche Blutungen (Abb. 3 b, c, d, e).

Von ihren Geschwistern starb eine Schwester (Sit.-Nr II/13) mit 40 Jahren an Herzschlag.

Der Grossvater mütterlicherseits (Sit.-Nr III/3) starb 70 Jahre alt an Schlaganfall, mit 62 und mit 50 Jahren hatte er ebenfalls schon Schlaganfälle durchgemacht. Er soll ständig über kalte Füsse und Kältegefühl am Kopf geklagt haben. Er konnte nie ohne Kopfbedeckung sein und soll wie unser Patient immer nur mit einer Zipfelhaube geschlafen haben. Der Urgrossvater mütterlicherseits soll im Alter von 39 Jahren an einem Leberleiden gestorben sein.

In der väterlichen Linie ist über ähnliche Erkrankungen nichts bekannt.

Familie H. (vgl. Stammbaum V).   H. Walburga (Sit.-Nr II/2), 29 Jahre. Im Alter von 21 Jahren zum erstenmal Regenbogenhautentzündung und Netzhautblutungen an beiden Augen. Allgemeinbefund nach unserem Krankenblatt damals o. B.

Gegenwärtiger Befund: R. A. reizlos. Einzelne alte hintere Synechien. Durchsichtige Medien klar. Im Augenhintergrund Arterien in der Peripherie stark verengt, einzelne weiss eingescheidet. S = 0,8. L. A. Mehrere hintere Synechien. Linse total kataraktös getrübt, kein Einblick. Lichtempfindung vor dem Auge. Leidet unter kalten Füssen, kann sie auch im Bett nicht warm kriegen. Schwitzt stark an den Händen. Sehr starke Varizenbildung an den Beinen. Pulse an der Art. dorsalis pedis beiderseits sehr schwach. Seit einigen Jahren zunehmendes Ergrauen der

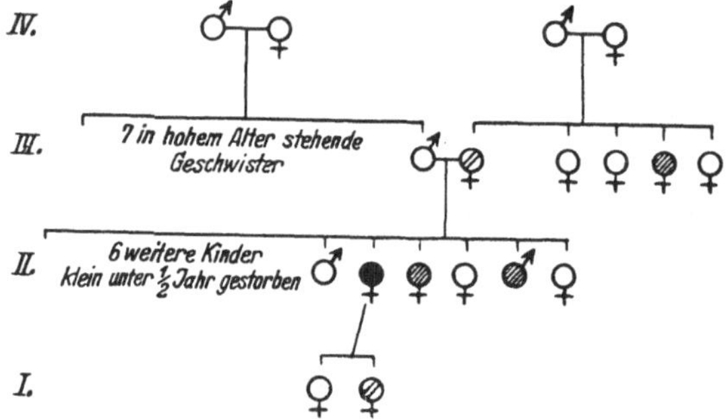

V. Familie H.
II/2 Angiopathia retinae + Iridocyclitis. II/3 Iridocyclitis bei Vasopathie. II/5 Schlaganfall.
III/2 Capillarmikroskopische Veränderungen. III/5 Gangrän. I/2 Mongoloide Idiotie.

Haare. Capillaren: Fast durchwegs Verbreiterung der Schlingen. Am rechten Kleinfinger spontane Hämorrhagien. An mehreren Capillarschlingen kleine knopfförmige Erweiterungen (Aneurysmen?) (Abb. 4 a, b).

Die Kranke hat zwei Kinder. Das eine soll gesund sein. Das andere im Alter von 8 Jahren ist hochgradig imbezill, leidet an einer Bewegungsunruhe vom Charakter einer atypischen Chorea und bietet das Aussehen eines leichten Mongolismus.

Die Schwester der Patientin (Sit.-Nr II/3) ist 31 Jahre alt. Leidet seit 2 Jahren an einer chronischen Iridocyclitis, wegen der sie bei uns in Behandlung steht. R. A. äusserlich reizfrei. Hornhauthinterfläche übersät mit Präcipitaten. Iris o. B. Im Glaskörper feine staubförmige Trübungen. Fundus o. B. S wechselnd 0,3—0,7. L. A. zahlreiche Präcipitate an der Hornhauthinterfläche. Mehrere hintere Synechien. Dichte Trübungen im Glaskörper. Fundus undeutlich zu sehen. Iris deutlich hyperämisch. S = 4/50.

Die eingehende interne Untersuchung ergab keinen Anhaltspunkt für die Ursache der Iridocyclitis. Insbesondere ist der Befund an den Lungen o. B. WaR. negativ. Blutbild o. B. Senkung etwas beschleunigt. Dauernd subfebrile Temperaturen zwischen 30 und 35⁰. Zähne und Nebenhöhlen o. B. Die Patientin gibt an, dass sie zu Halsentzündungen und Erkältungen neigt, doch ergibt die Untersuchung der Rachenorgane einen normalen Befund.

Es besteht eine deutlich blaurote Verfärbung der Hände. Die Hände schwitzen stark. Fusspulse schwach fühlbar. Inspektion

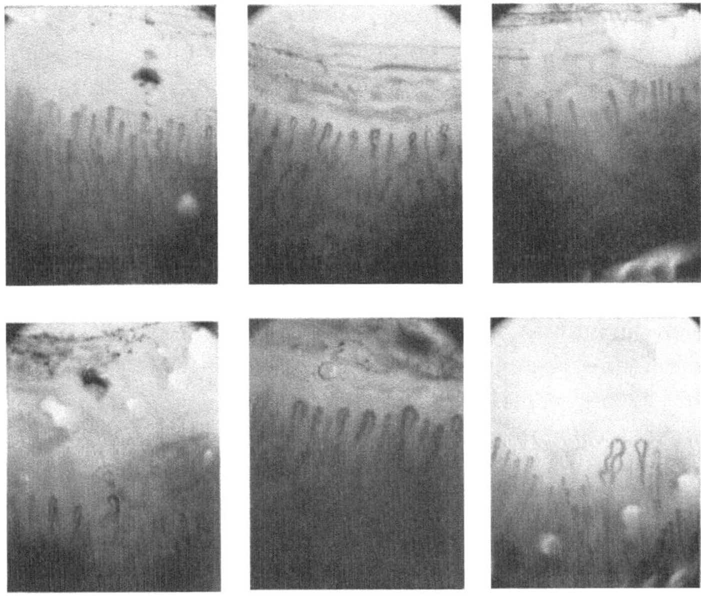

Abb. 4 (zu Familie H., Stammbaum V).
a, b. Walpurga. Erweiterung der venösen Schenkel, capilläre Blutungen. c. Tochter.
d, e. Schwester. f. Mutter.

der Füsse o. B. Hat sich im Alter von 20 Jahren die Nase und Hände erfroren. Die Nase ist auffallend rot, die Haut schuppt. Capillaren: Deutliche Verbreiterung zahlreicher Schaltstücke und der venösen Schenkel. Am linken Kleinfinger schon makroskopisch sichtbar zwei stufenförmig angeordnete Hämorrhagien, die kappenförmig einer Capillare aufsitzen (Abb. 4 d, e).

Ein Bruder der Patientin (II/15) hat im Alter von 2 Jahren ohne, dass er vorher krank gewesen wäre, plötzlich eine Halbseitenlähmung bekommen, die sich unvollkommen zurückbildete. Er könne jetzt nur mit einem Apparat gehen. Sei schwach und kränklich (konnte nicht untersucht werden).

Die Mutter dieser Kranken (Sit.-Nr III/2) ist gesund. Die Capillaren sind jedoch ebenfalls deutlich verändert. Die Schlingen sind fast durchweg verbreitert. An zwei Schlingen finden sich Anastomosenbildungen (Abb. 4 f). Eine ihrer Schwestern ist bei einer Entbindung gestorben. Eine andere Schwester (III/5) starb im Alter von 27 Jahren an Gangrän der Beine. Die Erkrankung wird sehr charakteristisch folgendermaßen geschildert: Sie soll, während sie unwohl gewesen sei, durch ein kaltes Wasser gewatet sein („was man nicht tun dürfe"). Kurze Zeit später habe sie sich legen müssen, und es seien ihr beide Beine abgestorben, die ganz schwarz und brandig wurden.

Der Vater (III/1) ist 70 Jahre alt und gesund. Sieben seiner Geschwister leben ebenfalls noch im hohen Alter.

Unsere Untersuchungen zeigen, dass sich in den Familien von Augenkranken mit Angiopathia retinae gehäuft andere Krankheitsfälle finden, die ebenfalls das Gefäßsystem betreffen. Diese Gefässkrankheiten sind sogar vielfach nach einer ganz bestimmten Richtung hin gekennzeichnet, so dass ich sie als Äquivalente ansprechen möchte. So fand sich zweimal in der Verwandtschaft unserer Kranken manifeste Extremitätengangrän, ätiologisch ungeklärte Beingeschwüre, cerebrale Lähmungen, Schlaganfälle in jüngeren Jahren, Ulcus ventriculi und schliesslich die Zeichen von sogenannter Vasoneurose bei anscheinend Gesunden. Es sind dies dieselben Krankheitssymptome, die ich einzeln oder kombiniert schon früher bei manchen von unseren Augenkranken selbst gefunden habe und die mich abgesehen vom pathologisch-anatomischen Befund veranlassten, das Netzhautleiden als Thrombangiitis obliterans aufzufassen. Die nach Organen wechselnde Lokalisation der Erkrankung bei verschiedenen Familienmitgliedern zeigt ebenso wie der einzelne Krankheitsfall, dass der Gefässprozess ganz verschiedene Stromgebiete befallen kann.

Die angeführten Sippenuntersuchungen sind nicht vollständig. Es ist möglich, dass sich unter den nicht untersuchten Gliedern der Familie noch weitere finden würden, die ein hierher gehöriges Gefässleiden aufweisen.

Besonders eingehen möchte ich noch auf die Sippe Nr V. In dieser Familie zeigte ein Fall neben der Netzhautgefässerkrankung die Erscheinungen einer Iridocyclitis. Deren Schwester litt ebenfalls an einer Iridocyclitis, für die bei der internen und übrigen Allgemeinuntersuchung ein Ausgangsherd nicht zu finden war. Jedoch lagen bei dieser Patientin wie auch bei anderen Familienmitgliedern die Zeichen von Angiopathie vor. Eine Iridocyclitis wird bekanntlich, wenn auch selten mit Periphlebitis retinae vergesellschaftet gefunden. Ich sehe kein Hindernis, diese Iridocyclitis auf denselben Krankheitsprozess wie das Netzhautleiden zurückzuführen, auch wenn man meine pathogenetische Erklärung des Leidens zugrunde legt. In diesem Zusammenhang muss ich auch auf die Fälle in den anderen Sippen hinweisen, die an Rheumatismus litten und zugleich die Symptome von Angiopathie zeigten. Diese Beobachtungen sind deshalb von Interesse, weil neuerdings Rössle die Thrombangiitis obliterans in den Formenkreis des Rheumatismus einbezieht. Allerdings ist dieser neue Begriff des Rheumatismus im Sinne von Rössle, Klinge u. a. vollständig verschieden von dem früheren Begriff des infektiösen Rheumatismus. Er macht sich von der „alten Anschauung von dem festen Verhältnis eines Erregers zu menschlichen Organismus und zu bestimmten, primär oder sekundär befallenen Organen" vollständig frei. Es handelt sich beim Rheumatismus nach Rössle um eine Systemerkrankung des Mesenchyms, wobei die Gefässe und das Bindegewebe eine veränderte Reaktionsweise im Sinne einer hyperergischen Entzündungsbereitschaft auf verschiedene Schädlichkeiten aufweisen. Die Thrombangiitis wäre demnach als spezielle Form einer rheumatischen Vaskulitis anzusehen. Diese neueren Anschauungen über den Rheumatismus, die ich hier nur kurz streifen kann, erscheinen mir für das Verständnis mancher Erkrankungen des Auges besonders der Uvea höchst bedeutungsvoll.

Sehr eindrucksvoll sind in allen unseren Fällen die Veränderungen an den Nagelfalzcapillaren. Die Schlingen sind grösstenteils stark erweitert, vor allem im sogenannten Schaltstück, im venösen Schenkel und in den Venenanfängen. Die Strömung ist häufig verlangsamt oder stagniert lange Zeit vollständig. Das Gefässlumen kann Ausbuchtungen zeigen, die an Aneurysmen erinnern. Ferner kommen Anastomosenbildungen im Bereich der Endschlingen vor. Dieses Capillarbild entspricht weitgehend dem, das O. Müller als sogenannte Vasoneurose beschreibt. Als besonderes Charakteristikum finden sich die spontanen capillären Blutungen. Sie sind bei unseren Kranken fast ausnahmslos nachweisbar; in Fällen, bei denen ich sie zunächst nicht finden konnte, waren sie bei späteren Nachuntersuchungen vorhanden. Diese Blutungen verleihen dem Gefässleiden den Charakter einer fakultativen hämorrhagischen Diathese. Dabei handelt es sich offenbar im Sinne von Frank um eine hämorrhagische Diathese, bei der nicht der Inhalt sondern

die Wand der Gefässe im Mittelpunkt des krankhaften Geschehens
steht.   Eine solche erhöhte Wanddurchlässigkeit, bzw. das Auftreten von Blutungen verschiedenster Art ist dem Krankheitsbild
der „Vasoneurose" nicht fremd, sie bilden den höchsten Grad
der Vasoneurose. Ich glaube aber, dass unsere „Angiopathie" eine
besondere Form von „Vasoneurose" ist. Aus den Capillarbefunden
geht jedenfalls mit Sicherheit hervor, dass es sich bei unseren
Kranken um schwere Veränderungen der Capillarfunktion handelt,
mag man sie benennen oder einreihen wie man will. Der Nachweis
der Capillarveränderungen bereitet in unseren Fällen in der Regel
keine Schwierigkeiten, da sie gegenüber zweifelhaft krankhaften

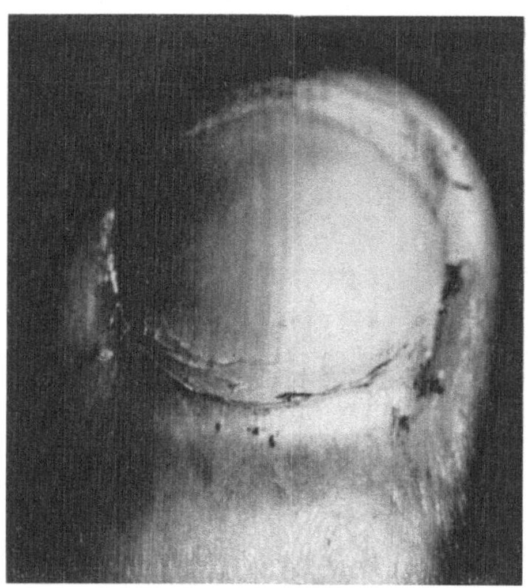

Abb. 5. Makroskopische Sichtbarkeit der capillären Blutungen am Nagelfalz.

Befunden durch die Blu-
tungen abzugrenzen sind.
Diese Blutungen am Nagel-
falz kann man bei guter
fokaler Beleuchtung häufig
schon mit unbewaffnetem
Auge sehen (Abb. 5).

Was die Ätiologie des
Gefässleidens betrifft, so
spricht das familiäre Auftreten zweifelsfrei für eine
hereditäre Belastung. Es
erhebt sich die Frage, ob
diese hereditäre Anlage für
sich allein genügt um ein
Krankheitsbild von jeweils
verschieden starker Form
zu erzeugen oder ob das

Auftreten der „Krankheit" eines weiteren pathologischen Reizes
bedarf. Letzteres wird hinsichtlich der Entstehung der Thrombangiitis von vielen Forschern angenommen. Wenn wir unsere
Kranken daraufhin ansehen, so haben wohl in einer Reihe von
Fällen solche Reize eingewirkt, indem ein Kranker Nicotin abusus
trieb, bei einem anderen thyreotoxische Störungen vorlagen und
bei einem dritten wiederholte Infekte vorausgegangen waren. Bei
anderen Fällen war jedoch eine solche auslösende Ursache nicht
ausfindig zu machen. Es wäre sicher falsch, diesen oder anderen
Reizen, seien sie infektiöser oder toxischer Natur, keine Bedeutung
beizumessen. Nach unseren bisherigen Eindrücken scheinen jedoch
Reize von pathologischem Ausmaß nicht unbedingt notwendig zu

sein. Das wesentliche scheint die erbliche Schwäche oder andersartige Reaktionsweise des Gefäßsystems zu sein. Wahrscheinlich kann sich diese Angiopathie verschieden hochgradig vererben. Möglicherweise genügt bei einer hochgradigen erblichen Anlage, diese allein, um im Verlauf des Lebens zur manifesten Erkrankung zu führen, während in anderen Fällen ein Reiz hinzukommen muss.

Aussprache zum Vortrag VIII.

Herr Engelking:

Die Stammbäume Marchesanis haben mich nicht überzeugen können. Wenn man derartige Zusammenhänge beweisen will, so ist es durchaus unzulässig, ohne weiteres jeden Rheumatismus und alle möglichen anderen Erkrankungen, z. B. Unterschenkelgeschwüre oder offene Füsse ohne ganz exakte Charakterisierung zu dem Krankheitsbilde der Thrombangiitis obliterans gehörig zu betrachten. Zur Aufstellung von Stammbäumen dürfen zunächst nur solche Fälle benutzt werden, die das gesuchte Krankheitsbild in wirklich typischer Form erkennen lassen.

Ich habe mir in den letzten Jahren die grösste Mühe gegeben, bei Fällen von Periphlebitis der Retina Symptome der Bürgerschen Erkrankung unter Mithilfe der Internisten usw. aufzufinden. Ich habe bisher keinen Fall gesehen. Ich möchte trotzdem nicht behaupten, dass das Krankheitsbild der Periphlebitis retinae nicht auch bei der Bürgerschen Erkrankung beobachtet werden kann. Ausdrücklich muss aber betont werden, dass die Periphlebitis der Retina auch als tuberkulöses Leiden vorkommt und zwar sehr häufig. Ich selbst verfüge über manchen Fall, der in dieser Hinsicht keinen Zweifel übrig liess.

Herr Wegner:

Die von Marchesani gezeigten Stammbäume scheinen mir wenig beweisend. Ich glaube vielmehr, dass Marchesani jetzt in den umgekehrten Fehler verfällt, der früher gemacht worden ist. Während früher alles als tuberkulös angesehen wurde, sieht Marchesani jetzt überall Zusammenhänge mit der in ihrem Wesen noch reichlich unklaren Bürgerschen Krankheit. Ich überblicke ein Material von 65 bis 70 Fällen von typischer Periphlebitis retinae. Unter diesen Fällen fanden sich bei genauer Durchmusterung zwei, die höchst wahrscheinlich als Bürgersche Krankheit anzusehen waren. Unter den übrigen fand sich einmal ein schwerer kavernöser Lungenprozess, eine Patientin starb an einer tuberkulösen Menigitis, mehrere andere hatten eindeutig schwer tuberkulöse Lungenveränderungen. Infolgedessen glaube ich, dass der Gedanke an Zusammenhänge mit einem tuberkulösen Leiden doch wohl naheliegen muss, wenn man auch sicher nicht alle Fälle als tuberkulös ansehen kann.

Herr Bücklers:

Ich habe bereits auf der letzten Tagung der bayrischen Augenärzte eine Übersicht über zehn Patienten mit Periphlebitis retinae gegeben, bei denen genau auf diejenigen Symptome geachtet wurde, die

Marchesani als typisch für die Angiopathia retinae (Bürger) anführt. Die Zahl der Kranken hatte sich inzwischen auf 16 erhöht, ohne dass sich einwandfrei positive Fälle finden liessen (Tabelle). Dagegen hatten von acht Patienten sieben eine positive Tbc.-Reaktion nach Meinicke. Mittelschwere Vasoneurosen kommen in Württemberg relativ häufig vor. Die von Herrn Marchesani angegebenen Veränderungen am übrigen Organismus sind z. T. so auffällig, dass sie unmöglich übersehen werden können. Ich möchte Herrn Marchesani fragen, wie viele von den zahlreichen Fällen Bürgers an Periphlebitis gelitten haben? Einstweilen kann ich mich auch auf Grund der kleinen Stammbäume nicht des Eindrucks erwehren, dass hier zufällige Korrelationen als Systemerkrankungen aufgefasst werden.

Herr Fleischer:

Die Ätiologie der Periphlebitis retinae und der rezidivierenden Glaskörperblutungen Jugendlicher ist noch nicht genügend geklärt. Deswegen kommt den Untersuchungen von Marchesani grosse Bedeutung zu, und sie müssen zu eingehender Untersuchung in der von Marchesani angedeuteten Richtung uns alle auffordern. Aber es erscheint doch zweifelhaft, ob die „Thrombangiitis obliterans" immer ein scharf umschriebenes, spezifisches Krankheitsbild ist, und nicht nur der Ausdruck von verschiedenen Noxen. Unter diese muss doch auch die Tuberkulose eingereiht werden. In dem von mir zuerst beschriebenen anatomischen Befund hatte es sich jedenfalls um eine schwere Lungentuberkulose gehandelt und der Kranke ist auch an dieser Lungentuberkulose zugrundegegangen. In diesem Fall also ist die Annahme einer Tuberkulose auch des Auges bzw. der Netzhaut und ihrer Gefässe sehr wahrscheinlich.

Herr Rohrschneider

fragt den Vortragenden nach der geographischen Verbreitung der Thrombangiitis obliterans innerhalb Deutschlands. Auch in Köln werden regelmäßig die an Periphlebitis retinalis Erkrankten auf das Vorliegen dieser Allgemeinkrankheit untersucht. Bisher waren die Ergebnisse stets negativ. Die Internisten und Neurologen erklären vielmehr, dass sie trotz Kenntnis der Originalarbeiten Marchesanis und seiner Mitarbeiter nicht in die Lage gekommen seien, die Thrombangiitis obliterans in der Kölner Bevölkerung festzustellen.

Herr Cause

berichtet über eine Beobachtung, die doch in recht eindringlicher Weise den familiären Zusammenhang dieser Gefässerkrankung demonstriert: es handelt sich um einen 24jährigen Studenten, der vor 7 Jahren in typischer Weise an juvenilen Netzhautblutungen erkrankte. 5 Monate danach trat eine schwere Apoplexie auf, die zu einer linksseitigen Hemiplegie führte, die sich noch heute in sehr störender Weise bemerkbar macht. In den folgenden Jahren kam es immer wieder zu Netzhautblutungen, ohne dass erneut stärkere Gehirnstörungen sich zeigten. Der Fall wurde im vorigen Jahre in der Kölner Klinik und später in der

Volhardschen Klinik eingehend nach allen Richtungen untersucht, ohne dass etwas anderes festgestellt werden konnte als Veränderungen im Sinne einer hämorrhagischen Diathese. Der Vater des Patienten starb mit 48 Jahren an einer Periarteriitis nodosa. Es handelt sich hier um einen der seltenen Fälle dieser an sich seltenen Erkrankung, bei dem die Diagnose in vivo gestellt werden konnte und zwar deshalb, weil sich innerhalb der monatelang unklaren, schweren Erkrankung eine Gallenblasenentzündung eingestellt hatte, die die Exstirpation notwendig machte. Schon während der Operation fiel die Missfarbe der grossen Gefässe auf, so dass diese von dem Ductus choledochus kaum zu differenzieren waren. Es handelt sich also zweifellos zum mindesten um eine Vererbung einer Anlage zur hämorrhagischen Diathese.

Zur faktischen Berichtigung muss zu Herrn Prof. Meisner bemerkt werden, dass der Fall seit 7 Jahren ständig in Beobachtung stand und dass in dieser Zeit die typischen Gefässveränderungen der Periphlebitis retinalis, sowie Blutungen aller Art und in allen Schichten und allen Bezirken der Netzhaut auch präretinal beobachtet wurden.

Herr Pillat:

Um die ganze Erörterung der von Marchesani in dankenswerter Weise angeschnittenen Frage zu erleichtern, mache ich den Vorschlag, jene Fälle, die nach Marchesani zur Angiopathia retinae gehören, als Thromboangiitis obliterans retinae zu bezeichnen und den Namen Periphlebitis retinalis mit dem Zusatz tuberculosa auf jene Fälle anzuwenden, in welchen sehr häufig unter unseren Augen die weissen Begleitstreifen an den Netzhautgefässen auftreten und bei denen sich typische Knötchen meist an den Teilungsstellen der Gefässe bilden. Denn das Vorkommen einer echten tuberkulösen Periphlebitis wird man nach den bisher vorliegenden Untersuchungen nicht in Abrede stellen können. Eine klare Trennung dieser beiden Krankheiten auch in der Namengebung wird die zukünftige Erörterung erleichtern.

Herr Mylius
ist der Ansicht, dass die Ätiologie der Periphlebitis nicht einheitlich ist. Für die hauptsächlich zur Diskussion stehenden Ursachen (Bürgersche Erkrankung und Tuberkulose) müssen erst noch Beweise erbracht werden. Für die Tuberkulose-Ätiologie mancher Fälle ist folgende Beobachtung fast einem Experiment gleichzusetzen: Junger Jurist; seit 1927 in Kiel wegen einseitiger typischer Periphlebitis mit rezidivierenden Blutungen behandelt. Zunächst kein interner Befund. Später röntgenologisch Tuberkulose der Lungen festgestellt. ½ Jahr Heilstätte. Vorübergehende Besserung des Lungenprozesses. Am Auge ständig neue Blutungen, Ende 1934 angeblich fast alle 14 Tage. Anfang 1935 typisches Bild der Periphlebitis mit zahlreichen Blutungen. Von Reye damals in Hamburg tuberkulöse Mandelentzündung festgestellt. Operative Entfernung. Tuberkulose des excidierten Gewebes anatomisch und im Tierversuch gesichert. Seit Operation keine intraokulare Blutung mehr. Juni 1936 bei voller Sehschärfe unter dem Bilde der Retinitis proliferans ausgeheilt.

Herr Meisner:

Der Kranke, über den Herr Cause berichtet hat, ist im vorigen Jahr in der Kölner Klinik untersucht worden und weil Verdacht auf ein Gefäss- oder Nierenleiden bestand, auch noch in die Volhardsche Klinik während der Ferien geschickt worden. Das Bild in Glaskörper und Netzhaut war ganz verschieden von dem, was wir als Periphlebitis retinalis bezeichnen. Es handelte sich um kleine, rundliche Netzhautblutungen in der Foveagegend ohne jede sichtbare Beteiligung der Netzhautgefässe. Insbesondere waren auch in der Peripherie an den Netzhautwänden keinerlei Wandveränderung nachzuweisen. Das gleiche Urteil gab die Frankfurter Augenklinik ab. Meines Erachtens kann also dieser Fall nicht für einen Zusammenhang der Periphlebitis mit einer andersartigen Gefässerkrankung verwandt werden.

Herr Marchesani (Schlusswort):

Wenn die Stammbäume nicht überzeugend sein sollen, da die angeführten Krankheitsbilder scheinbar wesensverschieden seien, so muss ich darauf hinweisen, dass zahlreiche Krankheitsfälle eindeutig sind und dass von diesen Fällen eine Reihe zu den leichteren Symptomkomplexen hinführt, die vorwiegend durch den papillarmikroskopischen Befund gekennzeichnet sind. Gewisse Formen des Rheumatismus glaube ich auf Grund der pathologisch-anatomischen Befunde Roessles hierher rechnen zu können.

Wenn Beispiele dafür angeführt werden, dass bei Angiopathia retinae einwandfrei tuberkulöse Allgemeinerkrankung beobachtet wurde, so kann ich an die Erfahrung aller apellieren, dass diese Beobachtung tatsächlich etwa im Vergleich zu unserem Symptomenkomplex sehr selten ist. Bei der Bürgerschen Erkrankung wurde Angiopathia retinae von mir und von anderen mehrmals beobachtet. Die geographische Verbreitung der Thrombangiitis obliterans ist wahrscheinlich eine verschiedene, indem sie in den östlichen Ländern häufiger vorkommt. Wenn sie in manchen Gegenden seltener diagnostiziert wird, so beruht dies darauf, dass das Krankheitsbild der Thrombangiitis im weiteren Sinne, wie ich es auffasse, bisher noch wenig bekannt ist.

Der Tuberkulose möchte ich für das Zustandekommen der Erkrankung nicht jede Bedeutung absprechen, doch kommt der Tuberkulose nur die gleiche Bedeutung zu, wie anderen unspezifischen Infekten und Schädlichkeiten. Die Gefässerkrankung am Auge ist nicht tuberkulös, sie hat gleiches Aussehen, wenn Tuberkulose und wenn andere Schädlichkeiten die auslösende Rolle spielen. Zu dieser Auffassung berechtigen mich die anatomischen Befunde am Auge. Ich habe alle erreichbaren Präparate auch neuerdings wieder einer Reihe von Fachpathologen gezeigt, die sie alle für nicht tuberkulös hielten.

IX.

Zur Klinik und Pathogenese der Glaskörperabhebungen.

Von

A. Pillat (Graz).

Es kann heute nicht mehr bezweifelt werden, dass es beim lebenden menschlichen Auge eine echte Abhebung des Glaskörpers gibt. Dafür sprechen die klinischen Befunde von Weiss, Kraupa, Dimmer, Pillat, Isakowicz, Vogt, Hesky u. a. bei Augen ohne, und die Befunde von Sallmann und Sallmann-Rieger bei Augen mit Netzhautablösung. Dafür sprechen ferner die frühen anatomischen Befunde von zahlreichen Autoren zwischen 1870 und 1903 (Literatur siehe bei Sallmann). Doch wurden diese anatomischen Befunde im einzelnen (Elschnig, Seefelder) wie im ganzen (Greeff) als Kunstprodukte abgelehnt und die Bearbeitung dieser wichtigen Frage kam dadurch ins Stocken. Ausser den klinischen Untersuchungen von Kraupa und Pillat waren es vor allem die anatomischen Befunde von Lindner, welche die Frage wieder aufleben liessen, sowie der häufige Nachweis von hinterer Glaskörperabhebung bei Netzhautablösung durch Sallmann und Rieger mittels der von Lindner zusammengestellten Apparatur und der Befunde von Rieger bei Myopie. Endlich scheint die Glaskörperabhebung durch neuere makroskopische Untersuchungen, welche Sallmann an frisch enukleierten erkrankten Augen sowie an Leichenaugen vorgenommen hat und welche durch histologische Untersuchungen kontrolliert wurden, als vollkommen sicher gestellt.

Durch alle diese Untersuchungen sowie durch die Arbeit von Vogt hat die klinische Seite des Problems der Glaskörperabhebung die notwendige Sicherheit bekommen. Auf Grund eigener jahrelanger klinischer Beobachtungen, glaube ich, dass die Zeit gekommen ist, folgende klinische Einteilung der Glaskörperabhebung geben zu können. In der Besprechung wird die Beziehung Netzhautablösung zu Glaskörperabhebung absichtlich ausser acht gelassen und nur von Glaskörperabhebungen berichtet, die in Augen ohne Ablatio retinae zur Beobachtung kamen. Aus der Fülle der Einzelbeobachtungen lassen sich folgende Typen, die in der Reihe der Entwicklung des klinischen Bildes angeführt sind, aufstellen.

Die folgende Einteilung kann auf die theoretische, wenn auch wichtige Auseinandersetzung, ob der Glaskörper ein Gel oder ein Gewebe ist, keine Rücksicht nehmen, sondern muss sich an klinisch beobachtete Tatsachen halten. Vom klinischen Standpunkte aus erweist sich der Glaskörper als ein gallertartiger Körper mit einer inneren Faden- und Bandstruktur und mit einer allseitig vorhandenen Grenzschicht oder Grenzmembran, welche bei Spaltlampenuntersuchung die Beurteilung der Form und Lage des Glaskörpers beim Lebenden zulässt.

Einteilung entsprechend der Lage der Glaskörperabhebung:

1. die hintere Glaskörperabhebung,

2. die vordere Glaskörperabhebung.

Diese Einteilung berücksichtigt ähnlich wie Hesky den anatomisch wichtigsten Teil des Glaskörpers, die Glaskörperbasis. Das ist jener Teil, wo der Glaskörper „an der Ora serrata und am Ciliarepithel in einer etwa 1,5 mm breiten Zone, die unmittelbar an die Ora serrata grenzt" (Salzmann), haftet. Von hier bis zur Papille reicht die „hintere Grenzschicht", von der Glaskörperbasis nach vorn liegt die „vordere Grenzschicht" des Glaskörpers. Es ist nur folgerichtig, die Abhebung der hinteren Grenzschicht von der Netzhaut als hintere Glaskörperabhebung, die der vorderen Grenzschicht vom gefalteten Teil des Ciliarkörpers, von der Zonula Zinnii und der Linse als vordere Glaskörperabhebung zu bezeichnen. Nach meiner bisherigen Erfahrung und nach den bisher am Lebenden vorliegenden Befunden kann man folgende Formen der hinteren Glaskörperabhebung unterscheiden:

Zu 1. a) die obere Glaskörperabhebung. Untergruppen: die trichterförmige und die zeltartige; b) die hintere im engeren Sinne. Untergruppen: die blindsackartige (Pillat) und die mit Ringriss (Kraupa, Pillat); c) die totale Glaskörperabhebung; d) die seitliche und e) die untere Glaskörperabhebung.

Dieser Einteilung liegt natürlich nicht ein in allen Fällen abgrenzbarer und für alle Typen immer wiederkehrender Ort der Abhebung zugrunde. Denn es bleibt dem Gutdünken des Untersuchers überlassen, ob er z. B. eine obere Glaskörperabhebung, die sich gegen den Sehnerven zu ausbreitet, als hintere bzw. hintere obere Glaskörperabhebung bezeichnet. Diese Einteilung erfasst vielmehr bestimmte Entwicklungszustände und vor allem den Beginn der Glaskörperabhebung. Von dieser Einschränkung aus sei die Beschreibung der einzelnen Typen versucht.

ad a): Als obere Glaskörperabhebung (Pillat, Rieger) ist jene anzusehen, die im vertikalen Meridian oder nasal oder temporal von ihm und knapp vor oder hinter dem Äquator auftritt. Sie ist, wie sich bei zunehmender Beobachtungshäufigkeit herausstellt, die bei weitem wichtigste Form. Ihre beiden Untergruppen sind die trichterförmige und die zeltartige Abhebung (Pillat).

ad b): Als hintere Glaskörperabhebung (Weiss, Kraupa, Pillat, Isakowicz, Vogt u. a.) sind jene im hinteren Bulbusdrittel auftretenden zu bezeichnen. Man kann sie vielfach hintere obere Glaskörperabhebung nennen und sie können in drei Untergruppen auftreten: α) als blindsackartige obere hintere Glaskörperabhebung (Pillat), β) als hintere Abhebung mit Rissring (Weiss, Kraupa, Pillat, Vogt) und γ) als peripapilläre Abhebung ohne Abriss von der Papille (Pillat). Die bisher beststudierte Form ist jene mit dem Ringriss in der hinteren Glaskörpergrenzschicht mit ihren runden, ovalen, einfachen oder mehrfachen (Vogt) Fenstern und den vom Ringriss ausgehenden glasigen Linien und Schlieren. Bezüglich der beiden anderen Formen sei auf frühere und eine im Druck befindliche Arbeit (Pillat) verwiesen.

ad c): Als totale hintere Glaskörperabhebung sind jene Formen zu bezeichnen, wo der Glaskörper im ganzen nach vorn gerückt ist und nur die vordere Hälfte des Glaskörperraumes einnimmt, oder jene, wo der ganze obere Teil des Glaskörpers einschliesslich des Papillenbereiches der hinteren Grenzschicht nach unten gesunken ist (siehe die Abbildungen von Vogt). Die Abhebungen der ersten Art sind selten; Bilder von Glaskörperschrumpfung wie sie das anatomische Präparat häufig zeigt (Lindner), wo der Glaskörper bis auf einen schmalen Teil zusammengeschnurrt hinter der Linse liegt, kommen selten im lebenden Auge vor und sind im anatomischen Präparat wohl teilweise als Kunstprodukt d. h. als durch die Fixationsflüssigkeit „übertrieben" anzusehen. Die häufigste Form der totalen hinteren Glaskörperabhebung ist die zweite, bei welcher der Glaskörper der Schwere folgend nach unten bis unter den horizontalen Meridian sinkt und oben in die Nähe der Linsenhinterfläche rückt, wie die ausgezeichneten Bilder von Vogt zeigen. Vogt hat allerdings diese Form als vordere Glaskörperabhebung bezeichnet. In allen den bisher angeführten Formen findet sich hinter der hinteren Grenzschicht eine optisch leere Flüssigkeit, in welcher nur gelegentlich ein Pünktchen oder ein feiner kurzer Faden auftaucht.

ad d) und e): Ob Glaskörperabhebungen in den abhängigen temporalen und nasalen Fundusanteilen primär vorkommen, ist noch nicht sicher erwiesen. Die Beobachtungsbedingungen sind dabei schwierige und müssten eigentlich bei seitlicher Körperlage vorgenommen werden. Liegen diese Abhebungen zwischen Äquator und Ora serrata, sind sie einer genauen Untersuchung kaum mehr zugänglich. Ich selbst habe einen einzigen hierher gehörigen Fall beobachtet, wo nach einer feinen durchbohrenden Verletzung durch einen Draht in der Limbusgegend eine örtliche Abhebung der nasalen Grenzmembran des Glaskörpers bei Beleuchtung von temporal her sichtbar war, wobei nicht wie bei der oberen Abhebung die Grenzmembran ein mehr oder minder gewelltes, sondern straff ausgespanntes Gebilde darstellte. Hier war es zur entzündlichen Schrumpfung der Gegend der Glaskörperbasis an umschriebener Stelle und somit zur seitlichen Glaskörperabhebung gekommen. — Wegen der aufrechten Körperlage des Menschen ist die Beobachtung einer unteren Glaskörperabhebung theoretisch wohl möglich, aber sicher sehr selten zu sehen.

Ausdrücklich sei auf die Trugbilder hingewiesen, die dadurch zustande kommen, dass 1. Glaskörperteile mitten im Glaskörper hinten oder vorne sich so verdichten können, dass sie ein „membranöses" Aussehen bei der Spaltlampenbeleuchtung annehmen und so im Kontrast gegenüber weniger strukturierten Glaskörperanteilen als „Begrenzungsmembran" imponieren können, oder dass 2. bei Verflüssigung des Glaskörpers mitunter sehr grosse cystische dunkle, optisch leere Räume in verschiedener Glaskörpertiefe auftreten. Doch lassen sich die meisten dieser Fälle durch Beobachtung mit der Spaltlampe (Linse von 10 cm Brennweite und Haftglas nach Lindner) klarstellen.

Zu 2. Die vorderen Glaskörperabhebungen sind viel seltener und, wenn sie vorhanden sind, nie so eindrucksvoll wie die hinteren, da es nie zu einer nennenswerten Verlagerung der vorderen Glaskörpermembran nach hinten kommt. Ich habe an anderer Stelle von „Rücklagerung" gesprochen, denn zu einer eigentlichen Abhebung kann es nach der ganzen Anatomie der vorderen Glaskörpergrenzschicht schon deswegen nicht kommen, weil eine Schrumpfung der Glaskörperbasis, die wohl in den meisten Fällen als auslösende Ursache der Glaskörperabhebungen in Frage kommt, eher eine Straffung als eine Ablösung der vorderen Glaskörpermembran bedingen muss.

Pathogenetisch kann man zwei Arten von Glaskörperabhebung unterscheiden:

1. die entzündliche und
2. die nicht entzündliche.

Zu 1. Unter entzündlicher Glaskörperabhebung muss man sowohl jene Formen verstehen, bei denen z. B. eine Aderhaut- oder Netzhautentzündung ein entzündliches Ex- oder Transsudat zwischen Netzhaut und Glaskörper absondert und so die hintere Glaskörpermembran mechanisch von ihrer Verbindung mit der Netzhaut abgedrängt wird, als auch jene Fälle, wo entzündliche Produkte im Glaskörper selbst wirksam werden. Letzteres kann auf doppelte Weise zustande kommen: entweder durch direktes Einwandern entzündlicher Zellen (A. Krause) und Fibrin in den Glaskörper, wodurch Schrumpfungsvorgänge im Inneren, besonders im geweblich dichtesten Teile, der Glaskörperbasis zustande kommen können. Oder auf dem Wege einer entzündlichen Alkalisierung oder Ansäuerung des Glaskörpers. Durch beide chemische Vorgänge kommt es nach den Untersuchungen von Goedbloed zur Volumenverminderung des Glaskörpers. Auf diese Weise kann man sich das Vorkommen von Glaskörperabhebungen bei Fällen mit Chorioiditis, bei Endophthalmitis septica, nach Verletzungen und Operationen leicht erklären.

Zu 2. Viel häufiger und wichtiger sind aber wohl die nicht entzündlich zustande kommenden Glaskörperabhebungen, die man am besten als degenerative oder senile bezeichnet. Ich fasse hier alle jene Fälle zusammen, die bisher in scheinbar gesunden Augen, bei Myopie, bei Retinitis pigmentosa, bei Ablatio retinae und nach intrakapsulären Linsenextraktionen gefunden wurden.

Bevor die Frage nach der Entstehung der Glaskörperabhebung beantwortet werden kann, müssten wir uns eine klare Antwort auf die Frage geben können: Was hält den normalen Glaskörper in seiner Form? Sind es die Gesetzmäßigkeiten des inneren Aufbaues, die dieses so wasserreiche Gewebe unter einem bestimmten Volumen halten, sind es und gibt es Verbindungen mit den Nachbargeweben (vor allem Netzhaut, Sehnerv, Ciliarkörper und Linse), welche bei Wasserverlust, wie er z. B. nach einer Verletzung, einer Punktion der Vorderkammer usw. auftritt, den Glaskörper doch in seiner Form erhalten? Auf diese Fragen können wir uns heute noch keine befriedigende Antwort geben. Um so weniger können wir heute eine halbwegs sichere Erklärung der Glaskörperabhebung vornehmen. Ich möchte aber doch die Faktoren, welche die Entstehung einer Glaskörperabhebung begünstigen, anführen und in zwei Gruppen einteilen: in Faktoren die A inner- und B ausserhalb des Glaskörpers gelegen sind, ohne in diesem Zusammenhang auf die Erklärung der leichter verständlichen entzündlichen Glaskörperabhebung einzugehen.

ad a): Unter den im Glaskörper gelegenen, zu einer Glaskörperabhebung disponierenden Faktoren möchte ich drei hervorheben:

1. Die im Laufe des Lebens eintretende Veränderung der Glaskörperbasis, die ich rundweg als Altersschrumpfung derselben bezeichnen möchte. An der Glaskörperbasis ist nicht nur der festeste Zusammenhang des Glaskörpers mit den anderen Augengeweben zu suchen, sondern dieser Teil ist nach den anatomischen Untersuchungen von Salzmann auch der an Stützsubstanz reichste, was immer diese Stützsubstanz anatomisch sein mag. Und gerade deshalb kann bei der gewöhnlichen Altersinvolution, welcher auch dieses Gewebe unterworfen ist, von hier aus ein Zug auf den übrigen Glaskörper ausgeübt werden. Und wenn dieser Zug grösser ist als z. B. das Haftvermögen des Glaskörpers an der Innenfläche der Netzhaut, dann muss es zur Glaskörperabhebung zwischen der Glaskörperbasis und der zweiten, wenn auch lockeren Anheftungsstelle, die sich an der Papille befindet, kommen, wohl meist zuerst am Äquator. Im Anfang tritt durch diesen Zug ein innerer Umbau des Glaskörpers ein (Zerfall der inneren Gerüstfasern, dadurch bedingte Verflüssigung des Gewebes und vermehrte innere Schleuderbewegungen), und so kann es zur Abhebung der Randteile von der Netzhautoberfläche kommen. Diese wird bei aufrechter Körperlage, von pathologischen Verwachsungen abgesehen, oben entstehen müssen.

2. Der senile Wasserverlust des Glaskörpers: Wie alle Gewebe im Alter Wasser abgeben, so wird auch der Turgor des senilen Glaskörpers gegenüber dem in der Jugend vermindert sein.

Beides, Schrumpfung der Stützsubstanz und Wasserverlust, sind ja die Erklärung für die bei der Spaltlampenuntersuchung immer wieder feststellbare Tatsache, dass der senile Glaskörper einerseits dichteres, deutlicher sichtbares Gerüstwerk, andererseits grössere, optisch leere Zonen in seinem Inneren aufweist als der jugendliche Glaskörper.

3. Die Lockerung der normalen Verbindung des Glaskörpers mit der Netzhaut im Alter: Ob diese Verbindung
normalerweise durch eine Art Kittsubstanz (ähnlich dem Haften
z. B. des Epithels der Hornhaut auf der Bowmanschen Membran)
oder gewebig hergestellt wird, entzieht sich noch unserer Kenntnis.

Diese drei Faktoren vermögen das Auftreten einer Glaskörperabhebung zu begünstigen. Sie sind als senile-degenerative Zustands-
bilder des Glaskörpers aufzufassen, die ebenso als eine Art präseniler
Zustand auch bei anderen degenerativen Erkrankungen des Auges
z. B. bei der Myopie, der Retinitis pigmentosa, bei Netzhautablösung usw. auftreten können.

ad b: Die Ursachen für diese senil-degenerative Um-
wandlung des Glaskörpers liegen aber nicht allein im gefässlosen
Glaskörper selbst, sondern viel eher in der ihn ernährenden Netz- und
Aderhaut. Es unterliegt wohl keinem Zweifel, dass die senil veränderte innere, besonders aber die mittlere Augenhaut sowohl die
„Gewebsbeschaffenheit des Glaskörpers" wie seinen Wassergehalt
zu beeinflussen imstande ist. Folgende zum Teil bekannte, zum
Teil erst noch näher zu beschreibende Altersveränderungen des
Fundus sind hier wichtig: 1. die cystische Entartung der Netzhaut-
peripherie, 2. die verschiedengradigen Zustände der Gefäßsklerose
der Aderhaut, 3. die Degeneration der Glaslamelle der Aderhaut,
4. die kleinfleckige Entartung der Netzhautaussenschichten und
5. die sogenannte senile Pigmententartung. (Vorweisung von
Fundusbildern.)

Wichtig sind bei dieser Frage schliesslich noch alle Zustände,
die innerhalb der Bulbuskapsel zu einer Volumensver-
schiebung zwischen Vorderkammer und Glaskörperraum
führen, wie es z. B. nach der intrakapsulären Linsenextraktion
der Fall ist, wo der gänzliche Wegfall der Linse dem Glaskörper die
Möglichkeit gibt, deren Stelle einzunehmen, d. h. nach vorne zu
rücken, was aber eine Lockerung der Haftung des Glaskörpers an
der Netzhaut zur Folge haben kann.

Einzelne dieser Faktoren wie mehrere zusammen können das
Auftreten einer Glaskörperabhebung, welche vom klinischen Standpunkte aus wohl in den meisten Fällen als harmlos zu betrachten ist,
begünstigen. Eine Gefahr bildet die Glaskörperabhebung
nur dann, wenn pathologische Verwachsungen zwischen
der Glaskörpermembran und der Netzhaut oder eine
pathologische Ausdehnung der Glaskörperbasis über die

Ora serrata hinaus nach hinten stattfindet. In solchen Fällen können die Schleuderbewegungen des abgelösten Glaskörpers durch eben diese Verwachsungsstelle Löcher in die Netzhaut reissen und so zur Netzhautablösung führen.

X.

Die verschiedenen Formen der Glaskörperabhebung und deren Aussehen bei Betrachtung mit dem gewinkelten Mikroskop nach Lindner.

Von

H. Rieger (Wien).

Gestatten Sie mir, in grossen Zügen über einige Beobachtungen und Erfahrungen zu berichten, die ich im Laufe der Untersuchung von rund 350 Fällen von Glaskörperabhebung verschiedener Entstehungsart zu sammeln Gelegenheit hatte.

Das klinische Bild der Glaskörperabhebung erscheint gekennzeichnet durch

A. Das Verhalten der hinteren Grenzmembran.

B. Die Beschaffenheit der in der hinteren Grenzmembran befindlichen Trübungen.

C. Den Zustand des abgehobenen Glaskörpers selbst.

A. Das Verhalten der hinteren Grenzmembran.

Während der Nachweis des abgehobenen hinteren Grenzhäutchens im optischen Schnitte meist ohne Schwierigkeiten gelingt, ist Gestalt und Ausmaß der Glaskörperabhebung auch durch ausgedehntes räumliches Abtasten des Verlaufes der Membrana hyaloidea verhältnismäßig selten mit voller Sicherheit zu erkennen; es ist dies wegen der Beschränktheit des der Beobachtung zugänglichen Gebietes nur bei sonst klaren Medien, äusserst erweiterter Pupille und vollkommener Ruhe des Kranken möglich. Und doch ist das von mir angewendete Verfahren bis nun wohl als einziges zur Durchführung derartiger Untersuchungen geeignet.

Wie bereits in meinem am 20. Januar 1936 in der Ophthalmologischen Gesellschaft in Wien (Z. Augenheilk. 89, 247) gehaltenen Vortrage mitgeteilt, unterscheide ich auf Grund meiner Beobachtungen folgende drei Formen der Glaskörperabhebung:

1. Die obere Glaskörperabhebung.

Bei dieser Form zieht die hintere Glaskörpergrenzmembran von vorne oben meist ziemlich knapp hinter der Linse — manchmal etwas weiter hinten — nach abwärts, biegt annähernd im Pupillarbereiche nach hinten um und verläuft mehr oder minder knapp vor der Netzhaut wieder nach oben. Auch im Bereiche der seitlichen Randanteile der Glaskörperabhebung ist ein Aufwärtsziehen der Grenzmembran festzustellen. Der Glaskörper erscheint hier somit von oben her eingedellt und weist eine Anheftungslinie an der Netzhaut auf, die als ringförmig anzunehmen ist. Die hinteren Anteile der Grenzmembran sind demnach bei dieser Form der Glaskörperabhebung von der Netzhaut und der Papille nicht abgelöst. Die Membran enthält daher auch gewöhnlich keine dichte Trübung von grösserem Ausmaße.

Die obere Glaskörperabhebung dürfte aus mechanischen Gründen — die Glaskörpermasse sinkt der Schwere folgend nach unten —, dann aber auch wegen des Vorkommens in schwer veränderten Augen Jugendlicher ein Anfangsstadium der Glaskörperabhebung überhaupt darstellen.

2. Die teilweise hintere Glaskörperabhebung.

Diese Form wird durch eine in der hinteren Hälfte des Glaskörperraumes nachweisbare Membran dargestellt, die häufig frontal ausgespannt ist oder aber segelartig gebläht erscheint. Die Membran enthält fast nie dichtere Trübungen, jedenfalls keine ausgedehnten. Ein Defekt innerhalb der Membran ist bei dieser Form nur ganz selten mit Sicherheit nachzuweisen. Ob auch diese Form als ein Anfangsstadium einer fortschreitenden Ablösung des Glaskörpers anzusehen ist, können erst weitere Beobachtungen entscheiden.

3. Die vollständige hintere Glaskörperabhebung.

Bei dieser Form zieht die hintere Grenzmembran des Glaskörpers meist knapp hinter der Linse nach abwärts, wendet sich im Pupillarbereiche nach hinten, verläuft ein grösseres Stück annähernd waagrecht, biegt dann nach unten um, um sich schliesslich der Netzhaut bis zur völligen Anlagerung zu nähern. Die Membran enthält hier wohl stets eine dichtere, meist der Ablösung der Grenzhaut von der Papille entsprechende Trübung, die dann gewöhnlich innerhalb des hinteren Abschnittes der Membran nachweisbar ist. Ein Grossteil meiner Fälle und zwar sowohl ältere Myope, als auch Kranke mit senilen oder entzündlichen Augenhintergrundsveränderungen und mit Retinitis pigmentosa wiesen eine solche vollständige hintere Glaskörperabhebung auf.

Gelegentlich der Bemühungen, den Bereich der Berührung der abgehobenen hinteren Grenzmembran des Glaskörpers mit der — nicht abgehobenen — Netzhaut genauer zu beobachten, gewann ich den Eindruck, dass in diesen Fällen auch jenseits der Randanteile der abgehobenen Grenzmembran keine feste Verwachsung zwischen dieser und der Netzhaut besteht, sondern dass der abgehobene Glaskörper auf dem Boden des Glaskörperraumes bloss aufruht und damit eine mit der Stellung des Auges wechselnde Anlagerung der Glaskörpergrenzhaut an die Netzhaut gegeben ist. Der diese Form der Glaskörperabhebung kennzeichnende Membranverlauf dürfte demnach nur eine zeitweilige Zufallslage darstellen, die durch das der Schwere entsprechende Herabsinken der Glaskörpermasse bei aufrechter Körperhaltung bedingt ist. Auch die histologischen Befunde sprechen durchaus für die Annahme, dass bei dieser Form der Glaskörper tatsächlich nur im Bereiche der Glaskörperbasis an der Netzhaut festhaftet. In einzelnen Fällen jedoch sind Verbindungsbrücken der Grenzmembran mit der Papille, vielleicht auch mit anderen Stellen des Augenhintergrundes stehen geblieben. Ich konnte am Lebenden mehrfach beobachten, dass ein von der Papille ausgehender glasiger Gewebsstrang mit der sonst völlig abgehobenen hinteren Grenzmembran in Verbindung stand; solche Fälle hat bekanntlich Elschnig als trichterförmige Glaskörperabhebung bezeichnet.

Für das Vorkommen weiterer, von anderen Autoren (Pillat, Hesky u. a.) beschriebenen Formen von Glaskörperabhebung konnte ich bisher keinen Anhaltspunkt finden.

B. Beschaffenheit der in der hinteren Grenzmembran des Glaskörpers befindlichen Trübungen.

Schon L. Weiss hatte 1897 festgestellt, dass die von ihm beschriebene Ringtrübung innerhalb der „feinpunktierten" Umhüllungsmembran des Glaskörpers liegt. Der Nachweis, dass die dichten Trübungen tatsächlich im Bereiche der abgehobenen Membrana hyaloidea gelegen waren, konnte fast in jedem unserer Fälle mittels des gewinkelten Mikroskopes nach Lindner mit Sicherheit erbracht werden. Allerdings waren die Schwierigkeiten bei starker Beweglichkeit der Glaskörpermasse und starker Fältelung der Grenzmembran manchmal recht beträchtlich. Form und Aussehen der in der abgelösten Grenzmembran des Glaskörpers gelegenen dichten Trübungen scheinen in erster Linie vom Alter des Kranken abzuhängen, wohl aber auch von der Entstehungsart der Glaskörperabhebung und schliesslich auch davon, welcher Stelle des Augenhintergrundes die Trübung entspricht. Auf Grund meiner Erfahrungen sind Fälle mit Lochbildung im Trübungsbereiche von solchen zu unterscheiden, bei welchen sich die Grenzmembran von der Unterlage ohne Lochbildung abzulösen vermochte.

1. Abhebung ohne Lochbildung in der Grenzmembran.

Der auf Grund histologischer Untersuchungen gewonnenen Ansicht Lindners, dass sich im jugendlichen Alter die Membrana hyaloidea verhältnismäßig leicht von der Netzhaut abhebt, kann ich vom klinischen Standpunkte aus nur beipflichten. Es muss jedoch betont werden, dass sich die leichte Ablösbarkeit auch auf das Gebiet der Papille erstreckt. Man sieht nämlich bei Jugendlichen auch bei teilweiser oder vollständiger hinterer Glaskörperabhebung nur selten einen Abriss der Membrana hyaloidea von der Papille mit Lochbildung auftreten. In diesen Fällen muss sich daher gleichzeitig mit der Membrana hyaloidea auch eine die Vorderfläche der Papille bedeckende Gewebsschicht ablösen. Ich meine mit Hesky, dass es sich hierbei um jenes aus Gliafaserzellen bestehende Häutchen handelt, das nach Salzmann als zentraler Gliameniscus zu bezeichnen ist, das die Wandung und den Grund der Exkavation auskleidet, aber — in geringerem Maße — auch die Oberfläche der Papille selbst bedeckt. Der gewebliche Zusammenhang dieses Gliahäutchens mit der Membrana limitans interna sive Membrana hyaloidea darf wohl als gesichert angesehen werden.

Bei Jugendlichen ist die der Papille entsprechende Stelle innerhalb der Membrana hyaloidea entweder überhaupt nicht feststellbar oder aber durch eine mäßig dichte Trübung gekennzeichnet. Im Alter hingegen kommt es zur Verdichtung der Grenzhaut des Glaskörpers, was einerseits zum Verschwinden der beim Jugendlichen so stark ausgeprägten Reflexe an der Netzhautoberfläche führt, andererseits die Sichtbarkeit der Membrana hyaloidea erhöht, im Falle diese abgehoben ist. Ebenso dürfte es im Alter auch zu einer Verdichtung des zentralen Gliameniscus oder aber auch des ganzen präpapillären Gliahäutchens gewissermaßen zu einer „präpapillären Gliaplatte" kommen. Falls sich die Membrana hyaloidea einschliesslich der der Papillenvorderfläche entsprechenden Gewebsanteile abhebt, können folgende Bilder entstehen:

a) Bei starker Ausbildung und Verdichtung des zentralen Gliameniscus allein käme es zur Entwicklung einer kleinen, rundlichen, knopfförmigen oder einer grösseren tropfenförmigen (Hesky) Trübung; die Trübungen zeigen manchmal fädige Ausläufer.

b) Bei starker Ausbildung und Verdichtung des ganzen präpapillaren Gliahäutchens käme es hingegen zur Entwicklung einer annähernd papillengrossen, bald mehr rundlichen, bald mehr eckigen, plattenförmigen Trübung, die in der Mitte meist einen stärker getrübten Anteil aufweist. Die Trübung gewinnt damit häufig das Aussehen eines Schildes oder einer Epithelzelle; manchmal finden sich auch mehr unregelmäßig zackig begrenzte Formen vor. Derartige Trübungen können auch bei Glaskörperabhebung älterer Personen mit geringer Myopie festgestellt werden. Schliesslich kommen ähnliche Verdichtungen in der Grenzmembran wie im Alter durch entzündliche Vorgänge auch beim Jugendlichen zustande.

2. Abhebung mit Lochbildung in der Grenzmembran.

Entsprechend der leichten Ablösbarkeit der Membrana hyaloidea scheint bei Jugendlichen Lochbildung innerhalb der Glaskörpergrenzhaut verhältnismäßig selten zu sein. Allerdings ist auch der Nachweis einer solchen Lochbildung meist sehr schwierig. Die Rissränder bieten hier nämlich meist ein glasig durchscheinendes Aussehen dar; auch kommt es bei Jugendlichen — wenigstens bei nichtentzündlichen Fällen — kaum zur Bildung kennzeichnend geformter Trübungen.

Der Nachweis dichter Trübungen im Bereiche der Grenzmembran bei Jugendlichen darf vielmehr als ein Kennzeichen der entzündlichen Entstehung der Glaskörperabhebung aufgefasst werden. In den Fällen von Glaskörperabhebung jeglicher Art bei älteren Personen sowie in den Fällen von entzündlicher Glaskörperabhebung bei Jugendlichen scheint es neben der Verdichtung auch zur festen Verbindung des präpapillaren Gliahäutchens mit der Unterlage zu kommen. Wenn in solchen Fällen bei der Ablösung der Membrana hyaloidea die zentralen Anteile der Gliaschicht im natürlichen Gewebsverbände verbleiben und aus der Grenzhaut ausreissen, die Randteile des Gliahäutchens aber den Zusammenhang mit der Grenzhaut aufrecht halten, so stellen diese die Ränder eines Loches dar und erwecken den Eindruck einer Ringtrübung. Je nach der ursprünglichen Beschaffenheit der Trübung und dem Ausmaße der Lochbildung können bei der senilen Glaskörperabhebung verschiedenartige Bilder auftreten.

Lochbildung kann nämlich sowohl bei der als knopf- und tropfenförmig, als auch bei der als plattenförmig bezeichneten Trübung vorkommen. Die entstandene Öffnung kann klein sein oder aber so gross, dass nur die Randteile der präpapillaren Gliascheibe im Verbande der Membrana hyaloidea geblieben sind und eine ein „Guckloch" umsäumende Ringtrübung bilden. Die dieser Form hinsichtlich der Erkennung der Glaskörperabhebung im allgemeinen und der senilen Abhebung im besonderen eingeräumte Sonderstellung erscheint demnach nicht gerechtfertigt. Die Ringtrübung stellt ja nur eine der vielen die Glaskörperabhebung kennzeichnenden Trübungsformen dar. Die präpapilläre Gliaplatte kann aber auch vollständig oder nahezu vollständig aus der Glaskörpergrenzhaut ausgerissen sein; im ersten Falle sieht die Öffnung in der Membran oft wie ausgestanzt aus. Die geschilderten Trübungsformen werden sowohl bei nicht myopen als auch bei gering myopen Personen höheren Alters beobachtet und dürfen somit als Zeichen einer — meist vollständigen — senilen Glaskörperabhebung angesehen werden; demgegenüber scheinen bei der myopischen Glaskörperabhebung im engeren Sinne mehr oder minder regelmäßige Ringtrübungen häufiger als bei der senilen Glaskörperabhebung vorzukommen, ferner sind hier unregelmäßige Trübungen von Wurm-, Schlangen-, Stab- und Klumpenform besonders häufig.

Schliesslich halte ich es für wahrscheinlich, dass in der Grenzmembran gelegene Trübungen auch durch Verdichtungen der Membrana hyaloidea zustande kommen können, die durch — meist entzündliche — Vorgänge in der Umgebung der Papille, in der Maculagegend und in der Peripherie des Augenhintergrundes hervorgerufen werden; diese Trübungen scheinen durch die Vielzahl der Lochbildungen ausgezeichnet zu sein.

C. Der Zustand des abgehobenen Glaskörpers selbst.

Das Ausmaß der Beweglichkeit der in der abgehobenen Grenzmembran gelegenen Trübungen dürfte von dem Zustande abhängen, in welchem sich das Gerüstwerk des abgehobenen Glaskörpers befindet.

Dass die in der hinteren Grenzmembran gelegenen Trübungen ihre Lage im Glaskörperraume im Laufe der Zeit im Sinne eines Vorrückens ändern, konnte während der uns zu Gebote stehenden Beobachtungszeit von höchstens 3 Jahren nicht mit Sicherheit festgestellt werden. Es müsste dies durch eine geringe, langsam aber doch

fortschreitende Schrumpfung des Glaskörpers bewerkstelligt werden;
für das tatsächliche Vorkommen einer solchen konnte bisher bei
Glaskörperabhebung ohne Netzhautabhebung ein sicherer klinischer
Anhaltspunkt nicht gewonnen werden. Dass jedoch eine echte
Schrumpfung des Glaskörpers unter Umständen möglich ist, beweisen die im histologischen Präparat sowohl bei operierter (Rieger
1933) als auch bei nichtoperierter myoper Netzhautabhebung
(Lindner 1936) erhobenen Befunde; in diesen Fällen fand sich
lediglich ein hinter der Linse ausgespannter Glaskörperrest vor.

Aussprache zu den Vorträgen IX u. X.

Herr Comberg

weist darauf hin, dass er im Jahre 1924 (Klin. Mbl. Augenheilk.) eine
Glaskörperablösung abgebildet hat, welche sich in dem Gebiet unmittelbar
hinter der Linse zeigte. Der Glaskörper war verdichtet, die topographischen Verhältnisse waren an der Spaltlampe absolut einwandfrei zu
beurteilen; die Linsenhinterfläche lag vollkommen frei, in ihrem oberen
Teil, an einem flüssigkeitsgefüllten Raum, der nach hinten und unten
durch den Glaskörper begrenzt wurde. Comberg vertritt seit langer
Zeit die Überzeugung, dass es auch ein ,,physiologisches Durchhängen‘‘
des Glaskörpers gibt, entweder nur seines Gerüstes, einschliesslich der
Arteria hyaloidea-Reste, oder, was wahrscheinlicher ist, auch des mit dem
Gerüst verbundenen kolloidalen Glaskörpers. Die Spaltlampenuntersucher
wissen, dass der Hyaloidearest von seinem Ansatzpunkt an der hinteren
Linse schräg nach hinten unten zieht. Auch die übrigen im Glaskörper
hinter der Linse sichtbaren Konturen ziehen schräg nach hinten unten.
Diese Verlaufsrichtung ist nur zu erklären, wenn man annimmt, dass
sich die zugehörigen Gebiete bei der aufrechten Körperhaltung im Laufe
des Lebens allmählich gesenkt haben, dass der Glaskörper also nach
unten durchhängt. Es ist auf Grund dieser Beobachtungen ausserordentlich interessant, dass die meisten Glaskörperabhebungen im oberen
Teile erfolgen. Bei dem ,,physiologischen Durchhängen‘‘ des Glaskörpers
im Laufe der Lebenszeit muss in der oberen Hälfte des Glaskörperraumes
ein leichter Zug ,,e vacuo‘‘ entstehen, der zur Abhebung des Glaskörpers
führen kann.

Herr Lindner:

Wir haben mehrere Fälle gesehen, bei denen der Glaskörper bis ganz
dicht hinter der Linse abgehoben war.

Zu Pillats Einteilung der Glaskörperabhebungen in entzündliche
und degenerative muss noch jene Gruppe der Glaskörperabhebungen
hinzugefügt werden, die durch Fistulierung des Auges verursacht wird.
Bei jeder länger dauernden Fistulierung kommt es zur Glaskörperzu-
sammenziehung, die später nach Verschluss des Auges nicht mehr völlig
zurückgeht, so dass danach eine Glaskörperabhebung zurückbleibt.

Ferner ist es nicht nur die zipfel- oder inselförmige Glaskörperanheftung, die Netzhautlöcher bewirken kann, sondern sehr viel häufiger sind es jene hinteren Glaskörperabhebungen, die einen nach rückwärts ausladenden Vorsprung der Abhebungsgrenze zeigen. Zipfelförmige Anheftungsinseln bei Glaskörperabhebung verursachen den Ausriss mit Lochdeckel, der dann am abgehobenen Glaskörper zu finden ist, wie dies seinerzeit schon Gonin genau beschrieben hat. Bei unregelmäßiger Abhebungsgrenze des Glaskörpers aber entstehen die sogenannten Lappenrisse, wobei der Risslappen mit dem abgehobenen Glaskörper in Verbindung bleibt. Bei fast jeder Netzhautabhebung findet sich eine Glaskörperabhebung als eine der vorausgehenden Teilursachen. Die meist degenerative Schädigung der Netzhaut an jener Stelle, an der der Glaskörper entweder inselartig oder in Form eines unregelmäßigen Vorsprunges zerrt, muss noch dazukommen. Es ist dann endlich der elastische Glaskörpershock, der im ersten Falle den lochförmigen Ausriss, im zweiten Falle den lappenförmigen Einriss der Netzhaut verursacht.

Ich habe früher ebenfalls geglaubt, dass auch bei Glaskörperverflüssigung Netzhautabhebungen spontan entstehen können, indem die restlichen Glaskörperballen an degenerierten Netzhautstellen zerren. Dies ist jedoch nicht oder vielleicht nur ganz selten der Fall, weil einzelne Glaskörperballen nur eine geringe Wucht besitzen und ausserdem in einen papillenwärts flachen Fuss auslaufen, in dem sich die Shockwirkung der bewegten Glaskörpermasse verteilt. Nur wenn diese Wirkung an einer eng begrenzten Stelle angreifen kann, entweder an der inselförmigen Anheftung, die bei einer Glaskörperabhebung hinter der allgemeinen Abhebungsgrenze noch zurückgeblieben ist oder aber an einer papillenwärts ausladenden Anheftungsgrenze, nur dann entsteht der primäre Netzhautriss.

Es waren keine theoretischen Überlegungen, sondern die genaue Musterung aller daraufbezüglichen Präparate, die mir diese Tatsachen aufzeigten und mich bei der allgemeinen geringen Bewertung der histologischen Befunde von Glaskörperveränderungen veranlassten, nach Methoden zu suchen, mit denen man auch am Lebenden die Glaskörperabhebung nachweisen kann. Eine solche Methode besitzen wir heute. Auf Grund derselben wissen wir jetzt, dass die allermeisten spontanen Netzhautabhebungen nur in solchen Augen entstehen, die bereits eine Glaskörperabhebung zeigen, also eine Bestätigung eines Teiles der ursprünglichen Leberschen Lehre. Wir sind jedoch noch nicht in der Lage, jene Fälle herauszufinden, die durch ihre Glaskörperabhebung besonders gefährdet sind, weil unsere Untersuchungsbehelfe derzeit die vollständige Absuchung der Glaskörperabhebungsgrenze nicht erlauben.

Herr Velhagen:

Die von Herrn Pillat erwähnte senile Netzhautatrophie hat mich seit längerer Zeit interessiert. Sie ist merkwürdigerweise histologisch öfter und eingehender beschrieben, als ophthalmoskopisch. Nach meinen Beobachtungen liegt sie vorwiegend nicht ganz peripher, sondern intermediär ringartig. Es ist dies wohl die Grenze des von der Arteria centr. ret. versorgten Gebietes. Weiter peripher setzt die ciliare Blutversorgung ein. Die intermediäre, der Atrophie besonders ausgesetzte Zone erklärt wohl die verhältnismäßige Seltenheit von Serrataabrissen und die Häufigkeit intermediärer.

Die Beobachtung, dass sich nach intrakapsulärer Staroperation die Glaskörperabhebung findet, erinnert mich an die in der spanischen Literatur mehrfach niedergelegte Beobachtung, dass nach intrakapsulären Extraktionen öfter Netzhautablösung eintrete, als nach extrakapsulären.

Herr Pillat (Schlusswort):

Zu Comberg: Die von Comberg gezeigte Skizze dürfte einer vorderen Glaskörperabhebung entsprechen, die ich bisher in meinem Krankengut nicht beobachtet habe. Zu Velhagen: Ich stimme mit Velhagen vollkommen überein, dass die senilen Netzhautveränderungen hauptsächlich im Bereich des Äquators auftreten bzw. dort am deutlichsten ausgeprägt sind. Vorzeigen eines einschlägigen Bildes von seniler Pigmentdegeneration.

Herr Rieger (Schlusswort):

Hinsichtlich des Zustandekommens der Glaskörperabhebung ist strenge zu scheiden zwischen einer spontanen und einer im eröffnet gewesenen Auge aufgetretenen Abhebung. Im Übrigen sei bezüglich der Ätiologie der spontanen Glaskörperabhebung auf den am 20. Januar 1936 in der Ophthalmologischen Gesellschaft in Wien gehaltenen Vortrag und die über diesen Gegenstand demnächst erscheinende ausführliche Arbeit verwiesen.

Der Nachweis einer Glaskörperabhebung nach Durchführung einer Kataraktextraktion besagt nichts über einen allfälligen Zusammenhang mit der Operation. Die Glaskörperabhebung kann ja als myopische oder senile Abhebung schon vor dem Eingriffe vorhanden gewesen sein, ohne dass die Möglichkeit der Feststellung bestanden hätte. Eigene Untersuchungen, die an jenem Auge von Starkranken durchgeführt wurden, das noch einen Einblick gewährte, sprechen durchaus in diesem Sinne. Auch sind vergleichende Untersuchungen zwischen Augen mit intra- und extrakapsulärer Kataraktextraktion kaum möglich, da der Einblick nach der Starausziehung aus der Kapsel häufig zur Glaskörperuntersuchung nicht genügt.

XI.

Die Beleuchtungsmessung bei Sehprüftafeln.

Von

Th. Graff (Rathenow).

Die Forderung nach Setzung eines allgemeinverbindlichen Wertes für die Beleuchtung der Sehprüftafeln, die zur Feststellung der Sehschärfe dienen, liegt gleichsam in der Luft; es steht zu hoffen, dass man in den nächsten Jahren aus den vorliegenden Vorarbeiten die Folgen ziehen und sich wenigstens zur Festsetzung eines Mindestwertes der Beleuchtung entschliessen wird. Hierzu möchte ich das folgende beitragen.

Wir haben zu unterscheiden beleuchtete und durchleuchtete Sehprüftafeln; die letztgenannten sind gleichmäßiger hell, die erstgenannten einfacher herzustellen. Die Tafel mit durchfallendem Licht wird man in Richtung auf das Patientenauge als Selbstleuchter auffassen und angeben, mit welcher Helligkeit $1\,\text{cm}^2$ des Grundes und $1\,\text{cm}^2$ der dunklen Zeichen in jener Richtung leuchtet; d. h., man gibt die Leuchtdichten an, die ja bekanntlich in Stilb[1] gemessen werden.

Bei den beleuchteten Tafeln aber gibt man meist einfach an, welche Beleuchtung am Ort der Tafel herrscht. Die Beleuchtung ist von der Tafel selbst, also von dem mehr oder minder gut reflektierenden Papier, ganz unabhängig; sie hängt ganz allgemein nur von den Lichtquellen und deren räumlicher Anordnung ab. Man misst sie in Lux und so hat die Lichttechnische Gesellschaft in ihren Leitsätzen für die Arbeitsplatzbeleuchtung beispielsweise 300 bis 1000 lx als Beleuchtung für feine, 1000 bis 5000 lx als Beleuchtung für sehr feine Arbeit angegeben. Bei der Sehprüftafel kommt es aber darauf an, wieviel Licht die Tafel in das Patientenauge zurückwirft, und das ist etwas ganz anderes als ihre Beleuchtung. Man kommt so ganz zwangsläufig dazu, auch die beleuchtete Tafel als eine Art Selbstleuchter aufzufassen, also genau wie bei der durchleuchteten Tafel die Leuchtdichte anzugeben.

---

[1] Eine $f\,\text{cm}^2$ grosse, mit der Helligkeit JHK (Hefnerkerzen) strahlende Fläche hat also die Leuchtdichte $\dfrac{J}{f}$ sb (Stilb).

Der Übergang von den Werten der Beleuchtung zu denen der Leuchtdichte kann aber nicht rein rechnerisch vorgenommen werden, denn er erfordert die Kenntnis des Anteils des zurückgeworfenen Lichtes und der Art der mehr oder minder diffusen Reflexion. Zwar gibt es eine Faustformel, nach der einer Beleuchtung von

$$E \text{ lx} \quad \text{eine Leuchtdichte von} \quad B = \frac{E}{10^4 \, \pi} \; \text{sb} = E \text{ asb} \quad \text{entspricht,}$$

wenn man für den $\pi \, 10^4$-ten Teil des Stilb die Bezeichnung Apostilb (asb) einführt; aber diese einfache Beziehung gilt nur für vollkommene Reflexionsflächen, die also alles Licht restlos nach dem Lambertschen Gesetz zurückwerfen. In Wirklichkeit haben wir, als wir den Grund einer Sehprüftafel beispielsweise mit 1200 lx beleuchteten, gemessen, dass dieser in senkrechter Richtung pro cm² 0,05 HK zurückwarf, also eine Leuchtdichte von rund 1500 asb hatte, statt, wie nach jener Faustformel, von 1200 asb; er warf also in senkrechter Richtung erheblich mehr Licht zurück.

Daher empfiehlt es sich für eine künftige Normung, statt der Beleuchtung die Leuchtdichte der beleuchteten wie auch der durchleuchteten Tafel in senkrechter Richtung vorzuschreiben. Man wird diese zweckmäßig so niedrig wählen, dass einerseits im hellen Untersuchungsraum noch keine Blendung auftritt, andererseits aber so hoch, dass Schwankungen in der Beleuchtung die Sehschärfe nicht mehr beeinflussen. Dann darf man annehmen, dass auch der Einfluss des Durchmessers der nicht erweiterten Pupille gering bleibt. Wie ich in der letzten Zusammenkunft der Deutschen Ophthalmologischen Gesellschaft erwähnt hatte, erfüllt die durchleuchtete Sehprüftafel von Busch diese Bedingungen; die Leuchtdichte ihres hellen Grundes liegt bei rund 0,05 sb[1] oder rund 1500 asb; der Kontrast zwischen den dunklen Prüfzeichen und dem Grund wurde zu 99,75% ermittelt.

---

[1] Durch ein Versehen von mir waren in dem Bericht auf Seite 253 unten $^1/_4$ bis $^3/_4$ Stilb stehengeblieben; es muss natürlich heissen 1/40 bis 3/40 Stilb.

XII.

Klinische Erfahrungen mit dem neuen Zeiss-Projektionsperimeter (nach Maggiore).

Von

H. Serr (Jena).

Das auf eine Anregung von Maggiore von der Firma Carl Zeiss hergestellte Projektionsperimeter habe ich in den letzten Monaten einer eingehenden klinischen Prüfung unterzogen, indem ich mit dem Gerät bei Normalen sowie bei Kranken mit Störungen in den peripheren bzw. zentralen Gesichtsabschnitten zahlreiche Einzeluntersuchungen anstellte. Gleichzeitig habe ich auch in einem grossen Teil der Fälle Paralleluntersuchungen mit einem modernen, selbstregistrierenden Perimeter mit Pigmentfarbenobjekten bzw. (beim Vorhandensein von Skotomen) mit der Bjerrumschen Methode vorgenommen.

Für die Aufstellung des Projektionsperimeters ergeben sich einige besondere, durch die Arbeitsweise des Gerätes bedingte Gesichtspunkte. Die Prüfzeichen werden ja von einer Projektionseinrichtung auf einen breiten, mattgrau lackierten Perimeter-Halbkreisbogen geworfen, auf dem sie durch Schwenken der Projektionseinrichtung nach beiden Seiten bewegt werden können, wobei ihre Helligkeit in allen Stellungen dieselbe bleibt. Als Fixiermarke dient ein kleines, im Scheitelpunkt des Perimeterbogens ausgestanztes Kreuz, das von rückwärts durch die Lichtquelle des Gerätes mit erleuchtet wird. Der Perimeterbogen selbst, d. h. der mattgraue Untergrund, auf den die Prüfzeichen projiziert werden, wird hingegen nicht künstlich beleuchtet. Man kann also auch ohne weiteres im Dunkelzimmer untersuchen. Das ist aber im allgemeinen nicht zweckmäßig und auch nicht nötig, wenn man nur dafür Sorge trägt, dass der Perimeterbogen selbst gleichmäßig aber nicht zu hell beleuchtet wird, damit der Helligkeitskontrast zwischen ihm und den Prüfzeichen nicht zu gering ausfällt bzw. keine störenden Schwankungen erleidet.

Es erwies sich mir als am zweckmäßigsten, das Gerät in einigem Abstand vom Fenster so aufzustellen, dass das Gesicht des Patienten zum Fenster sieht. Auf diese Weise erhält der mattgraue Untergrund (die Konkavität) des Perimeterbogens überall und in allen Stellungen nur indirektes Licht. Seine Helligkeit wird dadurch hinreichend gedämpft und sie ist auch praktisch genügend gleichmäßig. Vor allem treten auch keine störenden Schatten auf dem Perimeterbogen auf, wie sie bei jeder anderen, in Beziehung zum Fenster gewählten Aufstellung des Gerätes unvermeidbar sind.

Eine Blendung des mit dem Gesicht zum Fenster gerichteten Patienten lässt sich — abgesehen von der abschirmenden Wirkung des zwischen Patientenauge und Fenster befindlichen Perimeterbogens — leicht durch eine je nach Witterung und Tageszeit mittels eines Vorhanges usw. zu betätigende Abblendung des Fensters vermeiden. Ich habe aber stets darauf geachtet, dass die Helligkeitsverhältnisse im Untersuchungsraum in der Regel derart waren, dass ein voll sehtüchtiges Auge imstande war, die auf den Perimeterbogen aufgelegte feinste Niedensche Druckschrift im Untersuchungsabstand von $33^1/_3$ cm zu lesen.

Irgend einen Nachteil dieser im mäßig verdunkelten Raum mit dem Projektionsperimeter vorgenommenen Gesichtsfeldunttersuchung habe ich nie festgestellt, auch nicht im Vergleich zu meinen Paralleluntersuchungen mit Pigmentfarbenobjekten, die ich bei möglichst heller Tagesbeleuchtung ausführte, und wozu ich mich des neuesten Modells des (von der Firma Jung, Heidelberg hergestellten) selbstregistrierenden Perimeters von Löw bediente. Ihr Vorteil besteht darin, dass man viel weniger von Tageszeit und Wetter abhängig ist, um stets unter praktisch hinreichend vergleichbaren Bedingungen untersuchen zu können. Auch wird der Patient weniger leicht abgelenkt, wie im ganz hellen Untersuchungsraum.

Meine durch Selbstbeobachtungen ergänzten Untersuchungen ergaben im einzelnen, dass unter den beschriebenen Bedingungen die erleuchtete, kreuzförmige Fixiermarke des Projektionsperimeters erheblich leichter festgehalten werden kann, wie die runde, weisse Elfenbeinfixiermarke am Löwschen Perimeter. Das Projektionsperimeter erwies sich auch darin dem sonst sehr brauchbaren Löwschen Gerät überlegen, dass jeder optische Nebeneindruck — wie er infolge der Schlittenführung des Objektes beim Perimeter von Löw auch bei tadellosem Zustand der Lackierung unvermeidlich auftritt, und wie er auch bei der von Hand getätigten Objektführung nie völlig zu verhindern ist — in Wegfall kommt.

Hinsichtlich störender akustischer Nebeneindrücke entsprechen beider Geräte den an sie zu stellenden Anforderungen einer geräuschlosen Bedienung. Die Bedienung selbst ist beim

Projektionsperimeter einfacher und rascher zu betätigen. (Das Objekt kann durch eine Vierteldrehung der Bedienungstrommel im Augenblick vom Zentrum nach der Peripherie überführt werden, wozu beim Löwschen Perimeter neun ganze Umdrehungen der Handkurbel erforderlich sind.)

Ich erwähne diese Einzelheiten deshalb so ausführlich, weil sie zur Erklärung mancher der von mir gewonnenen klinischen Ergebnisse dienen, über die ich im folgenden kurz berichte:

1. Die Bestimmung der peripheren Gesichtsfeldgrenzen gelingt unter den genannten Bedingungen am Projektionsperimeter überraschend leicht. Insbesondere erhält man infolge des Wegfalls aller vom eigentlichen Untersuchungsvorgang ablenkender Sinnesreize auch bei Kindern, nervösen und weniger intelligenten Kranken häufig noch hinreichend zuverlässige Angaben, wo dies mit dem Löwschen Perimeter nicht mehr zu erreichen ist.

2. Die Kranken werden durch die Untersuchung am Projektionsperimeter offensichtlich weniger rasch ermüdet. Ich konnte daher in manchen Fällen, die eine besonders eingehende Untersuchung erforderten, dieselbe mit dem Projektionsperimeter häufig noch in einer Sitzung anstandslos durchführen, während in denselben Fällen bei Benützung des Perimeters von Löw wegen der sich einstellenden Ermüdungserscheinungen eine Unterbrechung oder ein Verzicht auf entsprechend eingehende Untersuchung erforderlich war.

3. Die peripheren Gesichtsfeldgrenzen für Weiss zeigen mit dem Projektionsperimeter aufgenommen bei Normalen allgemein in der temporalen Gesichtsfeldhälfte und nach unten eine merklich grössere (stellenweise bis zu 100⁰ reichende) Ausdehnung, als ich sie mit dem Löwschen Perimeter bei hellem Tageslicht feststellen konnte, wobei der Patient mit dem Rücken gegen das Fenster sass.

Dieser Unterschied ist zweifellos auf die verschiedenen Helligkeitsverhältnisse der Objekte der beiden Untersuchungsmethoden zurückzuführen. Denn während bekanntlich die Helligkeit der Objekte bei der üblichen Perimetrie — wobei das Tageslicht im Rücken des Patienten einfällt — in der Gegend des Fixierpunktes am grössten ist, und beim Entlangführen am Perimeterbogen nach der Peripherie zu stetig und beträchtlich abnimmt, bleibt beim Projektionsperimeter die Helligkeit des Prüfzeichens in allen Stellungen auf dem Perimeterbogen unverändert. Es vermag auf diese

Weise offenbar auch noch ganz periphere Netzhautabschnitte zu erregen, wozu das in den entsprechenden Stellungen zu lichtschwach gewordene Objekt des Löwschen Perimeters nicht mehr ausreicht.

Diese durch die Inkonstanz der Objekthelligkeit längst bekannten Mängel der üblichen Perimetrie bei Tageslichtbeleuchtung der Prüfzeichen sind ja gerade hier an dieser Stelle vor einigen Jahren von verschiedenen Autoren eindrücklich betont und demonstriert worden. Und sie waren bekanntlich auch der wesentliche Anlass zu verschiedenen Neukonstruktionen, die — wie z. B. das Perimeter von Hertel — darauf hinausgehen, sich von der Tageslichtbeleuchtung der Prüfzeichen frei zu machen, wie das auch beim Projektionsperimeter der Fall ist, das nunmehr von den Zeisswerken auf Grund einer vor 12 Jahren gegebenen Anregung Maggiores gebaut wird.

Im übrigen werden auch bei der Untersuchung mit dem Projektionsperimeter die Gesichtsfeldgrenzen für Weiss bei Normalen in den fraglichen (temporalen) Abschnitten sofort enger, wenn man an helladaptierten Augen im nicht abgeblendeten Untersuchungsraum mit Prüfzeichen von abgeschwächter Helligkeit untersucht. Die so gefundenen Gesichtsfeldgrenzen entsprechen dann auch weitgehend denjenigen, wie sie mit dem Perimeter von Löw festgestellt werden.

4. Bezüglich der Farbenperimetrie der peripheren Gesichtsfeldgrenzen möchte ich nur soviel erwähnen, dass das Projektionsperimeter in seinem jetzigen Zustand nach meinen Erfahrungen wohl imstande ist, den allgemein üblichen klinischen Ansprüchen zu genügen, die freilich — wie ja von verschiedenen Seiten unter Angabe von Verbesserungsvorschlägen betont wurde — vom wissenschaftlichen Standpunkt aus reformbedürftig sind.

5. Ein unverkennbarer Vorteil des Projektionsperimeters besteht darin, dass es ohne weiteres gestattet, auch die Gesichtsfeldgrenzen bei (um einen bekannten Betrag) herabgesetzter Helligkeit der Prüfzeichen zu bestimmen, was bei Verwendung von nicht „selbstleuchtenden" Objekten bekanntlich mit so grossen Umständen und Schwierigkeiten verbunden ist, dass derartige Untersuchungen trotz ihrer längst erwiesenen Bedeutung in der Praxis doch nur höchst selten ausgeführt werden. Beim Projektionsperimeter kann die Helligkeit der Prüfzeichen im Augenblick durch Vorschalten von Rauchgläsern bekannter Durchlässigkeit in drei verschiedenen Stufen abgeschwächt werden. Weitere Maßnahmen sind nicht erforderlich. Bei diesem Vorgehen fand ich, dass bei

Normalen die Gesichtsfeldgrenzen für Weiss beim Vorschalten des am stärksten helligkeitsmindernden Rauchglases (von $^1/_{64}$ Durchlässigkeit) gegenüber den mit den hellsten Prüfzeichen gefundenen Grenzen nur geringfügig d. h. um 5—10⁰ enger werden, wenn das untersuchte Auge vorher durch ½stündigen Aufenthalten im Freien bei Sonnenschein helladaptiert worden war. Bei dunkeladaptierten normalen Augen fallen die beiden (einmal mit ganz hellen, das andere Mal mit den entsprechend abgedunkelten Prüfzeichen gefundenen) Gesichtsfeldgrenzen vollkommen zusammen.

Bei Kranken mit Störungen des Lichtsinnes konnte ich dagegen mit demselben, einfach und rasch vorzunehmenden Untersuchungsmodus regelmäßig ganz erhebliche Unterschiede im Verhalten des Gesichtsfeldes bei verschiedener Helligkeit der Prüfzeichen feststellen. So z. B. bei Retinitis pigmentosa, Chorioretinitis aber auch bei der Netzhautablösung, erwies sich mir das bei verminderter Helligkeit der (weissen) Prüfzeichen aufgenommene Gesichtsfeld in allen Fällen gegenüber dem mit hellen Prüfzeichen gefundenen charakteristisch eingeengt.

Dabei erhält man durch die Registrierung der Resultate ein klares, vor allem auch mit dem Ergebnis einer späteren Nachuntersuchung vergleichbares Protokoll.

6. Ein besonderer Vorzug, den das Projektionsperimeter gegenüber allen bisherigen Perimeterkonstruktionen besitzt, ist der, dass es auch zum Nachweis kleinster Skotome (für Weiss und Farben) im zentralen Gesichtsfeldbereich hervorragend geeignet ist und dadurch die Bjerrum-Gardine ersetzen kann. Bei vergleichenden Untersuchungen fand ich, dass mitunter kleine Skotome oder Feinheiten derselben mit dem Projektionsperimeter noch festzustellen waren, wenn deren Nachweis mit der Bjerrum-Methode nicht mehr eindeutig gelang.

Das ist zunächst überraschend, wenn man bedenkt, dass doch der Gesichtswinkel, unter dem die kleinsten Objekte des Perimeters (von 1 mm D) dem Patienten in $33^1/_3$ cm erscheinen, erheblich grösser ist, als dies bei der am Bjerrum-Schirm in 1 m Abstand vorgenommenen Untersuchung mit Objekten von 1 oder 2 mm D der Fall ist. Man ersieht aber auch daraus, dass es eben bei so subtilen sinnesphysiologischen Untersuchungen nicht nur auf die physikalischen Verhältnisse ankommt, sondern dass die ganzen Nebenumstände doch eine entscheidende Rolle mitspielen. Denn es ist gar keine Frage, dass dem Patienten am Bjerrum-Schirm auch der mit einem schwarzen Mantel bekleidete Arzt bzw. dessen

Manipulationen niemals völlig unsichtbar bleiben. Davon kann man sich leicht selbst überzeugen, ebenso aber auch davon, wie sehr derartige, scheinbar unbedeutende Nebeneindrücke die Aufgabe des Untersuchten erschweren und wie leicht es andererseits ist, am Projektionsperimeter die Fixiermarke festzuhalten und das Auftauchen oder Verschwinden des Prüfzeichens präzis zu erkennen, wenn man durch nichts abgelenkt wird.

Bei dieser Sachlage habe ich zunächst auch darauf verzichtet, am Projektionsperimeter für den Nachweis von Skotomen noch kleinere Prüfzeichen als die bereits vorhandenen anbringen zu lassen, was technisch natürlich ohne weiteres möglich wäre. Ich habe ferner bei diesen Untersuchungen die Prüfzeichen auch nie stärker in ihrer Helligkeit abgeschwächt, um alle Fehlerquellen, wie sie durch Lokaladaptation der Netzhaut oder bei zu kleinem Gesichtswinkel der Prüfzeichen durch Gefäßschatten usw. bedingt werden können, zu vermeiden.

Wie zuverlässig im allgemeinen die Angaben der Patienten beim Nachweis von Skotomen mit dem Projektionsperimeter sind, geht daraus hervor, dass es überhaupt möglich ist, derartige kleine Gesichtsfeldausfälle noch mit Hilfe der Registriervorrichtung des Gerätes aufzuzeichnen. Natürlich ist es häufig wünschenswert, die Aufzeichnung in grösserem Maßstab zu erhalten. Ich habe deshalb Herrn Dr. Hartinger gebeten, an dem Gerät noch eine Vorrichtung anzubringen, die eine bequeme Ablesung der jeweiligen Stellung des Prüfzeichens bezüglich Meridian und Winkelabstand zum Fixierpunkt gestattet. Das ist inzwischen geschehen, und es ist nun leicht möglich, die Ergebnisse in jedem beliebigem Maßstab in ein entsprechendes Schema direkt einzuzeichnen.

Ich erlaube mir, Ihnen nun noch einige charakteristische Gesichtsfeldaufnahmen kurz zu demonstrieren.

XIII.

Lassen sich zentrale Skotome objektiv nachweisen?

Von

Heinrich Harms (Berlin).

Die Beschäftigung mit den zentralen Skotomen bei Schielenden führte zu dem Wunsch, unabhängig von den Angaben des Untersuchten das Vorhandensein oder Fehlen eines zentralen Gesichtsfeldausfalls feststellen zu können. Dabei erschien es erstrebenswert, einen solchen objektiven Nachweis auf einem Wege zu führen, der gleichzeitig Schlüsse auf die Lokalisation der Störung in der Sehbahn ziehen liess.

Zwei vom Willen des Untersuchten ziemlich unabhängige, also in dem Sinne objektive Reaktionen an den Augen haben eine mehr oder weniger feste Verknüpfung mit dem Sehvermögen, die Pupillenverengerung auf Lichteinfall und der optokinetische Nystagmus.

Ohm hat bereits eine interessante Methode ausgebaut, den letzteren zum Nachweis von zentralen Gesichtsfeldausfällen zu verwerten, auf die ich hier leider nicht näher eingehen kann. Hier soll nur festgestellt werden, dass ihr Wert für die Bestimmung des Sitzes der Sehbahnschädigung ein begrenzter ist. Denn der aufsteigende Arm der Reflexbahn des optokineschen Nystagmus enthält die Sehbahn bis hinauf zu den subcorticalen Zentren, nur die Sehrinde selbst ist wahrscheinlich nicht mit eingeschlossen. Es können also theoretisch durch den Ausfall der Nystagmusprüfung nur solche Skotome, die ihre Ursache in einer Rindenschädigung haben, von denen lokalisatorisch unterschieden werden, die durch Schädigung irgendeiner Stelle der gesamten anderen Sehbahn bedingt sind. Ganz anders müssen die Verhältnisse liegen, wenn es gelingt, die Pupillenverengerung auf Lichteinfall zum Nachweis zentraler Gesichtsfeldausfälle zu verwenden. Nach den geltenden Vorstellungen über die Verbundenheit von aufsteigender Lichtreflexbahn und Sehbahn, die sich in vielem Grundsätzlichen auf die Arbeiten von Karl von Hess stützen, stammen diejenigen Fasern, die den Reiz zur Pupillenverengerung und jene, die den Reiz zur Auslösung der Lichtempfindung leiten, aus derselben Sinneszelle und verlaufen bis in das letzte Drittel des Tractus opticus zumindest in engster Nachbarschaft, wenn sie nicht sogar identisch sind. Schädigungen, die zwischen Stäbchen- und Zapfenschicht der Netzhaut einerseits und dem Abgang der Pupillenbahn in der Kniehöckergegend andererseits liegen, führen demnach zu einer Störung der Lichtreaktion und des Gesichtsfeldes. Diese Ansicht wird durch die Nachweisbarkeit der hemianopischen Pupillenstarre bei Tractushemianopsie unterstrichen.

Die enge Verknüpfung der beiden Bahnen ergibt sich nach Hess weiter daraus, dass die Netzhautmitte, deren Überlegenheit hinsichtlich der Sehschärfe ja bekannt ist, in ähnlichem Ausmaß überwiegend für die Lichtreaktion ausschlaggebend ist. Verbindet man die Orte gleicher pupillomotorischer Erregbarkeit auf der Netzhaut miteinander, so erhält man ein Feld, dessen Form mit seiner Ausweitung nach temporal, vor allem temporal unten, der eines Farbgesichtsfeldes weitgehend ähnelt.

Auf diesen Grundlagen bauen sich die Überlegungen für meine Untersuchungen auf, über die ich hier berichten möchte.

Es galt, ähnlich wie bei der Prüfung auf zentrale Gesichtsfeldausfälle Netzhautmitte und extramaculare Bereiche auf Farbenerkennungsvermögen verglichen werden, sie hier bezüglich ihrer pupillomotorischen Erregbarkeit miteinander zu vergleichen. Hess hat zum Nachweis der hemianopischen Pupillenstarre das Prinzip der Wechselbelichtung angegeben. Durch Betätigung eines Schiebers vor einer Leuchtfläche wird abwechselnd rechte und linke Netzhauthälfte belichtet, die Gesamtlichtmenge, die ins Auge fällt, bleibt bei jeder Stellung gleich, also auch die Menge des im Auge diffus reflektierten Lichtes, dessen Wirkungen somit leichter in Rechnung gesetzt werden können.

Wie ich dieses Prinzip auf meine Fragestellung anwandte, verdeutlicht am besten die aufgehängte Tafel. Aus einer feststehenden Leichtmetallscheibe sind sternförmig angeordnete Sektoren gleicher Grösse ausgeschnitten. Der Durchmesser der gesamten zentralen Leuchtfläche beträgt für 35 cm Abstand fünf Winkelgrade. Jedem dieser zentralen Sektoren entspricht in einem bestimmten Abstand ein peripherer flächengleicher Ausschnitt. Der Abstand vom Zentrum ist ein verschiedener, weil periphere Netzhautstellen gleicher pupillomotorischer Erregbarkeit gereizt werden sollen und, wie vorher bereits auseinander gesetzt, das pupillomotorische Gefälle der Netzhaut je nach der Richtung unterschiedlich gross ist. Meiner Anordnung liegen die Hessschen Messungen zugrunde. Die weiteren Einzelheiten der Berechnung möchte ich aus Gründen der Zeitersparnis fortlassen. Nur das sei noch betont, dass die peripheren und zentralen Ausschnitte flächengleich in bezug auf die Grösse der gereizten Netzhautstelle, nicht hinsichtlich der eigenen Grösse ausgeführt wurden.

Eine zweite Metallscheibe trägt Ausschnitte, welche die Lücken der zuerst beschriebenen Scheibe in der Breite gerade freigeben. Jedoch liegen sie so angeordnet, dass immer auf den zwischen zwei Zentralausschnitten stehengebliebenem Sektor eine periphere Lücke fällt. Deckt man nun diese Metallblende über die erste und verschiebt sie, so sind einmal nur die zentralen, einmal nur die peripheren Ausschnitte freigegeben. In der Zwischenstellung bleibt die Gesamtlichtmenge, die ins Auge des Untersuchten fällt, ebenfalls unverändert. Auf diese Weise wird der Vergleich der Lichtreaktion bei Belichtung der Netzhautmitte und gleich grosser Bereiche extrafovealer Netzhaut ermöglicht.

Da jedoch eine Macula, deren Schädigung nur zu einer Herabsetzung des Sehvermögens durch ein relatives Skotom geführt hatte, auch pupillomotorisch noch stärker erregbar sein kann als die Peripherie, ergab sich als zwangsläufiger Schritt der Ausbau des qualitativen in ein quantitatives Verfahren, um auch diese Störungen schon erfassen zu können.

Es ist ohne weiteres verständlich, dass der unterschiedliche Ausschlag der Pupille bei peripherer und zentraler Belichtung durch Änderungen in der Helligkeit oder der Ausdehnung der beleuchteten Netzhautfläche, die nur den einen Belichtungsvorgang betreffen, annähernd gleich gross gemacht werden kann. Die zentrale Leuchtfläche ist für solche Veränderung wegen ihrer Geschlossenheit am besten geeignet. Dabei kann man auf zweierlei Art vorgehen; entweder wird durch Vorsetzen von Graugläsern bekannter Lichtabsorption die Helligkeit der Zentralfläche bis zur Gleichheit der Pupillenreaktion abgeschwächt, oder ohne Änderung der Helligkeit durch Vorschalten von kreisförmigen Blenden diese Fläche konzentrisch mehr und mehr eingeengt, bis die Gleichheit des Pupillenausschlages erzielt ist. Jedesmal lässt sich das Verhältnis der zentral und peripher verwandten Lichtmenge leicht berechnen. Beim Vergleich der erhaltenen Quotienten muss man jedoch bedenken, dass die Verfahren grundsätzlich verschieden sind und dass nach Lage des Falles sehr wohl Unterschiede im Ergebnis auftreten können, wenn einmal nur die Helligkeit, das andere Mal nur die Flächengrössen geändert werden.

Nach diesen notwendigen grundsätzlichen Erörterungen möchte ich nunmehr die Versuchsanordnung und -durchführung kurz streifen, um mich dann den vorläufigen Ergebnissen zuzuwenden.

14*

Die vorher beschriebenen beiden Kreisscheiben befinden sich an der Stirnseite eines rohrartigen, innen weiss gestrichenen Gehäuses, in dem eine helle elektrische Birne angebracht ist. Dicht hinter den Blendenscheiben ist zur Lichtzerstreuung eine Milchglasscheibe zwischengeschaltet. Der Patient sitzt mit fixiertem Kopf in 35 cm Abstand vor dem Apparat. Das zu prüfende Auge befindet sich genau vor der Scheibenmitte und hat sie ständig anzublicken. Ein kleines Lämpchen beleuchtet das Patientenauge von der Schläfenseite annähernd tangential, damit die genügende Helligkeit für die Pupillenbeobachtung vorhanden ist. Der Untersucher betrachtet die Pupille durch ein seitlich neben dem Apparat aufgestelltes Fernrohr.

Das Patientenauge wird durch ein Glas so auskorrigiert, dass sich die Blendenscheibe im Fernpunkt befindet. Infolgedessen ist möglichst scharfe Abbildung auf der Netzhaut und Akkommodationslosigkeit, gleich bedeutend mit Fortfall der störenden Naheinstellungsveränderungen, gewährleistet. Zur Vermeidung von Störungen durch die Lokaladaptation der Netzhaut ist rasche Durchführung der Untersuchung und Zwischenschaltung von Adaptationspausen notwendig.

Es hat sich im Laufe der Zeit herausgestellt, dass der Beobachter sich am zweckmäßigsten darauf beschränkt, nur die Grösse des Pupillenausschlages beim Belichtungswechsel zu vergleichen. Die Beobachtungen werden sicherer, wenn man nicht in die Mitte der Patientenpupille schaut und die Pupillenbewegung im indirekten Sehen wahrnimmt, sondern wenn man ständig die Bewegungen eines umgrenzten Ausschnittes des Pupillarsaumes betrachtet. Spontane Pupillenbewegungen sind natürlich störend, doch können sie bei einiger Übung von der reflektorischen Verengerung gut unterschieden und entsprechend vernachlässigt werden.

Da der Abstand der peripheren Ausschnitte von den zentralen so gewählt war, dass bei peripherer Reizung nach Hess etwa die $1^3/_4$fache Lichtmenge notwendig sein musste, um den gleichen Pupillenausschlag wie bei zentraler Belichtung zu erhalten, stand zu erwarten, dass beim Normalen der Quotient $\dfrac{\text{zentral}}{\text{peripher}}$ etwa 0,5 sein musste. Die Untersuchungen ergaben, dass von einem konstanten Verhältnis der pupillomotorischen Erregbarkeit der Netzhaut verschiedener Menschen gar keine Rede sein kann. Der Quotient schwankte bei Normalsichtigen mit $^5/_4$ Sehvermögen zwischen 0,6 und 0,07; unter gleichen Bedingungen waren also beim einen 60%, beim anderen nur 7% der peripher angewandten Lichtmenge notwendig, um den gleichen Pupillenausschlag zu erzielen. Sehr viel geringer, aber doch häufig vorhanden war der Unterschied zwischen beiden Augen desselben Untersuchten. Er betrug bisher maximal bis zu $^1/_3$ des höheren Wertes, z. B. rechts 0,15, links 0,10.

Man musste zunächst vermuten, dass diese auffallenden Zahlendifferenzen auf Unzulänglichkeit der Beobachtung, Ungenauigkeit der Methode an sich oder auf Änderungen in der pupillomotorischen Erregbarkeit eines Auges beruhten. Um dies klarzustellen, liess ich bei mir den Quotienten des linken Auges von vier Kollegen unabhängig voneinander bestimmen. Die Kollegen führten die Untersuchung zum ersten Male durch, waren mit der Apparatur nicht vertraut. Die einzelnen Bestimmungen lagen zum Teil Wochen auseinander. Ausserdem war die Untersuchung infolge lebhafter spontaner Pupillenbewegungen bei mir nicht leicht. Trotz dieser Schwierigkeiten wurde der Quotient dreimal mit 0,13, einmal mit 0,17 (die nächst höhere Blende) bestimmt. Aus dieser überraschenden Übereinstimmung ergibt sich:

1. Die Durchführung dieser Untersuchung ist mit grosser Genauigkeit möglich.

2. Die Verhältnisse der pupillomotorischen Erregbarkeit der Netzhaut sind bei demselben Individuum weitgehend konstant.

Und damit ist die Berechtigung gegeben, diese Methode auch am Kranken durchzuproben und zu verwerten. Allerdings dürfen Unterschiede bis zu $^1/_3$ des höheren Wertes noch nicht für pathologisch angesehen werden.

Meine vorläufigen Untersuchungen umfassen im wesentlichen Maculaerkrankungen, weil das Untersuchungsergebnis bei diesen besonders gut zu Gesichtsfeld- und Augenhintergrundsbefund in Beziehung gesetzt werden kann. Etwa die Hälfte der Fälle zeigte Unterschiede des Quotienten beider Augen, die mit dem Unterschied in der Sehschärfe übereinstimmen. Andere, bei denen ein Auge viel schlechter als das zweite sah, die Ausdehnung der Maculaerkrankung aber annähernd gleich gross ist, weisen keinen krankhaften Unterschied auf. Und schliesslich gibt es eine kleinste dritte und interessanteste Gruppe, bei der ein deutlicher bis krankhafter Unterschied im Quotienten beider Augen vorhanden ist entgegen den Erwartungen, die sich auf Sehvermögen, Hintergrundsbefund und Gesichtsfeld stützen.

Die Deutung dieser Fälle ist nicht ganz leicht. Eine grosse Rolle spielt zweifellos die diffuse Lichtzerstreuung, die sich je stärker um so mehr im Sinne einer Vergrösserung des Quotienten auswirken muss, da auch bei peripherer Belichtung die Netzhautmitte verhältnismäßig reichlich von zerstreutem Licht getroffen wird, sie also nie ungereizt bleibt. Leider verbietet es die Zeit, an Hand einzelner Fälle näher auf diese Fragen einzugehen.

Ob diese Erklärung für jeden Fall ausreichen wird, erscheint mir fraglich. Es ist deshalb in zweiter Linie an die Möglichkeit zu denken, dass pupillomotorische Erregbarkeit und Sehvermögen unabhängig voneinander gestört sein können. Dann würde diese Untersuchungsmethode in Gemeinsamkeit mit den anderen Funktionsprüfungen und histologischer Kontrolle berufen sein, weitere Klärung in die Zusammenhänge zwischen Bahn des Lichtreflexes und Sehbahn zu bringen.

Aus meinen Ausführungen geht hervor, dass es sich bei den berichteten Versuchsergebnissen keineswegs um abgeschlossene Untersuchungen handelt. Doch glaube ich, dass die bisherigen Ergebnisse es rechtfertigen, wenn ich die angewandte Methode als solche zur Diskussion stelle. Ich glaube, dass die grundsätzlichen Erwägungen über die Nachweisbarkeit zentraler Gesichtsfeldausfälle auf dem Wege über die Pupillenreaktion sich durch die bisherigen Beobachtungen als richtig erwiesen haben. Wenn auch ein Ausbau der Methode für klinische Zwecke in weitem Felde liegt, so erscheint mir doch ihre Verwendung als physiologische Arbeitsmethode gerechtfertigt und erfolgversprechend.

XIV.

Zur Einstellung des Menschenauges.

Von

H. Erggelet (Göttingen).

Mit 4 Abbildungen im Text.

Steiger war der Meinung, dass die verschiedenen Einstellungszustände des Auges das Ergebnis der zufälligen Verbindung seiner einzelnen optischen Bestimmungsstücke sei, die alle für sich freie Abwandlungsfähigkeit besitzen sollten. Die entscheidende Bedeutung habe die Hornhautkrümmung und die Achsenlänge. Über die Hornhautkrümmung war er durch eigene grosse, mit hoher

Genauigkeit gewonnene Messreihen unterrichtet. Hingegen mangelte es an einer entsprechenden Kenntnis der Augenlänge, so dass er auf Ableitungen angewiesen war. Auch heute besitzen wir noch keine der Hornhautmessung gleichwertige Variationskurve der Achsenlänge. Wohl liegt aus früherer Zeit eine Anzahl von Maßen vor, jedoch handelt es sich hierbei zunächst um vereinzelte Angaben (Mauthner, Arlt, Weiss u. a.). Kurze Reihen brachten erst Schnabel und Herrnheiser für kurzsichtige und rechtsichtige Augen. Später kamen Befunde von Heine und Elschnig. In letzter Zeit haben sich u. a. besonders Tron und Paul bei ihren Untersuchungen über die Augeneinstellung um diese Frage kümmern müssen. Im Gegensatz zu den früheren Ansichten hat sich dabei die grosse Variabilität der Linse und eine Emmetropisationsneigung herausgestellt. Als bestes Verfahren zu einer Aussage über die Augenlänge zu kommen, die für die angedeuteten Forschungen nötig waren, ist der Vergleich der Einstellung vor und nach der Linsenentfernung bei geeigneten Augen ausgenutzt worden. E. Tron hat Variationskurven für eine Reihe von Bestimmungsstücken, darunter auch eine Kurve für die Achsenlänge aufgestellt. Sie ist aus bestimmten Gründen auf dem Umweg über andere optische Grössen errechnet worden, indem der Einstellungszustand zugrunde gelegt werden konnte.

Das Verfahren ist naturgemäß mit einiger Unsicherheit behaftet. Einwürfe dagegen sind denn auch nicht ausgeblieben, und bei den folgenden Erweiterungen mussten Änderungen im Verfahren vorgenommen werden. Gleichwohl haben Tron wie Paul bemerkenswerte Schlüsse aus seinen Ermittlungen für die Frage der Entstehung des Einstellungszustandes ziehen können. Die grosse dabei geleistete Arbeit zeigt, wie hoch der Besitz einer Variationskurve der Achsenlänge zu bewerten ist. Unter diesen Umständen schien es erwünscht, eine Häufigkeitskurve der Achsenlänge des Auges aufzustellen, die unabhängig von den Unsicherheiten der Rechnung und ihrer Grundlagen auf dem einfachen, sicheren und genauen Weg unmittelbarer Messung zu gewinnen war. Sie kann für die bisherigen Arbeiten ein wertvolles Vergleichsmaß abgeben. Untersuchungen mit dem Ziel, die für die Bevölkerung gültige Häufigkeitsverteilung der Augenlängen zu ermitteln und damit eine störende Lücke unserer Kenntnisse auszufüllen, hat der Vortragende zusammen mit Herrn Geserick in die Wege geleitet. Um jeden Einfluss einer Wahl, die eine Entstellung der Kurve bringen konnte, zu vermeiden, wurde auf die Verwendung der in einer Augenklinik herausgenommenen Augen verzichtet, obwohl damit der weitere Verzicht auf die Kenntnis des Einstellungszustandes leider in den Kauf genommen werden musste. Es sollte ganz dem Zufall überlassen bleiben zu bestimmen, welche Augen zur Messung kamen, und das dürfte zutreffen, wenn zu den Untersuchungen nur die Leichen einer pathologisch-anatomischen Anstalt herangezogen werden. Derartige Untersuchungen durchzuführen, ermöglichte uns das freundliche Entgegenkommen Herrn Prof. Berblingers. Ich möchte nicht versäumen, an dieser Stelle dafür

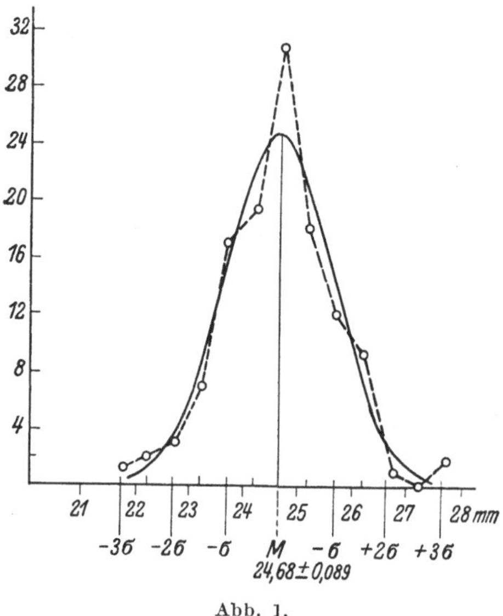

Abb. 1.

meinen aufrichtigen Dank auszusprechen. Auch der Geschäftsleitung der Zeissschen Werkstätte und Herrn Dr. Kessler habe ich für die bereitwillige Überlassung eines Messgerätes zu danken.

Über die Einzelheiten des Vorgehens wird Herr Geserick an anderer Stelle berichten. Es sei nur erwähnt, dass es wegen des Wasserverlustes der Leichen nötig war, die Augen vor der Messung aufzufüllen, wobei einige Vorsichtsmaßregeln zu beachten waren, und dass die Messung auf optischem Wege mit Hilfe eines Komperators erfolgte. Durch dieses Gerät liess sich die Gefahr vermeiden, die mit dem Anlegen einer Schublehre oder anderer Maßstäbe oft verbunden ist, dass der Augapfel gedrückt wird, und das Maß zu klein ausfällt. Die Messgenauigkeit war jedenfalls weitaus genügend gross und anderen Verfahren überlegen.

Die Häufigkeitsverteilung der gemessenen 122 Augen nach der Länge ihrer äusseren Achse — ich beschränke mich hier auf die Betrachtung dieser Maßgrösse — liefert ein von dem ursprünglichen Tronschen durchaus abweichendes Bild (Abb. 1) und scheint die Zweckmäßigkeit der von Tron später eingeführten Änderung seiner Rechnungsgrundlagen zu bestätigen. Die kleinste gemessene Länge betrug 21,7 mm, die grösste 28,75 mm. Werden die Augen nach Gruppen von ½ mm Längenunterschied geordnet, so finden sich die meisten in der Gruppe zwischen 24½ und 25 mm zusammen.

Der Mittelwert ergab sich zu 24,68 $\pm$ 0,089 mm. Mit Berücksichtigung des dreifachen mittleren Fehlers gelangt man zu den Zahlen 24,95 und 24,41 mm. Die Streuung $\sigma = \pm$ 0,988. Beim Vergleich mit den Tronschen Kurven fällt zunächst als Hauptunterschied die Lage und Ausdehnung des Variationsgebietes auf.

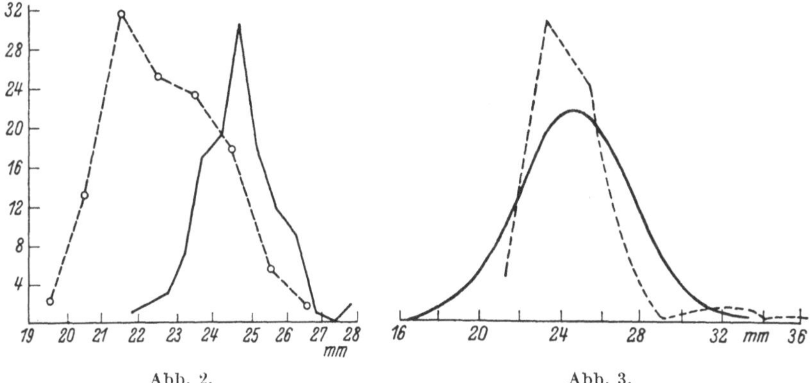

Abb. 2.   Abb. 3.

Die Haupterhebung stand bei der ersten Tronschen Kurve erheblich weiter links im Gebiet der kleinen Maße (Abb. 2). Bei den folgenden rückt sie entsprechend der veränderten Berechnungsgrundlage, der Linsenbrechkraft, nach rechts (Abb. 3 u. 4). Berücksichtigt man, dass Tron die innere Achsenlänge ermittelt, während hier die äussere

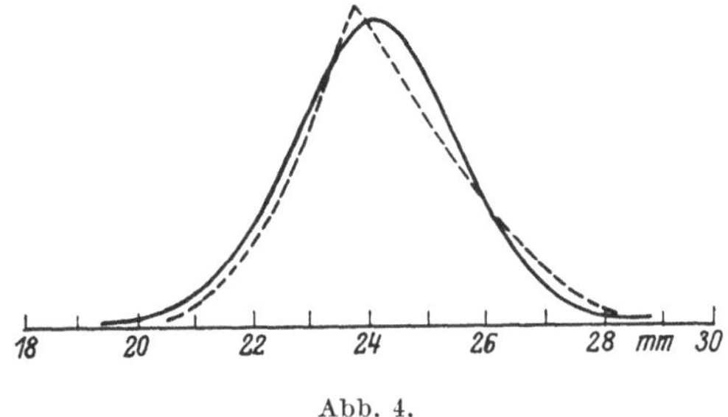

Abb. 4.

gemessen wird, so würde ein Betrag von 0,5—1,5 mm für Lederhaut- und Aderhautdicke an unseren Werten abzuziehen sein, um einen regelrechten Vergleich herbeizuführen. Dadurch fiele aber der Unterschied für die ursprüngliche Kurve beträchtlich kleiner aus und dürfte für die letzten mindestens geringfügig werden, doch ist bei den nicht gerade grossen Zahlen Endgültiges noch nicht zu sagen, wenn der Vergleich auch angesichts der gleichen Grössenordnung der Reihen zulässig erscheint.

Das Variationsgebiet ist in allen Aufstellungen Trons erheblich grösser als in unserem Fall. Der Grund dafür dürfte an der Beschaffungsstelle der gemessenen Augen einer Klinik liegen, zumal auch die ersten Tronschen Aufstellungen mit ihrer noch kleineren Zahlenreihe sich ebenso verhält. Dass die späteren Zusammenstellungen Trons mit den beträchtlich grösseren Mengen auch weiter abliegende Einzelwerte bringen musste, liegt auf der Hand. Von einer Schiefheit kann bei unserer Kurve nicht gesprochen werden. Möglicherweise stellt sie sich bei Vergrösserung der Reihen noch ein, eine gewisse Hochgipfligkeit ist auch bei unserer Kurve nicht zu verkennen, ihre Ursache wird sich vielleicht an einer grösseren Reihe ermitteln lassen. Im übrigen ist die Übereinstimmung des Häufigkeitsvielecks mit der binomialen Verteilung bemerkenswert gross.

Aussprache zu den Vorträgen XI bis XIV.

Herr Löhlein:

Herrn Harms möchte ich fragen, ob er glaubt, dass man seine objektive Methode des Skotomnachweises durch quantitative Vergleichsbestimmungen der Pupillenreaktionen auch bei intelligenten Kindern von 5—8 Jahren wird anwenden können. In diesem Falle könnte sie eine Reihe von grundsätzlichen Fragen auf dem Gebiet der Schielamblyopie klären. Finden wir z. B. bei einer rechtzeitig durchgeführten Übungstherapie keine Visussteigerung, so nehmen wir an, dass die Amblyopie das Primäre, der Strabismus sekundär war. Dies Urteil könnte wesentlich gestützt werden, wenn sich zeigt, dass auch die Lichtreaktionsbeziehungen zwischen Macula und Peripherie unbeeinflusst bleiben. Handelt es sich in anderen Fällen um eine sekundäre Amblyopia (ex anopsia), so könnte die Methode Schlüsse erlauben darauf, wo der Sitz der Ausschaltung durch Nichtgebrauch zu suchen ist, in der Peripherie, wo optische und Pupillenbahnen noch vereint sind, oder zentral; ich könnte mir denken, dass beide Lokalisationen möglich sind. Und schliesslich erleben wir bei der Übungstherapie nicht so selten, dass danach das zentrale Sehvermögen, an der Sehprobentafel gemessen, keine Steigerung erkennen lässt, trotzdem aber das am ersten Tage des Verbandes völlig hilflose Kind nach kurzer Zeit sich völlig sicher und unbehindert verhält, offenbar Fälle, in denen wohl eine Steigerung der Leistung im pap.-mak. Bündel ausblieb, die peripheren Netzhautteile aber durch Übung gewannen. Ob es so etwas gibt, könnte vielleicht auch durch einen entsprechenden Umschlag im Verhältnis der macular zu der peripher ausgelösten Pupillenreaktion klargestellt werden. Kurz, ich sehe ein weites Anwendungsgebiet der neuen Methode.

Herr Best:

Das Zeisssche Projektionsperimeter, das ich seit 2 Monaten verwende, ist für klinische Zwecke unübertrefflich. Auf Einzelheiten kann ich hier nicht eingehen, nur in einem Punkte stimme ich mit Serr nicht überein. Es ist richtig, dass man feinste Skotome mit dem Projektionsperimeter gut bestimmen kann, aber in dieser Beziehung ist doch der Bjerrumschirm überlegen, wenn man die Prüfmarken auf ihm projiziert. Das ist schon zum Teil darin begründet, weil man am Schirm Entfernungen von 1—5 m verwenden kann und entsprechend kleinere Prüfmarken.

Herr Paul:

Die anatomischen Messungen der Achsenlänge von Leichenaugen, die Erggelet vorgenommen hat, sind sehr zu begrüssen; solche Messungen sind zur Ergänzung und Kontrollierung der mathematischen Berechnungen der Achsenlänge erforderlich. Vollen Wert erhalten aber solche Messungen erst, wenn Refraktion des Augapfels und Hornhautbrechkraft des Auges noch zu Lebzeiten gemessen worden sind; denn die Achsenlängen schwanken sehr stark — etwa zwischen 20 und 35 mm — entsprechend der wechselnden Refraktion und sind auch bei gleicher Refraktion des Augapfels stark schwankend abhängig von der Brechkraft des optischen Systems. Ausser der Refraktionsbestimmung ist auch die Bestimmung der Hornhautbrechkraft allein sehr wertvoll, da die Linsenbrechkraft — als Linsenwertigkeit in ihrer prozentualen Beeinflussung der Achsenlänge ausgedrückt — in gewissen Beziehungen zur Brechkraft des gesamten optischen Systems steht und man daher durch alleinige Messung der Hornhautbrechkraft schon eine gewisse Berechnungsannäherung bis auf wenige Prozent erreichen kann. Leider wird vor dem Tode eine solche Bestimmung der sämtlichen Werte nur selten ausführbar sein. Es dürfte daher kaum möglich sein, solche anatomischen Messungen von Leichenaugen in grösserem Maßstabe voll zu verwerten, während Einzelfälle, wo die erforderlichen Werte sich tatsächlich bestimmen liessen, von allergrösster Bedeutung sind.

Herr Ohm:

Es ist kaum bekannt, dass sich der optokinetische Nystagmus zum objektiven Nachweis zentraler Skotome gut verwenden lässt. Sind sie gross, so wird die Trommel durch vier Schirme von der Peripherie mehr und mehr abgeblendet, bis der Nystagmus erlischt. So kann man den Verlauf einer schweren, retrobulbären Neuritis durch Kurven des optokinetischen Nystagmus darstellen. Da man für die Auslösung im allgemeinen ein Gebiet von 3^0 braucht, muss für kleine Skotome ein anderes Verfahren herangezogen werden. Wirft man mittels eines Spiegels Marken in das Auge, derart, dass sie vor der Mitte der Trommel zu liegen scheinen, so hört bei ihrem Aufleuchten, wenn sie die Aufmerksamkeit auf sich ziehen, der optokinetische Nystagmus sofort auf. Meine kleinste Marke ist $\frac{1}{4}$ mm gross und entspricht einem Sehwinkel von $1^3/_4$ Bogenminuten. Genügt sie nicht, so nimmt man grössere Marken, bis die Hemmung des optokinetischen Nystagmus erreicht ist. Auf diese Weise kann man sich eine objektive Vorstellung über das Sehvermögen machen, auch u. U. wo andere Methoden versagen, z. B. bei einem Einäugigen mit ganz eng verwachsener Pupille. Auch die Amblyopie des Schielauges lässt sich mit Hilfe des optokinetischen Nystagmus darstellen. Um meine Methode voll auszunutzen, muss die Nystagmographie hinzukommen.

Herr Engelking:

Das von Serr benutzte Perimeter ist zweifellos für viele Zwecke gut brauchbar. Ich kann aber Herrn Best nicht zustimmen, wenn er meint, dass dieses Instrument nicht mehr verbesserungsbedürftig wäre. Ich mache nur darauf aufmerksam, dass die Beleuchtung des Perimeterbogens wie bei den meisten Perimetern sehr ungleichmäßig ist, so dass die Weissobjekte zentral relativ viel heller erscheinen als an der Peripherie. Ein oberflächlicher Versuch zeigt auch bereits, dass das Rot- und Grünobjekt in der Peripherie leuchtend gelb aussehen, also nicht invariabel sind. Sie sind ausserdem untereinander verschieden hell und auch von anderer Helligkeit als das Blauobjekt. Man perimetriert also mit diesen Farben nicht rein den Farbensinn, sondern immer gleichzeitig unter Einschluss eines wesentlichen Helligkeitskontrastes, da die farblose Helligkeit der Farben nicht der des Perimeterbogens gleicht, alles Forderungen, die wir an jedem modernen Perimeter verwirklicht sehen wollen. Endlich ist auch die physiologische Sättigung der zwei Farben eines Farbenpaares z. B. des Rot- und Grünobjektes verschieden, so dass auch hier wieder die Grüngrenze enger ist als die Rotgrenze, was doch nicht vorkommen darf, wenn wir über einen gekoppelten Rot-Grünsinn verfügen.

Herr Lauber:

Um eine gleichmäßige Beleuchtung des Perimeterbogens zu erzielen, und stets unter denselben Verhältnissen untersuchen zu können, soll man im Dunkelzimmer perimetrieren, bei Verwendung eines breiten Perimeterbogens, der so hell beleuchtet ist, dass die Helladaptation des Auges erhalten bleibt. Mittels des Punktlichtwerfers, der sich gleicherweise für Perimetrie wie für Kampimetrie am Bjerrumschirm oder am Lloydschen Kampimeter verwenden lässt, geschieht die Markenführung unhörbar und für den Untersuchten vollständig unkontrollierbar. Leider ist die Vorrichtung fast vollständig der Vergessenheit anheimgefallen.

Herr Serr (Schlusswort):

Bei meinen vergleichenden Untersuchungen bei zentralen Skotomen habe ich mich neben dem Projektionsperimeter der allgemein üblichen Methodik am Bjerrumschirm mit gewöhnlichen (nicht projizierten) Objekten bedient. Im übrigen habe ich absichtlich von allen besonderen künstlichen Beleuchtungsvorrichtungen Abstand genommen, da ich das neue Gerät zunächst unter solchen Bedingungen prüfen wollte, wie sie auch der praktische Augenarzt leicht herstellen kann. Bezüglich der Perimetrie mit Farben habe ich in meinem Vortrag wohl hinreichend zum Ausdruck gebracht, dass das Projektionsperimeter in seiner jetzigen Form nur den bisher meist allgemein üblichen klinischen Ansprüchen gerecht wird, nicht aber den vom wissenschaftlichen Standpunkt aus zu fordernden. Ich habe daher die von Herrn Engelking gegen das Gerät vorgebrachten Einwände von vorneherein erwartet.

Herr Harms (Schlusswort):

Der Anstoss für die Ausarbeitung meiner Methode wurde durch die Beschäftigung mit den Skotomen Schielender gegeben. Es ist beabsichtigt, vor allem den Ort der Unterdrückung des Schielbildes auf diesem Wege zu bestimmen. Dazu ist die Untersuchung des optokinetischen Nystagmus aus den erwähnten Gründen nicht geeignet. — Die Untersuchung von Kindern mit meinem Verfahren hängt einmal davon ab, ob sie die nötige Aufmerksamkeit zur Fixation aufbringen, zum anderen aber davon, dass eine Methode ausgearbeitet wird, die richtige Einstellung des amblyopen Auges während der Prüfung zu sichern. Eine solche Methode wird zur Zeit ausgeprobt. Die offensichtliche Besserung der Sehtüchtigkeit amblyoper Kinder nach Verband des besseren Auges, der keine nachweisbare Besserung der Sehschärfe entspricht, mag vielleicht auf einer Verkleinerung des vorhandenen Skotoms beruhen.

Herr Erggelet (Schlusswort):

Niemand wird lebhafter wünschen als ich, dass die Ausbeute unserer Messungen durch den Besitz der Einstellungswerte bereichert wäre. Auf unsicheren Zahlen aber aufzubauen, wäre zwecklos, darum haben wir wenigstens vorläufig, wie ich heute morgen schon erwähnte, darauf verzichtet. Wenn aber hier die Frage nach dem Nutzen der hier mitgeteilten Kurve aufgeworfen wird, so ist dazu folgendes zu sagen. Die Forscher, die sich mit dem Refraktionsproblem befasst haben, kommen bei ihren Ableitungen ohne die Achsenlänge einfach nicht aus. Da sie sie nicht kennen, haben sie sie mit umfangreichen Ableitungen auf Umwegen zu berechnen versucht. Es ist aber festzustellen, dass in dieser Rechnung unbekannte Grössen enthalten und durch angenommene Werte ersetzt worden sind. Auch hat der eine von ihnen, Tron, gerade daraus eine Kurve für die Achsenlänge aufgestellt. Diese Ergebnisse stehen also auf einem mehr oder weniger unsicheren Boden. Sie können zufällig richtig sein, brauchen es aber durchaus nicht. Daher müssten gerade diese Forscher die Mitteilung unserer auf sicherem Grund ruhenden Kurven begrüssen. Denn diese können für sie als Vergleichswerte ausserordentlich wertvoll sein und u. U. ihre ganze Arbeit stützen, wenn unsere Kurve die ihrige bestätigen sollte. Wir schreiten beide auf verschiedenen Wegen dem gleichen Ziel zu.

XV.

Ultrakurzwellenbehandlung des Auges.

Von

W. Gutsch (Berlin).

Die Behandlung mit Ultrakurzwellen hat seit den ersten praktischen Versuchen ihres Begründers Schliephake im Jahre 1929 so überzeugende Erfolge auf den verschiedenen Fachgebieten der Medizin errungen, dass ich mich vor etwa Jahresfrist veranlasst sah, die Ultrakurzwellenbehandlung auch in der Augenheilkunde

— zunächst versuchsweise — anzuwenden. Ich habe bis heute 276 Patienten behandelt und bin mit den Erfolgen in vieler Hinsicht so zufrieden, dass ich Ihnen zunächst hierüber berichten möchte.

Verwandt wurde von mir der Röhrenapparat Ultratherm der Siemens-Reiniger-Werke mit einer Wellenlänge von 6 m und die Schliephakeschen Glasschalen-Elektroden von Siemens-Reiniger, in welchen sich die Metall-Elektrode innerhalb einer Glasschale befindet und sich leicht auf den jeweils günstigsten Abstand einstellen lässt. Bestrahlt wurde zwei- bis dreimal wöchentlich, beginnend mit 6—8 Minuten und allmählich ansteigend bis auf 15 Minuten pro Sitzung.

Ich habe teils gute, teils geringe, teils keine Erfolge gesehen, habe aber niemals eine Schädigung des Auges durch die Bestrahlungen beobachtet. Die besten Erfolge wurden erzielt:

I. bei Iridocyclitis,

II. bei Augenhintergrundserkrankungen,

III. bei Augentuberkulose.

Um zunächst bei den Hornhauterkrankungen zu beginnen, so habe ich hierbei keine eindeutigen Erfolge der UKW-Behandlung gesehen, weder bei akuten, ulcerösen Prozessen noch bei parenchymatösen Hornhauterkrankungen.

Bei der akuten Iritis rheumatischen oder syphilitischen Ursprunges scheinen mir die Erfolge nicht ganz eindeutig: Zwar hatte ich den Eindruck, dass manche akute Iritis unter den UKW-Durchflutungen leichter verlief, dass die Schmerzen wesentlich gelindert und der zeitliche Heilungsverlauf abgekürzt wurden, aber es gab auch wieder andere Fälle, in denen ein nennenswerter Einfluss auf den Verlauf der Erkrankung nicht erkennbar war.

Ganz anders dagegen bei den chronischen Iridocyclitiden, sowohl bei postoperativer, schleichender Cyclitis als auch bei jenen Fällen unklarer Ätiologie, welche ohne entzündliche Erscheinungen mit Hornhautpräzipitaten und Glaskörpertrübungen als Folgezustand eines anderswo gelegenen Krankheitsherdes aufzufassen sind, sowie bei Iridocyclitis tuberkulösen Ursprunges.

Bei diesen Krankheitsformen, die bekanntlich oft jeglicher Behandlung trotzen, ist die Wirkung der Durchflutung mit UKW unverkennbar. Die ciliare Injektion verschwindet, die Präzipitate nehmen ab und pigmentieren sich, die Glaskörpertrübungen hellen sich auf, die Lichtscheu und die Beschwerden der Patienten hören auf, und das Auge wird reizlos.

Ich habe bei einer Zahl von 78 Erkrankungen in fast allen Fällen das gleiche günstige Resultat erzielt.

Ganz besonders die tuberkulösen Formen der Iridocyclitis scheinen mir überraschend gut auf UKW zu reagieren — sowohl die exsudativen als auch die proliferativen Formen —, so dass man geneigt ist, an eine spezifische Wirkung der UKW auf tuberkulöse Entzündungsprozesse im Auge zu glauben. Es würde diese Beobachtung auch mit den Schliephakeschen experimentellen Untersuchungen an tuberkulösen Kniegelenksentzündungen beim Meerschweinchen übereinstimmen, welche zeigen, dass eine Beeinflussung tuberkulöser Prozesse tatsächlich möglich ist und zwar gerade mit der auch von mir angewandten Sechsmeterwelle.

Ich habe bei drei Patienten gesehen, wie mehrere konglobierte Tuberkelknoten in der Iris unter UKW-Behandlung innerhalb von 3—4 Wochen abheilten. Unterstützend wurden diese Kranken gleichzeitig mit rohkostreicher, kochsalzfreier Ernährung und — im Sinne einer Leistungssteigerung der Haut, des Kreislaufes und des Stoffwechsels — mit ansteigenden Teilbädern, Packungen und Massagen behandelt.

Auch bei Aderhauttuberkulose sah ich in zwei Fällen einen typischen, konglobierten Tuberkelknoten von etwa Papillengrösse unter UKW-Bestrahlung zusammenschmelzen wie Schnee an der Sonne — und zwar unter Bildung einer glatten, weisslichen Narbe und Erzielung normaler Sehschärfe.

Überhaupt scheint mir für Augenhintergrundserkrankungen mit der Anwendung der UKW dem Augenarzt eine Handhabe gegeben zu sein, um in einfachster und wirksamer Form den fundus bulbi therapeutisch beeinflussen zu können. Man sieht dies am deutlichsten bei kleinen, radiären Netzhautblutungen der Nervenfaserschicht oder in der Macula, deren Resorption sich sonst meist monatelang hinzieht, die sich aber, wenn sie sogleich nach der Entstehung mit UKW bestrahlt werden, in kurzer Zeit ohne Schädigung der Netzhautfunktion aufsaugen und dann meist keine bleibenden Sehstörungen (Skotome) hinterlassen.

Wenn man während der Durchflutung mit UKW den Augenhintergrund beobachtet, so erkennt man, dass nach einigen Minuten sich die Netzhautgefässe erweitern. Diese Erweiterung geht nach Absetzung der Bestrahlung wieder schnell zurück, so dass sich nach wenigen Minuten wieder normale Verhältnisse vorfinden.

Es ist aber nach den Pflommschen Untersuchungen erwiesen, dass während der UKW-Bestrahlung auch eine Erweiterung der

Kapillaren an den inneren Augenhäuten auftritt und dass diese aktive Kapillarhyperämie mehrere Tage anhält.

Es können somit die therapeutischen Eigenschaften der Hyperämie, die Bier in den Worten: auflösend, resorptionsbefördernd, schmerzstillend und bakterientötend zusammenfasst, auch an den inneren Augenhäuten, an der Aderhaut und Netzhaut des Augenhintergrundes, zur Einwirkung kommen.

Und in der Tat habe ich bei etwa 80 Fällen von Netzhaut- und Aderhauterkrankungen teils frische, entzündliche Herde unter UKW-Behandlung schneller als sonst abheilen sehen teils bei chronischen Degenerationsprozessen eine subjektive und objektive Besserung der Netzhautfunktion beobachtet.

Nun zu den eitrigen Prozessen!

Während bekanntlich bei der Diathermie alle frischen, infektiösen Prozesse streng kontraindiziert sind, sieht man bei Durchflutung mit UKW gerade bei frischen, eitrigen Entzündungen die besten Erfolge. Ich habe ebenso wie Sattler und Birch-Hirschfeld in zwei Fällen von akuter Orbitalentzündung mit starkem Exophthalmus und Beweglichkeitseinschränkung eine überraschend schnelle Rückbildung bereits nach der zweiten UKW-Bestrahlung gesehen. Das gleiche war der Fall bei drei Phlegmonen des Tränensackes.

Absolut ohne sichtbaren Erfolg war die UKW-Durchflutung beim Glaukom; und auch bei Skleritis jeglicher Art habe ich wider Erwarten keine deutliche Beeinflussung gesehen.

Dagegen kann ich bei Augenmuskellähmungen die Erfahrungen von Sattler bestätigen. In 28 Fällen sah ich eine auffallend schnelle Abheilung der Lähmung. Es handelte sich meist um Paresen bei älteren Patienten, welche durch kleine Kernblutungen hervorgerufen waren, oder toxische oder infektiöse Formen, die schliesslich auch ohne jede Therapie heilen. Aber es vergehen doch sonst oft Wochen und Monate, ehe die Doppelbilder verschwinden, während nach UKW-Durchflutung des Kopfes diese Zeit etwa auf die Hälfte reduziert wird. Auch ist von diesen 28 bestrahlten Fällen nicht ein einziger ungeheilt mit paretischer Ablenkung nachgeblieben, und wir sehen hier wieder die Fähigkeit der UKW — genau wie beim Augenhintergrund — Blutungen im Gewebe zur beschleunigten Resorption zu bringen.

Bei Supraorbitalneuralgie habe ich von sechs Fällen fünfmal eine schnelle Beseitigung der Beschwerden nach UKW-Bestrahlung gesehen; davon wurde ein Fall vorher lange Zeit anderweitig ver-

geblich behandelt und war nach zehn UKW-Durchflutungen ab-
geheilt, ohne dass bei weiterer Beobachtung (jetzt ein Jahr) ein
Rückfall eingetreten wäre.

Zum Schluss noch einige Worte über die Technik der Behandlung.

Der Röhrenapparat gleicht in seiner Bauweise einem nach-
richten-technischen Kurzwellensender. Ein solcher Sender erzeugt
Wechselstrom äusserst hoher Frequenz, der, wenn man ihn einer
Sendeantenne zuleitet, eine elektromagnetische Kurzwellenstrahlung
hervorruft.

Der von mir benutzte Ultrathermapparat der Siemens-Reiniger-
Werke erzeugt eine Frequenz von 50 Millionen Stromwechseln in der
Sekunde, das einer Wellenlänge von 6 m entspricht. Es handelt
sich nun darum, diese Energie nicht mit den Wellen im Raume
verloren gehen zu lassen, sondern auf den Patienten — bzw. das
erkrankte Organ — zu konzentrieren.

Man verbindet für diesen Zweck die Enden der kreisförmig
gebogenen Stabantenne mit Metallplatten, den Elektroden, welche
einander parallel gegenüber gestellt werden, so dass der Patient dazwischen Platz findet.

Die parallelen Platten bilden einen Kondensator. Sie lassen
zwischen sich ein stark verdichtetes, elektrisches Feld übergehen,
das sogenannte „Kondensatorfeld“, das den Patienten durchdringt.
Das ist die sogenannte „Kondensatorfeldbehandlung“, die der
Physiker Esau in Jena vorschlug und der Arzt Schliephake als
erster praktisch erprobte und entwickelte.

Die Wirkung des Kondensatorfeldes auf den Patienten ist
— physikalisch betrachtet — die, dass das Feld — im Gegensatz
zur Diathermie — auch alle nicht leitenden oder schlecht leitenden
Massen wie Luft, Fett, Knochen usw. leicht durchdringt und dort
durch Influenz Ströme erzeugt, die ihrerseits Joulesche Wärme
entwickeln.

Es handelt sich also bei der UKW-Behandlung um einen im
Patienten erzeugten Strom mit ganz anderer Tiefenwirkung als bei
der Diathermie.

In bezug auf die praktische Anwendung ist es gerade am Auge
von grosser Bedeutung, dass wir das erkrankte Organ gar nicht
berühren. Wir behandeln — im Gegensatz zur Diathermie — mit
freiem Luftabstand.

Bezüglich des Apparattyps sei erwähnt, dass zwar auch mit
dem Funkenstreckenapparat, welcher nach dem Prinzip der alten
Funksender mit Löschfunkenstrecken arbeitet, in der Augenheil-

kunde schon therapeutische Erfolge erzielt wurden, dass aber der Röhrenapparat dem Funkenstreckenapparat erheblich überlegen ist, weil er die Behandlung mit freiem Luftabstand der Elektroden — bei etwa 1—3 cm Distanz vom Bulbus — gestattet, so dass Inhomogenitäten der Feldwirkung und der Erwärmung, wie sie wegen der Kugelgestalt des Bulbus und der unregelmäßig gestalteten Oberfläche der Orbitalpartie bei geringerem Elektrodenabstand auftreten können, von vornherein ausgeschlossen werden.

Zusammenfassend ist daher über die Ultrakurzwellenbehandlung zu sagen, dass es mit Hilfe der im erkrankten Organ erzielten, lang anhaltenden Kapillarhyperämie gelingt, gute, therapeutische Wirkungen auf eine Reihe von Augenerkrankungen zu erzielen.

Aussprache zum Vortrag XV.

Herr vom Hofe:

Man sollte in solchen Fällen, in denen in der Regel auch ohne Kurzwellen eine Heilung eintritt, doch vorsichtig in der Anwendung solcher Behandlungsmethoden sein, deren Wirkung experimentell noch zu wenig geklärt ist. Ich erinnere beispielsweise an die Spätschädigungen durch Röntgenstrahlen, die man erst viele Jahre später entdeckt hat. Nach den Untersuchungen Wetzels muss man mit einer erheblichen Erwärmung des Glaskörpers rechnen, durch die ja auch wohl die erwähnte Hyperämie der Netzhautcapillaren erklärt wird.

Herr Erggelet:

Über die Ergebnisse der Göttinger Klinik mit der Hochfrequenzdurchflutung nach Schliephake hat Krause Anfang dieses Jahres in Hamburg berichtet. Wenn ich heute eine Bemerkung zu der Frage mache, so möchte ich damit keineswegs übertriebene Hoffnungen erwecken. Ich glaube aber doch, die auffällig günstige Einwirkung dieser Behandlung bei septischer Thrombophlebitis der Augenhöhle und bei Tränensackphlegmonen hervorheben zu dürfen. Erfolglos war die Anwendung bei sympathischer Ophthalmie und postoperativer Spätinfektion nach Staroperation.

Herr Wegner:

Eine nicht geringe Anzahl von Fällen chronisch rezidivierender Iridocyclitis gehen mit einer Papillitis einher. Ich habe die Erfahrung gemacht, dass diese exsudativen Fälle ganz besonders chronisch ablaufen und kaum beeinflussbar sind. Um hier weiterzukommen habe ich bei einer grösseren Anzahl Kurzwellenbehandlung angewandt. Ich habe einen eindeutigen Erfolg bisher nicht sehen können. Dagegen trat einmal eine parapapilläre Blutung auf. Auf Grund dieses Vorkommnisses rate ich zur äussersten Vorsicht, da unter Umständen durch das Auftreten einer Maculablutung einmal erheblicher Schaden gestiftet werden könnte.

Der Sinn des Verfahrens beruht in einer ausgesprochenen Hyper-
ämisierung, die bei einem an sich schon krankhaften Gefäßsystem sich
natürlich bis zu Blutungen steigern kann.

Herr Baurmann:

Die Sorge von Herrn vom Hofe, durch die Ultrakurzwellenbestrahlung Schädigungen hervorzurufen, die in Parallele gesetzt werden
dürfen zu Schädigungen durch Röntgenstrahlen, ist wohl unbegründet,
da der Effekt der Ultrakurzwellen doch lediglich die Wärmeerzeugung
ist; darüber hinausgehende geheimnisvolle Wirkungen sind nicht vorhanden. Wir erzielen durch die Ultrakurzwellenbestrahlung im Gewebe
eine Erwärmung, die wir durch Auflegen der Wärmekapsel oft anstreben,
aber nicht erreichen.

Herr Comberg:

Bevor die Diathermie oder die Kurzwellenbehandlung bei den
Erkrankungen des inneren Auges eine allgemeine Anwendung von seiten
der Praktiker finden kann, müssen zunächst Untersuchungen vorgenommen werden, welche Dosis zuträglich ist, ohne dass eine zu starke
Aufwärmung des Glaskörpers stattfindet. Der Glaskörper, die Linse,
die Augenkammern, die Hornhaut sind Gebiete, in denen keine Blutgefässe vorhanden sind, in denen die Wärme also nicht in so weitgehendem
Maße abgeleitet werden kann wie am übrigen Körper. Es muss hier bei
der Kurzwellenbehandlung (ebenso wie bei der Diathermie) eine stärkere
Erwärmung stattfinden als in den blutgefässhaltigen Teilen. Überschreitet
die Temperatur im Glaskörperraum die noch zuträgliche Grenze, so kommt
es sofort zu den schwersten Schädigungen. Die notwendigen Experimente
sind sehr wohl durchzuführen.

Herr Gutsch (Schlusswort):

Herrn Wegner zur Entgegnung, dass in Höchenschwand bisher nur
Funkenstreckenapparate, dagegen nicht der von mir verwandte Röhrenapparat angewandt wurden, und dass bezüglich der biologischen Wirkung
beider Apparattypen ein sehr grosser Unterschied besteht.

Zur Kritik des Herrn Comberg bemerke ich, dass es der technischen
Wissenschaft bisher nicht gelungen ist, ein Messinstrument zu konstruieren,
mit dem es einwandfrei gelingt, die Temperatur im Kondensatorfeld zu
messen.

Vierte wissenschaftliche Sitzung.

Mittwoch, den 8. Juli 1936, vormittags 8¹/₂ Uhr.

Vorsitzender: Herr B r o n s (Dortmund).

XVI.

Druckmessungen an der Netzhautzentralarterie.

Von

M. Baurmann (Karlsruhe).

Mit 5 Abbildungen im Text und 3 Tabellen.

a) Der Zentralarteriendruck bei gesteigertem Hirndruck.

Nach der Angabe B a i l l i a r t s tritt bei steigerndem Hirndruck,
solange eine Stauungspapille noch nicht vorhanden ist, eine Annäherung des diastolischen Zentralarteriendruckes an den Brachialisdruck auf; dieses Phänomen ist nach B a i l l i a r t für die Diagnose
der Hirndrucksteigerung verwertbar. Spätere Autoren haben diese
Angabe bestätigt, dabei aber die von B a i l l i a r t gemachte Einschränkung „solange noch keine Stauungspapille besteht" nicht
mehr beachtet. So findet man nun in der Literatur allenthalben
die uneingeschränkte Angabe, dass die Höhe des Zentralarteriendruckes im Vergleich zur Höhe des Brachialisdruckes ein geeignetes
Kriterium zur Beurteilung der Höhe des Hirndruckes sei.

Ich habe, angeregt durch diese Angaben, seit Jahren bei meinen
Bestimmungen des intracraniellen Druckes mit Hilfe der Venen-
pulsmethode gleichzeitig auch die Messung des diastolischen Zentral-
arterien- und Brachialisdruckes ausgeführt, um die Stichhaltigkeit
dieser Angabe einmal nicht an dem einen oder anderen Fall, sondern
an einem grossen Material zu prüfen. Ich verwandte zu meinen
Messungen das von mir angegebene Dynamometer, mit dem ich
durchweg höhere Werte erhalte als mit dem B a l l i a r t schen
Gerät unter Verwendung der von B a i l l i a r t und M a g i t o t aus-
gearbeiteten Eickkurve.

Um daher zunächst eine Vergleichsbasis zu erhalten, seien als
erstes die Messungsergebnisse aufgezeigt, die an Fällen mit nor-

malem Hirndruck gewonnen wurden. Es sind das nicht Messungen, die an völlig gesunden Menschen ausgeführt wurden, sondern Messungen an Patienten, die mir genau wie die später zu besprechenden Fälle mit dem Verdacht der Hirndrucksteigerung zugewiesen wurden, deren Hirndruck sich dann aber als normal erwies. Es handelt sich hierbei um 36 Fälle. Teile ich diese nach dem Alter von 15 zu 15 Jahren in vier Gruppen ein, so ergibt sich folgendes Bild, wenn ich den gefundenen diastolischen Zentralarteriendruck in Prozent des gefundenen Brachialisdruckes ausdrücke.

Tabelle 1.

	Diastol. Zentralarterien Druck in % des Brachialisdruckes		Druckverlust in % des Brachialisdruckes
	Einzelwerte	Mittelwert	
bis 15 Jahre	78—88%	85%	15%
16—30 Jahre	59—84%	75,7%	24,3%
31—45 Jahre	61—82%	70,3%	29,7%
über 45 Jahre	55—84%	70%	30%

Wenn wir berücksichtigen, dass die Brachialisdruckmessung Auskunft gibt über die Druckhöhe in der Arteria subclavia und dass die Zentralarteriendruckmessung Auskunft gibt über die Druckhöhe in der Arteria ophthalmica, so geben diese Zahlen letzten Endes Auskunft über den Verlust an potentieller Energie, der auf der Strecke Subclavia—Arteria ophthalmica erfolgt. Der Druckverlust beträgt für den diastolischen Druck also im Mittel

bis zu 15 Jahren . . . . . . 15 %

von 16—30 ,, ... 24,3%

von 30—45 ,, ... 29,7%

über 45 ,, ... 30 %

Der zunehmende Energieverlust ist, und das erscheint mir nicht uninteressant, in allen Gruppen jeweils gedeckt durch eine entsprechende Steigerung des Subclaviadruckes. Der an der Zentralarterie gemessene Druck blieb im Mittel in allen vier Gruppen praktisch gleich und betrug zwischen 53,5 und 55,5 mm Hg, während der diastolische Brachialisdruck eine mit dem Alter fortschreitende Steigerung von 65 auf 76,5 mm Hg im Mittel aufwies.

Es interessiert nun die Frage, wie sich die Verhältnisse bei gesteigertem Hirndruck verhalten und wir wollen prüfen, ob sich eine Annäherung des Zentralarteriendruckes an den Brachialisdruck nachweisen lässt und sofern sich das in meinen Resultaten bestätigt, wie im einzelnen dabei Zentralarteriendruck und Brachialisdruck an einer vor sich gehenden Änderung beteiligt sind.

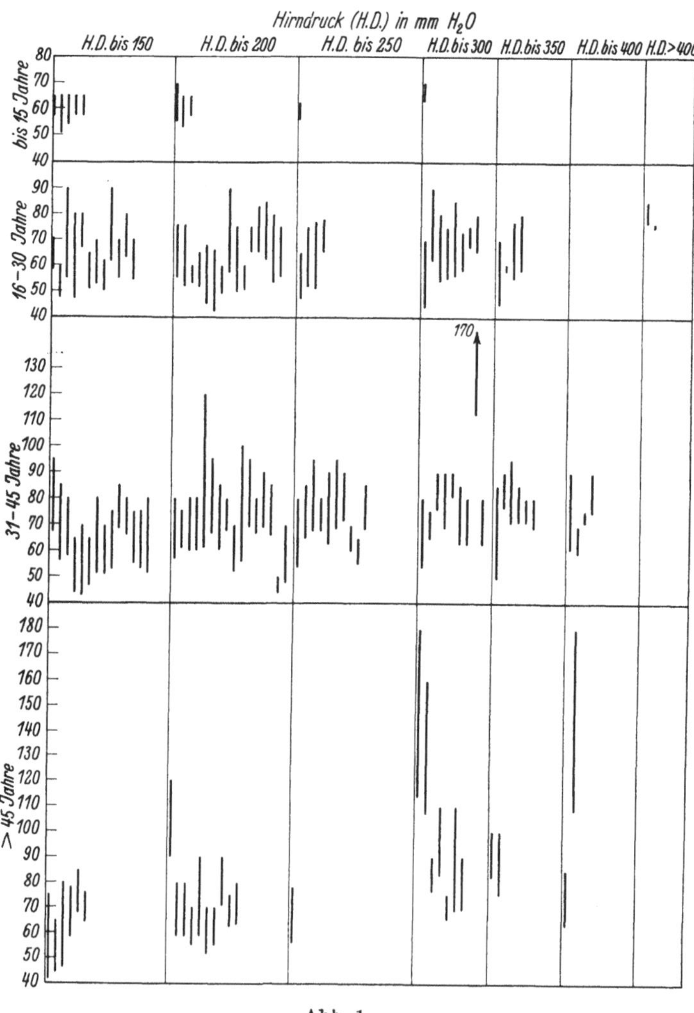

Abb. 1.

Ich zeige die Resultate meiner Messungen zunächst in einer graphischen Darstellung, die unmittelbar einen Gesamteindruck meiner Resultate vermittelt (Abb. 1).

Die horizontale Gruppierung erfolgt wieder nach dem Alter der Patienten, die vertikale Gruppierung ergibt sich aus der Höhe des Hirndruckes ansteigend um je 50 mm H_2O. Eingetragen wurde jeweils der diastolische Brachialisdruck und der diastolische Zentralarteriendruck und beide Punkte werden durch eine Linie miteinander verbunden. Die Länge der Linie ist also ein Ausdruck des zwischen beiden Werten bestehenden Druckunterschiedes. Eine Annäherung des Zentralarteriendruckes an den Brachialisdruck bei steigendem Hirndruck müsste sich in dieser Darstellung also ausdrücken durch eine Abnahme der Linienlänge, je weiter ich in meiner Tabelle nach rechts rücke. Eine solche Verkürzung ist aber keineswegs überzeugend ersichtlich, jedenfalls nicht in einem verwendbaren Ausmaß und in einer verwendbaren Regelmäßigkeit.

Stellt man die Messungsresultate in analoger Rubrizierung zahlenmäßig zusammen, so ergibt sich folgende Tabelle, die den Zentralarteriendruck in Prozent des Brachialisdruckes angibt; die Zahl ist jeweils der Mittelwert, der sich aus allen Fällen der Rubrik errechnet.

Tabelle 2.

	H.-D. bis 150	H.-D. bis 200	H.-D. bis 250	H.-D. bis 300	H.-D. bis 350	H.-D. bis 400	H.-D. über 400
bis 15 Jahre .	85%	83%	<u>90%</u>	<u>90%</u>	—	—	—
16 bis 30 Jahre .	75,7%	74%	72,5%	74%	75,6%	—	<u>93%</u>
31 bis 45 Jahre .	70,3%	73,7%	77%	80%	80%	<u>83%</u>	—
über 45 Jahre .	70%	75,7%	72%	73,5%	78,5%	67%	—

Es finden sich Werte teils unter teils über dem Wert liegend, den ich für die Fälle mit normalem Hirndruck fand; nur wenige Werte (nämlich die unterstrichenen) überschreiten aber die obere Grenze, die in Einzelfällen auch bei normalem Hirndruck erreicht wurde.

Immerhin allerdings zeigt die Reihe der 30—45jährigen nur Mittelwerte, die über dem Normwert liegen und lässt im ganzen auch eine Progression mit steigendem Hirndruck erkennen, so dass mir eine weitere kritische Sichtung meines Materials nötig erscheint. Zuvor aber seien noch kurz die Absolutwerte für die Höhe des Zentralarteriendruckes und des Brachialisdruckes in analoger Tabellenform aufgeführt (Tab. 3).

Für die hier interessierende Frage scheidet die letzte Reihe, d. h. die der über 45jährigen mehr oder weniger aus. Es finden sich dabei Fälle mit arteriellem Hochdruck, die das Bild in schwer übersehbarer Weise komplizieren. In den übrigen Rubriken sehen wir, dass da, wo überhaupt eine einigermaßen merkliche Änderung des diastolischen Druckes bei gesteigertem Hirndruck auftritt, diese

Änderung sowohl den Brachialisdruck als auch den Zentralarteriendruck betrifft; absolut genommen ist die Steigerung allerdings dann an der Zentralarterie in einem Teil der Fälle etwas stärker als an der Brachialis. Die einzige Stelle, wo diese Drucksteigerung an der Zentralarterie so markant ist, dass sie klinisch für die Diagnosenstellung einer intracraniellen Drucksteigerung verwertbar wäre, dürfte die Rubrik mit intracraniellem Druck über 400 mm H_2O enthalten; hier liegt der Zentralarteriendruck rund 20 mm Hg über dem Normwert, während der Brachialisdruck nur 7 mm Steigerung aufweist.

Beachtenswert scheint mir immerhin die aus dieser Tabelle hervorgehende Tatsache, dass offenbar in einem grossen Teil der Fälle unter dem Einfluss der intracraniellen Drucksteigerung eine

Tabelle 3.

	H.-D. bis 150		H.-D. bis 200		H.-D. bis 250		H.-D. bis 300		H.-D. bis 350		H.-D. bis 400		H.-D. über 400	
	Zentr. Art. Druck	Brach. Druck	Zentr. Art. Druck	Brach. Druck	Zentr. Art. Druck	Brach. Druck	Zentr. Art. Druck	Brach. Druck	Zentr. Art. Druck	Brach. Druck	Zentr. Art. Druck	Brach. Druck	Zentr. Art. Druck	Brach. Druck
bis 15 Jahre	55,5	65	55	67	56	62	63	70	—	—	—	—	—	—
16—30 Jahre	55	73,5	54	73	54	74	57,5	78,5	54	72	—	—	75,5	80,5
31—45 Jahre	53,5	77	60	83	64	83,5	67	84	68	86	66,5	81	—	—
üb. 45 Jahre	53,5	76,5	59	78	56	78	72	95	78,5	100	63	85	—	—

allgemeine Blutdrucksteigerung einsetzt, die sich eben an der Brachialis sowohl wie an der Zentralarterie äussert. Es liegt natürlich nahe, hier an einen Vorgang zu denken, der im Dienste eines Ausgleichs der Erschwerung der Gehirndurchblutung stehe, doch ist das nicht mehr als eine noch unbewiesene Vermutung.

Ich habe nun mein Material weiterhin durchgesehen mit der Fragestellung, ob in den Fällen, in denen im Laufe der Beobachtung eine Änderung des intracraniellen Druckes vor sich ging, der diastolische Zentralarteriendruck eine annähernd parallel gehende Änderung aufweise und ob etwa hier bei steigendem Hirndruck eine Annäherung des Zentralarteriendruckes an den Brachialisdruck im Sinne Bailliarts deutlicher hervortrete.

Ich bringe aus meinen Fällen nur diejenigen, bei denen die Beobachtung sich über längere Zeit fortsetzte resp. eine grössere Zahl von Einzelmessungen vorliegt, die in Intervallen von oft mehreren Wochen oder Monaten ausgeführt wurden (Abb. 2).

Man kann bei der Betrachtung dieser Kurven (oben ist der intracranielle Druck angegeben, in der Mitte der diastolische Brachialisdruck und unten der diastolische Zentralarteriendruck) nicht sagen, dass der Zentralarteriendruck völlig unbeeinflusst durch den Hirndruck sei. Die Kurven lassen eine gewisse Ähnlichkeit der Form erkennen, doch gilt das nicht nur für den Zentralarteriendruck, sondern, wie ich oben schon erwähnte, auch für den Brachialisdruck. Zudem ist die Kongruenz keineswegs so zuverlässig, wie es für eine diagnostische Auswertung erforderlich sein würde, denn wenn man im einzelnen die Messungen durchgeht, so findet man oft auch eine gegensinnige Änderung der Druckwerte und ins-

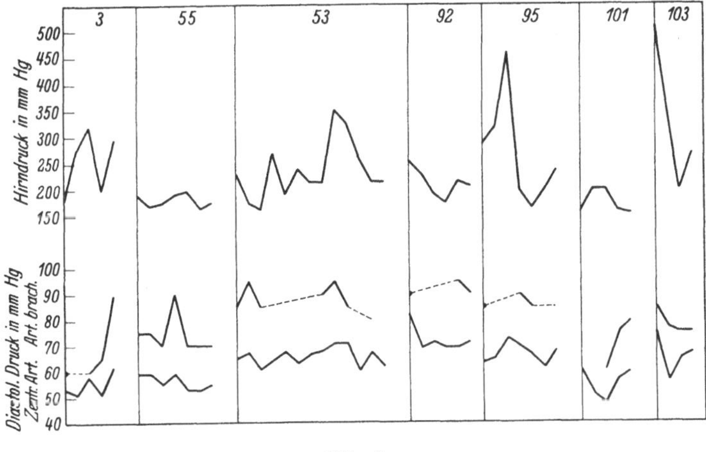

Abb. 2.

besondere auch oft ein Auseinandergehen von Zentralarteriendruck und Brachialisdruck bei steigendem Hirndruck und eine Annäherung bei fallendem Hirndruck.

Ich kann mich nach diesen über lange Zeit fortgesetzten Messungen an einem recht grossen Material nicht der Ansicht einer Anzahl französischer Autoren anschliessen, wonach die Zentralarteriendruckmessung ein brauchbares Kriterium abgebe für die Entscheidung der Frage, ob eine Hirndrucksteigerung vorliege. Meines Erachtens ist die einzige klinisch verwertbare Methode der unblutigen Bestimmung des Hirndruckes die Messung der Zentralvenendrucksteigerung, die ein sicheres Maß für die Hirndrucksteigerung abgibt. Diese klinische Erfahrung stimmt überein mit den experimentellen Ergebnissen von Lindberg (Graefes Arch. **133**, 191), der messend ein strenges Parallelgehen von Hirndruck und Zentralvenendruck fand, während — wenigstens bis zu Hirndrucken von etwa 40 mm Hg der Zentralarteriendruck praktisch unbeeinflusst blieb.

Ich möchte zum Schluss noch betonen, dass Bailliart selbst seine Messung als gültig angegeben hat nur für die Fälle von Hirndrucksteigerung, bei denen die Stauungspapille noch fehlt; diese letztere Einschränkung ist aber von einem grossen Teil derer, die sich später mit diesen Messungen befassten, nicht mehr gemacht worden; nur gegen diese letzteren richten sich also meine Resultate.

b) Der Zentralarteriendruck unter dem Einfluss temporärer Carotisausschaltung.

Die Blutversorgung des Gehirns nimmt im Körper eine Sonderstellung ein dadurch, dass dem Gehirn durch das Vorhandensein des Circulus Willisii eine Doppelversorgung gewährleistet ist. Es ist ja bekannt, dass der Ausfall einer Carotis in den meisten Fällen ohne schwere Störung der Blutversorgung des Gehirns vertragen wird. Das ist aber wahrscheinlich nicht einfach das Resultat einer rein passiven Rolle des Circulus Willisii, sondern es gehört dazu eine ausserordentlich grosse Mehrleistung der offen gebliebenen Carotis interna, deren Versorgungsgebiet ja auf das Doppelte gestiegen ist. Experimentell wurden diese Verhältnisse weitgehend geklärt durch Rein und seine Schüler, die zeigten, dass unter dem Einfluss eines im Bereiche der Meningea media liegenden Reflexzentrums bei einseitiger Carotisunterbindung die Carotis der Gegenseite bis zu 100% Blut mehr fördert. Diese im Tierexperiment gewonnenen Ergebnisse sind von grösstem wissenschaftlichem und klinischem Interesse und sie erklären erst, wieso es möglich ist, eine Carotisunterbindung vorzunehmen ohne dadurch regelmäßig und prompt eine Hemiplegie hervorzurufen. Leider fehlt uns bisher aber noch jegliche Methode beim Menschen die Leistungsfähigkeit der Carotis zu prüfen und die Frage zu entscheiden ob eine Carotis imstande sein wird, die Blutversorgung fast des gesamten Grosshirns zu übernehmen.

Ich habe bei einem Vortrag vor einem Jahr auf der Tagung der nordwestdeutschen augenärztlichen Gesellschaft schon einmal darauf hingewiesen, dass systematisch ausgeführte Druckmessungen an den Zentralarterien unter gleichzeitiger Kompression einmal der gleichseitigen und einmal der gegenseitigen Carotis uns zu einer Beurteilung der Leistungsfähigkeit der Carotiden führen müssten. Unerlässliche Voraussetzung dafür ist allerdings die genaue Kenntnis der Art und der physiologischen Schwankungsbreite der dabei auftretenden Reaktionen. Zweck meines heutigen Vortrages ist es den Grundstein zu solchen Kenntnissen zu legen.

Führt man unter Verwendung eines der üblichen Dynamometer die Druckmessung an einer Zentralarterie aus zuerst ohne Carotiskompression dann unter gleichzeitiger Kompression der gleichseitigen Carotis und schliesslich unter gleichzeitiger Kompression der gegenseitigen Carotis, so erhält man folgendes Bild (Abb. 3): Schwarz ausgezeichnet ist jeweils der Verlauf der Druckkurve für Diastole und Systole bei Kompression der gleichseitigen Carotis, punktiert gezeichnet ist der entsprechende Kurvenverlauf bei Kompression der gegenseitigen Carotis. Auf der rechten Seite der Abbildung ist zum Vergleich dazu angegeben und durch Schraffer hervorgehoben der Bronchialisdruck (systol. und diastol.) ohne und mit Carotiskompression.

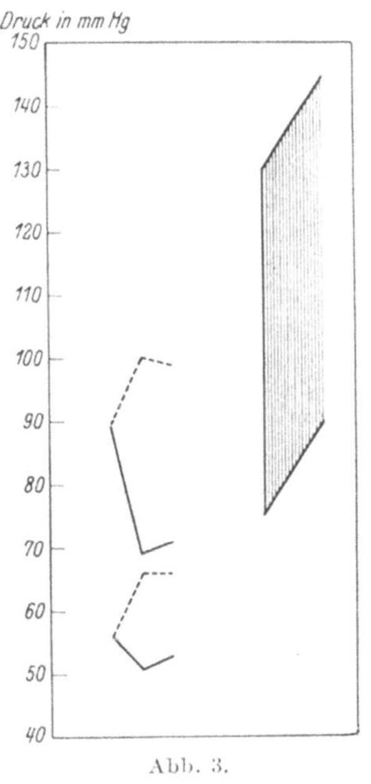

Abb. 3.

Wir sehen, wie unter dem Einfluss der Kompression der gleichseitigen Carotis der Zentralarteriendruck deutlich absinkt und zwar ist die systolische Drucksenkung stärker als die diastolische. Der Druck bleibt aber nicht auf dem zunächst erreichten niedrigen Niveau, sondern er erholt sich sehr bald wieder um wieder dem Normalwert zuzustreben, den er allerdings in der Diastole nur in einem Teil der Fälle, in der Systole fast nie wieder erreicht. Dass der Druck bei der Carotiskompression nicht sofort auf den Wert des Venendruckes absinkt, ist nur möglich durch das Vorhandensein des Circulus Willisii, und dass der Druck nach dem primären Abfall eine deutliche Erholungstendenz zeigt, dürfte zu einem guten Teil das Resultat dieser von Rein im Tierexperiment nachgewiesenen Mehrleistung der gegenseitigen Carotis sein.

Ganz anders sieht die Kurve aus bei Kompression der gegenseitigen Carotis. Dabei sinkt der Zentralarteriendruck nicht ab, sondern er steigt beträchtlich an und zwar diastolisch und systolisch etwa im gleichen Ausmaß. Dieser hier gemessene Druckanstieg dürfte zu einem Teil Ausdruck sein des bei Carotiskompression als Regel auftretenden kurzdauernden Pressorenreflexes, der an der Brachialis jeweils deutlich messbar ist, zum Teil aber ist er sicher

236   Baurmann: Druckmessungen an der Netzhautzentralarterie.

auch Ausdruck einer aktiven Mehrleistung der Carotis, da die mess-
bare Zentralarteriendrucksteigerung oft die Brachialisdrucksteige-
rung noch übertrifft. Es ist nun unsere Aufgabe, die physiologischer
Weise vorkommenden Ausmaße der hier geschilderten Reaktionen festzulegen und davon ausgehend dann einen Schluss zu ziehen auf die kompensatorische Leistungsfähigkeit von Carotis und Circulus Willisii, welch letzterer natürlich an jeder Kompensation zum mindesten passiv beteiligt ist.

Ich habe meine Messungen ausgeführt an 21 Patienten im Alter von 7—67 Jahren. Ich will aus der Gesamtheit der Messungen eine kleinere Anzahl zur Besprechung herausgreifen, um an diesen die typischen Befunde zu demonstrieren (Abb. 4). Wenn man ausgeht von der Annahme, dass alternde Menschen ein weniger leistungsfähiges Gefäßsystem besitzen als jugendliche und dass die Fähigkeit einer Carotis für die Gegen-

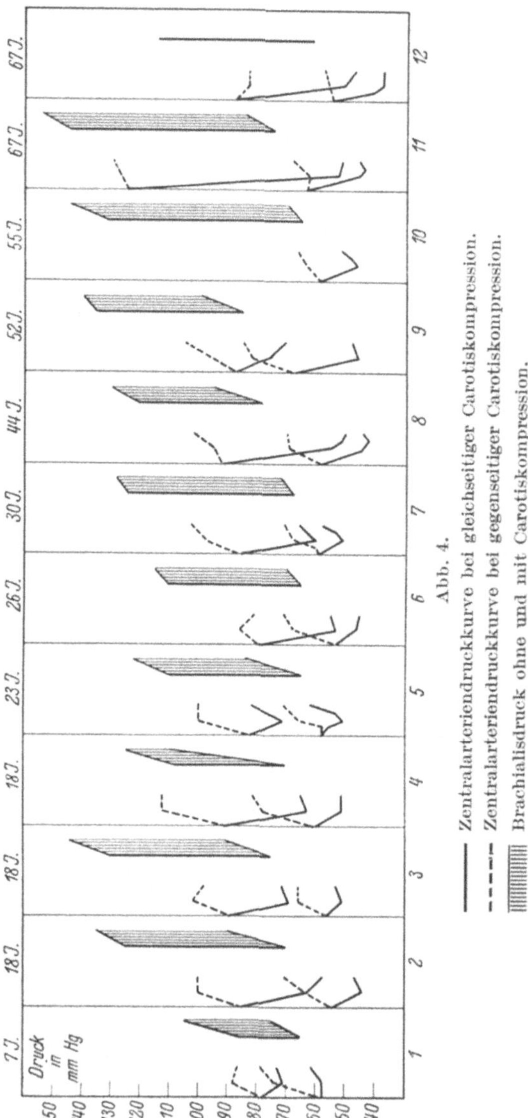

seite kompensatorisch einzutreten in hohem Alter abnimmt, so
wird man erwarten dürfen, bei den alten Patienten in dieser Reihe
die stärkste Drucksenkung und die geringste Erholung des Druckes
während der Kompression zu finden. Diese Erwartung findet sich

tatsächlich bei meinen Messungen bestätigt. Von meinen fünf ältesten Patienten zeigen vier (Fall 8, 9, 11, 12) sowohl diastolisch wie systolisch bei gleichzeitiger Carotiskompression einen sehr ausgesprochenen Druckabfall, dem in der Systole in keinem Fall auch nur die geringste Erholung folgte, während in der Diastole die Erholungstendenz zwar vorhanden, aber doch nur sehr geringgradig war. Bei den beiden 67jährigen Patienten hatte der systolische Drucksturz ein geradezu beängstigendes Ausmaß. Durch die Stärke des bleibenden Druckabfalles unterscheiden sich diese vier Patienten ganz ausgesprochen von den sämtlichen übrigen Patienten dieser Reihe. Nur eine Patientin aus dieser Gruppe, eine 55jährige Frau, liess ein Verhalten erkennen, das von der Reaktionsweise der Jugendlichen nicht wesentlich abwich.

Betrachtet man den Druckverlauf auf der der Kompression gegenüberliegenden Seite, so findet sich in diesen fünf Fällen nichts sehr auffälliges; vielleicht darf man sagen, dass der reaktive Druckanstieg geringer war als er bei Jugendlichen zu sein pflegt.

Analysieren wir nun unsere Befunde, die wir bei Patienten von unter 40 Jahren erheben konnten, so finden wir in der Mehrzahl der Fälle ein Kurvenbild, wie ich es eingangs schilderte. Der primäre Druckabfall betrug auf der Seite der Carotiskompression bei diesen Fällen diastolisch selten mehr als 10 mm Hg und war meist von einer sehr deutlichen Erholung gefolgt, so dass am Ende der Messung die bleibende Drucksenkung in 11 von 16 Fällen nur 5 mm Hg oder weniger betrug, während die restlichen fünf Fälle eine Endsenkung zwischen 5 und 10 mm Hg aufwiesen. Die systolische Drucksenkung erreichte auch bei Jugendlichen oft einen erheblichen Grad, sie betrug in den meisten Fällen um 20 mm Hg.

Die reaktive Drucksteigerung auf der der Kompression gegenüberliegenden Seite ist in dieser Gruppe durchweg höher als bei den alternden Menschen. Dadurch wird in den meisten Fällen die Spannung zwischen der der Kompression entsprechenden Seite und der Gegenseite ziemlich gross. Ich hatte erwartet, dass gerade die Beachtung dieser unter der Kompression zwischen der Gleichen- und der Gegenseite auftretenden Spannung ein für die Beurteilung der Leistungsfähigkeit der Carotis sehr wichtiges Kriterium abgeben würde, doch scheint das nach meinen bisherigen Messungsergebnissen nicht der Fall zu sein. Vielleicht aber ist die Grösse der zwischen den beiden Seiten auftretenden Spannung ein Maß für die Weite und das Ausgleichsvermögen des Circulus Willisii, der eng anzunehmen ist bei grossem Druckunterschied der beiden Seiten und weit bei geringem Druckunterschied. So kommt es dann wohl zustande, dass in den Fällen 4 und 6 trotz einer ausgesprochenen Leistungssteigerung der gegenseitigen Carotis auf der Seite der Kompression noch eine beträchtliche Drucksenkung resultiert, während in Fall 1 und 5 bei einer sicher nicht grösseren Drucksteigerung in der offengebliebenen Carotis die anfängliche Drucksenkung auf der Seite der Kompression völlig kompensiert wird. Die schliesslich auf der Seite der Kompression nach eingetretener Erholung übrigbleibende Druckänderung im Vergleich zu dem am unbeeinflussten Auge gemessenen Wert dürfte nach dieser Überlegung also die Resultante aus zwei Faktoren sein, nämlich aus der Leistungssteigerung der gegenseitigen Carotis und der Weite des Circulus Willisii, und dürfte ausschlaggebend sein für die zu stellende Prognose.

Die Anzahl meiner Beobachtungen ist noch zu gering, um schon ganz präzise Zahlen für eine Aussonderung der bei einer geplanten Carotisunterbindung Gefährdeten anzugeben, immerhin aber würde ich vorläufig einmal sagen, dass Fälle mit einer bleibenden diastolischen Drucksenkung auf der Seite der manuellen Carotiskompression von mehr als 10 mm Hg mir gefährdet erscheinen würden.

Ich bringe zu diesen Überlegungen noch eine klinische Beobachtung. Bei einer 18jährigen Patientin wurde wegen eines Hämangioms der linken Orbita, das zu intermittierendem Exophthalmus Veranlassung gab, eine Ligatur der linken Carotis ausgeführt. Die Patientin beantwortete den Eingriff prompt mit einer rechtsseitigen Hemiplegie und motorischen Aphasie; 10 Stunden post operationem untersuchte ich die Patientin erstmalig. Es ergab sich bei dieser und den nachfolgenden Untersuchungen folgendes Bild (Abb. 5): Diastolischer und systolischer Zentralarteriendruck auf der Seite der Ligatur stark erniedrigt und zwar um rund 18 mm Hg im Vergleich zur Gegenseite. Wiederholte in den nächsten Tagen angestellte Messungen ergaben zunächst nahezu das gleiche Bild.

3 Wochen nach der Operation fanden sich die ersten bescheidenen Zeichen einer Besserung, die Druckerniedrigung betrug auf der Seite der Ligatur diastolisch noch 8 mm, systolisch noch 15 mm Hg; klinisch wurde eine geringe Besserung der Sprache verzeichnet. Die Wiederherstellung des Zentralarteriendruckes machte in der Folgezeit deutliche Fortschritte, so dass schliesslich 6 Wochen post operationem der diastolische Druck nur noch 1—2 mm unter dem Druck der Gegenseite lag, während systolisch noch ein Minderwert

von 9 mm Hg bestand. Erst bei der letzten, 2 Monate nach der Operation ausgeführten Messung hatte nun auch der systolische Druck nahezu wieder die Höhe der Gegenseite erreicht. Es war also, wie wir nebenbei aus diesen Messungen ablesen können, ein Zeitraum von 2 Monaten erforderlich gewesen, um die Durchgängigkeit der Carotis an der Ligaturstelle nahezu vollständig wieder herzustellen, denn der nunmehr ausgeführte Carotiskom-

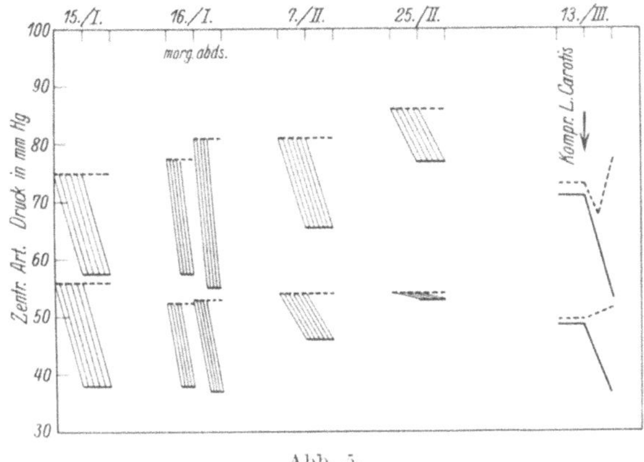

Abb. 5.

- - - - - Zentralarteriendruck (systol. und diastol.) auf der gesunden Seite.
———— Zentralarteriendruck (systol. und diastol.) auf der Seite der Carotisligatur.

pressionsversuch zeigte auf der gleichen Seite diastolisch und systolisch wieder einen sehr deutlichen Druckabfall. Das Ausmaß dieses unter der manuellen Kompression messbaren Druckabfalles entspricht fast genau der Druckerniedrigung, die die Carotisunterbindung hervorgebracht hatte. Wenn ich zurückgreife auf meine eingangs gemachten Ausführungen, so wäre nach den dort angegebenen Gesichtspunkten dieser Fall von einer Carotisunterbindung auszuschliessen gewesen, da die diastolische Drucksenkung mehr als 10 mm Hg betrug und die nur sehr geringe reaktive Drucksteigerung auf der Gegenseite auf eine nur geringe Leistungsfähigkeit dieser Carotis hinwies.

XVII.

Die Blutdruckmessung in den Netzhautgefässen und ihre möglichen Fehlerquellen.

Von

H. Lauber (Warschau).

Mit 1 Abbildung im Text.

Im Laufe der letzten Jahre hat die Blutdruckmessung in den Gefässen des Auges, insbesondere in denen der Netzhaut immer mehr an Interesse gewonnen und dies nicht nur vom physiologischen Standpunkt, sondern besonders auch vom klinischen. Die Methoden sind in verschiedener Richtung ausgebildet worden, und wir besitzen eine ganze Reihe von Verfahren und Vorrichtungen zur klinischen Messung des Blutdruckes in den Netzhautgefässen. Es seien nur die Namen von Bailliart, Baurmann, Bliedung, Sobański und Suganuma genannt. Das Schrifttum über den Gegenstand ist bereits ziemlich ansehnlich und wird zweifellos noch im Laufe der Zeit bedeutend zunehmen mit Rücksicht darauf, dass die Blut-druckmessung für die klinische Diagnostik und für die Verfolgung der Entwicklung der Krankheitsprozesse sowie ihrer Rückbildung immer mehr an Bedeutung gewinnen wird. Es ist daher notwendig über die physiologischen Grundlagen der Blutdruckmessung Klar-heit zu erlangen und die physiologische Höhe des Blutdruckes genau zu kennen. Sieht man das Schrifttum durch, so fallen einem die grossen Unterschiede auf, die zwischen den Angaben verschiedener Untersucher zu verzeichnen sind, und es ist daher angezeigt die angeführten Ergebnisse kritisch zu beleuchten. Die Unterschiede der Ergebnisse sind so erheblich, dass hier der Zufall keine Rolle spielen kann, sondern die Unterschiede auf die Methodik der Unter-suchung oder auf das Untersuchungsmaterial zurückgeführt werden müssen. Wir finden einerseits Angaben wie bei Bailliart, der einen diastolischen arteriellen Blutdruck von 30—35 mm Hg und einen systolischen von 60—70 mm Hg annimmt; anderseits wie bei Duverger und Barré, die in der Diastole 50—60, in der Systole 80—100 mm Hg angeben. Bei der Durchsicht der Arbeiten muss man von vornherein manche von ihnen als für die Physiologie nicht maßgebend ausscheiden. Die Befunde von Duverger und Barré beruhen auf Blutdruckmessungen an Kranken und stellen daher vielfach keine physiologischen Werte dar, ausserdem scheinen den Arbeiten methodische Fehler zugrunde zu liegen, da bei mehreren Untersuchten der Blutdruck in den Netzhautarterien höher gefunden wurde als der der A. brachialis, was so auffallend ist, dass man zu einer weitgehenden Skepsis berechtigt ist. Als am meisten maßgebend werden gewöhnlich die Untersuchungen von Bailliart angesehen, dem wir eigentlich die Grundlage der Blutdruckmessung in der Netzhaut verdanken. Bailliart ist aber bei wiederholten Untersuchungsserien selbst zu verschiedenen Ergebnissen gelangt; so fand er in der ersten Serie (1917) bei 50 Untersuchten im Alter zwischen 25 und 47 Jahren einen diastolischen Druck von 67 mm Hg und einen systolischen von 98 mm Hg. In einer anderen Serie (1917) von etwas jüngeren Individuen, bei denen weder die Zahl noch das Alter angegeben waren, 61 und 86 mm Hg; doch gelangt Bailliart im Jahre 1923 zu der Ansicht, die er auch weiterhin aufrecht erhält, der diastolische Arteriendruck in der Netzhaut betrage 30—35 mm Hg, der systolische 65—70 mm Hg. Bailliart und Magitot geben an, dass der Netzhautarteriendruck sich zu dem in der A. brachialis wie 40:100 verhält. Bei diastolischen Drucken in der A. brachialis von 80—90 mm Hg würde dies einem diastolischen Netzhautarteriendruck von 32—36 mm Hg entsprechen. Sinkt aber der Brachialisdruck auf 70, was insbesondere bei Jugendlichen noch als normal anzusehen ist, so würde der diastolische Netzhautarteriendruck auf 28 mm Hg sinken, was in den meisten Fällen als mit der normalen Durchblutung der Netzhaut nicht vereinbar angesehen werden muss. Mit Bailliart stimmt auch Velter überein. Etwas höhere Werte als Bailliart teilt neuerdings Suganuma mit, nach dessen Messungen der durchschnittliche Arteriendruck in der Netzhaut 38,5, der systolische 59,7 mm Hg beträgt. Dieser Forscher hat vorwiegend junge Leute untersucht, die älteren Altersklassen stehen hinter den jüngeren weiter zurück. Dies erklärt aber die niedrigen durchschnittlichen Drucke nur zum Teil, denn, auch wenn man nach seiner Tabelle die Ergebnisse nach Altersklassen, ähnlich wie dies z. B. Bliedung getan hat, gruppiert und berechnet, erhält man sehr niedrige Werte, sogar für die höheren Altersklassen. Auffallend sind bei Suganuma die niedrigen Werte des allgemeinen Blutdruckes, was auch die niedrigen Werte des Blutdruckes in den Netzhautarterien begreiflich macht. Vielleicht handelt es sich um eine Eigentümlichkeit der Japaner. Bliedung erhebt wesentlich höhere Werte. Der niedrigste diastolische Druck bei Individuen unter 15 Jahren beträgt nach seinen Messungen 65, der höchste bei

Individuen zwischen 55 und 68 Jahren 75 mm Hg, und die systolischen Drucke betragen in den angegebenen Altersklassen 96 bzw.
117 mm Hg. Hier liegt allerdings ein Unterschied in der Methodik
vor. Ein sehr genauer Untersucher, dessen Dynamometer besonders
empfindlich ist, nämlich Baurmann, macht folgende Angaben:
Diastolischer Arteriendruck durchschnittlich 53,7, systolischer
80,1 mm Hg, die Grenzen des letzteren liegen zwischen 75 und
90 mm Hg. Auf Grund der an meiner Klinik anfangs mit dem
Bailliartschen Ophthalmodynamometer vorgenommenen Messungen, denen dann später solche mit zwei verschiedenen Modellen
von Ophthalmodynamometern, die Sobański erdacht hat, nach-
gefolgt sind, führen zu Ergebnissen, die denen von Baurmann nahe stehen. Und zwar findet Sobański in der Altersklasse von 7—15 Jahren den diastolischen Druck 40, den systolischen 68 mm Hg, von 15—75 Jahren durchschnittlich 48—56 bzw. 80—90 mm Hg (Abb. 1).

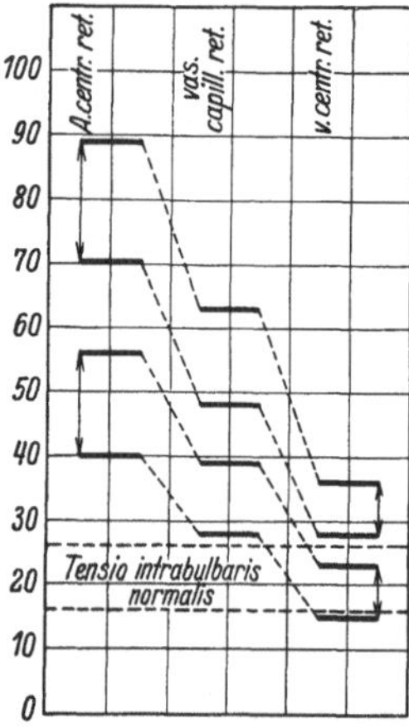

Abb. 1. Diastolischer und systolischer Druck in den Arterien, Capillaren und Venen der Netzhaut im Verhältnis zum physiologischen Augendruck.

Die niedrigen Werte, die verschiedene Forscher, insbesondere Bailliart gefunden haben, und die Unterschiede zwischen den Angaben verschiedener Beobachter sind aber nicht bloss auf die Unterschiede der verwendeten Apparate zurückzuführen, sondern auch auf die verschiedene Auffassung über den Eintritt der Diastole und der Systole. Während diejenigen Untersucher, die niedrige Werte angeben, annehmen, dass der intraokuläre Druck dem diastolischen Arteriendruck dann entspricht, wenn
die ersten, ganz leichten Schwankungen der Arterienwand sich be-
merkbar machen, nehmen diejenigen Untersucher, die höhere Werte
angeben, für diesen Angleich der beiden Drucke aneinander den
Augenblick an, in dem die erste deutliche Pulswelle erscheint. Für die
Systole verhalten sich die Wertungen ähnlich; auch hier nehmen die
einen an, dass der systolische Blutdruck durch den Augendruck dann
erreicht wird, wenn die Pulsschwankungen nicht mehr bemerkbar
sind, ohne dass der Blutstrom vollständig unsichtbar wird, während
die anderen die Erreichung des systolischen Arteriendruckes dann
annehmen, wenn eine vollständige Blutleere der Arterie entstanden
ist. Es scheint uns die Annahme berechtigt, dass der Augendruck
dem diastolischen Blutdruck noch nicht gleich ist, wenn nur geringe

Schwankungen der Gefässwände sichtbar werden, und wir erst dann berechtigt sind die Angleichung des Augendruckes an den diastolischen Arteriendruck anzunehmen, wenn zum erstenmal vorübergegend die Arterienlichtung verschwindet, also eine wirkliche Kompression der Arterie eingetreten ist. Für die Systole glauben wir auch den Zeitpunkt der Angleichung des Augendruckes an den Arteriendruck dann annehmen zu müssen, wenn die Zirkulation wirklich unterbrochen ist. Es besteht dabei eine Analogie mit den Blutdruckmessungen an der A. brachialis. Sowohl bei der Messung mittels des Apparates von Riva-Rocci wie insbesondere bei der mittels des Oszillometers von Boulitte wird als Augenblick der Diastole nicht das Auftreten der ersten schwachen Schwankungen angenommen, sondern der grösseren, die den grössten vorausgehen, während für den systolischen Druck die kleinsten Endschwankungen maßgebend sind. Diese physiologischen Überlegungen haben auch eine grössere klinische Bedeutung. Die Beobachtung der Pulsationsphänomene an den Netzhautgefässen ist bei verschiedenen Untersuchten nicht immer leicht, muss aber doch durchgeführt werden. Trotz örtlicher Betäubung des Augapfels durch Perkaineinträufelung sind manche Untersuchte nicht imstande, das Auge während der Untersuchung ruhig zu halten, bei anderen besteht z. B. Nystagmus, der die Untersuchung ungemein erschwert, so dass in solchen Fällen die Beobachtung kleiner beginnender Zuckungen der Gefässwand sich nicht erkennen lässt, während ein ganz kurzes Zusammenfallen des Gefässes noch deutlich erkennbar ist.

So wichtig auch zweifellos die Kenntnis des systolischen Druckes in den Netzhautgefässen ist, so ist nach unseren Erfahrungen besonders in pathologischen Fällen der diastolische Arteriendruck der bei weitem wichtigere. Das Verhältnis des diastolischen Arteriendruckes zum Augendruck ist maßgebend für die Füllung der Netzhaut- und Papillencapillaren. Zwischen dem diastolischen Blutdruck und dem Augendruck besteht normalerweise ein Unterschied von etwas über 20 mm Hg und dieser gewährleistet eine genügende Durchblutung der Netzhaut und der Sehnervenscheibe, um deren Ernährung zu gewährleisten. Je mehr sich dieser Abstand verringert, desto schlechter wird die Ernährung in der Netzhaut. Sind der Augendruck und der diastolische Arteriendruck einander gleich, so muss der Capillarkreislauf schwer beeinträchtigt werden, denn ein Nachströmen des Blutes in die Capillaren kann jetzt nicht ununterbrochen stattfinden, sondern nur während der Systole. In der

Diastole erfolgt wohl noch ein rascher Abfluss des Blutes, aber kein genügender Zufluss. Die Sauerstoffversorgung der Gewebe sinkt, und dies ist sicher einer der hauptsächlichsten Faktoren, der zur Beeinträchtigung der Funktion, zur Schädigung der Leistungsfähigkeit der Nervenfasern und schliesslich zum Schwunde des Gewebes führt. Es ist dabei gleichgültig, ob die Angleichung des Augendruckes an den diastolischen Arteriendruck dadurch erfolgt, dass der Augendruck ansteigt, wie beim Glaukom, oder der Gefässdruck absinkt, wie dies bei verschiedenen pathologischen Zuständen eintritt: Grossen Blutverlusten, tabischer Opticusatrophie, Leberscher Atrophie, Retinitis pigmentosa.

Literaturverzeichnis.

1. Bailliart, P.: Circulation artérielle rétinienne. Essais de détermination de la tension artérielle dans les branches de l'artère centrale de la rétine. Annales d'Ocul. **154**, 257 (1917).

2. Bailliart, P.: La pression artérielle dans les branches de l'artère centrale de la rétine; nouvelle technique pour la déterminer. Annales d'Ocul. **154**, 648 (1917).

3. Bailliart, P.: La circulation rétinienne à l'état normal et pathologique (étude de pression vasculaire locale). Soc. d'Opht. de Paris 9, XI (1909). Annales d'Ocul. **156**, 672 (1919).

4. Baurmann, M.: Vergleichende Blutdruckmessung an den Gefässen der Augen. Klin. Mbl. Augenheilk. **76**, 874 (1926). Graefes Arch. **118**, 118 (1927).

5. Bliedung, D.: Beziehungen zwischen allgemeinem Blutdruck, Blutdruck in den intraokularen Gefässen und Augendruck. Arch. Augenheilk. **94**, 198 (1924).

6. Dieter: Über den Zusammenhang von osmotischem Druck, Blutdruck, insbesondere Capillardruck und Augendruck neben neuen experimentellen und klinischen Untersuchungen. Arch. Augenheilk. **96**, 179 (1925).

7. Duverger und Barré: Tension artérielle rétinienne. Arch. d'Opht. **37**, 71 (1920).

8. Imachi Ken und Shigehiko Kodomari: Der intracranielle Druck und der Blutdruck in den Netzhautgefässen. Acta Soc. Ophth. jap. **38**, 1051 (1934). Zbl. **33**, 103.

9. Lida & Adrogué: Pression du sang dans les capillaires de la rétine, Cpt. rend. des séances de la Soc. de Biol. **95**, 1160. Zbl. **18**, 81 (1926).

10. Lida & Adrogué: Über den Blutdruck in den Retinacapillaren. Arch. de Oft. Buenos-Aires 1, 535 (1926).

11. Lida & Adrogué: Der Blutdruck in der A. centr. retinae. Semana méd. **33**, 1129 (1926).

12. Magitot: La pression vasculairre rétinienne dans un cas de cécité poste-hémorragique. Annales d'Ocul. **156**, 666 (1919).

13. Magitot: How to know the blood pressure in the vessels of the retina. Ann. Soc. of Ophth. **5**, 777 (1922).

14. Magitot & Bailliart: Modifications de la tension oculaire sous l'influence de pressions exercées sur le globe (recherches expérimentales). Annales d'Ocul. **156**, 656 (1919).

15. Pristley Smith: The blood pressure in the eye. and its relation to the chamber-pressure. Brit. J. Ophthalm. 1, 4 (1917).

16. Salvati: Etude de la pression générale et locale de la tension oculaire et des oscillations du tonomètre de Schiötz chez les sujets atteints de cataracte sénile. Annales d'Ocul. **158**, 517 (1921).

17. Seidel: Über die Messung des Blutdruckes in den vorderen Ciliar-arterien des menschlichen Auges. Graefes Arch. 114, 157 (1924).
18. Seidel: Prinzipielles zur Blutdruckmessung in den intraokularen Arterien. Graefes Arch. 116, 537 (1926).
19. Serr: Über den Blutdruck in den intraokularen Gefässen. Graefes Arch. 119, 6 und Verh. dtsch. ophthalm. Ges. 1927.
20. Sobański: Krażenie krwi w siatkówce w warunkach fizjologicznych. Klin. oczna (poln.) 13, 203 (1935).
21. Sobański: Der Blutkreislauf in der Netzhaut unter physiologischen Bedingungen. Graefes Arch. 135, 372 (1936).
22. Sobański: Der Augendruck und sein Einfluss auf den Blutkreislauf in der Netzhaut. Graefes Arch. 135, 383 (1936).
23. Suganuma, S.: Studien über den Blutdruck in der Zentralarterie der Netzhaut. Klin. Mbl. Augenheilk. 96, 74 (1936).

XVIII.

Ergebnisse der augendrucksenkenden Behandlung des Sehnervenschwundes und der Pigmententartung der Netzhaut.

Von

H. Lauber (Warschau).

Mit 5 Abbildungen im Text.

Das Studium der Kreislaufsverhältnisse in den Netzhaut-gefässen hat schon Baurmann zur Annahme geführt, dass der diastolische Venendruck dem intracraniellen Druck gleich ist. Untersuchungen, die Sobański aus meiner Klinik veröffentlicht hat, haben die Kenntnis dieser Verhältnisse weiter ausgebaut. Wir haben die Gewissheit erlangt, dass die Bestimmung des diastolischen Venendruckes uns ein genaues Maß des intracraniellen Druckes gibt, wodurch Lumbalpunktion vielfach überflüssig wird. Es hat sich ferner gezeigt, dass die Entstehung der Stauungspapille nicht nur von der Höhe des intracraniellen Druckes abhängt, sondern auch vom Verhältnis zwischen arteriellem und venösem Blutdruck, so dass bei hohem arteriellem Blutdruck Stauungspapille trotz bedeutender intracranieller Drucksteigerung ausbleibt, dagegen bei niedrigem Arteriendruck auch geringe Drucksteigerung im Schädel-innern Stauungspapille hervorruft. Dies gilt aber nur für den Zeit-abschnitt der reinen Stauungserscheinungen, nicht aber für die Periode der sekundären entzündlichen Veränderungen. Die Beob-achtungen haben weiter zur Feststellung geführt, dass bei niedrigem intraokulärem Druck oder bei dessen beträchtlicher Herabsetzung das Bild der Pseudoneuritis entstehen kann, ferner auch, dass die Pseudoneuritis in den Augen vorliegt, deren Druck sehr niedrig ist.

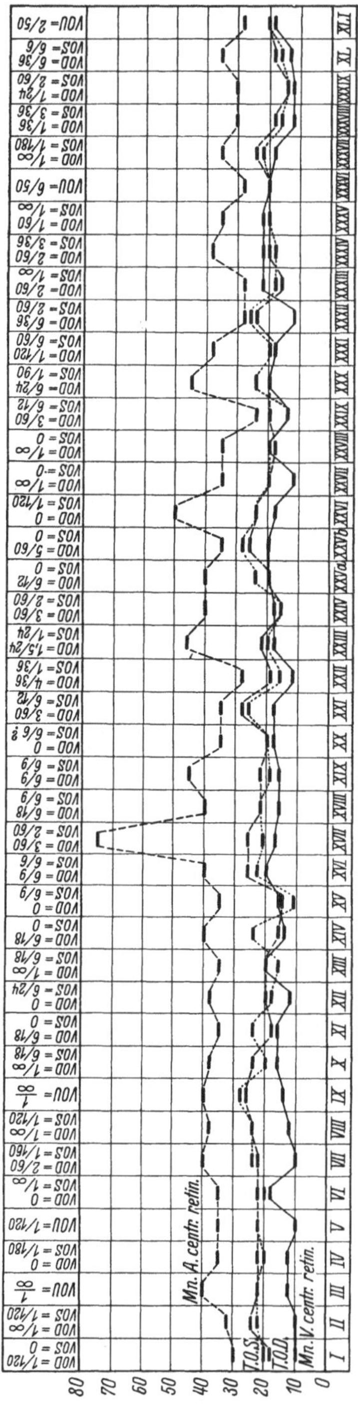

Abb. 1. Befunde der behandelten Fälle von Sehnervenschwund bei Beginn der Behandlung: Oben Sehschärfe jedes Auges. Mn. A. centr. retin. diastolischer Druck der Zentralarterie der Netzhaut. Mn. V. centr. retin. diastolischer Druck in der Zentralvene der Netzhaut. T.O.D. Intraocularer Druck des rechten Auges. T.O.S. Intraocularer Druck des linken Auges.

Wir sind infolgedessen der Ansicht, dass diese Fragen sich nicht auf Grund anatomischer Untersuchungen entscheiden lassen, sondern hier die klinische Aufklärung der Kreislaufverhältnisse entscheidend ist. Daher sind auch Arbeiten, wie sie in neuerer Zeit z. B. von Fischer über Pseudoneuritis veröffentlicht worden sind, und die die Verhältnisse der Blutzirkulation in der Netzhaut nicht berücksichtigen, nicht geeignet die Frage der Pseudoneuritis zu klären.

Eine grosse Reihe klinischer Untersuchungen der Blutdruckverhältnisse sowohl der allgemeinen als der der Netzhaut einer grossen Anzahl von Kranken hat uns erkennen lassen, dass Sehnervenschwund bei Tabes dann eintritt, wenn der allgemeine Blutdruck niedrig ist oder anders ausgedrückt, dass bei manchen Tabikern zeitweise, oft lange Zeit hindurch, eine ausgesprochene Hypotonie besteht, und in diesen Perioden der Hypotonie der Sehnervenschwund auftritt und fortschreitet (Abb. 1). Es kann der Kranke zum Arzt kommen, wenn gerade eine Periode höheren allgemeinen Blutdruckes besteht. Ständige Beobachtung wird aber erkennen lassen, dass ein Fortschreiten des Sehnervenschwundes mit einer Senkung des Blutdruckes zusammenfällt. Der Rückgang der Hypotonie führt zu einem Stillstand des Sehnervenleidens, ein neuerliches Auftreten der Blutdrucksenkung führt zu neuerlichem Fortschreiten des Sehnervenschwundes. Es hat sich gezeigt, dass eine Reihe von Behandlungsverfahren wie Quecksilber, Salvarsan, Wismut und Joddarreichung, mitunter auch die Malariabehandlung, den Blutdruck ungünstig beeinflussen, ihn senken, und dadurch oft katastrophale Verschlimmerung des Sehnervenleidens hervorrufen. Dies ist die Erklärung für die wohl jedem Kliniker genugsam bekannt traurige Tatsache, dass die spezifische Behandlung bei Tabes das Sehnervenleiden nur ungünstig beeinflusst. Der Sehnervenschwund ist nicht unmittelbar durch die Toxine der Spirochäten bedingt, denn da müsste er in dem Zeitpunkt auftreten, in dem die Spirochäten am reichlichsten im Organismus vorhanden sind, in dem Zeitpunkt der sekundären Lues, und nicht dann, wenn die Menge der Spirochäten sehr bedeutend verringert ist, ja, wie wir wissen, sogar die Wassermannsche Reaktion im Blut und in der Cerebrospinalflüssigkeit negativ sein kann. Wir wissen, dass, wenn die spezifische Behandlung den Wassermann negativ gemacht hat, dies kein Schutz gegen das Auftreten des Sehnervenschwundes bedeutet.

Nach Feststellung der Tatsache, dass während der Hypotonie bei Tabes, die oft durch Gefässerkrankungen (Wandveränderung und Verbreiterung der Aorta, Herzmuskelentartung auf spezifischer Grundlage) bedingt wird, der Sehnervenschwund sich bemerkbar macht und fortschreitet, haben wir logischerweise den Versuch unternommen den Blutdruck zu steigern, bzw. den Augendruck zu senken, um wieder die normale Spannung zwischen Augendruck und diastolischem Blutdruck in den Netzhautgefässen herzustellen. Über einen Teil unserer Behandlungen hat Sobański bereits berichtet. Die Ergebnisse sind graphisch dargestellt und auf den Tabellen lassen sich die Blutdruck- und Augendruckverhältnisse der Kranken am Anfang und Ende der Erkrankung erkennen, ebenso das Ergebnis der Behandlung (Abb. 2). Dort, wo es uns gelungen ist, entweder durch Miotica oder, wo deren drucksenkende Wirkung sich als ungenügend erwiesen hat, durch Operation (meist Cyclodialyse) den Druck ausgiebig zu senken und gleichzeitig durch Hebung des Allgemeinzustandes (Strychnin, polyglanduläre Hormonbehandlung) und spezifische Behandlung nach Senkung des Augendruckes, haben wir nicht nur einen Stillstand des Leidens, sondern in vielen Fällen ausgiebige und langdauernde Besserung erzielt.

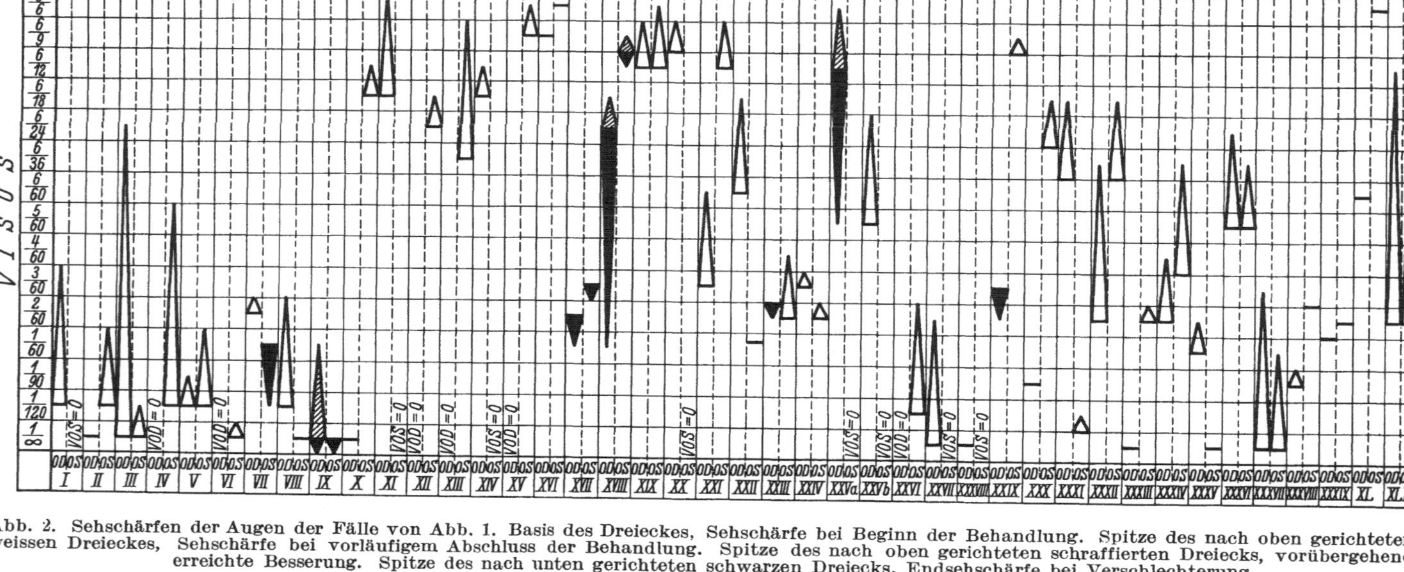

Abb. 2. Sehschärfen der Augen der Fälle von Abb. 1. Basis des Dreieckes, Sehschärfe bei Beginn der Behandlung. Spitze des nach oben gerichteten weissen Dreieckes, Sehschärfe bei vorläufigem Abschluss der Behandlung. Spitze des nach oben gerichteten schraffierten Dreiecks, vorübergehend erreichte Besserung. Spitze des nach unten gerichteten schwarzen Dreiecks, Endsehschärfe bei Verschlechterung.

Dort, wo uns der Erfolg versagt blieb, handelte es sich entweder um solche Fälle, in denen eine Senkung des Augendruckes gar nicht oder nur in ungenügendem Maße zu erreichen war, oder in dem es sich nicht um Tabes handelte, sondern um Paralyse oder schwerere Gefässerkrankungen.

Ähnliche Besserung wie bei Tabes haben wir auch in zwei Fällen von Leberscher retrobulbärer Neuritis älteren Datums erzielt; bei beiden Kranken (zwei Brüdern) fanden wir sehr ausgesprochene Hypotonie.

Da bei der Retinitis pigmentosa gleichfalls vielfach ein Missverhältnis zwischen Augendruck und diastolischem Arteriendruck

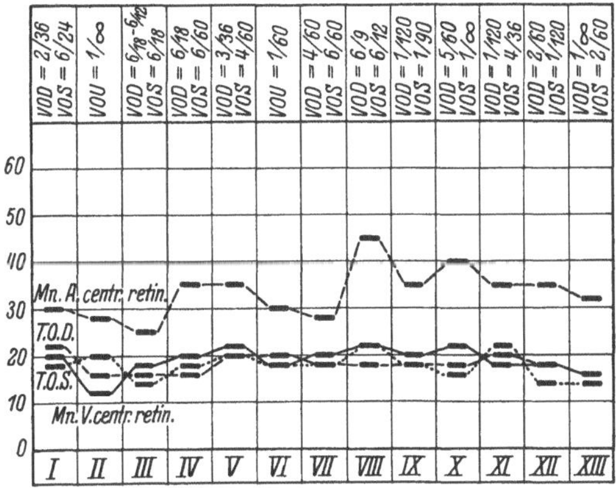

Abb. 3. Anfangsbefunde der behandelten Fälle von Pigmententartung der Netzhaut: Oben Sehschärfe jedes Auges. Mn. A. centr. retin. diastolischer Druck in den Zentralarterien der Netzhaut. Mn. v. centr. retin. diastolischer Druck in der Zentralvene der Netzhaut. T. O. D. Intraocularer Druck des rechten Auges. T. O. S. Intraocularer Druck des linken Auges.

bestand, haben wir auch hier dasselbe Behandlungsverfahren angewendet (Abb. 3 u. 4). Es ist selbstverständlich, dass wir uns nicht vorgestellt haben, dass es möglich sein wird das Leiden selbst, dessen Ursache ja unbekannt ist, zu heilen, wir haben jedoch die Absicht gehabt durch Besserung der Kreislaufverhältnisse in der Netzhaut, ähnlich wie dies durch die Sympathektomie von verschiedenen Autoren berichtet worden ist, zu bessern. Wir haben bis jetzt 13 Fälle mit 23 Augen behandelt, die sich fast alle in weit fortgeschrittenem Stadium der Erkrankung befanden. In 20 Augen hat sich die Sehschärfe und in mehr als der Hälfte dieser Augen auch das Gesichtsfeld gebessert. Die Besserung hält in einigen Fällen schon über ½ Jahr an (Abb. 5). In fünf Augen ist der Zustand unverändert, in einem davon nach vorübergehender Besserung. In zwei Augen hat sich der Zustand nach vorübergehender Besserung

verschlechtert, wobei der Augendruck wieder angestiegen ist. Es
ist zu erwarten, dass die erzielte Besserung der Sehschärfe und in
manchen Fällen auch des Gesichtsfeldes sich nicht dauernd erhalten
wird, da die Netzhautentartung trotz Besserung der Zirkulation
wohl weiter fortschreiten wird, da ja nur ein mitwirkender Faktor
des Leidens zurückgedrängt wurde, dagegen die Grundursache nicht
beeinflusst werden konnte; doch glauben wir, dass auch eine zeitweise Besserung im Interesse der Kranken liegt und daher der

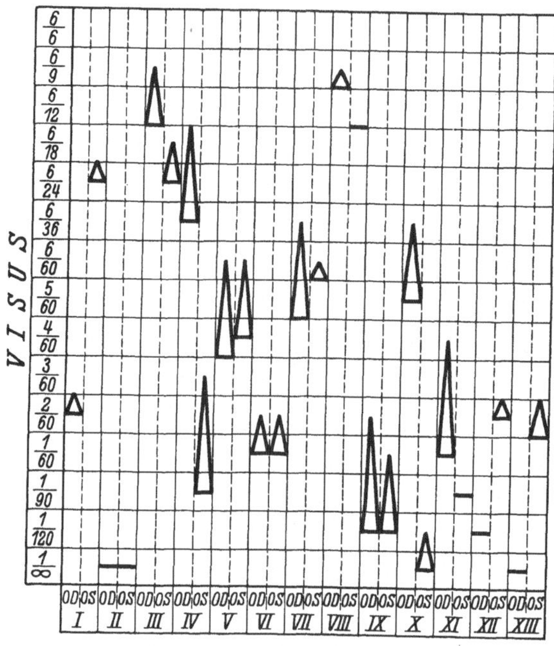

Abb. 4. Sehschärfen der Augen der Fälle von Abb. 3. Basis des Dreieckes, Sehschärfe
bei Beginn der Behandlung. Spitze des Dreieckes, Sehschärfe bei vorläufigem Abschluss
der Behandlung.

Mühe wert ist. Haben doch auch Caeiro, Malbran und Balza
in einigen ihrer Fälle, in denen sie nach Sympathektomie eine
Besserung des Befundes verzeichnet hatten, schon nach Monaten
eine neue Verschlechterung festgestellt.

Bestrebungen durch örtliche Beeinflussung die Netzhaut-
zirkulation zu heben, sind nicht neu; ich will auf die vereinzelten
Versuche von Friede (1924) Deutschmann (1924), Gilbert (1924)
und Lindner (1936) nicht eingehen, weil dabei der sehr wichtige
Umstand der Hypotonie gar nicht berücksichtigt wurde. Ich will
vielmehr auf die von Abadie empfohlenen retrobulbären Atropininjektionen hinweisen, durch die eine Erweiterung der Netzhaut-

gefässe angestrebt wurde, die sich nicht sicher hat feststellen lassen. Aber auch angenommen, dass die Netzhautgefässe sich durch Atropininjektionen erweitern, so hat dies nicht notwendigerweise eine bessere Durchblutung zur Folge, denn bei Erweiterung der Blutgefässe kann gleichzeitig eine Verlangsamung der Blutströmung stattfinden, wenn die Vis a tergo nicht genügend ist, und der Endeffekt daher nicht sicher erreicht werden. Das tiefe Niveau des allgemeinen Blutdruckes verhindert, dass bei Erweiterung der Netzhautgefässe das Blut rasch durchfliesst und den Geweben reichlich

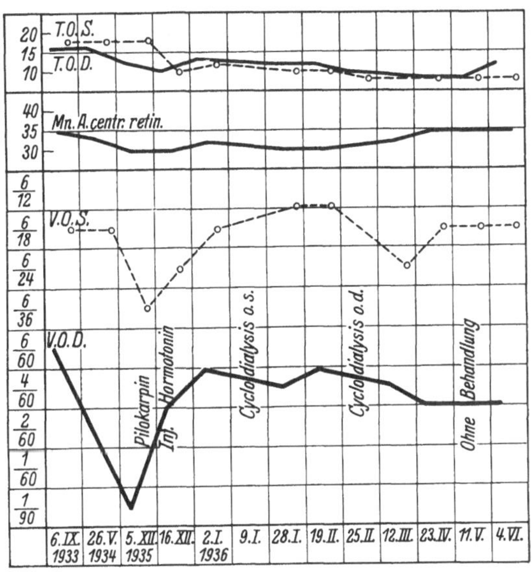

Abb. 5. Verlauf der Erkrankung bei Fall IV von Abb. 4. Oben: T.O.D. Intraocularer Druck des rechten Auges. T.O.S. Intraocularer Druck des linken Auges. Mitte: Mn. a. centr. retin. diastolischer Druck der Zentralarterie der Netzhaut unten. V.O.S. Sehschärfe des linken Auges. V.O.D. Sehschärfe des rechten Auges und angewandte Behandlung.

Sauerstoff zuführt. Bei langsamem Blutstrome in den Gefässen ist die Sauerstoffversorgung eine ungenügende. Da aber die Atropininjektion, wie wir feststellen konnten, den Augendruck steigert, so tritt hier ein die Durchblutung der Gewebe deutlich schädigendes Moment auf, was die Erfolglosigkeit der Behandlung in vielen Fällen erklärt.

Zum Schluss möchte ich Ihre besondere Aufmerksamkeit auf zwei Punkte lenken: 1. Bei Inangriffnahme jeder spezifischen Luesbehandlung soll der allgemeine und womöglich auch der örtliche Blutdruck in der Netzhaut unter Berücksichtigung des intraokularen Druckes festgestellt und ständig nachgeprüft werden. Wenn das

Auftreten der Hypotonie hinangehalten werden kann, so wird auch dadurch das Auftreten des Sehnervenschwundes verhindert werden. Dies ist wichtig, nicht nur für den Augenarzt, sondern in gleicher Weise für jeden Arzt, der antiluetische Behandlung durchführt, also für Syphilidologen, Neurologen und Internisten. 2. Die spezifische Behandlung bei Sehnervenatrophie ist nur dann zulässig, wenn die notwendige Spannung zwischen Augendruck und diastolischem Arteriendruck in der Netzhaut hergestellt ist, sie ist dann nicht nur nicht schädlich, sondern lässt sich mit deutlichem Nutzen für die Kranken durchführen. 3. Die Herstellung der richtigen Spannung zwischen Augendruck und diastolischem Arteriendruck ist in allen Leiden anzustreben, in denen sie vermindert ist. Es werden sich daher nicht alle Fälle von Sehnervenschwund für die Behandlung eignen, die wir auch in Fällen nicht angewendet haben, die den angegebenen Bedingungen nicht entsprachen. Auch hier werden wir individualisieren müssen.

Ich bin auf äusserst skeptische Beurteilung unserer Ergebnisse gefasst, glaube aber in Anbetracht der grossen Bedeutung unserer Feststellungen erwarten zu können, dass unsere Befunde von zahlreichen Kollegen ohne Voreingenommenheit und unter genauer Berücksichtigung der Grundgedanken unseres Vorgehens nachgeprüft werden. Die Möglichkeit, eine weit verbreitete Ursache der Erblindung zu bekämpfen und dadurch die Zahl der Blinden zu vermindern, stellt nicht nur ein wichtiges medizinisches Problem dar, sondern ist von nicht zu unterschätzender allgemein sozialer und wirtschaftlicher Bedeutung. Ich bitte Sie daher sich die Mühe der Nachprüfung unserer Befunde und eventueller Verbesserung unseres Verfahrens nicht verdriessen zu lassen.

Literaturverzeichnis.

1. Caeiro, Malbran und Balza: Behandlung der Retinitis pigmentosa durch Resection des cervico-thorealen Sympathicus. An. Inst. Modelo Clín. méd. 14, 452 (1933).

2. Caeiro, Malbran und Balza: Resultate der chirurgischen Behandlung der Retinitis pigmentosa durch Entfernung des Ganglion stellatum. An. Inst. Modelo Clín. méd. 15, 1008 (1934).

3. Deutschmann, R.: Gibt es eine operative Beeinflussung der Sehnervenatrophie? Z. Augenheilk. 53, 3, 344 (1924).

4. Friede, R.: Gibt es eine operative Beeinflussung der Sehnervenatrophie? Z. Augenheilk. 52, 99 (1924).

5. Gilbert, W.: Zur operativen Behandlung der Opticusatrophie. Z. Augenheilk. 53, 344 (1924).

6. Lauber, H.: Der Einfluss niedrigen allgemeinen Blutdruckes auf den Verlauf von Sehnervenerkrankungen. Wien. klin. Wschr. 48, 1079 (1935).

7. Lauber, H.: Das Verhältnis des allgemeinen Blutdruckes und des Druckes in den Netzhautgefässen zum intraokulären Drucke und sein Einfluss auf den Sehnerven und die Netzhaut. Z. Augenheilk. 8, 65 (1935).

8. Lauber, H.: L'hypotonie générale, son rapport à la pression oculaire et aux maladies du nerf optique. Bull. Soc. franç. Ophtalm. 48, 429 (1935).

9. Magitot, A.: Atrophie optique et sympathectomie péri-carotidienne. Bull. Soc. franç. Ophtalm. 6, 356 (1934).

10. Magitot, A.: La sympathectomie carotidienne comme thérapeutique de certaines affections dégénératives du nerf optique et de la rétine. Bull. Soc. franç. Opthalm. 4, 361, (1934).

11. Magitot, A.: La sympathectomie carotidienne chez l'homme et ses applications dans certaines affections du nerf optique. Annales d'Ocul. 171, 897 (1934).

12. Royle, N. D.: A surgical treatment of blindness associated with retinitis pigmentosa. Trans. Austral. Med. Congress 1934, 205.

13. Sobański, J.: Istota tabetycznych zaników nerwów wzrokowych i ich leczenie. Klin. oczna (poln.) 13, 239 (1935).

XIX.

Über die Höhe des Blutdruckes in den Gefässen der Aderhaut beim Menschen.

Von

E. Seidel (Jena).

Während über die normale Höhe des Blutdruckes in den Netzhautgefässen des Menschen im allgemeinen jetzt wohl eine Einigung erzielt worden ist, kann man dasselbe nicht von der Blutdruckhöhe in dem Aderhautgefäßsystem, insbesondere seinen Venen, d. h. den Vortexvenen sagen. So wird behauptet, dass der Druck in den Aderhautvenen höher als in den Netzhautvenen sei, wofür angeblich Belege beigebracht wurden.

Der Grund dafür, dass man über die Höhe des Blutdruckes in den Aderhautgefässen noch nicht zur Einigung gekommen ist, liegt wohl in der Hauptsache mit daran, dass man die Gefässe der Aderhaut bzw. ihre Austritts- und Eintrittsstellen im Auge unter normalen Verhältnissen für gewöhnlich mit dem Augenspiegel nicht zu sehen vermag und deshalb die bekannte einfache Methodik der Druckmessung, die trotz der ihr anhaftenden Mängel bei den Netzhautgefässen anwendbar ist, im allgemeinen nicht auf die Aderhautgefässe übertragen kann.

Niemand zweifelt wohl mehr daran, dass der Druck in den Netzhautvenen an ihrer Austrittsstelle aus dem Auge im Hilus der Papille den normalen Augendruck nur um einen minimalen Betrag übersteigt, weil sich jeder wohl davon überzeugt hat, dass der geringste unmessbar kleine auf den Augapfel ausgeübte Druck die Netzhautvenen an ihren Austrittsstellen auf der Papille vorübergehend zum Zusammenklappen bringt, ein Zeichen, dass das Hinzufügen eines minimalen Druckes zum normalen Augendruck genügt, um den Druck der Netzhautvenen auf der Papille sogar um einen bestimmten Betrag zu übertreffen.

Ich möchte mir heute erlauben darauf hinzuweisen, dass man auf Grund derselben an den Netzhautgefässen anwendbaren einfachen Methodik, allerdings unter besonderen, aber leicht herzustellenden Beobachtungsbedingungen, auch den Druck an den normalen Austrittsstellen der Aderhautvenen am Äquator des Bulbus, also an dem Sinus der Vortexvenen bestimmen kann. Man muss zu diesen Messungen sehr einfach nur albinotische menschliche Augen verwenden, da man bei Albinos bekanntlich sehr deutlich, infolge des Pigmentmangels, die Aderhautgefässe und ihre venösen Austrittsstellen mit dem Augenspiegel etwas hinter dem Äquator des Bulbus auch beim Menschen klar und deutlich erkennen kann.

Bevor man diese Versuche beginnt, ist nötig, sich folgendes zu vergegenwärtigen:

Da es bekanntlich in der Regel nur vier Vortexvenen gibt — ein oberes Paar und ein unteres Paar —, so ist es bei dem Blutgefässreichtum der Aderhaut nicht verwunderlich, dass die Durchmesser der intraocularen Wirbelvenenaustritte 10—20mal breiter sind als die Durchmesser der Netzhautvenen auf der Papille, da diese Austrittsstellen aus der Aderhaut in die Sklera bis zu 2 mm breiten Sinus erweitert sind.

Wir müssen weiter uns immer gegenwärtig halten, dass der äussere Druck, der zum Kollabieren einer Netzhautvene auf der Papille bei minimaler künstlicher Druckerhöhung des Auges führt, dem normalerweise in der Netzhautvene vorhandenen physiologischen Blutdruck nicht gleicht, sondern ihn aus verschiedenen Gründen übersteigt. Denn einmal muss der äussere Druck, der im Moment vorhanden ist, wenn eine Netzhautvene kollabiert, ausser dem im Innern des Gefässes vorhandenen Blutdruck noch die Eigenspannung der Gefässwand überwinden und ausserdem noch eine gewisse Arbeit leisten, um das Blut aus dem Austrittsstück der Vene zu verdrängen. Weiter muss dieser äussere Druck noch — und das ist bei weitem die Hauptsache — auch der sofort bei der ersten Zirkulationsbehinderung eintretenden Stauung und Blutdruckerhöhung, die bei der

leichtesten Eindellung des Gefässes schon vor dem Kollabieren des
Gefässrohrs bis zur Blutleere eintritt und ständig zunimmt, eine
Zeitlang Widerstand leisten, um die mit dem Augenspiegel
erst später erkennbare Blutleere des Gefässes wenigstens auf kurze
Zeit aufrecht zu erhalten.

Genau dieselben physikalischen Verhältnisse wie in den intraokularen Netzhautvenen-Austrittsstellen sind im Prinzip natürlich bei Ausübung eines leichten Druckes auf das Auge auch an den
Vortexvenen vorhanden. Der Unterschied ist nur, dass sich dieselben physikalischen Verhältnisse auch unter der Annahme
gleicher Blutdruckhöhe in beiden Venensystemen an
einer Vortexvene aus verschiedenen Gründen anders auswirken
werden als an der Netzhautvene, wie man sich das auf Grund einfacher physikalischer Überlegungen klar machen kann, Überlegungen,
deren Richtigkeit durch die im folgenden mitzuteilenden Tatsachen
bestätigt wird.

Vor allem wird das eben genannte Stauungsmoment, das,
wie schon gesagt, sofort durch die geringste Behinderung der
Blutströmung bei der leichtesten Eindellung des Gefässes, bevor
es noch zum Kollabieren des Gefässrohres kommt, eine allmählich
zunehmende Blutdruckerhöhung erzeugt, an den Vortexvenen
wegen der viel grösseren Masse der in der Zeiteinheit durch-
strömenden Blutmenge im Vergleich zur Retinalvene mehr in
Erscheinung treten, d. h. das Stauungsmoment muss dem Kollabieren des 10—20mal dickeren Gefässrohres bis zur Blutleere
einen stärkeren Widerstand entgegensetzen als an einem Netzhautvenenast.

Weiter wird bei dem bis 20mal grösseren Kaliber der Vortex-
venen-Austritte die von dem äusseren Kompressionsdruck zu
überwindende elastische Eigenspannung der Gefässwand einen
höheren Betrag erfordern als an dem viel schmäleren Netzhautvenenast auf der Papille, und endlich aber wird die von dem äusseren
Druck zu leistende Arbeit, um die geräumigen Vortexvenensinus
blutleer zu drücken, grösser sein als bei einem Netzhautvenenast,
wobei noch zu bedenken ist, dass bei Plattdrücken der Vortexsinus
die in ihnen enthaltene Blutmenge gleichsam „gefangen", also
eingeklemmt werden kann durch den Kompressionsdruck, wie ich
das früher bei anderer Gelegenheit bei Venendruckmessungen mit
der Pelottenmethode beobachtet habe. Dieser Umstand würde trotz
aufgehobener Zirkulation in der Vene dieses Ereigniss gar nicht
erkennen lassen, also einen zu hohen Vortexvenendruck vortäuschen.

Während die bisher genannten Faktoren sich auf die grösseren Durchmesser der Vortexvenen beziehen und alle in demselben Sinne wirken, dass trotz der Annahme gleichen Druckes in den Vortexvenen und in der Zentralvene bei Ausübung eines Kompressionsdruckes das Kollabieren der Vortexvene später erfolgt als der Netzhautvene, gibt es endlich noch einen in demselben Sinne wirkenden Faktor, der sich nicht auf den Durchmesser bezieht, sondern auf die anatomische Lage der Vortexvenen im Vergleich zur Zentralvene der Netzhaut.

Wir müssen nämlich berücksichtigen, dass die Zentralvene auf der Papille viel oberflächlicher liegt, dass dagegen die Vortexvene durch die Netzhaut und Aderhaut überdeckt wird, die einen Teil des Kompressionsdruckes infolge des diesen Geweben innewohnenden Turgors tragen, d. h. kompensieren werden.

Alle die genannten Faktoren wirken jedenfalls in dem Sinne, dass bei Erhöhung des Augendruckes der Druck in den Vortexvenen bei Kompression im Vergleich zu dem in der Zentralvene höher erscheinen wird, als er in Wirklichkeit ist.

Nach diesen Überlegungen war mir klar, dass, wenn man daraus, dass an einem Auge beim albinotischen Menschen bei Hinzufügen eines kleinen äusseren Druckes auf den Bulbus die Netzhautvene auf der Papille zusammenklappt, die Vortexvene aber noch Blut enthält, den Schluss ziehen wollte, wie das tatsächlich geschehen ist, dass der Blutdruck in den Vortexvenen höher sei als in der Zentralvene der Netzhaut, dies einen Trugschluss darstellen würde.

Wir müssen, wie aus diesen Überlegungen hervorgeht, bei Beobachtungen von Vortexvenen an albinotischen Menschen denjenigen künstlich erhöhten Augendruck als dem normalen Druck in den Vortexvenen am nächsten kommend betrachten, der die leichteste, eben erkennbare Zirkulationsbehinderung in den Vortexvenensinus hervorruft, und dürfen nicht etwa ein Kollabieren bis zur Blutleere erwarten, da dieses aus den dargelegten Gründen auch bei der Annahme derselben Druckhöhe wie in den Netzhautvenen viel schwerer eintreten wird.

Was beobachtet man nun am albinotischen oder sehr pigmentarmen sonst normalen Menschen mit dem Augenspiegel an den am Äquator des Auges austretenden Vortexvenen, wenn man einen leichten Druck auf den Bulbus ausübt?

Bei Hinzufügen des leichtesten, unmessbar kleinen Druckes auf den Bulbus, der die Netzhautvene auf der Papille zum vorübergehenden Kollabieren bringt, tritt ein deutliches Schmälerwerden der Sinus der Vortexvenen ein, die von der Seite her leicht blasser werden. Nach Wegnahme des kleinen äusseren Druckes auf den Bulbus, tritt ruckartig wieder der normale Füllungszustand auf, d. h. der Sinus erweitert sich wieder bis zu derselben Breite, die vorher bestand.

Das Wiedereintreten des normalen Füllungszustandes der Sinus der Vortexvenen nach Wegnahme des leichten Druckes auf den Bulbus ist leichter zu beobachten als die Verschmälerung und Abblassung des Sinus vom Rande her bei Ausübung des Druckes, weil der normale Füllungszustand, offenbar infolge der künstlich erzeugten Stauung und Blutdruckerhöhung, plötzlich ruckartig wieder eintritt bei Wegnahme des äusseren Druckes, während die Verschmälerung und Abblassung allmählich einzutreten pflegt.

Es geht aus diesen Beobachtungen, die ich in grosser Zahl an albinotischen Menschenaugen vorgenommen habe, mit Sicherheit hervor, dass schon durch Hinzufügen eines minimalen Druckes zum normalen Augendruck die Blutströmung in den Vortexvenen nachweislich behindert wird, mit andern Worten, dass der nur um einen minimalen Betrag gesteigerte Augendruck den Blutdruck in den Vortexvenen an ihren intraocularen Austrittsstellen normalerweise bereits übertrifft.

Da der Augendruck bekanntlich 20—25 mm Hg beträgt, ergibt sich ein Druck in den intraokularen Austrittsstellen der Vortexvenen von wenigen Millimetern über diesem Betrag. Der Blutdruck in den Vortexvenen liegt also genau wie der in den Netzhautvenen nur um einen minimalen Betrag über dem normalen Augendruck, und die Blutdrucke in den Netzhautvenen und Aderhautvenen sind einander gleich.

Besonders erwünscht musste es sein, wie aus dem bereits Gesagten hervorgeht, uns über den Druck in den Vortexvenen zu orientieren, wenn man zur Untersuchung solche menschlichen albinotischen Augen finden konnte, die nicht nur vier Vortexvenen besitzen, wie das als Regel gilt, sondern solche, die eine grössere Anzahl von Vortexvenen aufweisen, was bekanntlich häufig vorkommt. Denn es können neben vier bis sechs grösseren Vortexvenen noch eins bis sechs kleinere, den Bulbus am Äquator verlassende Wirbelvenen vorhanden sein (Fuchs, Leber), im ganzen an Stelle von vier also bis zu zwölf reguläre Vortexvenen, die alle nahe am Äquator des Bulbus aus der Aderhaut in die Sklera übertreten.

Die Beobachtungen an solchen albinotischen Menschen mit vermehrten Vortexvenen waren deshalb besonders interessant, weil sich in diesen Fällen das Kaliber der kleineren Vortexvenen dem Kaliber der Netzhautvenen auf der Papille stark annähert und deshalb auch die vorher besprochenen physikalischen Bedingungen bei Kompression des Auges an diesen kleineren Vortexvenen und an den Netzhautvenen sich einander mehr gleichen oder wenigstens sich stark annähern mussten.

Es war nicht schwer, nach einigem Suchen geeignete albinotische Patienten zu finden, die ausser der üblichen Anzahl grösserer noch eine ganze Anzahl die ersteren begleitenden kleinere Vortexvenen aufwiesen, die alle dicht hinter dem Äquator des Auges aus der Chorioidea in die Sklera übertraten, wie das Leber und Fuchs nach ihren Untersuchungen am anatomischen Präparat beschrieben und abgebildet haben.

Ich habe einen solchen 16jährigen Patienten, einen Albino, mit normalem Augendruck zur Demonstration aus Jena mitgebracht, bei dem am rechten Auge im ganzen zehn, am linken Auge neun Vortexvenen vorhanden sind, da ausser den vier grösseren, rechts noch sechs kleinere und links noch fünf kleinere Vortexvenen, die am Äquator des Bulbus das Auge verlassen, sich finden.

Beobachtet man nun mit dem Augenspiegel zunächst bei dem Patienten die grösseren Vortexvenen bei Ausübung eines leichten Druckes auf den Bulbus, so sieht man ein deutliches Schmälerwerden derselben, eine Abblassung der Sinus vom Rande her. Beobachtet man jedoch eine kleinere Vortexvene, die in ihrem Kaliber sich einer Netzhautvene annähert, so sieht man, dass diese bei Hinzufügen desselben minimalen Druckes zum Augendruck genau wie die Retinalvene bis zur Blutleere kollabiert, um bei Wegnahme des minimalen Druckes sich wieder zu füllen, also genau dasselbe Verhalten zeigt wie die Retinalvene. Durch diese besonders leicht anzustellenden und zu deutenden Beobachtungen wird die Richtigkeit der eingangs besprochenen physikalischen Verhältnisse bestätigt, vor allem aber bewiesen, dass der Blutdruck in den Vortexvenen und Retinalvenen einander gleich und wenig über dem normalen Augendruck liegt. Der mitgebrachte Patient ist für die Anstellung der oben geschilderten Versuche besonders geeignet, da er trotz seines Albinismus nur einen sehr geringen Nystagmus aufweist.

Die eben geschilderten Versuche und Beobachtungen an den am Äquator das Auge verlassenden Vortexvenen bestätigen die Resultate meiner früheren intraokularen Blutdruckmessungen an sogenannten abnormen oder hinteren Vortexvenen, die den Bulbus zwischen Papille und Macula verlassen, und die ebenfalls zusammen mit den Netzhautvenen bei Hinzufügen eines minimalen nicht messbaren Druckes zum Augendruck kollabierten, wie ich das mehrfach beschrieben und demonstriert habe.

Da zwischen Venen und Capillaren bekanntlich nur ein sehr geringer Druckunterschied vorhanden ist, weil ja zwischen Capillaren und Venen kein nennenswerter Widerstand im Gefässrohr überwunden werden muss, so ergibt sich auf Grund der eben geschilderten Versuche, dass der Blutdruck in den Capillaren der Aderhaut etwa 30 mm Hg betragen wird, wie das auch schon aus meinen früheren arteriellen Blutdruckmessungen an den vorderen Ciliararterien vor ihrem Eintritt ins Auge hervorging.

Es scheint mir wichtig darauf hinzuweisen, dass wir jetzt zwei verschiedene Wege zur Blutdruckermittlung in den Aderhautgefässen, insbesondere den Capillaren besitzen, die dieselben Resultate ergeben. Das ist deshalb von Bedeutung, weil die Höhe des Blutdruckes in diesen Gefässen der Aderhaut für eine Reihe physiologischer Fragen von fundamentaler Wichtigkeit ist. Es ergibt sich nämlich aus einem Capillardruck von 30 mm Hg, dass unter physiologischen Verhältnissen ein Ersatz der Augenflüssigkeit aus der Blutbahn durch physikalische Filtration, wie Leber glaubte, wegen der Wirksamkeit des kolloidosmotischen Druckes des Blutes nicht möglich ist, da hierfür ein Capillardruck von über 55 mm Hg nötig sein würde (wenn der Augendruck 25 mm Hg beträgt). Ich habe deshalb schon früher mehrfach betont, dass für die Absonderung des Kammerwassers unter physiologischen Verhältnissen eine physikalische Erklärung nicht genügt, sondern hierfür die Annahme vitaler Kräfte innerhalb der Ciliarepithelien — eine primitive Sekretion — erforderlich ist.

Bemerkt sei schliesslich noch, dass ich den äusseren Druck, der zum Zusammenklappen der kleineren Vortexvenen führte, mit Hilfe des Bailliartschen Dynamometers und Schiötzschen Tonometers wiederholt zu messen versucht habe. Er war unmessbar klein. Es ergab sich bei tonometrischer Augendruckmessung, dass, wenn ich den normalen Augendruck, der z. B. bei dem mitgebrachten Patienten, den ich sogleich demonstrieren werde, 21 mm Hg betrug, auf 26 mm Hg steigerte, was bei einem Dynamometerdruck von nicht einmal 10 g der Fall war, die kleineren Vortexvenen am Äquator blutleer wurden, d. h. dass ein Druck von

26 mm Hg den normalen Blutdruck in den Vortexvenen nachweisbar überstieg.

(Die besprochenen Erscheinungen an den regulären Vortexvenen wurden an dem mitgebrachten albinotischen Patienten einer Anzahl Kongressteilnehmer demonstriert.)

XX.

Zur Histopathologie des Auges bei Nieren- und Blutdruckveränderungen.

Von

H. Gasteiger (Frankfurt a. M.).

Seit der Begriff der Retinitis albuminurica bekannt ist, haben zahlreiche Erörterungen über das Wesen und die Entstehung dieser Veränderung stattgefunden. Obwohl wir auch heute noch weit von einer einheitlichen Auffassung des Krankheitsgeschehens entfernt sind, ist doch über gewisse Punkte eine weitgehende Einigung erzielt worden. So kann heute kaum mehr bestritten werden, dass der Blutdrucksteigerung die auslösende Rolle bei Entstehung der Augenhintergrundveränderungen zugeschrieben werden muss. Über die Art und Weise wie diese Schädigung der Netzhaut entsteht, gehen aber die Meinungen noch weit auseinander. Während Schieck und Kyrieleis ein Zuviel an Blut, im Sinne einer peristatischen Hyperämie, und eine dadurch bedingte Auspressung von Blutbestandteilen als das Wesentliche ansehen, glaubt Volhard eine Ernährungsstörung durch Drosselung der Blutzufuhr und Störung der inneren Atmung als Ursache der Erscheinungen ansprechen zu müssen. De la Fontaine Vervey wieder erblickt in der Arteriolosklerose der Retina und des Opticus die Ursache der klinisch wahrnehmbaren Veränderungen, während Hansen noch in neuerer Zeit infektiöstoxische Schädigungen als Grundlage des Prozesses annimmt und damit die Zustimmung von A. Fuchs findet. Schliesslich muss noch die Anschauung von Koyanagi Erwähnung finden, der eine primäre Schädigung der Choriocapillaris und des Pigmentblattes im Bereiche des hinteren Augenpoles als das Primäre ansieht.

Diese Verschiedenheit der Anschauung, die sich noch durch weitere Beispiele erhärten liesse, ist zweifellos Grund, um weiteres Material zu sammeln und in klinischer und in anatomischer Hinsicht zu sichten. Wir haben an Hand des relativ grossen Bestandes der

Frankfurter medizinischen Klinik (Professor Volhard) an Nieren-
und Blutdruckkranken diesen Fragen Aufmerksamkeit gewidmet
und ich möchte heute über die Ergebnisse von histologischen Untersuchungen berichten. Wir müssen uns dabei klar sein, dass der
morphologischen Betrachtung gewisse Grenzen gesetzt sind, die
nicht überschritten werden können, ohne den sicheren Boden zu
verlieren. Diese Grenzen sind vor allem dadurch gegeben, dass
während des Lebens bestehende, rein funktionelle Veränderungen
(z. B. Angiospasmus) im histologischen Präparat nicht festgehalten
werden können. Es kann lediglich die Frage geprüft werden, ob die
gefundenen Veränderungen sich mit den in Frage stehenden funktionellen Zuständen erklären lassen oder nicht. Ein bindender
Beweis für eine funktionelle Veränderung kann aus dem anatomischen
Präparat nicht erbracht und auch nicht erwartet werden. Trotzdem
glauben wir, dass auf diesem Wege noch weitere Aufschlüsse zu
erwarten sind, die zur Klärung noch strittiger Fragen beitragen
können. Die letzten Entscheidungen werden freilich nur unter
Heranziehung der klinischen und experimentellen Untersuchungs-
ergebnissen zu treffen sein.

Dem heutigen Berichte liegen sieben Fälle zugrunde, bei denen
klinisch eine schwere Retinitis albuminurica (oder besser Retinitis
angiospastica) festgestellt worden war. Nach der internen Diagnose
geordnet, handelt es sich um drei Fälle von maligner Nephrosklerose,
drei Fälle von diffuser Glomerulonephritis und einen Fall von
Hydronephrose mit Ausgang in Niereninsuffizienz und Urämie,
wobei eine Nephritis aufgepfropft war. Das Alter der Patienten
schwankte zwischen 17 und 38 Jahren; es handelte sich also um junge,
zum Teil sehr junge Personen, worauf ich bei der Beurteilung der
Resultate noch zurückkommen werde. Stets wurde unmittelbar
nach dem Tode Formalin in den Augapfel injiziert, und die Bulbi,
nach Fixierung in Formol, zur Hälfte in Gelatine, zur anderen in
Zelloidin eingebettet. In einzelnen Fällen war das eine Auge in
Zelloidin, das zweite in Gelatine eingebettet worden, wobei stets
klinisch an beiden Augen gleicher Befund bestanden hatte. Entsprechend der Einbettungsart gelangten folgende Färbungen zur
Verwendung: Hämatoxylin-Eosin, van Gieson, Elasticafärbungen,
ferner Fettfärbungen mit Sudan und Nilblausulfat, sowie die Färbung
von Schulz mit Schwefelsäure und Eisessig. Auch wurde auf doppel-
brechende Fette untersucht.

Da die Ergebnisse bei den einzelnen Fällen weitgehende Übereinstimmung zeigten, werde ich, trotz gradueller Unterschiede,

zusammenfassend über die Befunde berichten und die Angaben durch
Bilder belegen, die teils durch Farbenphotographie gewonnen, teils
gemalt sind. Natürlich kann ich hier nur die wesentlichsten Befunde
hervorheben und muss die ausführliche Beschreibung einer späteren
Veröffentlichung vorbehalten.

Ich berichte zunächst über die Veränderungen im Bereiche des
Opticus: das schon klinisch festgestellte Ödem, das stellenweise zu
einer Verstreichung des Gefässtrichters und Auseinandertrennung
der Nervenfasern führte, bietet keine Besonderheiten. Hingegen
finden sich zahlreiche teils zentral, teils mehr peripher gelegene
verfettete Arteriolen im Sehnervenstamme. Die Verfettung ist teils
mehr diffus, teils feinkörnig. Gleichzeitig besteht meist mehr oder
minder hochgradige, stellenweise exzentrische Verengung des Lumens.
Auch im Bereich der Papille sind Gefässe mit Wandverfettung
sichtbar. An den Zentralgefässen konnte ich keine Verfettung
finden. Es bestand lediglich eine geringe Hypertrophie der Media,
die vorwiegend muskulär bedingt ist. Eine auffallende Blutfülle
war nicht festzustellen. Da einzelne Bulbi leider so halbiert worden
waren, dass der ganze Sehnerv in Zelloidin eingebettet wurde, kann
ich nicht behaupten, dass die Verfettungen am Sehnerven in allen
Fällen vorhanden waren.

Auch in der Netzhaut konnten Veränderungen der Gefässe
nachgewiesen werden. Sie bestanden teils in Verfettung der Gefässwand, teils in ausgesprochenen Wandverdickungen, ohne Fetteinlagerungen. In zwei Fällen waren die Netzhautgefässe vollkommen normal, während in einem dritten Fall nur ein Auge ergriffen
war. Dies stimmt mit der Feststellung von Schieck überein, der
schon 1909 zeigen konnte, dass Netzhautveränderungen oft vollkommen fehlen. Die Veränderungen im Gewebe der Netzhaut waren
in allen Fällen vorhanden und boten nur graduelle Unterschiede. In
erster Linie waren die Fetteinlagerungen auffallend, die im allgemeinen auf das Gebiet des hinteren Augenpoles beschränkt waren,
aber in einem Falle auch weiter darüber hinausreichten, wobei
allerdings die Fetteinlagerungen kleiner und zarter wurden. Die
Fettansammlungen fanden sich vorwiegend in der Zwischenkörnerschicht und der Nervenfaserschicht, doch kamen auch Fettropfen
in den übrigen Schichten zur Beobachtung. Teils handelte es sich
um homogen aussehende Fettherde, die bestehende Hohlräume aus-
füllten, teils um feine Fettröpfchen im Bereich der Müllerschen
Stützfasern. Fettkörnchenzellen sind sowohl in den Schichten der
Netzhaut, als auch zwischen Netzhaut und Pigmentepithel zu

finden. Zum grossen Teil sind sie sicher gliösen Ursprungs. Zwischen Netzhaut und Pigmentblatt sind aus der Aderhaut ausgewanderte Leukocyten zu sehen, die Fett aufgenommen haben. Stellenweise finden sich derartige Zellen auch in den Gefässen der Aderhaut. Auch abgestossene Pigmentepithelien sind anzutreffen, die aber keine deutliche Sudanreaktion zeigten. Mehrfach haben auch die Stäbchen und Zapfen einen zartrosa Ton angenommen. Im Bereiche der mit Fettfarbstoffen gefärbten Zellen konnten mit dem Polarisationsmikroskop auch vereinzelt doppeltbrechende Fette nachgewiesen werden. Neben diesem Fettvorkommen zeigte die Netzhaut die bekannten Veränderungen: Variköse Hypertrophie der Nervenfasern, Ödem, Hohlraumbildung, homogene Einlagerungen und Faserkörbe vor allem in der Zwischenkörnerschicht, sowie Blutungen, die in verschiedenen Schichten gelegen waren.

Das Pigmentblatt zeigt im allgemeinen keine wesentlichen Veränderungen, lediglich in Papillennähe findet sich stellenweise eine mäßige Verdickung und Sudanfärbung. Ausserdem konnte in einem Falle Wärzchenbildung nachgewiesen werden.

Die Lamina vitrea zeigte mehrfach Sudanfärbung, wie das ja auch als Alterserscheinung beobachtet wird; bei jungen Leuten muss sie wohl auf das Grundleiden bezogen werden. In der Aderhaut findet sich reichlich Fetteinlagerung in den Gefässwänden, sowie Fett im Stroma. Im Lumen der meist stark verengten Gefässe konnte ebenfalls Fett nachgewiesen werden. Besonderes Interesse verdienten die Gefässe der Aderhaut[1], die durchweg und nicht nur im Bereiche des hinteren Poles schwere Wandveränderungen zeigen, die manchmal bis zum Verschluss des Lumens führen. Diese Veränderungen kommen auf verschiedene Art und Weise zustande. Zum Teil handelt es sich um Intimawucherungen, die oft völlige Verödung des Lumens herbeiführen, zum grösseren Teil liegt Verdickung der Media vor, die vorwiegend auf eine Verdickung der Muscularis zurückzuführen ist. Diese Veränderungen, die in gleicher Weise im Bereiche der Skleralgefässe nachgewiesen werden konnten, lassen eine Parallele zu den an den Nieren erhobenen Befunden erkennen. Nach Volhards Darstellung stehen bei maligner Sklerose an den Gefässen des genannten Organes Muscularisverdickungen und Intimawucherungen im Vordergrunde, während bei Fällen von rotem Hochdruck Elasticahypertrophie das Bild beherrscht. Die Gesamtdicke der Aderhaut ist entsprechend den geschilderten Veränderungen vermehrt. Diese

---

[1] Die Veränderungen betreffen die Arterien, während die Venen meist normale Bilder darbieten.

Verdickung der Aderhaut ist auch in peripheren Partien zu erkennen, ebenso wie die geschilderten Gefässveränderungen. Der Füllungszustand der Gefässe war verschieden. Besonders auffallende Blutfülle konnte ich nicht feststellen. Ich möchte aber bemerken, dass aus dem Füllungszustand der Gefässe nur mit grosser Vorsicht Schlüsse gezogen werden dürfen, da die Blutverteilung im Auge während der Agonie zweifellos wesentliche Verschiebungen erfährt.

In der Sklera sind neben den schon erwähnten Gefässveränderungen auch Lamellenverfettungen zu finden, die in Aussehen und Verteilung durchaus dem entsprechen, was bei alten Personen schon unter normalen Verhältnissen beobachtet werden kann.

Schon die in den peripheren Teilen der Aderhaut beschriebenen Veränderungen leiten zum vorderen Augenabschnitt über, dem bisher, im Hinblick auf sein Verhalten bei Nieren- und Blutdruckveränderungen, noch wenig Beachtung geschenkt worden ist. Noch im Handbuch von Lubarsch und Henke bemerkte Ginsberg, dass Zeichen einer Angiosklerose nur ganz ausnahmsweise bis gegen das Gebiet der Ora serrata reichen. Erst Mylius konnte 1934 an dieser Stelle berichten, dass Veränderungen im vorderen Anteile der Aderhaut und im Strahlenkörper häufig zur Beobachtung kommen. Die Bilder zeigen, dass auch im Ciliarkörper und in den Ciliarfortsätzen Fett nachgewiesen werden konnte, wobei ich nochmals auf das jugendliche Alter und das Fehlen sonstiger Erkrankungen und Verletzungen im Bereiche des vorderen Augenabschnittes hinweisen möchte. Auch an den Gefässen des Strahlenkörpers fanden sich Veränderungen, die in schweren Wandverquellungen und Intimawucherungen bestanden und mehrfach zum Verschlusse des Lumens führten. Ich kann hier die Angabe von Mylius unterstreichen, wonach unmittelbar neben schwer veränderten Gefässen auch normale Bilder gesehen werden können. Bei serienmäßiger Durchmusterung fehlen aber die genannten Veränderungen nie.

Weiterhin möchte ich auf Veränderungen der Regenbogenhaut hinweisen, die in diesem Zusammenhange noch nicht genügend beachtet sind. Schon bei Betrachtung der in der üblichen Art und Weise gefärbten Schnitte fiel eine relativ grosse Zahl von Gefässen auf, die auffallend dicke Gefässwände zeigten. Bei Verwendung von Elasticafärbungen trat dies noch deutlicher hervor. Wenn auch in Rechnung zu stellen ist, dass die Regenbogenhautgefässe schon unter normalen Verhältnissen dicke Wandungen aufweisen, so glauben wir doch die hochgradigen Wandverdickungen, die manchmal zum Verschlusse des Lumen führen, als ungewöhnliche Veränderungen ansprechen zu dürfen, die den Befunden entsprechen, die von uns und **Mylius** an den Gefässen des Ciliarkörpers erhoben werden konnten. Es handelt sich dabei um Wandverquellungen, die neben sicher normalen Gefässen gesehen wurden, ähnlich wie das auch im Ciliarkörper der Fall ist. Wir glauben diese Befunde mit dem Grundleiden in Zusammenhang bringen zu dürfen. Diese Wandverquellungen sind wohl den Veränderungen an die Seite zu stellen, die an den kleinen Gefässen der Nieren beobachtet wurden. Über Häufigkeit und Verteilung der Irisgefässveränderungen gilt dasselbe, was bezüglich des Strahlenkörpers ausgeführt wurde.

Schliesslich möchte ich noch ein Bild vorzeigen, das an den Augen eines 17jährigen Mannes gesehen wurde. Es betrifft die Hornhaut. Neben Sudanfärbung des Deszemet, die nach **Rohrschneider** schon bei 16jährigen gefunden wird, konnte auch Sudanfärbung der **Bowman**schen Membran und feine Rötung der Lamellen in den Randpartien festgestellt werden, die unter normalen Verhältnissen frühestens in der zweiten Hälfte des dritten Lebensjahrzehntes zur Beobachtung kommen. Neben diesen Veränderungen sind im Limbusbereiche, in der Nähe von Gefässen, Zellen nachzuweisen, die Fettkörnchen enthalten. Es handelt sich dabei um ausgewanderte Leukocyten. Gefässwandveränderungen bestanden in diesem Gebiete nicht. Die Frage, ob dieser Befund mit dem Grundleiden in Zusammenhang zu bringen sei, schien nicht leicht zu beantworten. Ich hätte sie verneint, wenn irgend eine vorausgegangene Erkrankung oder Verletzung im Bereiche des äusseren Augenabschnittes bestanden hätte, oder wenn höheres Alter den Gedanken an einen, ohne greifbare Ursache beginnenden Arcus lipoides nahegelegt hätte. In Anbetracht des Fehlens dieser Umstände glaube ich aber doch, dass ein Zusammenhang mit dem Grundleiden für wahrscheinlich gehalten werden muss. Vermutlich ist eine verlangsamte Blutströmung in den Gefässen des Randschlingennetzes gegeben, die zum Austritt der Leukocyten führt, die dann ebenso wie die Membranen infolge der bestehenden Zirkulationsstörung der Verfettung verfallen. Ob in diesem Falle unabhängig von der Nierenerkrankung eine besondere Disposition zur Entwicklung eines Arcus lipoides bestand, der sich auch ohne Nierenleiden später entwickelt hätte, oder ob die Veränderung als eine reine Folge der Erkrankung zu werten ist, muss zunächst dahingestellt bleiben. Das Fehlen gleichartiger Veränderungen in den anderen Fällen könnte im Sinne der ersterwähnten Möglichkeit gedeutet werden.

Wenn wir diese Ergebnisse überblicken und versuchen daraus Folgerungen für die Auffassung des ganzen Krankheitsbildes zu ziehen, so müssen wir zu dem Schlusse kommen, dass eine Erkrankung vorliegt, die das ganze Gefäßsystem des Auges in Mitleidenschaft zieht und überall Veränderungen setzen kann. Dass dies nicht in allen Fällen in gleicher Form, Anordnung und Ausdehnung geschieht, vermag die verschiedenen klinischen und anatomischen Bilder zu erklären, kann aber die grundsätzliche Gleichartigkeit des Vorganges nicht in Frage stellen. Dass auch das Krankheitsbild der Chorioiditis albuminurica damit auch seine Erklärung findet, ist klar. Es ist anzunehmen, dass die Schädigung zunächst in einer Zirkulationsstörung funktioneller Art zu erblicken ist, die erst später zu anatomisch fassbaren Gefässveränderungen führt. Schon vor deren Eintritt kann unter Umständen durch die funktionelle Störung allein das Bild der bekannten Netzhautveränderung hervorgerufen werden. Die Bevorzugung der Retina und besonders der Macula, ist mit Schieck als Folge einer relativ geringen Blutversorgung im Vereine mit besonders hoher Beanspruchung anzusehen. Aus unseren Befunden ergibt sich aufs Neue, dass entzündliche Vorgänge bei Entstehung der Retinitis nicht im Spiele sind. Auch Koyanagis Auffassung ist mit den vorliegenden Befunden, wie auch mit vielen anderen Beobachtungen schon deshalb nicht in Einklang zu bringen, weil dieser Autor die Veränderungen allein in das Gebiet des hinteren Augenpoles verlegt. Auch das Fehlen von gröberen Veränderungen am Pigmentblatt spricht gegen seine Anschauungen. Die Frage, ob Netzhaut- oder Aderhautveränderungen das primäre Geschehen darstellten, verliert gänzlich an Bedeutung. Jedenfalls sind beide Fälle möglich. Wenn auch eine gegenseitige Beeinflussung beider Häute nicht in Abrede gestellt werden soll, so sind doch die Veränderungen beider im wesentlichen nicht voneinander abhängig, sondern gleichgeordnete Folgen der Strömungen im gesamten Gefässapparat. Mit der Annahme eines Angiospasmus lassen sich die Befunde ebenso in Einklang bringen, wie mit der einer toxischen Schädigung; ein Beweis für eine der beiden Auffassungen kann aus den Präparaten nicht erbracht werden. Es muss Gegenstand weiterer Untersuchungen sein, festzustellen, ob die Veränderungen vor allem im vorderen Augenabschnitte auch bei rotem Hochdruck vorkommen, oder ob sie als charakteristisch für den blassen Hochdruck anzusehen sind. Eingehende klinische Untersuchungen werden auch lehren, ob während des Lebens Veränderungen, eventuell funktioneller Art, am vorderen Augenabschnitte erhoben werden können und ob sie Gesetzmäßigkeiten erkennen lassen, die es erlauben daraus diagnostische Schlüsse zu ziehen.

Aussprache zu den Vorträgen XVI bis XX.

Herr Arruga:

Obgleich man alles, was zur Behandlung der Opticusatrophie dienen soll, skeptisch ansehen muss, habe ich mir erlaubt, meine Patienten mit dieser Krankheit nach der Methode von Lauber zu behandeln. Ich habe es getan, weil diese Behandlung ungefährlich zu sein scheint und dann weil ich unter dem Eindruck des schlechten Verlaufes der Fälle von Glaucoma simplex, wenn der allgemeine Blutdruck stark herabgesetzt wird, stand.

Nach meiner Erfahrung mit Fällen von Opticusatrophie mit niederem Allgemeinblutdruck, der bei allen bestand, erzielt man eine gute Beeinflussung des Verlaufes der Krankheit, wenn man eine Erhöhung des Blutdruckes und eine Herabsetzung des Augendruckes erreicht. In meinen Fällen scheint die Erhöhung des Allgemeinblutdruckes wirksamer als die Herabsetzung des Augendruckes zu sein. Selbstverständlich soll man beide Mittel benutzen; der allgemeine Blutdruck ist aber manchmal sehr schwer oder gar nicht zu erhöhen.

Als Heilungsmittel habe ich folgendes gebraucht: Pilocarpin und Cyclodialyse als Lokaltherapie und gute Ernährung, Kräftigungsmittel, Strychnin, Atropin, Ephetonin, Höhenklima, Sonnenbäder und Reisen als Allgemeintherapie.

Ich habe die Überzeugung, dass diese Behandlung eine grosse Hilfe für die Patienten mit Opticusatrophie ist. In Fällen von Opticusatrophie, welche nicht tabetischen Ursprunges waren, habe ich keinen Erfolg gehabt. Die Patienten hatten aber fast alle vor der Behandlung normalen oder höheren Blutdruck.

Herr Sondermann

bemerkt zu den Ausführungen von Seidel, dass er das von ihm angeführte Moment zum Beweise für die Gleichheit des Druckes in den Vortexvenen und der Vena centr. ret., wie er dies schon in seiner Arbeit über Entstehung, Physiologie und Pathologie des Augendruckes ausgeführt habe, nicht anerkennen kann. Aus den Worten von Seidel selbst gehe hervor, dass entsprechend der verschiedenen Reaktion der Nebenvortices und der eigentlichen Vortices bei Druck auf das Auge ein verschiedener Druck in den beiden Venenarten herrscht und zwar in den ersteren ein erheblich niedrigerer als in den letzteren.

Herr Baurmann (Schlusswort):

In den von Professor Lauber erwähnten Messungen des Arteriendruckes mit dem Bailliartschen Dynamometer ist etwas über die Entstehung der jetzt meist gebrauchten Eichkurve zu sagen: Die Autoren führten die Messungen zum Aufstellen der Eichkurve am Katzenauge aus mit senkrecht auf die Hornhaut aufgesetztem Dynamometer. In der Überlegung, dass bei klinischem Gebrauch das Gerät aber horizontal gehalten werde, reduzierten sie ihre Resultate generell um 10 g, weil bei der Eichung am Katzenauge ausser dem Federdruck auch der Gewichtsdruck des Stempels wirksam war. Nimmt man aber das Gerät auseinander und bestimmt das Gewicht des Stempels, so findet man dieses wesentlich geringer als 10 g. Macht man das Experiment an der Waage zu prüfen, so findet man bei senkrecht aufgesetztem Gerät Gleichgewicht der Waage, wenn etwa auf der einen Seite 50 g liegen und auf der anderen Seite der Zeigerausschlag des Gerätes 50 zeigt. Macht man dann den weiteren Versuch das Gerät umzukehren und um den Stempel einfach mit einem 50 g-Stück zu belasten, so findet man nur einen um 4 g grösseren Zeigerausschlag. Die Vergrösserung des Ausschlages müsste aber 20 g betragen, wenn die von Bailliart und Magitot vorgenommene Reduktion von 10 g richtig wäre. Offenbar also ist die von Bailliart und Magitot vorgenommene Reduktion zu gross, daher die nach dieser Kurve gefundenen Arteriendruckwerte zu niedrig.

Herr Lauber (Schlusswort):

Es freut mich, eine teilweise Bestätigung unserer Behandlungsergebnisse durch Herrn Arruga zu erfahren. Wir haben besonderes Gewicht auf frühzeitige operative Eingriffe gelegt wegen der Eigentümlichkeit unseres Krankenmaterials. Wir konnten die Kranken vielfach nicht so lange in Behandlung behalten, als dies für eine wesentliche Beeinflussung der Kreislaufsverhältnisse notwendig gewesen wäre. Wir haben deshalb besonderes Gewicht auf die Herabsetzung des Augendruckes gelegt. Die Behandlung mit retrobulbären Atropininjektionen erweitert vielleicht die Netzhautgefässe, steigert aber den Augendruck, weshalb eine Verbesserung der Netzhauternährung nicht eintreten kann.

Herr Seidel (Schlusswort):

Herr Sondermann hat mich missverstanden. Ich habe heute nicht, was ich früher tat, über Blutdruckmessungen an den sogenannten abnormen oder hinteren Vortexvenen berichtet, die zwischen Papille und Macula in die Sklera eintreten, sondern ich habe Mitteilungen gemacht über Blutdruckmessungen an den eigentlichen Vortexvenen, die alle dicht hinter dem Äquator des Bulbus von der Aderhaut in die Sklera übertreten als 4—6 grössere Gefässe, die meist noch von einer wechselnden Anzahl (1—6) kleineren begleitet werden (Leber, Fuchs). Diese von mir erst im letzten Jahre ausgeführten Messungen an den regulären Vortexvenen und zwar sowohl an den grösseren als auch an den kleineren haben ergeben, dass bei minimalem Druck auf das Auge diese Venen kollabierten und zwar die kleineren (ebenso wie die Zentralvene der Netzhaut) bis zur Blutleere. Es kann also kein Zweifel sein, dass der normale Blutdruck in den Vortexvenen (ebenso wie in der Zentralvene der Netzhaut) nur wenige Millimeter Hg über dem normalen Augendruck liegt, was ich gern an dem mitgebrachten albinotischen Patienten demonstrieren möchte.

Nach den interessanten klinischen Ausführungen von Herrn Lauber wird wohl in Zukunft die absolute Höhe des Blutdruckes in den Netzhautarterien eine Rolle spielen. Ich darf deshalb wohl darauf hinweisen, wie ich das schon früher wiederholt getan habe (Kongressbericht 1925, S. 235, Graefes Arch. 116, S. 537, Abderhalden, Hdb. d. Biolog. Arbeitsmethoden Abt. V T. 6, S. 1027), dass für die absolute Höhe des erhaltenen

Betrages für den diastolischen und systolischen Blutdruck in der Netzhautarterie es sehr auf die Geschwindigkeit ankommt, mit welcher man den
Kompressionsdruck auf das Auge ansteigen lässt und dass die von verschiedenen Autoren bei gesunden Menschen mit diesem Bailliartschen
Verfahren erzielten ganz verschiedenen Werte hierdurch allein ohne
weiteres zu erklären sind. Denn bei Kompression des Auges tritt eine
Stauung in der Netzhautarterie auf, wodurch ihr Blutdruck erhöht werden
kann fast bis zur Höhe des in der Arteria ophthalmica an der Abgangs-
stelle der Zentralarterie vorhandenen. Da die Arteria ophthalmica einen
Durchmesser von 2 mm besitzt, so herrscht in ihr ein Druck von der
annähernden Höhe des allgemeinen Blutdruckes (Poiseuille). Diesen
Stauungsfehler bei Messung des Blutdruckes in der Netzarterie bei
Kompression des Bulbus kann man nur bei raschem Ansteigenlassen
des Kompressionsdruckes auf ein gewisses Minimum beschränken. Man
erhält daher bei langsamem Ansteigenlassen des Kompressionsdruckes
stets beträchtlich zu hohe Werte, sowohl für den Betrag des diastolischen
Blutdruckes (der im Moment des Auftretens der ersten grossen Pulsation
allenfalls des ersten Kollabierens des Gefässrohres bis zur Blutleere
vorhanden ist) als auch für den Betrag des systolischen Blutdruckes, der
bei einem Kompressionsdruck erreicht wird, der das Gefässrohr nicht
dauernd, sondern während einiger Herzperioden blutleer erhält.

Der Stauungsfehler wird bei raschem Ansteigenlassen des Kompressionsdruckes deshalb verringert, weil es einer gewissen Zeit bedarf, bis
der normale Blutdruck in der Zentralarterie der Netzhaut bis auf die Höhe
des in der Arteria ophthalmica vorhandenen getrieben wird. Ich habe
mich oft von der Tatsache überzeugt, dass bei demselben Menschen bei
langsamem Ansteigenlassen des Kompressionsdruckes viel höhere
Werte für den Netzhautarteriendruck erhalten werden als bei raschem
Ansteigenlassen desselben. Richtig sind allein die niedrigsten
Werte, die man erst nach sorgfältiger Einübung mit der Methode erhält.
Ich fand bei einem allgemeinen Blutdruck von 120 mm Hg genau dieselben
Werte wie Bailliart, d. h. für den diastolischen Blutdruck einen Wert,
der bei 35 mm Hg und für den systolischen Blutdruck einen solchen, der
bei 55—60 mm Hg liegt, wenn ich (wie das Bailliart vor Gebrauch seiner
von Bauermann erwähnten, am Katzenauge gewonnenen Eichkurve
tat) den als Kompressionsdruck mit dem Dynamometer künstlich erzeugten Augendruck hinterher mit dem Schiötzschen Tonometer maß
unter Verwendung der Eichkurve II von Schiötz.

XXI.

Über die hyaline Degeneration der Lamina vitrea.

Von

Walther Reichling (Berlin).

Mit 3 Abbildungen im Text.

Die folgenden Betrachtungen gingen aus von Befunden, die bei einem 55jährigen Gastwirt erhoben werden konnten, welcher an einem überraschenden Herztod bei schwerster stenosierender Coronarsklerose verstorben und im Pathologischen Institut der Charité am 6. Februar 1935 zur Sektion gekommen war.

An den Bulbi fanden sich bei der histologischen Untersuchung die als „senile Drusen der Glaslamelle" bekannten Veränderungen in sehr grosser Zahl (in einem Schnitt konnten 320 gezählt werden). Die Drusenbildung war kombiniert mit anderen Formen der hyalinen Degeneration an der Vitrea und in der Chorioidea, die im folgenden beschrieben werden sollen.

Gleich im ersten Bild (673/58, Abb. 1, Mallory) sieht man einige der Hauptausprägungen dieser Veränderung bei Malloryfärbung vor sich. Dieses Bild zeigt deutlich, dass die eigentlichen hyalinen Drusen nicht stets so homogen sind, wie man meistens annimmt, ferner ist zu erkennen, dass auch die Färbung[1] innerhalb der einzelnen Druse durchaus nicht einheitlich zu sein braucht. Im Schnitt sieht man rein blau und rein rot gefärbte Drusen neben anderen, welche diese beiden Farben in sehr verschiedener Mischung aufweisen. Das Pigmentepithel ist über den in diesem Schnitt sichtbaren Drusen etwas abgehoben, der Verlauf seines basalen Anteiles stellt einen genauen Abdruck der Form der einzelnen Drusen dar. Die Zellverbände des Pigmentepithels sind erhalten, ein wirklicher Zerfall von Zellen hat ebenso wenig stattgefunden wie eine Degeneration der Kerne. Die einzige nachweisbare Veränderung neben der Umbildung des Konturs der basalen Zone stellt die verschiedengradige Zusammendrängung des Pigmentepithels, stellenweise bis zu einem schmalen Bande, dar.

Am nächsten Bild (673/37, Mallory) sieht man eine andere Form der hyalinen Veränderung der Vitrea ausgeprägt: es ist dies die flächenförmige hyaline Degeneration. Das Pigmentepithel ist

---

[1] Beim Vortrag wurde eine Reihe farbiger Diapositive demonstriert.

über der Zone der flächenförmigen Degeneration seiner Höhe und seinen Konturen nach nicht im mindesten verändert.

Das dritte Bild (673/79, Mallory) soll ausser den schon beschriebenen Veränderungen einen Eindruck von der strukturellen Verschiedenheit der eigentlichen Drusenbildungen vermitteln. Am rechten Ende sieht man eine besonders schön ausgeprägte grosse, Mallory-blaue Druse, die man mit einem Vergleich aus der Spaltlampenmikroskopie der Linse wegen ihrer sandkornartigen Zusammensetzung etwa als pulverförmige Druse bezeichnen könnte.

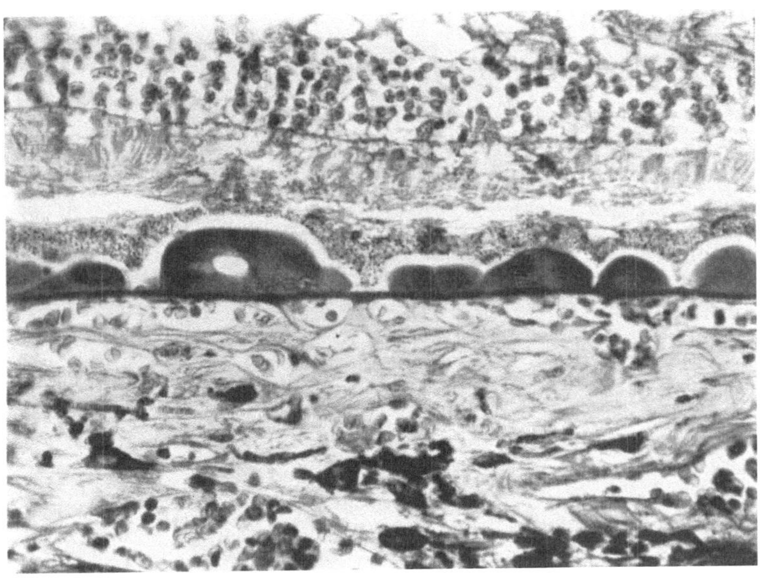

Abb. 1. Multiple Drusenbildung der Lamina vitrea.

Ausserdem finden sich rot gefärbte Drusen, flächenförmige und knötchenförmige hyaline Veränderungen der Vitrea nebeneinander; besonders zu erwähnen ist die hyaline Verquellung nach hinten, also chorioidealwärts unterhalb der roten Drusen am linken Ende des Präparates: derartige Verquellungen nach hinten, die allerdings nie die Grösse der dem Augeninnern zugewandten Drusen erreichen, sind in ausgesprochenen Fällen gar nicht selten. Hier ist das Pigmentepithel schon etwas mehr durcheinander geworfen als in den vorhergehenden Abbildungen.

Bis zu diesem Punkte könnte es nun so scheinen, als seien zu dem Bild der bisher sogenannten „senilen Drusenbildung der Vitrea" nur wenige Einzelheiten hinzugetragen worden. Diese Auffassung ändert sich allerdings entscheidend bei Betrachtung der folgenden Bilder. Zunächst sieht man am nächsten Bild (673/28, Mallory) eine der Form, Struktur und Färbung nach den homogenen Drusen der Vitrea nahezu gleiche pathologische Veränderung, die nun aber nicht mehr innerhalb des Bereiches der Vitrea, sondern an der inneren Grenzmembran einer Arteriole der Chorioidea zur Ausbildung gelangt ist.

Im nächsten Bild (673/31, Abb. 2, Mallory) ist dieselbe Veränderung der Grenzlamelle einer chorioidealen Arteriole in besonders eindrucksvoller Weise neben verschiedenen hyalinen Degenerations-

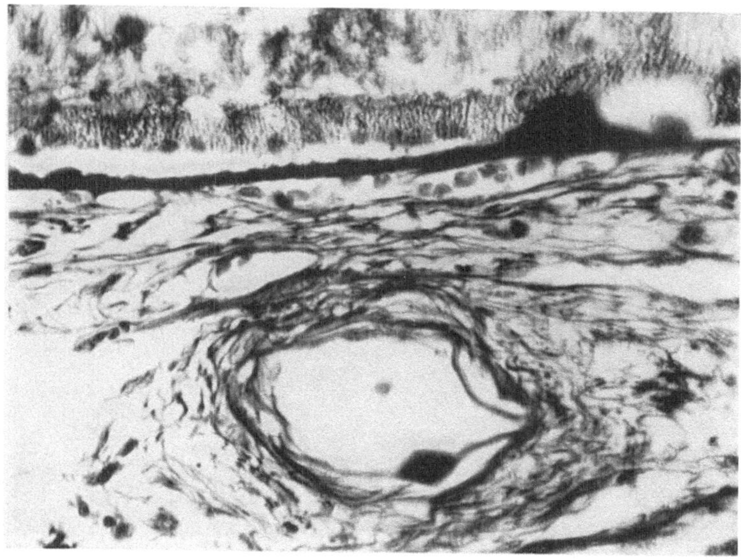

Abb. 2. Hyaline Degeneration einer Arteriole der Chorioidea in Kombination mit flächenförmiger, knötchenförmiger und drusenförmiger hyaliner Degeneration der Lamina vitrea.

zuständen der Lamina vitrea im Schnitt zu sehen. Wir haben es an der Innenwand des demonstrierten Gefässes mit annähernd halbkugeligen, hyalinen, homogenen, Mallory-roten Auftreibungen der glashäutig differenzierten Grenzmembran zu tun, die man geradezu als eine „Drusenbildung der Grenzmembran" bezeichnen könnte. Es handelt sich hier um den dem Gefässpathologen bekannten, für die Arteriolosklerose charakteristischen Gefässbefund. Noch mehr Gewicht aber bekommt die hyaline Degeneration der Vitrea in Ansehung der Tatsache, dass die gleichen hyalinen Verquellungen sich an demselben Bulbus auch in der Wand von Chorioidealgefässen kleineren Kalibers nachweisen lassen (673/30, Elastica v. Gieson).

Die grösste Beweiskraft für das kombinierte Vorkommen der
hyalinen Veränderung in der Wand von chorioidealen Gefässen verschiedenen Kalibers und in der Vitrea haben Befunde, wie sie
673/3, Elastica v. Gieson zeigt: Hier sieht man die hyaline
Degeneration in den Grenzmembranen unmittelbar benachbarter
Bezirke auftreten, nämlich in den Grundhäutchen zweier nebeneinander liegender Capillaren der Chorioidea und in Gestalt der
hyalinen Drusenbildungen der Vitrea selbst. Das Bild bringt im
übrigen das räumliche Verhältnis von elastischer Substanz und

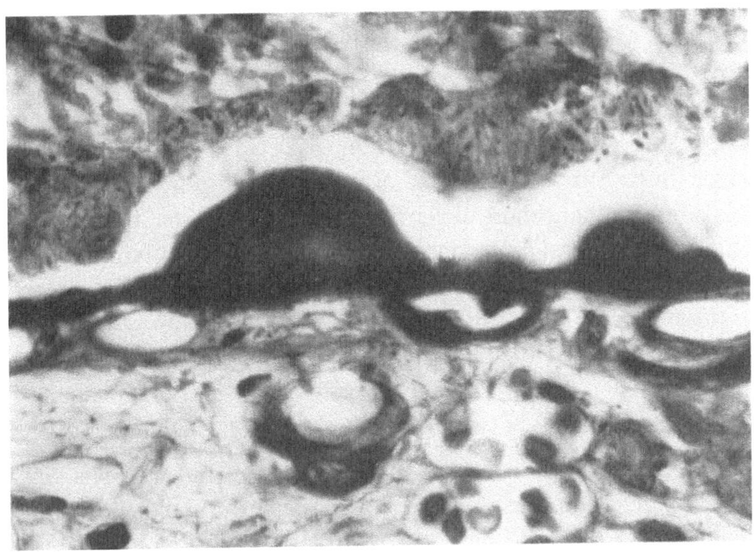

Abb. 3. Kontinuierlicher Zusammenhang zwischen einer drusenförmigen hyalinen Degeneration
der Lamina vitrea und einer hyalinen Degeneration einer Capillare aus der Capillarschicht
der Chorioidea.

von pathologisch veränderter glashäutiger Substanz der Vitrea zur
Darstellung. Wie zumeist, so liegt auch hier die elastische Substanz
der Vitrea an der Basis der hyalinen Erhebungen, d. h. sie ist
chorioidealwärts gelagert. 673/28 (Abb. 3, Mallory) zeigt die
Gleichsinnigkeit und den unmittelbaren pathogenetischen Zusammen-
hang der hyalinen Degeneration der Chorioidealgefässe und der
Lamina vitrea sehr deutlich. Hier sieht man, wie der Prozess
der hyalinen Degeneration kontinuierlich von der mächtigen hyalinen
Druse im linken Abschnitt des Bildes durch die ganze Breite der
Vitrea hindurch schreitet und sich auf das Grundhäutchen einer
Capillare der Chorioidea fortsetzt. Auch im äussersten linken
Bereich der Abbildung setzt sich eine knötchenförmige hyaline

Degeneration der Vitrea in eine hyaline Degeneration einer Chorioidealcapillare fort.

Man kann angesichts der dargestellten Befunde, wie ich glaube, ohne Übertreibung von einem vollzogenen Beweis für die Behauptung sprechen, dass es sich bei der hyalinen Degeneration in ihren verschiedenen erwähnten Lokalisationsformen um eine Art Systemerkrankung handelt, innerhalb deren die hyaline Degeneration der Vitrea nur eine bestimmte Lokalisation darstellt. Die Vitrea und ebenso die Lamina elastica interna aller Gefässkaliber bis in den Bereich der Arteriolen hinein, sind, soweit man es bis heute übersehen kann, aufgebaut aus elastischer und aus Glashautsubstanz. In den Gefässen geringeren Kalibers (Präcapillaren und Capillaren) verliert die innere Grenzlamelle der Gefässe zunehmend an elastischer Substanz, bis in den Gefässen der kleinsten Kaliber ein nur aus glashäutiger Substanz bestehendes, unmittelbar unter dem Endothel gelegenes Grundhäutchen übrig bleibt. Der hyalinen Degeneration, gleichgültig ob sie sich in den Arteriolen, den Capillaren oder der Lamina vitrea abspielt, ist nur die Glashautsubstanz unterworfen. Die Bezeichnung der „Systemerkrankung" findet ihre Rechtfertigung durch die Tatsache, dass das System der Grenzmembranen der besprochenen Bezirke des Bulbus von der pathologischen Veränderung gemeinsam betroffen wird.

Als Einwand könnte die Frage aufgeworfen werden, ob die besprochenen Veränderungen nicht vielleicht als Leichenveränderungen oder als Auswirkung der Präparationsmethoden (etwa als eine Aufquellung unter dem Einfluss der bei der Präparation angewandten Flüssigkeiten oder dgl.) betrachtet werden können. Gegen diese Annahme spricht ein Befund, dieser aber absolut entscheidend: Es ist die Tendenz der hyalinen Degenerationsbezirke zur Verfettung (Verfettungsbild), die nur intravital entstehen kann. Diese Verfettung ist gleichzeitig die einzige Veränderung, der die hyaline Degeneration in ihrer reinen Form sowohl an der Lamina vitrea wie auch am Gefäss unterworfen ist. Abbau- und Umbauprozesse (etwa Abräumung der entstandenen hyalinen Veränderung bzw. ihrer Verfettung durch Abräumzellen und Organisationsvorgänge) fehlen vollständig. Die Veränderung bleibt in ihrer ursprünglichen Form bestehen.

Im Verfolg der durch die hyaline Degeneration der Vitrea gesetzten Veränderungen fand sich an demselben Bulbus, dem die demonstrierten Abbildungen entstammen, noch ein Befund, dessen

Erwähnung in diesem Zusammenhang nicht unterbleiben darf. 673/2 zeigt ein „hyalines Degenerationsband der Chorioidea" bei reiner Elasticafärbung. Wie man sieht, erstreckt sich dieses hyaline Degenerationsband, von einem Drusenbezirk der Vitrea ausgehend, weit in die Chorioidea hinein. Dieses Degenerationsband hat dabei teil am Aufbau der Gefässwand eines Haargefässes der Capillarschicht. — Man sieht das Lumen dieses Gefässes mit zwei eingeschlossenen Blutzellen. Am oberen Rande dieses hyalinen Degenerationsbandes der Chorioidea sieht man in deutlicher Weise einen elastischen Randfaden. Aus diesem Befund lässt sich nach allem bisher Gesagten nur der Schluss ableiten, dass es innerhalb der Chorioidea elastische Fäden von grosser Ausdehnung gibt, die mit der Vitrea in Verbindung treten und ihrerseits genau wie die elastische Substanz der Vitrea in Glashautsubstanz eingebettet sind. Bei ihrem kontinuierlichen Verlauf nehmen diese langen elastischen Fasern zum Teil konstituierend an dem Aufbau der Wand von Gefässen in verschiedenen Höhenschichten der Chorioidea teil. Es ist ganz natürlich, dass bei der hyalinen Degeneration des Glashautanteiles einer solchen langen elastischen Faser diese pathologische Veränderung auch an der Wand der verschiedenen Gefässe in Erscheinung tritt, soweit dieser elastische Faden an ihrem Aufbau beteiligt ist. Im übrigen stellt dieser Befund auf dem Wege einer Denkweise, die auf die normalen histologischen Verhältnisse eines Gewebes Rückschlüsse aus den pathologischen Veränderungen zieht, eine weitere Stützung der Vorstellungen dar, die Sattler und Smirnow über den Aufbau der Vitrea aus zahllosen zusammentretenden elastischen Fasern aus dem vorderen Bereich der Chorioidea entwickelt haben.

So festgefügt bisher auch die Beweiskette für das Vorliegen einer Art Systemerkrankung nach den dargestellten Befunden und den daraus gezogenen Schlussfolgerungen zu sein scheint, so kann man sie doch nicht mit voller Sicherheit als endgültig betrachten, solange sie an die in einem einzigen Falle und bei einer einzigen Erkrankung erhobenen Befunde anknüpft. Man wird erwarten dürfen, dass diese „Systemerkrankung" bei pathologischen Vorgängen verschiedener Genese und Ätiologie in Erscheinung tritt. Die hyaline Degeneration wurde nun bei verschiedenen Erkrankungen, unter voneinander abweichenden Umständen und in mannigfachen Kombinationen mit anderen pathologischen Veränderungen des Auges angetroffen. Genannt seien die Phthisis bulbi und das Sekundärglaukom.

Ich bin überzeugt, dass die besprochene Erkrankung der Vitrea, so wenig sie in vielen Fällen klinisch bedeutende Ausfälle hervorrufen mag, der Ausdruck eines pathogenetischen Prinzips ist, das von weitgehender und nicht leicht zu überschätzender Bedeutung ist. Dafür scheinen mir in der Hauptsache zwei beweiskräftige Feststellungen zu sprechen, die aus dem demonstrierten Material ableitbar sind:

1. Die hyaline Degeneration tritt in eben denselben Formen an der Grenzmembran der Arteriolen und Capillaren der Chorioidea und an der Lamina vitrea derselben Bulbi in Erscheinung. Diese Tatsache beweist, dass wir es hier mit einem Grenzmembranproblem schlechthin zu tun haben.

2. Die besprochene Veränderung der Vitrea konnte bei Arteriolosklerose der Chorioidea (in einem sonst normalen Bulbus eines 55jährigen) demonstriert werden. In der Tatsache, dass sie in der Kombination mit gleichgearteten Gefässveränderungen bei verschiedenen Erkrankungen des Bulbus vorkommt, liegt der Beweis dafür, dass das zugrunde liegende pathogenetische Prinzip bei ganz verschieden gearteten Erkrankungen des Bulbus seine Wirksamkeit entfaltet.

Aussprache.

Herr Bücklers:

Herr Reichling hat aus der verschiedenen Färbbarkeit der Drusen der Lamina vitrea nach Mallory auf einen histologisch verschiedenen Aufbau geschlossen. Ich benutze seit 12 Jahren die Azanfärbung Heidenhains (eine Verbesserung der Malloryfärbung) und habe dabei immer wieder in der Linsenrinde die ausserordentlich schönen, zwischen Blau, Rot und Violett schwankenden Farben beobachten können. Ich möchte aber davor warnen, aus solchen Farbdifferenzen allzu weitgehende Schlüsse auf den histologischen und vor allem auf den physiologisch-chemischen Aufbau zu ziehen. Wir wissen aus den Untersuchungen v. Möllendorffs, dass der histologische Färbungsprozess kompliziert ist und dass dabei verschiedene Faktoren in Betracht kommen. Wir können und dürfen deshalb weder aus der gleichen Färbung ohne weiteres auf gleichen Aufbau, noch aus verschiedener Färbung immer auf verschiedenen Aufbau schliessen.

Herr Reichling (Schlusswort):

Dass der Ausfall der Malloryfärbung vorsichtig bewertet werden muss, ist zuzugeben. Allerdings glaube ich mich, da ich meine Beweise nicht auf die Auswertung der färberischen Befunde allein, sondern auf die Form und die Struktur der Veränderungen in gleich starkem Maße gestützt habe, zu den Schlussfolgerungen berechtigt, die im Vortrage aus den Befunden gezogen worden sind.

XXII.

Die Natur der Prowaczekschen Körperchen und anderer Einschlussgebilde.

(Eine Studie über den Golgiapparat der Epithelzelle.)

Von

Wilhelm Grüter (Marburg).

Mit 4 Abbildungen im Text.

Die Erforschung der von Prowaczek und Halberstädter bei Trachom beschriebenen Zelleinschlüsse, der sogenannten Trachomkörperchen, hat bisher trotz zahlreicher Untersuchungen keine endgültige Erklärung gebracht. Auch haben wir keinen Beweis dafür, dass es sich um belebte Gebilde handelt. Ich verweise bezüglich der Literatur aus den letzten zwei Dezennien auf die zusammenfassende Darstellung von Marchesani vom Jahre 1933 und von Peters aus dem Jahre 1935. Weiter brauche ich nicht sonderlich zu erwähnen, dass man über die Einschlussgebilde bei der bakterienfreien Blennorrhoe und der Schwimmbadconjunctivitis ebenfalls nicht zu einer letzten Erkenntnis gekommen ist.

Bei allgemeinen Studien über die Zellmorphologie bei Infektion durch filtrierbare Vira wurde mir der Gedanke nahegelegt, dass es sich bei den verschiedensten bisher in der Literatur beschriebenen allerfeinsten Reaktionsprodukten im Cytoplasma (Körperchen oder Granula) um gleichartige, nicht spezifische Vorgänge im Sinne einer Abwehr- und Verjüngungsreaktion handeln müsse. Weiter ergab sich die Auffassung, dass solche mikroskopisch eben erkennbare Abwehrreaktion in Gestalt eigenartiger körperlicher Gebilde nicht an die Wirksamkeit belebter Agentien im Sinne der bekannten Vira gebunden sei, sondern auch unbelebte toxische oder chemische Produkte eine ähnliche Reaktion hervorrufen könnten, wie z. B. Diphtherie-Toxin oder das bekannte Oleum sinapis.

Ich wurde somit veranlasst, auf breiter Basis zunächst den elementaren mikroskopischen Aufbau der Hornhaut- und Bindehautepithelzelle, was unsere engere Erörterung berührt, unter Zugrundelegung bekannter cytologischer Erkenntnisse (siehe S. 278) zu studieren. Anschliessend wurden dann verschiedene Vira und toxische Agentien unter gleichen Versuchsbedingungen geprüft.

Diese Prüfung bezog sich auf folgende Stoffe: 1. Herpesvirus; 2. Variola-Vaccine-Virus; 3. Staphylokokken-Toxin; 4. Diphtherie-Toxin; 5. Oleum sinapis; 6. Trachom-Epithel; 7. Epithel von Einschlussblennorrhoe und 8. von Schweinepestconjunctivitis.

Über die Einzelergebnisse, welche bei obigen Versuchsreihen gewonnen wurden, werde ich an anderer Stelle ausführlich berichten. Erwähnt sei hier, dass nach folgenden Gesichtspunkten die Kontrolle des verschiedenen von der Hornhaut, bzw. Conjunctiva gewonnenen Epithelmaterials durchgeführt wurde:

a) Schnitt- und Ausstrichfärbungen mit Hämatoxylin-Eosin, Eisenhämatoxylin, nach Giemsa, Lindner, Mann, Nocht, Heidenhain.

b) Spezifische Färbungen zum Studium des Golgiapparates, insbesondere die Osmiumfärbung nach Kopsch-Kolatschew und Nassonow.

c) Vitale Zellstudien gefärbter und ungefärbter Präparate.

d) Dunkelfeldkontrolle des erhaltenen lebendfrischen cytologischen Untersuchungsmaterials.

Zur genaueren photographischen Registrierung der erhobenen Zellbefunde, insbesondere der Resultate bei Dunkelfeldbeobachtung wurden im Sinne des Stereoprinzipes je zwei Aufnahmen unter geringer Objektverschiebung hergestellt. Solche Bilder ergeben, wenn auch nicht regelmäßig, einen für die Gesamtauswertung brauchbaren Stereoetfekt. Es gelang uns z. B., winzige Vakuolen von Kokkengrösse in ihrer körperlichen Struktur bei Untersuchung in Ölimmersion zu erfassen und damit zu deuten. Die Firma Zeiss hat mir dankenswerterweise ein geeignetes Betrachtungsgerät für die Serienbeobachtung solcher Bilder hergerichtet. Am Schluss des Vortrages werden Ihnen dieselben vorgeführt.

Zusammenfassend ist folgendes zu sagen: Unter der Einwirkung der vorhergenannten Reagentien zeigt sich, unabhängig davon, ob man ein belebtes oder unbelebtes Agens benutzt, eine entzündliche Reaktion, von der ich an dieser Stelle in Rücksicht auf die anfangs gemachte Fragestellung nach der Bedeutung der Prowaczekschen Trachomkörperchen allein die Reaktion des Golgiapparates in den Vordergrund der Betrachtung stellen möchte. Dieses als „apparato reticulare interno" bezeichnete Gebilde ist im Jahre 1898 von Golgi in den Purkinjeschen Ganglienzellen und den motorischen Vorderhornzellen der Eule und auch in den Spinalganglien junger Katzen beobachtet und beschrieben worden. Es würde viel zuweit führen, wollte ich auf die umfangreiche anatomische Literatur über den „Binnenapparat" der Zelle näher eingehen. Man ist sich bis heute noch nicht über die vitale Existenz dieses Gebildes und seine biologische Bedeutung einig geworden. So viel gilt jedoch als sicher, dass dieser Binnenapparat durch seine topographische Lage, seine Grundstruktur und sein färberisches Verhalten gegenüber der Osmiumsäure sich bei einiger Übung von anderen mikroskopischen Zellgebilden abgrenzen lässt. Die Vorstellungen, die man sich auf Grund vielfältiger Untersuchungen von der körperlichen Struktur des Golgiapparates macht, gehen dahin, dass es sich um ein dreidimensionales Netzgebilde handelt. Dieses ist zirkulär um die Kernzone gelagert, wobei besonders an den beiden Kernpolen das Binnengerüst die Gestalt eines vielfach gekammerten sphärischen Gebildes zeigt. In diesem finden sich ein oder zwei Centrosomen. Die periphere Cytoplasmazone weist ebenfalls verstreut liegende körperliche Gebilde von dreidimensionalem Bau auf, die auf Grund ihrer spezifischen Osmiumfärbung als Teile des Golgiapparates angesprochen werden. Ich bediene mich hier der Einfachheit halber der Nomenklatur von Hirschler, der von einem „komplexen" und „diffusen" Golgiapparat spricht, wenn auch neuerdings dieses Einteilungsprinzip für nicht ganz eindeutig erklärt wird.

Über meine ersten experimentellen Beobachtungen der Veränderung des Golgiapparates der kranken Epithelzelle habe ich in der Versammlung der Deutschen Ophthalmologischen Gesellschaft im Jahre 1934 berichtet. Sie bezogen sich auf die Veränderungen des Hornhautepithels bei der Herpes- und Vaccinekeratitis. Meine daran anschliessenden heutigen Untersuchungen auf breiterer Basis bestätigen einerseits die früheren Befunde, andererseits ergeben sich wichtige Ergänzungen, die es gestatten, die Natur der Prowaczekschen Körperchen und anderer Einschlussgebilde genauer festzulegen.

Die entzündliche Reaktion des Golgiapparates vollzieht sich bei allen von mir geprüften Agentien (ob belebten oder unbelebten) in mehreren Phasen:

1. Entzündliche Blähung des komplexen und diffusen Apparates. Diese äussert sich darin, dass zu Beginn ein heller Hof im Binnengerüst (besonders deutlich an den Kernpolen) sowohl in gefärbten wie in vitalen Präparaten auftritt. In demselben tritt eine feine sphärisch radiäre Zeichnung hervor. Das sonst im normalen Zustand kaum ekennbare Cerntriol ist um das Mehrfache vergrössert.

2. Je nach dem Ablauf der entzündlichen Reaktion (akut, subakut oder chronisch) zeigen sich verschiedenartig beschleunigte

Teilungsvorgänge. Und zwar a) schnüren sich von den sphärischen Teilen des Binnengerüstes an mehreren Stellen neue, allmählich sich vergrössernde sphärische Gebilde ab, so dass grosse Kernhauben mit zahlreichen Sphären entstehen. Dieses ist besonders drastisch bei der herpetischen Keratitis zu beobachten (Abb. 3). b) Auch das kranzartige Gesamtgerüst des Binnenapparates erfährt eine zunehmende Verdichtung und Vergrösserung durch Bildung neuer Netzstücke.

3. Die Centriolen teilen sich. Zunächst fällt eine zunehmende feine Punktierung des Centriolenkörpers in gefärbten Schnittpräparaten auf, welche von einem scharf abgesetzten winzigen hellen Hof umgeben ist. Über die Entstehung und die Natur dieser feinen eosinophiloiden Pünktchen wird man sich erst bei Vitalbeobachtung klar. Insbesondere die Dunkelfeldbeobachtung und ihre stereophotographische Registrierung in dem vorher beschriebenen Sinne lässt erkennen, dass es sich bei den Centriolen um kugelige oder eiförmige vacuoläre Gebilde mit völlig homogenem Inhalt handelt. Sie zeigen feinste sekundäre Teilungsbläschen, welche aus der primären Vakuole nach verschiedenen Richtungen zu drei, vier oder mehr Bläschen aussprossen. Die jüngeren (sekundären) Bläschen machen mithin die eosinophiloiden Granulierungen mit dem hellen Hof aus.

Während man im gefärbten Schnittpräparat nur schwer oder gar nicht über die Beziehungen zwischen dem wachsenden Netzapparat und den eingeschlossenen vacuolären Körperchen sich Klarheit verschaffen kann, gelingt es unschwer bei Beobachtung im vitalen Präparat, insbesondere im Dunkelfeld. Das wachsende Körperchen zeigt, eingeschlossen in das Netzgerüst, eine lebhafte, durch den physikalischen Flüssigkeitsstrom bedingte Bewegung. Es dreht und rollt sich nach allen Richtungen, so dass die feineren Sekundärbläschen wie winzige Tautröpfchen im Dunkelfeld aufglitzern.

Bei zunehmender Entzündung tritt, wie ich vorher sagte, eine Vergrösserung (Blähung), bzw. Teilung der primären Vakuole ein, wodurch hinterher zwei oder mehr Vakuolen vorhanden sind. Die Grösse derselben ist schwankend. Bei akuter blähender Entzündung (wie bei Herpes- und Senfölkeratitis) sind sie teilweise recht gross, bei subacuter oder chronischer Entzündung im ganzen klein, aber noch etwa kokkengross (Trachom im chronischen Stadium).

Das Wachstum und die Teilung des Golgi-Netzapparates setzt selbstredend auch sonst im Cytoplasma ein; und so sehen wir eine ausgesprochene Verdichtung in kranzartiger Form um die Kernzone und an einzelnen Stellen der Cytoplasmaperipherie.

Wenn nicht vorzeitig der Zelltod eintritt, ist (bei Dunkelfeld-beobachtung besonders deutlich) die starke Vermehrung und Ver-grösserung der vacuolären glitzernden Körperchen in der gesamten Cytoplasma-Golgizone festzustellen. Sie sind nicht mit den Mito-chondrienkörnern zu verwechseln (siehe Abb. 2). Beim übermäßigen Wachstum, bzw. beim Zellzerfall zerreisst das Golgigerüst und sphärische Teilstücke samt Vakuolen bieten im gefärbten Schnitt-bild ein charakteristisches Aussehen: Sphärische Gebilde, die einem vieleckigen Körper gleichen und in diesem die inzwischen durch Teilung vermehrten mehr oder minder grossen vacuolären Körper-chen: Haubenformen und Morulaformen des Golgiapparates. Es handelt sich nach unserer Feststellung bei diesen vacuolären Körper-chen nicht um parasitäre Neugebilde; man sieht sie z. B. auch nach Einwirkung von Staphylokokkentoxin, von Diphtherietoxin und Oleum sinapis.

Ausser diesen eingeschlossenen Vakuolen stellt man nach Zellzerfall auch freie Vakuolen, kenntlich an ihrer charakteristischen Form und dem Glitzern im Dunkelfeld, fest.

Es würde zu weit führen, die vielfältigen morphologischen Einzelheiten, welche bei der cytologischen Prüfung der ver-schiedensten Agentien festgestellt wurden, zu beschreiben. Ganz allgemein ist zu sagen, dass jedes der geprüften Zellgifte eine charakteristische, aber nicht spezifische Abwehr oder Verjüngungs-reaktion hervorruft, wobei zweifellos das chemisch biologische Ver-halten der Golgi-Vakuolen im Sinne einer sekretorischen Tätigkeit eine grosse Rolle spielt. Erwähnt sei hier, dass die Zellreaktion bei der Variola-Vaccinekeratitis von Kaninchen und Mensch eine typische herdförmige Reaktion des Golgiapparates darstellt. Nach meinen Untersuchungen ist das Guarnierische Körperchen das Centriol, bzw. das vacuoläre Körperchen des sphärischen Teiles vom Golgiapparat. Ähnlich liegt es bei der Herpeskeratitis von Kaninchen und Mensch. Im Frühstadium hebt sich, wie ich als erster Autor feststellen konnte, der haubenförmige (Osmium-färbung) Golgiapparat mit den eingeschlossenen Vacuolen ab (Abb. 2 u. 3.)

Zur Erläuterung der geschilderten Vorgänge im Golgiapparat der Epithelzelle wird anschliessend eine grössere Serie von Licht-bildern vorgeführt, welche die Osmiumreaktion des Golgiapparates in den verschiedensten Stadien und bei Anwendung der verschiedenen vorher erwähnten Zellgifte zeigt. Weiter wird an Dunkelfeldbildern der Aufbau und die Teilung der vacuolären Körperchen nach Einwirkung von Staphylokokkentoxin, Diphtherietoxin, Oleum sinapis, Variolavaccine und Herpesvirus erläutert.

Aus all diesen Beobachtungen ergaben sich bezüglich der Analyse der Prowaczekschen Körperchen sowie der Gebilde bei Einschlussblennorrhoe folgende Richtlinien:

1. Prüfung des Verhaltens und der Teilung des Golgiapparates bei Osmiumfärbung.

2. Prüfung der Teilungsvorgänge und des weiteren Schicksales der von mir festgestellten vacuolären Körperchen.

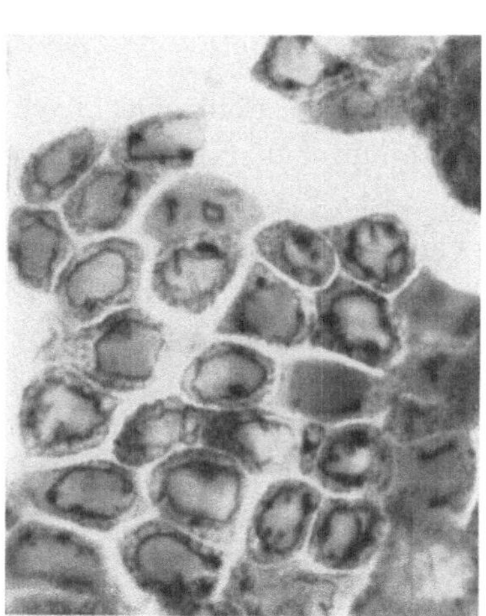

Abb. 1. Normaler Golgiapparat des Horn-hautepithels vom Kaninchen. Osmium-färbung; Vacuolen tiefschwarz. (Vergr. 1250fach.)

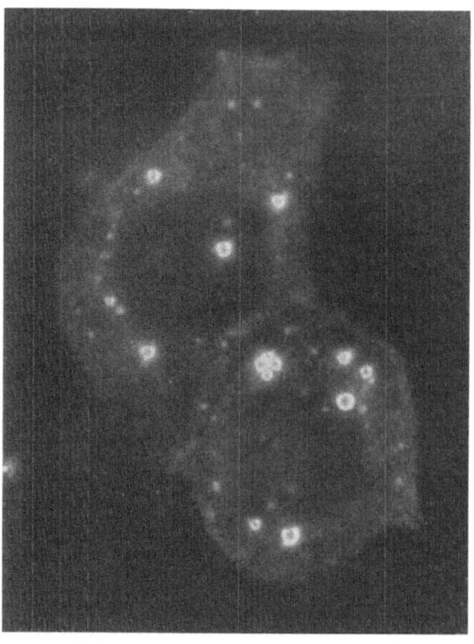

Abb. 2. Herpesvacuolen (= Herpeskörperchen) in verschiedener Grösse und Teilung im Cyto-plasma von Hornhautepithel des Kaninchens. Bildung von feinen Sekundärbläschen (Polung) in Dunkelfeldbeobachtung. (Vergr. 1250fach.)

ad 1. Bei dieser Krankheitsgruppe, insbesondere beim Trachom, steht die Reaktion des zentralen Golgiapparates im Vordergrund. Durch Färbung mit Osmiumsäure liess sich unschwer nachweisen, dass die typische Trachomhaube von Prowaczek dem entzündlich geblähten, meist bereits in Teilung befindlichen zentralen Golgi-apparat gleichzusetzen ist. Besonders schön und eindrucksvoll wirken die Vollbilder des Trachoms (Abb. 4) mit ihren tiefschwarz osmierten Hauben mit dem als schwarze kokkengrosse Körner er-scheinenden Vakuoleninhalt (20 und mehr Vakuolen). Es wird die allmählich sich entwickelnde Wucherung und Teilung des Golgiapparates in sechs Lichtbildern gezeigt. (Ausser den Hauben auch die Kranzformen.)

ad 2. In einem weiteren Lichtbild werden plastisch im vitalen ungefärbten Präparat bei Kondensorenverschiebung die durch ihre

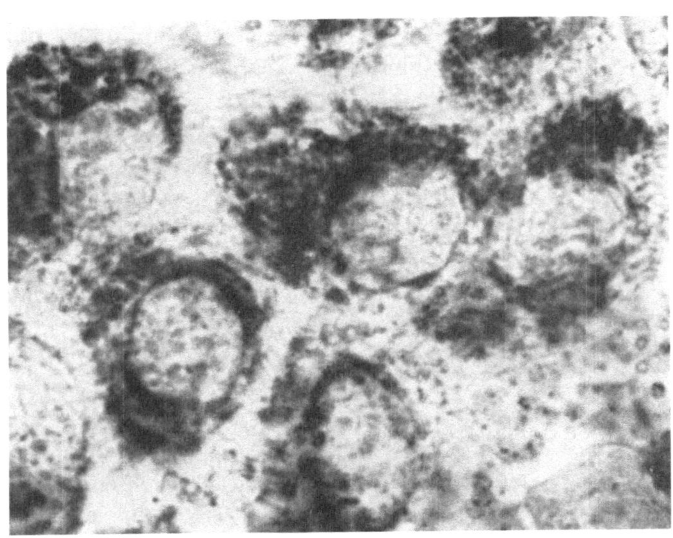

Abb. 3. Herpeshauben mit eingeschlossenen Herpesvacuolen. Osmiumfärbung von Keratitis herpetica des Kaninchens. (Vergr. 1250fach.)

starke Lichtbrechung sich kenntlich machenden, im Golginetz eingeschlossenen Vakuolen, welche zu Beginn der Beobachtung eine lebhafte Strömungsbewegung zeigten, vorgeführt. Es wird dabei betont, dass bei subakuter Entwicklung die Trachomvakuolen besonders stark sich vermehren, so dass das Golginetz prall damit gefüllt ist.

Zusammenfassend ist über diese Untersuchungen beim Trachom und anderen Einschlusserkrankungen zu sagen, dass die entzündliche Wucherung des zentralen Golgiapparates in Gestalt der Kernhaube das Bild beherrscht; aber auch der Golgikranz und die diffuse Golgizone des Cytoplasmas kommt zur entzündlichen Wucherung. In diesem Binnenapparat finden sich weiterhin vacuoläre, teilungsfähige und bewegliche Körperchen von homogener Beschaffenheit. Sie lassen sich im

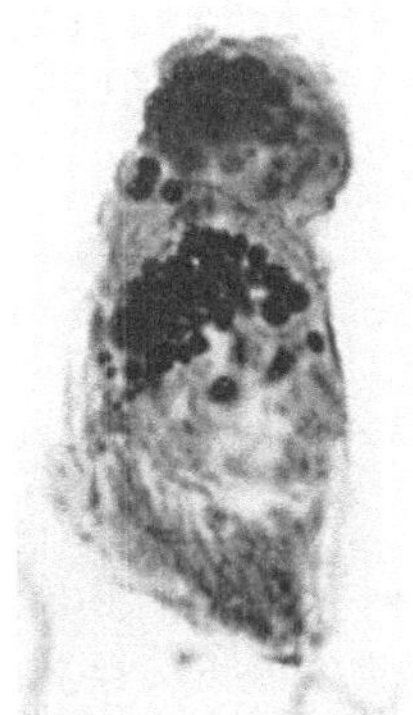

Abb. 4. Trachomhaube (zentraler Golgiapparat) mit eingeschlossenen, als schwarze Körner erscheinende Vacuolen. Osmiumfärbung. (Vergr. 1250fach.)

Dunkelfeld am besten beobachten und photographisch festlegen. Eine parasitäre Natur besitzen diese Vakuolen nicht. Es handelt sich vielmehr um elementare Zellbestandteile. Das cytologische Bild des Epithels bei Trachom und anderen Einschlusserkrankungen weicht in den Grundzügen (Verhalten des Golgiapparates) nicht von dem der anderen vorher beschriebenen Erkrankungen ab. Es ist aber nicht mit diesen cytologischen Bildern identisch. Jede Zellreaktion bietet ein charakteristisches Bild.

Literaturverzeichnis.

O. Marchesani: „Die ektogenen Infektionen des Auges." Lubarsch-Ostertag, Erg. Path. **26** (1933) (Ergänzungsband).

A. Peters: „Das Trachom". Berlin: Verlag S. Karger 1935.

W. Grüter: „Beiträge zum mikroskopischen Bild des Hornhautherpes". Bericht über die 50. Versammlung d. Dtsch. ophthalm. Ges.

Aussprache.

Herr Lindner:

Urteile über die Natur des Trachomeinschlusses sind nur möglich, wenn man diese Gebilde in allen ihren Stadien im feuchten Abstrich oder im Schnitt studiert. Der Einschluss im eingetrockneten Abstrich ist einer vertrockneten Qualle zu vergleichen, aus der man auch nichts über die wirkliche Form der Qualle aussagen kann. Den vorgebrachten Vergleich von Grüter muss ich daher für gänzlich unrichtig halten.

In Amerika ist durch Thygeson eine ganze Reihe von ausführlichen Arbeiten über das Kapitel des Einschlussvirus erschienen, die eine volle Bestätigung meiner eigenen Befunde darstellen. Sie wurden dadurch ausgelöst, dass man bei der Psytakose mikroskopische Befunde feststellen kann, die denen bei Trachom sehr ähnlich sind. Die freien Initialkörper des Trachoms sind morphologisch fast identisch mit ebensolchen Gebilden bei der erwähnten Erkrankung.

Herr Herzog:

Meine Damen und Herren! Die dankenswerten Mitteilungen von Professor Grüter bringen zweifellos Neues, in dem sie die Zelleinschlüsse mit dem Apparato Golgi in Beziehung setzen; indem ich völlig davon Abstand nehme, zu erörtern, ob und in welchem Umfange die von ihm dargestellten Zelleinlagerungen dem Golgischen Binnennetz entsprechen, kann ich mich indessen in keiner Weise zu seiner Auffassung bekennen — sofern ich ihn richtig verstehe —, dass das wesentliche pathologisch-anatomische Substrat in der Pathogenese des Trachoms in den von ihm beobachteten Strukturen im Cytoplasma zu beobachten sei. Jedenfalls muss einem nach dieser Richtung hin auftauchenden Missverständnis von vorne herein mit aller Entschiedenheit entgegengetreten werden.

Wir haben seit Prowaczek, mit dem ich damals nach Budapest zusammen zu reisen gedachte, das Wesentliche niemals in den sogenannten Trachomkörperchen, sondern in den sie zusammensetzenden corpusculären Einzelelementen gesehen, bzw. in den entweder einzeln, meistens zu zweien in der Epithelzelle disseminierten oder in grösseren zoogloeenartigen Verbänden zusammengeschlossenen Elementarorganismen, von verschiedener bis zur kleinsten subvisiblen Grösse.

Es kann gar nicht die Rede davon sein, dass die erstmalig von Prowaczek entdeckten Befunde, welche im Laufe der Jahre von zahlreichen ernsten und kompetenten Forschern bestätigt sind — ich nenne nur Greeff, Frosch und Clausen, A. Leber und Hartmann, v. Krüdener, Lindner, Wolfrum, die ungarischen Kollegen und verweise im übrigen auch auf meine eigenen Arbeiten — dass also diese Befunde besondere normale Organisationen, Produkte des biologischen Stoffwechsels, Gebilde der sekretorischen Funktionen (Sekretgranula), den Ausdruck der Dekomposition des alternden oder kranken Protoplasma darstellen.

Der Golgische Apparat ist bekanntlich eine normale Struktur. Es ist nun bekannt und von vornherein von Prowaczek, von mir — Budapester Publ. 1909 — und von Leber — Untersuchungen in der Südsee — festgestellt, dass bei der Epithelinfektion der infektiöse Reiz zur Hyperplasie, zu einem Gigantenwachstum der Zelle und ihrer Gebilde führt; das hat aber mit der Infektion an sich nichts zu tun. — Der Herr Vortragende hat aber selbst ausgeführt, dass Staphylokokken, Diphtheriebacillen, Herpeserreger an der Erzeugung seiner Gebilde beteiligt sind; das ist nach unserer heutigen Kenntnis ganz selbstverständlich; es ist jedoch hierzu zu betonen, dass die Infektion, nicht die durch sie hervorgerufene Umwälzung und Umorganisation im Zelleben das Wesentliche und die Hauptsache darstellt.

In den sogenannten Vakuolen, die in Wirklichkeit stets scharf begrenzt sind, und nicht wie — nach Grüter — Leuchtfeuer ausstrahlen, sind die Erreger, besonders mit Eisenhämatoxylin leicht zu färben.

2. Was diese Elementarkörperchen darstellen in morphologisch-systematischer Stellung und in ihrer pathogenetischen Bedeutung, ist nach dem mikroskopischen Bilde an sich bei dem in mancher Hinsicht monotonen Habitus, dieser in der Hauptsache teils kugeligen, teils hantelförmigen Gebilde ebensowenig zu entscheiden, wie bei den Zelleinschlüssen in den Nierenepithelien bei Scharlach, in den Magenwandzellen der Fleckfieberläuse, den Uhlenhutschen Einschlüssen bei Schweinerotlauf, dem Paschenschen corpuslären Substrat des Pockenvirus usw.

3. Dagegen ist es mir gelungen, diese Einschlüsse durch Verimpfung von Reinkultur von Gonokokken auf die gesunde menschliche Conjunctiva — an einem erblindeten und mir freiwillig zur Verfügung gestellten Auge — experimentell zu erzeugen. Auch hier ist die Infektion das Wesentliche (Publ. in Virchows Arch. 1913); man sieht im Anfang die in Form, in ihrem Habitus und in ihrer Färbbarkeit noch vollkommen normalen Gonokokken in Kappenform zusammengeballt innerhalb der Zelle dem Kern aufgelagert; weiterhin ist die Umwandlung in feinste, teils kugel-, teils hantelförmige Kügelchen, teils einzeln in ausgesparten Räumen liegen, teils zu grösseren Kugelverbänden agglomeriert, aber hier in letzterem Fall,

immer noch gelegentlich untermischt mit normalen Gonokokken. Das ist das Entscheidende, die Infektion ist die Hauptsache. Welche Strukturen, welche Hypertrophien und Degenerationen hierdurch in der Zelle hervorgerufen werden, ist zwar nicht nosologisch, wohl aber morphologisch zunächst unwesentlich.

Meine Befunde sind weitgehend bestätigt, u. a. im Auslande vom Direktor des Instituts Pasteur in Paris, wo ich bis Kriegsausbruch arbeitete und woselbst meine Präparate von Professor Roux im Beisein und unter Nachprüfung durch Professor Borel eingehendst durchgeprüft wurden.

4. Auf die zahlreichen sonstigen Einlagerungen, welche die Beurteilung der Trachominfektion in der Epithelzelle so ausserordentlich erschweren — Sekretgranula, Ballowitzsche Körbe, Sphaeren, Idiozome, Mitochondria, (Mewes, Benda, M. Staudenhain) Trophoplasten usw. — ist von mir bereits (Monographie Urban und Schwarzenberg) eingegangen, wie das bei mir als langjährigem Schüler des anatomisch-biologischen Hertwigschen Instituts in Berlin selbstverständlich ist.

5. Das Trachom ist keine Herpeserkrankung.

6. Um weiterzukommen sind zu den weiteren Untersuchungen die neuen Forschungsergebnisse auf bakteriologischem Gebiet betreffend die Lebenskreisläufe der Bakterien — basierend auf den grundlegenden Arbeiten, besonders Professors Löhnis, Hadley, Haag, Hollande — mit der hieraus resultierenden Erkenntnis über die Variabilität der Mikroorganismen in ihrem morphologischen Habitus und ihrem biologischen Verhalten heranzuziehen.

Herr Löhlein:

Ich möchte Herrn Grüter fragen, ob er die von ihm beschriebenen besonders im Dunkelfeld sehr schön sichtbar gemachten Gebilde, die er nichts vorwegnehmend als „Vakuolen" bezeichnete, als Krankheitserreger bzw. überhaupt als belebte Gebilde anspricht; ob er annimmt dass diese Vakuolen, bei denen er ja von Sprossung und Vierteilung sprach, doch eine Struktur besitzen, die uns nur bisher nicht erkennbar ist, oder ob er vielleicht annimmt, dass die Vakuole nur eine von einem kleinsten in ihr enthaltenen Erreger hervorgerufene Bildung darstellt.

Herr Grüter (Schlusswort):

Zu Lindner: Ob die von mir beschriebenen und zweifellos mit den Lindnerschen Initialkörperchen identischen Golgivakuolen den Trachomerreger darstellen, kann ich nicht entscheiden. Es ist nicht wahrscheinlich.

Zu Löhlein: Die vacuolären Golgigebilde sind gleichmäßig homogen im Dunkelfelde. Weitere feinere Innenstruktur (nicht mit den feinen sekundären Polungen zu verwechseln) konnte ich nicht feststellen. Die Gebilde sind, wenn sie einige Tage lang sich in der entzündeten Epithelzelle entwickeln konnten, im allgemeinen über kokkengross (die vorgezeigten Bilder stellen eine 1250fache Vergrösserung dar) und daher können sie bei der üblichen Vorstellung, dass das Trachomvirus filtrierbar ist, nicht als Trachomerreger angesprochen werden. Welcher Art das Trachomvirus sein könnte, bleibt auch jetzt noch ungeklärt.

XXIII.

Veränderungen am Hornhautnervenapparat des Kaninchens nach Exstirpation des Ganglion Gasseri.

Von

K. A. Reiser (Bonn).

Mit 3 Abbildungen im Text.

Meine Untersuchung über die nervösen Veränderungen in der Hornhaut nach Exstirpation des Ganglion Gasseri wurden durch zwei Gruppen von Fragen angeregt, die sich aus folgender Überlegung ergaben:

1. Die nervöse Versorgung der Cornea geschieht — wie ich in einer früheren Arbeit dargelegt habe — zum grössten Teil durch Nervenzüge, die aus dem Ganglion Gasseri stammen und die als dicke, sogenannte „radiäre Nervenstämme" in die Hornhaut eintreten. Neben diesen ursprünglich vom Nervus ophthalmicus ausgehenden Nerven dringen noch von der Conjunctiva kommende Nervenbündel in die Hornhaut ein. Gegenüber den vom Semilunarganglion entsandten Nerven spielen die dünnen, von den nervösen Geflechten der Conjunctiva zur Hornhaut ziehenden Faserbündel eine geringe Rolle. Exstirpiert man das Ganglion Gasseri, so erwartet man, da mit diesem Eingriff das Zentrum fast aller Hornhautnerven vernichtet wird, eine sofort einsetzende neurotrophische Störung des Hornhautgewebes, wie wir sie z. B. an den Extremitäten, deren Nerven verletzt wurden, immer beobachten können. Diese Vermutung bestätigt sich jedoch fast nie. Nach den grossen, von Wilbrand und Behr kritisch ausgewerteten Statistiken traten bei vollständiger Exstirpation des Ganglion Gasseri nur selten trophische Störungen der Hornhaut auf. Die Inkongruenz, die hier zwischen unserer Vermutung und unserer Erfahrung besteht, veranlasste mich, die Hornhäute, deren zugehöriges Ganglion Gasseri exstirpiert wurde, zu untersuchen. Vielleicht lassen sich irgendwelche anatomische Besonderheiten beobachten, auf Grund deren uns die an sich zuerst unerklärliche Erfahrungstatsache verständlich wird.

2. Die Fragen der zweiten Gruppe lauten: Wie sehen die degenerierten Hornhautnerven aus? Wie verhalten sich die feineren und allerfeinsten Nervenendformationen, z. B. das Terminalreticulum, wenn der Nervenstamm durchschnitten wird? In welchem Umfange

treten Degenerationen an den Nerven auf und wie weit, d. h. bis zu welchem Feinheitsgrad der Nervenfasern sind noch Degenerationsmerkmale morphologisch nachzuweisen?

In diesem Zusammenhang möchte ich die Ansicht von Stöhr jr., Boeke und mir erwähnen, nach der das nervöse Terminalreticulum auf Grund seines eigenartigen syncytialen Baus wahrscheinlich nicht zur Degeneration zu bringen sei. Ich will nachprüfen, ob sich unsere frühere Vermutung im Experiment als richtig erweist.

Über die beim Kaninchen technisch recht schwierige Operation der Ganglionexstirpation, die zum grossen Teil Professor Fuss von der Chirurgischen Klinik Bonn ausgeführt hat, werde ich später in grösserem Zusammenhang berichten. Zur histologischen Darstellung der Nerven verwandte ich die Imprägnationsmethode nach Bielschowsky-Groß.

Etwa 30 Stunden nach erfolgter Exstirpation des Ganglion Gasseri lassen sich an den groben Nervenstämmen der Hornhaut die ersten Degenerationsmerkmale beobachten. Sie äussern sich in Form von prallen Blasen, die zunächst nur an wenigen Stellen auftreten. In den Hornhäuten, die 65 Stunden nach der Operation zur Untersuchung gelangten, ist kaum eine Faser der dicken radiären Nervenstämme mehr intakt. Dies kommt ganz deutlich in Abb. 1 zum Ausdruck. Dort, wo wir normalerweise annähernd parallel laufende dünne Nervenfasern beobachten, finden wir nach der Durchschneidung ziemlich grobe, vielleicht durch Verschmelzen mehrerer Nervenfasern entstandene, unregelmäßig konturierte Stränge, in denen wir zahlreiche blasige Aufhellungen erkennen.

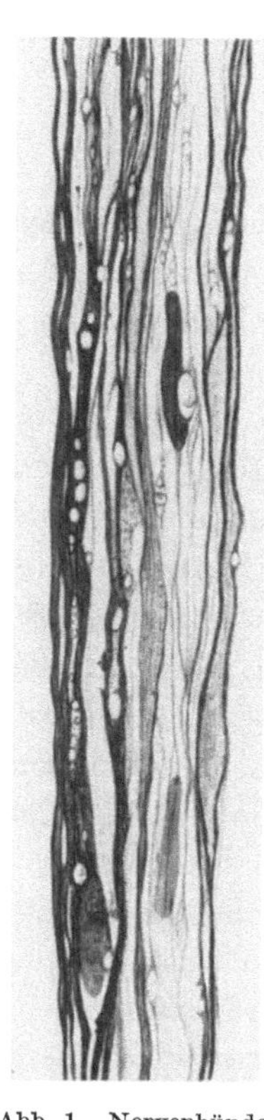

Abb. 1. Nervenbündel mit degenerierten Nervenfasern. Cornea, Kaninchen. Formolfix. Bielschowsky-Groß. Vergr. 1000 ×. Auf etwa ¹/₅ verkl.

Neben den breiten, mit grossen Blasen durchsetzten Bändern finden sich in den dicken Nervenbündeln viele Fasern, die bei Verwendung mittelstarker Vergrösserungen anscheinend frei von Degenerationen sind. Benutzen wir jedoch stärkere Objektive, so beobachten wir auch an diesen zunächst als normal betrachteten Fasern einige Merkmale, die uns die beginnende Degeneration verraten. Die Nervenfasern sind nicht mehr drahtähnlich, sondern in feine Segmente zerlegte Gebilde, wodurch der Eindruck einer aus kleinen nebeneinander gelegten Körnchen bestehenden Reihe erweckt wird. Hin und wieder sind an den nur wenig degenerativ veränderten Nervenfasern feine blasige Auftreibungen zu bemerken.

Wenden wir, den Lauf der dickeren Nervenbündel allmählich weiter verfolgend, unsere Aufmerksamkeit den feineren nervösen Verzweigungen zu, so stellen wir auch dort allenthalben — selbst an den Fasern der dünnen Nervenbündel — ausgedehnte pathologische Veränderungen fest. Die Degeneration der Nervenfasern erfolgt immer in gleicher Weise: Zusammenschluss mehrerer Fasern zu klobigen Strängen mit ausgedehnter Vakuolenbildung und Zerfall der Achsenzylinder in feine Körnchenreihen mit gelegentlich auftretenden Vakuolen. Wahrscheinlich stellen die letzteren weniger starken Veränderungen die Vorstufe zu den gröberen Veränderungen dar. In Abb. 2 ist ein Nervenbündel mittleren Kalibers dargestellt, an dem zahlreiche Degenerationszeichen in der eben beschriebenen Form sichtbar sind.

Unter Benutzung ziemlich starker Linsensysteme bemerken wir bei den feineren Nervenformationen, dem präterminalen Netzwerk, eine deutliche Ab

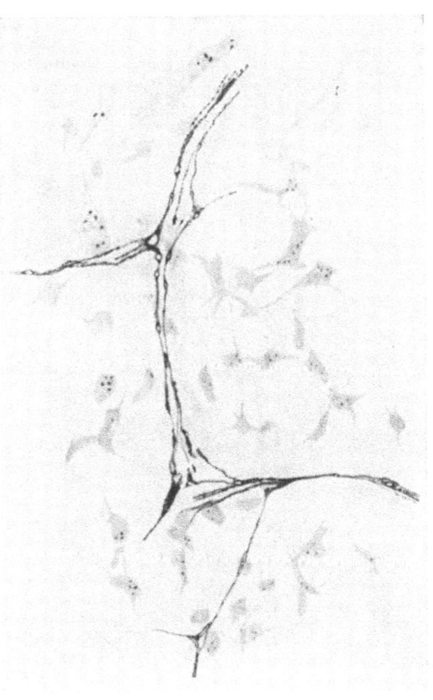

Abb. 2. Mittelstarkes Nervenbündel mit degenerierten Fasern. Cornea, Kaninchen. Bielschowsky-Groß. Vergr. 500×. Auf ⅕ verkl.

nahme der Degenerationsmerkmale mit zunehmender Feinheit der Faserbündel: die vakuoligen Auftreibungen der Achsenzylinder werden seltener und der Abstand zwischen den einzelnen Vakuolen wird ständig grösser. Bei den feinsten Elementen des präterminalen Netzwerkes verraten nur noch einzelne knotige Verdickungen der Nervenfasern den vorhandenen Degenerationsprozess. Zur Beurteilung derartig geringer Veränderungen ist eine ziemliche Erfahrung in der Auswertung pathologischer Nervenpräparate notwendig, denn zwischen den knotigen, degenerativen Auftreibungen der Nervenfasern und den an ihnen normalerweise vorkommenden Varicositäten besteht ein geringer und nur dem

Kundigen sichtbarer Unterschied. Abbildungen, die die Degenerationsmerkmale des präterminalen Netzwerkes demonstrieren,
werde ich in einer späteren Arbeit veröffentlichen.

Bei dem allerfeinsten nervösen Flechtwerk, dem sogenannten
Terminalreticulum suchen wir vergeblich nach degenerativen Veränderungen. In Abb. 3 sind zwei Hornhautzellen dargestellt, in deren

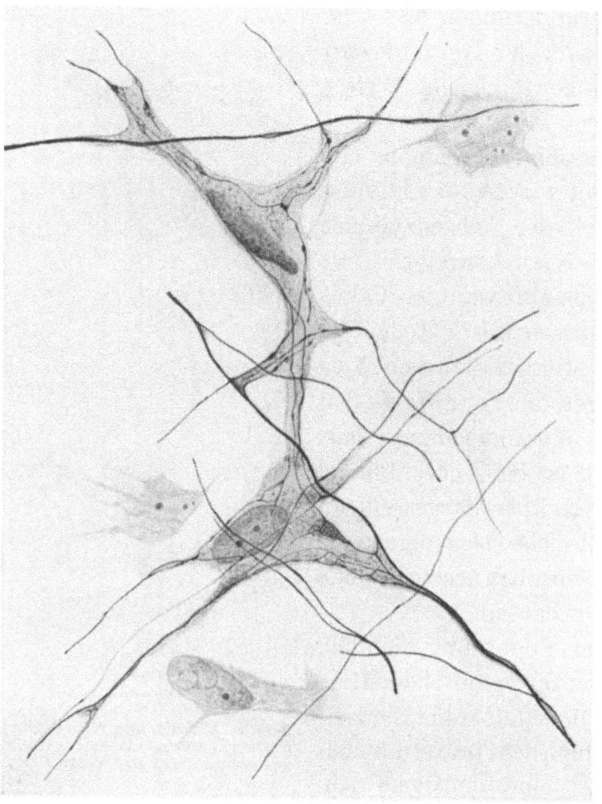

Abb. 3. Hornhautzellen mit nervösem Terminalreticulum. Kaninchen. Bielschowsky-
Groß. Vergr. 2000 ×. Auf ¹/₆ verkl.

Plasma das feine, wabig aufgebaute nervöse Terminalreticulum ein-
gelagert ist. An einzelnen Stellen sehen wir deutlich, wie das
Terminalreticulum durch Aufsplitterung etwas stärkerer Nervenfasern gebildet wird. Daneben erkennt man auch den syncytialen
Zusammenhang des nervösen Reticulums, dessen Fasern kontinuierlich von der einen Bindegewebszelle zur anderen ziehen. Auf dem
Wege von Zelle zu Zelle treten die einzelnen Fäserchen des Terminalreticulums untereinander in vielfache Verbindung, wodurch der

Eindruck eines zusammenhängenden Wabenwerkes hervorgerufen wird. Das in Abb. 3 dargestellte, völlig einwandfrei erscheinende Terminalreticulum ist dem gleichen Schnitt entnommen wie die schwer degenerierten gröberen und mittelstarken Nervenbündel der ersten und zweiten Abbildung. Damit ist die Richtigkeit meiner früheren Vermutung, das nervöse Terminalreticulum sei nach Durchschneidung fast aller zuführenden Nervenstämme nicht zur Degeneration zu bringen, experimentell bewiesen.

Die Erklärung für die Widerstandsfähigkeit der feinen, nervösen Endformationen gegenüber der deszendierenden Degeneration ist nur in dem syncytialen Aufbau sämtlicher Nervenelemente in der Cornea zu suchen. Jede Nervenfaser — sowohl in der Cornea als auch in der Sklera und im Magen-Darmkanal — entsendet, je weiter sie zur Peripherie gelangt, immer feinere Ästchen, deren feinste schliesslich eine kontinuierliche plasmatische Verbindung mit den Ästchen aller anderen Nervenfasern des gleichen Organs eingehen. Wird nun durch die Exstirpation des Ganglion Gasseri der grösste Teil der in der Hornhaut verlaufenden Nervenfasern zerstört, so bleibt trotzdem die ganze nervöse Endausbreitung, das Terminalreticulum, vor der Degeneration bewahrt. Die wenigen aus der Bindehaut in die Hornhaut ziehenden Nerven genügen, um das Terminalreticulum lebensfähig zu erhalten, da durch das Terminalreticulum die Nervenäste des Nervus ophthalmicus und die der nervösen Plexus der Conjunctiva in der Cornea zu einem syncytialen Ganzen vereinigt werden.

Durch vorstehende Ausführungen ist die zweite der zu Anfang gestellten Fragen hinreichend beantwortet. Aus dieser Antwort leitet sich die Lösung der ersten Frage zwangsläufig ab, weil zwischen beiden Fragen folgender ursächlicher Zusammenhang besteht: Das nervöse Terminalreticulum, das in der Cornea die Verbindung zwischen dem Nervensystem und den Hornhautzellen herstellt, degeneriert kraft seiner eigentümlichen Konstruktion nach Exstirpation des Ganglion Gasseri nicht. Infolgedessen ist die nervöse Versorgung der einzelnen Parenchymzellen nicht gestört und daher kein Anlass zu einer Keratitis neuroparalytica vorhanden. So findet die Erfahrungstatsache, dass nach exakter Ganglion-Gasseri-Exstirpation nur selten eine Keratitis neuroparalytica auftritt ihre Erklärung durch die auf dem syncytialen Aufbau beruhende Widerstandsfähigkeit des Terminalreticulums gegenüber deszendierenden Degenerationsprozessen nach Durchschneidung des Nervenstammes.

19*

Literaturverzeichnis.

Boeke, J.: Nova acta Leopoldina Halle **2**, 209 (1935).
Boeke, J.: Z. mikrosk.-anat. Forsch. **35**, 531 (1934).
Reiser: Z. mikrosk.-anat. Forsch. **15**, 761 (1932); **22**, 675 (1935).
Reiser: Arch. Augenheilk. **109**, 251 (1936).
Stöhr jr.: Z. Anat. **104**, 133 (1035).
Wilbrand u. Behr: Ergänzungsband der Neurol. d. Auges. München 1927.

Aussprache.

Herr Engelking:

Ich möchte den Vortragenden fragen, auf ein wie grosses Material sich seine Ausführungen stützen und ob er dabei immer das gleiche Resultat erzielt hat.

Herr Reiser (Schlusswort):

Ich habe meine Untersuchungen an 15 Augen angestellt. Ich möchte ferner bemerken, dass der Nervus Trigeminus für die Entstehung der Keratitis neuroparalytica mit grosser Wahrscheinlichkeit nicht verantwortlich zu machen ist. Wir haben nämlich noch nie gesehen, dass nach Zerstörungen des Kerngebietes des Trigeminus eine Keratitis aufgetreten sei. Zweifellos müssen deshalb jene nervösen Elemente für die Entstehung der Keratitis in Frage kommen, die sich im Verlaufe dem Trigeminus beigesellen und die bei irgendwelchen pathologischen Veränderungen ihrerseits zu Keratitis führen.

XXIV.

Mitteilungen zur Amotiofrage.

Von

W. Meisner (Köln).

Mit 2 Abbildungen im Text.

Die Kölner Klinik verfügt dank der Tätigkeit meines Vorgängers über eine zahlreiche Klientel von Amotiokranken. So habe ich mir die Frage vorgelegt, welche Menschen erkranken an diesem Leiden? Auf diese Weise kommen wir auch zur Erforschung der Ursachen der Amotio. Es ist die Beschäftigung hiermit auch ein Verdienst Gonins, der unser aller Aufmerksamkeit auf dieses Thema gelenkt hat.

Die Frage ist nicht von mir zuerst aufgeworfen, ich glaube aber, dank sorgfältiger Beschäftigung mit dem reichen gut beobachteten Material doch einiges Ergänzendes bringen zu können.

Ich zeige zunächst nach dem Vorgang Löhleins von 1931
zwei Tabellen, die Löhleinschen habe ich des Vergleiches wegen
ebenfalls wiedergegeben. Meine grösseren Zahlen: 207 Krankengeschichten, stellen manche Zufälligkeiten, die sich bei der Beobachtung der nur 53 Kranken der Vergleichstabelle finden, richtig.
Freilich gibt auch meine Tabelle auf die eine oder andere Unterfrage,
deren Beantwortung wichtig wäre, noch keine ausreichende Auskunft aus dem gleichen Grunde, da bestimmte Formen, z. B. Verletzungen, Orarisse u. a., noch nicht zahlreich genug sind. Aber es
soll mein Vortrag eben Veranlassung zu Ergänzungen geben. Wir
werden im weiteren sehen, dass z. B. auch die Tabellen Arrugas

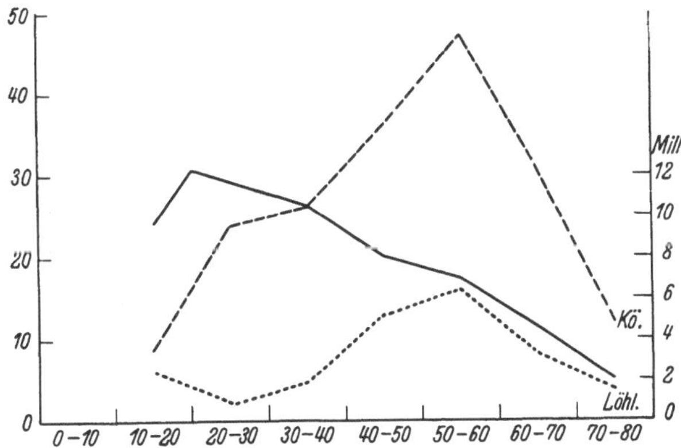

Abb. 1. Gesamtzahlen der Ablösung. Linke Zahlen: Zahl der Kranken; untere Zahlen: Alter
der Kranken; rechte Zahlen: Bevölkerungsziffern in Millionen. Ausgezogene Kurve: Be-
völkerungszahlen in jedem Dezennium; Punktkurve: Zahlen von Löhlein; gestrichelte
Kurven: Zahlen der Kölner Fälle.

mit 682 Krankheitsfällen manches offen lassen. Abgrenzungen
endlich, die bei Zusammenfassungen nötig sind, werden von dem
einen oder anderen anders gewünscht und ich habe z. B. auch gegenüber Löhlein geändert.

Nun zu Tabelle 1, über den Altersaufbau:

Es ist bekannt, dass mit zunehmendem Alter auch die Zahl der
Ablösungen wächst. Bei Löhlein sind die Zahlen von 10 zu
10 Jahren: 0, 6, 2, 5, 12, 16, 8, 4, bei mir: 0, 9, 23, 25, 34, 47, 30, 12.

Die Abnahme vom zweiten zum dritten Dezennium Löhleins
ist sicher Folge der geringeren Zahl und fehlt bei mir. Löhlein
hat ferner einen Schnitt mit 40 Jahren gemacht, was mir als Beginn
von Altersveränderungen etwas zu früh erscheint, aber wie gesagt,
das sind Fragen, die so und so entschieden werden können. Ich habe
die Grenze über 50 Jahre gelegt, weil ich glaube, dass dann die
Ergebnisse klarer werden, was besonders bei der zweiten Tabelle

hervortritt. Die Verletzungen sind bei mir gesondert angefügt, weil diese nicht in innerem Zusammenhang mit dem Alter stehen. Begreiflicherweise sind sie bei Kindern wegen Spielverletzungen, namentlich aber bei den Jahrgängen der angestrengtesten Berufsarbeit besonders häufig.

Löhlein hat ein Verhältnis von 13 vor 40 Jahren gegen 40 spätere, ich 91 zu 89 (ohne Traumen). Interessanter noch ist die zweite Tabelle, gleichfalls in Analogie und im Vergleich zu Löhlein, sie bringt neben dem Alter auch die Refraktion. Vorher erwähnen muss ich dabei, dass bei Löhlein alle Myopen mindestens —6,0 D hatten. Ich habe die Myopen von —4,0 einschliesslich abgetrennt, denn die geringsten Grade der Kurzsichtigkeit können in ihrer Wirkung auf Retina und Glaskörper noch nicht anders sein

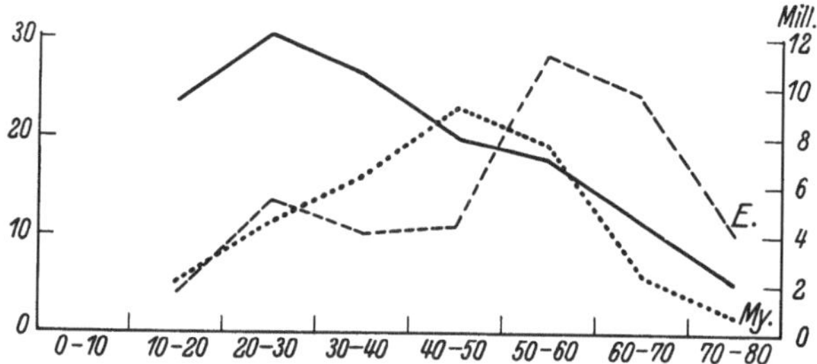

Abb. 2. Punktkurve: Zahl der Myopen (Köln); gestrichelte Kurve: Zahl der Emmetropen und Hyperopen (Köln). Sonst wie Abb. 1.

als die Emmetropie. Ich weiss, dass Arruga gerade auffällig viel Amotionen schon bei schwachen Myopen gezählt hat und komme darauf noch zurück.

Löhlein zählt 15 Emmetropen, und zwar 5 vor und 10 nach dem 40. Jahr, ich 99 Emmetropen, 37 vor und 62 nach dem 50. Jahr. Die Zahl der Emmetropen hat sich also in den späteren Jahren etwa verdoppelt. Demgegenüber stehen 38 Myopen bei Löhlein, 8:30, bei mir 82 im Verhältnis 55:27. Ich weise darauf hin, dass besonders zwischen 30 und 50 die Zahl der Myopen die der Emmetropen fast um das Doppelte übertrifft, nämlich 39:20.

Dagegen verkehren sich die Zahlen in das Gegenteil nach dem 50. Jahr und zwar je älter desto mehr. 27 Myopen stehen 62 Emmetropen gegenüber.

Diese absoluten Zahlen geben die grössere Gefährdung im Alter noch durchaus nicht vollständig an; die Stärke der Bevölkerung ist in den Jahrgängen nicht gleich, sie beträgt vielmehr nach der letzten Volkszählung im zweiten Dezennium etwa 9 Millionen, im dritten 12, im vierten 10, im fünften 8, im sechsten 7, im siebenten 4, im achten 2 Millionen.

Auffällig auf den ersten Blick ist das annähernd gleiche Verhältnis der Myopen zu den Emmetropen im Alter von 10—20 und 20—30, nämlich 5:4 bzw. 11:13. Das liegt nicht nur an den kleinen Zahlen, wie ich noch glaube dartun zu können. Zuvor noch ein Bild von der Abhängigkeit der Amotio vom Grade der Myopie. Ich gebe zunächst die Tabelle[1] von Arruga, der im Original jede Dioptrie einzeln darstellt. Auf der zweiten Tafel[1] sind sie etwas zusammengefasst und in kleinerem Maßstab, da es hier nur auf die relative Menge ankommt. In der Originaltabelle sind in der Tat auffallend die hohen Zahlen gerade bei —1,0 und —2,0. Eine Korrektur muss aber zweifellos angebracht werden und das ist eine solche nach dem Alter. In meiner Tabelle gehören von den im ganzen 19 Fällen (—1,0 bis —4,0) 13 jenseits des 50. Jahres und noch bei Myopen —5,0 bis —8,0 stehen bei 31 Gesamtzahl 13 jenseits dieser Grenze. Erst bei der nächsten Klasse tritt der Altersanteil zurück. Und noch eins: Bei den Jugendlichen finden wir in 2 von 6 bzw. 3 von 15 die sogenannten Orarisse, die wir wohl in diesem Alter noch nicht der geringen Myopie zur Last legen können.

Auch hier muss bedacht werden, dass die hohen und höchsten Grade der Myopie viel seltener sind als die niederen, dass die Myopen wiederum nur etwa $^1/_5$ bis $^1/_4$ der E. und II. betragen, so dass man berechtigt ist, die Gefahr der Ablösung nach dem Myopiegrade zu bemessen.

Wenige Worte noch zu den jugendlichen Emmetropen mit Amotio. Auch diese, im ganzen 37, liessen sich bis auf zwei klären. Es handelt sich einmal um sogenannte Orarisse, die bis auf einen oben gelegenen bei einem 21jährigen die typische Lokalisation temporal unten aufwiesen, ferner um operierte Schichtstare, angeborene Linsenluxation, um Augen mit rezidivierenden Glaskörperblutungen oder anderen begleitenden entzündlichen Erscheinungen an Uvea oder Retina bzw. ihre Folgezustände.

Die Rissfrage konnte ich dagegen nicht in befriedigender Weise klären. Ich begnüge mich, die Bilder[1] zu zeigen. Nur auf einen Umstand möchte ich hinweisen: Bei Verletzungen, durchbohrenden oder Kontusionen, lagen die Risse immer an der temporalen Seite, die bekanntlich am meisten gefährdet ist, nur je einmal rechts und

---

[1] Diese und die folgenden Tabellen bzw. Zeichnungen finden sich in einer ausführlicheren Arbeit in den Klinischen Monatsblättern, die demnächst erscheinen wird.

links nasal und da liess sich die durchbohrende Verletzung neben dem Loch nachweisen. Bekanntlich will Gonin die Risse bei Kontusionen als Kontrecoup gegenüber der Kontusionsstelle gesehen haben. Das trifft bei mir nicht zu, aber hier kann der Nachteil der kleinen Zahl mitwirken. Durch Sammeln zahlreicherer Fälle liesse sich vielleicht hier noch Klarheit schaffen, gerade in einer Frage, die uns allen am Herzen liegt, der Frage der Amotio als Unfallfolge.

XXV.

Echte Netzhautcysten und Netzhautablösung.

Von

E. Custodis (Düsseldorf).

Der neueren operativen Behandlung der Netzhautablösung verdanken wir ausser den grossen Heilerfolgen eine Förderung klinischer Beobachtungen und pathologisch-anatomischer Untersuchungen über diese Erkrankung des Auges. Zu den ersteren gehören die Cystenbildungen der Netzhaut, von denen man heute nicht mehr sagen kann, wie Fuchs in seiner Arbeit im Jahre 1921 noch darlegte, dass sie nur ausnahmsweise klinische Bedeutung hätten, da ein ophthalmoskopischer Nachweis aus technischen Gründen beinahe stets unmöglich sei. Die Arbeiten von Weve haben gezeigt, wie wichtig sowohl für die Entstehung wie auch für die Behandlung der Netzhautablösung die Cystenbildungen sind. — Eine klinische Beobachtung und anschliessende pathologisch-anatomische Untersuchung erscheint hinreichend interessant, um in diesem Zusammenhang berichtet zu werden.

Ein 30jähriger Patient gab bei der ersten Untersuchung an, auf dem rechten Auge immer schlecht gesehen zu haben. Seit etwa zwei Jahren bemerkt er ein Nachlassen der Sehkraft auf dem linken Auge, ohne dass sich eine Entzündung früher oder in letzter Zeit am Auge gezeigt habe. Er sei schon bei mehreren Ärzten gewesen, die ihm zu einer Operation rieten, die er aber verweigert habe. — Ich möchte gleich erwähnen, dass es sich bei dem Patienten um einen schwachsinnigen Menschen handelte, der durch seine Stumpfheit gegen seine Erkrankung und durch seine Eigenwilligkeit bei der Behandlung viele Schwierigkeiten machte. — Bei der ersten Untersuchung wurde von uns eine Netzhautablösung festgestellt, die hauptsächlich unten temporal gelegen war und bis in die Macula hineinreichte. Ein Riss wurde bei der ambulanten Untersuchung nicht gefunden. Aufnahme in die Klinik wurde abgelehnt. Erst nach einem Jahr erschien der Patient wieder in der Klinik mit der Bitte, ihm das linke Auge zu entfernen, da er durch dauernde Lichterscheinungen vor dem Auge besonders im öffentlichen Verkehr sich gestört fühlte. Der Befund war folgender:

Das rechte Auge war äusserlich und in allen Teilen regelrecht und hatte eine Sehkraft von 6/36. Irgendwelche Veränderungen, die die Herabsetzung der Sehkraft des Auges erklären konnten, fanden sich nicht, insbesondere ergab die Untersuchung des Augenhintergrundes auch am rotfreien Licht keine Veränderungen der Macula und der Sehhaut, die für die Herabsetzung der Sehschwäche verantwortlich gemacht werden konnten. Das Gesichtsfeld hatte normale Grenzen für Bewegungen und Farben. Nach dem Befunde musste den Angaben des Patienten, dass es sich um eine angeborene Schwachsichtigkeit dieses Auges handelt, Glauben geschenkt werden.

Auf dem linken Auge bestand eine Sehkraft von Handbewegungen in 2 m. Die Gesichtsfeldaufnahme ergab einen Gesichtsfeldrest parazentral nach unten. Die vorderen Augenabschnitte waren völlig normal, insbesondere konnten keinerlei Zeichen einer stattgehabten Entzündung nachgewiesen werden. Auch zeigte der Glaskörper gegenüber der rechten Seite keine Abweichung, weder an der Spaltlampe noch bei der Durchleuchtung mit dem Refraktionsspiegel. Am Augenhintergrund bekam man fast überall rotes Licht mit Ausnahme beim Blick nach unten, wo der Fundus zwar rot aufleuchtete, aber weniger intensiv wie in den übrigen Fundusteilen. Der Sehnerv war normal bis auf eine leichte unscharfe Begrenzung. An den Gefässen waren keine krankhaften Veränderungen nachzuweisen. Auffallend waren in der Netzhaut mehrere deutliche Cystenbildungen, die rings um den Sehnerven in einer Anzahl von fünf etwa mitten zwischen Papille und Ora serrata gelegen waren. Nur nach unten bestand eine einfache Netzhautablösung, die hier stärker prominent war als an den übrigen Fundusstellen, aber keine Cystenbildung aufwies. Temporal fanden sich hinter den in den mittleren Fundusabschnitten liegenden Cysten noch zwei kleinere Cysten weiter peripher. Die näher um den Sehnerven liegenden Cysten hatten einen Durchmesser von 3—4—5 Papillengrösse, die in der äussersten Peripherie gelegenen kleineren eine Grösse von zwei bis drei Papillendurchmesser. Bei der stereoskopischen Untersuchung am Gullstrand konnte man deutlich erkennen, dass durch die Cysten die Netzhaut in zwei Teile gespalten war. Die Cysten sassen keineswegs alle auf der Aussenwand der Netzhaut, sondern die meisten wölbten sich ebenso stark nach der Glaskörperseite wie nach der Augenwand vor, mit der sie zum Teil in Berührung standen. Der Inhalt der Cysten war klar, so dass man die dahinter liegenden Fundusteile gut übersehen konnte, wo keinerlei Herdbildungen zu erkennen waren. Ausser diesen Cystenbildungen waren nur in der äussersten Peripherie auf der temporalen Seite ganz vereinzelt kleinfleckige Blutungen vorhanden. Die Ableuchtung der Ora serrata zeigte nirgendwo Zeichen einer Loch- oder Rissbildung, wie auch in der übrigen Netzhaut keine derartige Veränderung nachgewiesen werden konnte. Die Untersuchung des Augenhintergrundes ergab keine Drucksteigerung, auch nicht bei wiederholter Kontrolle. Die Allgemeinuntersuchung war negativ, ebenfalls die Wassermann-Reaktion. Die neurologische Untersuchung ergab keinen Anhalt für eine organische Erkrankung des Nervensystems, wohl aber eine Imbezillität.

Da die Heilungsaussichten nach dem langen Bestand der Amotio und den hochgradigen Veränderungen der Sehhaut gering erschienen, haben wir in den Wunsch des Patienten eingewilligt und die Enukleation vorgenommen. Der Bulbus wurde in St. Georgi-Lösung eingebettet und Serienschnitte angefertigt.

Die Untersuchung der vorderen Augenabschnitte ergab keinerlei Veränderungen, insbesondere keinerlei Zeichen einer stattgehabten Entzündung der Regenbogenhaut und des Strahlenkörpers. Ebenso war die Gefässhaut völlig normal ohne narbige oder entzündliche Veränderungen, und auch das Pigmentepithel war überall völlig intakt. Die Netzhaut war überall abgelöst, aber stärker als bei der klinischen Untersuchung und makroskopischen Betrachtung vor der Härtung und Einbettung. Der grössere Teil der Netzhaut zeigte deutliche degenerative Veränderungen (Vakuolenbildung, Gliawucherung, Schwund der sensorischen Zellen). Allein in einzelnen kleineren Abschnitten hatte die Netzhaut eine fast normale Struktur mit einer fast intakten Sinneszellenschicht. — Die Membrana limitans interna war beinahe überall nur locker mit der Netzhaut verbunden, lag meist leicht wellenförmig der Netzhautinnenfläche an und war nur vereinzelt über eine Länge von 3—4 mm von der Netzhaut abgehoben. Die geringsten Veränderungen zeigte die Nervenfasern- und Ganglienzellenschicht. Die innere Körner- und äussere plexiforme Schicht waren durch reichliche Vakuolenbildung und mäßige Gliawucherung betroffen und nur vereinzelt waren andere Schichten der Netzhaut in gleicher Weise verändert. Keineswegs aber beschränkte sich die vakuole Degeneration nur auf die peripheren Netzhautabschnitte, sondern die zentralen Teile der Netzhaut waren ebenso befallen. Die Membrana limitans externa war an den nicht pathologisch gestalteten Netzhautabschnitten normal, liess dagegen in den degenerativ veränderten Netzhautteilen eine Unschärfe der Linie erkennen oder eine Unterbrechung oder völliges Fehlen. Die Sinneszellenschicht zeigte sich in den normalen Netzhautabschnitten gut erhalten und in den degenerativ veränderten Teilen ganz oder zum grössten Teil zerstört. Die eigentlichen Cystenbildungen waren zahlreicher als nach dem klinischen Befund erwartet werden konnte. Ein Teil peripher liegender kleiner Cysten war übersehen worden. Der Inhalt der Cysten erwies sich meist als klar. In der Regel wurde durch die Cyste die Netzhaut im äusseren Teil der inneren Körnerschicht gespalten, so dass die Zellen der inneren Körnerschicht die Innenwand der Cyste bildeten. Weniger häufig bildete die innere Körnerschicht die Begrenzung der Innenwand des Hohlraumes und die äussere plexiforme Schicht die Begrenzung der äusseren Wand. Vereinzelt lagen kleinere Cysten in der Ganglienzellenschicht oder äusseren Körnerschicht. Die Zellenzahl war im Bereich der Cysten vermindert und die Sinneszellen fehlten gänzlich. Die Membrana limitans externa liess sich überhaupt nicht oder nur in Resten erkennen. In kleineren Cysten, die immerhin aber 2—3 mm Durchmesser hatten, waren die Müllerschen Stützfasern oft erheblich hypertrophiert, so dass sie wie Stützbalken den Hohlraum durchzogen. — Unten, direkt an der Ora serrata, lag ein kleiner Netzhautriss. Über dem Riss war die Membrana limitans interna erhalten und zeigte sich beträchtlich über den Rand des Risses hinaus von der Innenfläche der Retina abgelöst. An der abgelösten Interna hafteten noch zahlreiche Netzhautzellen. — Erwähnen möchte ich, dass in den fast normal gehaltenen Netzhautabschnitten in der inneren Körnerschicht vereinzelt beginnende Vakuolenbildungen gefunden werden konnten, die der Wand von Capillaren unmittelbar anlagen.

Zusammenfassend lässt sich somit sagen, dass klinisch eine Netzhautablösung gefunden wurde, bei der zunächst Cystenbildungen wegen der Grösse der Cysten und des normal rot aufleuchtenden Fundus übersehen worden waren. Die pathologischanatomische Untersuchung bestätigte den klinisch erhobenen Befund, nur waren die Cysten in noch grösserer Anzahl vorhanden, als nach der ophthalmoskopischen Untersuchung erwartet worden war. Ausserdem wurde eine degenerative Veränderung grösserer Netzhautabschnitte festgestellt, zwischen denen Netzhautteile mit völlig normaler Struktur bestanden und fernerhin unmittelbar an der Ora serrata ein kleiner Netzhautriss.

Über die Cystenbildungen in der Netzhaut liegen eine Reihe von pathologisch-anatomischen Untersuchungen vor. Leber berichtete in seiner Abhandlung über die Erkrankungen der Netzhaut auch über die Cystenbildungen bei der Netzhautablösung und erklärte ihr Zustandekommen durch Stauung in den Gefässen bzw. in den Lymphbahnen der Netzhaut, hervorgerufen durch die Faltenbildung der abgelösten Retina. Fuchs stellte 1921 99 Fälle von cystischen Veränderungen der Netzhaut zusammen und vertrat die Auffassung, dass im wesentlichen mechanische Einwirkungen (Cystenbildungen an der Aussenseite bei Abhebung und retinochorioidalen Synechien, Cystenbildungen an der Innenseite der Netzhaut durch Ziehen von Glaskörpersträngen bzw. pararetinalen Membranen und weiterhin Faltenbildungen der Netzhaut bei Tumoren der Aderhaut) die Cystenbildungen verursachten. Von Fuchs wurden die Veränderungen in der Netzhaut im wesentlichen an Augen festgestellt, bei denen es im Anschluss an eine vorausgegangene Entzündung des Auges zur Netzhautablösung gekommen war oder an Augen, die an einem Sekundärglaukom oder Aderhauttumor sich erkrankt zeigten. Ein Fall aber wurde von ihm beschrieben, der in diesem Zusammenhang interessant erscheint, wo zwei grosse Cysten sich fanden bei einer Netzhautablösung, bei der die übrige Untersuchung des Auges keinen Anhalt für eine mechanische Einwirkung für das Zustandekommen der Cystenbildung ergab. Es handelt sich dabei um ein 17jähriges Mädchen, das vier Jahre zuvor am linken Auge eine Entzündung durchgemacht hatte und anschliessend allmählich erblindete. Als Ursache nahm Fuchs an, dass die Cysten in Zusammenhang mit der früher durchgemachten Entzündung durch aktive Exsudation entstanden wären. Er lässt allerdings die Möglichkeit offen, dass die Cystenbildungen in diesem Fall auch das Primäre gewesen sein konnten, und dass ihre Entwicklung im Laufe der Zeit Veranlassung zur Netzhautablösung gegeben hatte.

Die Ansicht über die Entstehung der Cysten in der Netzhaut geht somit dahin, dass entweder diese Veränderung in der Netzhaut durch mechanische Einwirkung oder durch Schwund der sensorischen Fasern zustandekommt und ex vakuo die Flüssigkeit in das Netzhautgewebe eintritt oder aber, dass es sich um transsudative bzw. exsudative Erscheinungen in der Netzhaut handelt als Folge einer Stauung bzw. Entzündung. Keine der genannten Auffassungen kann bei dem uns vorliegenden Fall befriedigen. Das Fehlen eines Hinweises einer stattgehabten Entzündung, einer Strangbildung im Glaskörper oder Schwarte auf der Netzhaut legt den Gedanken nahe, dass ein Krankheitsgeschehen vorliegen muss, das seine Ursache in der Netzhaut selbst hat. Das hauptsächliche Befallensein der inneren Körnerschicht und äusseren plexiformen Schicht macht es wahrscheinlich, dass die Krankheitsvorgänge mit der Ernährung der Netzhaut in ursächlichem Zusammenhang stehen. Die Gefässversorgung der Netzhaut erstreckt sich nach den bisherigen Untersuchungen auf die inneren Netzhautabschnitte bis zur äusseren Begrenzung der inneren Körnerschicht. Dort werden nach Kolmer nur noch Capillaren gefunden. Die äussere plexiforme Schicht, die Henlesche Faserschicht und äussere Körnerschicht sind frei von Capillaren. Erfolgt nun die Ernährung dieser äusseren Netzhautelemente durch den freien ubiquitären Säftestrom oder sind wir berechtigt, anzunehmen, dass auch Zellen und Gewebselemente in der Netzhaut vorhanden sind, deren Aufgabe es ist, die Regulierung des Stoffwechsels der Neuronen zu übernehmen? In dem Aschaffenburgschen Handbuch der Psychiatrie schreibt Jakob über die Neuroglia: „Die Funktion der Glia ist nach allem, was wir heute darüber wissen, eine recht komplexe. Sie ist nicht nur das Stützgewebe, sondern auch ein Stoffwechselorgan besonderer Wertigkeit. Sie führt dem sich entwickelnden Nervensystem als embryonale Körperzelle Aufbaustoffe zu, trägt offenbar den Stoffwechsel der nervösen Elemente bei der physiologischen Tätigkeit und befreit das Zentralnervensystem im krankhaften Zustand von den Zerfallsmassen. Sie wirkt dabei ganz im Sinne eines drüsigen Organs, und wenn wir sehen, dass bei dem durch die Glia geleisteten Abbau der degenerierten zentralen Nervenfasern die lipoiden Stoffe in der gleichen Weise von der protoplasmatischen Glia um- und abgebaut werden, wie dies von der Darmepithelzelle bei der physiologischen Verdauung besorgt wird, so sind dies Feststellungen von grösstem Interesse." Und weiter schreibt er über den Säftestrom im Zentralnervensystem, dass das gliöse Plasma mit seinem Reticulum als Träger der Gewebsflüssigkeit anzusehen ist. Kolmer schreibt einleitend über das Stützgewebe der Netzhaut: „Neben den eigentlichen nervösen Elementen, den Neuronen, finden sich in der Netzhaut, sowie in jedem Teil des Zentralnervensystems, als wesentliche Bestandteile statischen und vielleicht auch trophischen Zwecken dienende gliöse Elemente, die meist als Stützgewebe gewertet werden." Wenn Kolmer dann auch weiterhin schreibt, dass wir in der Netzhaut mit den heutigen Untersuchungsmethoden nicht feststellen können, wie es im Zentralnervensystem und Opticus der Fall ist, dass die Wandung der Capillare mit den Endfüsschen der Gliazellen umgeben ist, so sind wir wohl berechtigt, anzunehmen, da die Netzhaut dem Nervengewebe und entwicklungsgeschichtlich dem

Gehirn zugehörig ist, dass im gleichen Sinne im Auge eine marginale Glia und in irgend einer Form eine perivasculäre Glia die Netzhaut gegen die Gefässe und das umliegende Gewebe abdichtet, d. h. dass auch hier eine Blutgehirnschranke besteht. Ebenso wahrscheinlich ist, dass die Glia der Netzhaut wie im Gehirn ausser der Stützfunktion eine trophische Aufgabe für die sensorischen Elemente hat, und fernerhin ihr eine Leitung des Säftestroms im Netzhautgewebe, besonders in den gefässfreien Abschnitten zukommt. Erkrankt aber dieses, nach meiner Auffassung nicht nur als Stützsubstanz dienende Gewebe, so müssen Ernährungsstörungen und Leitungsstörungen des Säftestroms die Folge sein. Als solche fasse ich die Vakuolen- und Cystenbildungen der Netzhaut bei der uns hier interessierenden Beobachtung auf.

Ich glaube somit, dass im vorliegenden Falle sowohl den cystischen Veränderungen in der Netzhaut wie auch der vakuolären Degeneration ein Krankheitsprozess zugrunde liegt, der im wesentlichen die Stützsubstanz der Netzhaut — die Glia — und vor allem wohl die Müllerschen Fasern betrifft. Bei der pathologisch-anatomischen Untersuchung fand ich an den Stützelementen der Netzhaut die gröbsten Veränderungen. Vor allen Dingen zeigten sie sich in den Netzhautabschnitten verändert, die eine beginnende vacuoläre Degeneration aufwiesen, im übrigen aber noch wenig Veränderungen in ihrer Struktur zeigten. Da die Müllerschen Fasern als Stützsubstanz dem Zusammenhalt der Netzhaut dienen und weiterhin eine Abschliessung des Nervengewebes gegen das umliegende andere Gewebe (marginale Gliafunktion) übernehmen, so wird die Folge der Erkrankung sein, dass mit der trophischen Störung auch eine Störung der Stützfunktion und der Abdichtungsfunktion und damit eine mangelnde Widerstandskraft gegen mechanische Einwirkungen eintritt, wodurch sich die Beziehungen der Cystenbildungen zu den Orarissen und der Netzhautablösung ergeben. Weve hat in seiner Darlegung über Cystenbildungen in der Netzhaut ausgeführt, dass Cystenbildungen in der Netzhaut sehr häufig verbunden sind mit Orarissen. Dort, wo die Netzhaut in die Ora serrata übergeht, besteht sie fast nur aus gliösen Zellen, und wenn der cystischen Erkrankung der Netzhaut eine Erkrankung des Stützsystems dieses Gewebes zugrunde liegt, so wäre das häufige Zusammentreffen von Cystenbildungen mit Orarissen verständlich, weil beide eine Ursache haben — die erkrankte und geschädigte Glia.

Bei den Cysten bestehen ferner deutlich Lückenbildungen in der Limitans, so dass man durchaus den Eindruck hat, dass der Cysten-

inhalt nach dem subretinalen Raum absickert und dadurch Netzhautabhebungen ohne Rissbildung nicht nur durch Druck und Grösse
der Cysten, sondern durch Austritt von Cystenflüssigkeit entstehen
können.

Wenn nun für die Cystenbildungen und die Vakuolenbildung
der Netzhaut eine Erkrankung des Stützgewebes anzunehmen ist,
so lehrt uns die klinische Erfahrung, wodurch eine derartige Störung
der Stütz- und trophischen Elemente der Netzhaut verursacht
werden kann. Es sind dies einmal Gefäßstörungen, stumpfe Traumen,
Ablösungen der Netzhaut (durch dabei erfolgendes Zerren und
Reissen der abgelösten Netzhaut an den feinen Stützelementen des
Gewebes) und weiterhin eine angeborene Minderwertigkeit dieses
Gewebes. Diese Minderwertigkeit braucht keineswegs auf die ganze
Netzhaut sich zu erstrecken, sondern kann auch auf umschriebene
Teile beschränkt bleiben, wie die von Weve, Vogt, Jancke ver-
öffentlichten Arbeiten darlegen, wo immer aussen unten in der
Netzhaut ein Orariss und Cystenbildungen bestanden.

Im vorliegenden Falle möchte ich annehmen, dass eine ange
borene Minderwertigkeit der Glia zur Entwicklung einer oder einiger
Cysten und der Rissbildung in der Netzhaut Veranlassung gegeben
hat. Der grössere Teil der Cysten ist sicherlich aber erst sekundär
nach Ablösung der Netzhaut entstanden.

Abschliessend möchte ich sagen, dass die vacuoläre und cystische
Entartung der Netzhaut einen Hinweis ergibt, dass wir in der
Netzhaut wie in der übrigen Nervensubstanz ein trophisches Organ
— die Glia — besitzen, an die der Säftestrom und die Ernährung der
Netzhaut gebunden ist, und die gleichzeitig als Stützsubstanz der
Netzhaut dient. Die Erkrankung der Glia löst eine Störung ihrer
Funktionen aus, die ihren Ausdruck in Ernährungsstörungen,
Änderungen des Säftestroms und mangelnder Festigkeit der Netz-
haut findet.

Literaturverzeichnis.

Bartels: Klin. Mbl. Augenheilk. **91**, 437.
Fuchs: Arch. f. Ophthalmologie **105**, 333.
Jakob: Aschaffenburgsches Handb. f. Psychiatrie. Allg. Teil, I. Abt.,
I. Teil, 1. Bd., S. 130: Anatomie und Histologie des Grosshirns.
Janke: Klin. Mbl. Augenheilk. **95**, 145.
Kolmer: Handb. d. mikroskop. Anat. Bd. III, 2. Teil.
Leber: Handb. d. Augenheilk. v. Graefe-Sämisch Bd. VII, 170.
Vogt: Klin. Mbl. Augenheilk. **96**, 10.
Weve: Arch. Augenheilk. **109**, 49, 371.

XXVI.

Netzhautablösung und indirektes Trauma.

Von

E. Krückmann (Berlin).

Das vorliegende Thema ist meines Wissens bis jetzt noch niemals zusammenhängend behandelt worden. Trotz der geringen Anzahl von drei klinischen Beobachtungen und manchem theoretischen Beiwerk erscheint mir eine öffentliche Besprechung angezeigt, denn nach meinen Erfahrungen enthalten diese drei Beobachtungen etwas Grundsätzliches. Es handelt sich um drei jugendliche Emmetropen, die beim Lastentragen auf dem Rücken durch plötzliches Rutschen der Last zu schneller und energischer Streckung des Oberkörpers und Hebung der Augen veranlasst wurden, und bei denen am folgenden Tage im vorderen Abschnitt des Auges unten temporal eine Netzhautablösung gefunden wurde.

Das Alter betrug bei I: 18, bei II: 20 und bei III: 25 Jahre. Der Körperbau und die Körperkraft waren überall dem Alter entsprechend entwickelt.

Nr. I trug einen Sack mit Gurken; die Abladehöhe betrug ungefähr 1,30—1,40 m, der Tragweg dahin ungefähr 30 m.

Nr. II trug an Gurten einen Kasten mit Küchengeschirr; die Abladestelle befand sich auf ebener Erde, der Tragweg dahin betrug ungefähr 10 m und weiterhin 72 Treppenstufen zu steigen.

Von Nr. III wurde ein geschlachtetes Schwein getragen; die Abladehöhe betrug ungefähr 1 m, und der Weg dahin ungefähr 35 m.

Das Gewicht dieser Lasten war durchschnittlich 80—90 kg. In allen diesen Fällen fand das Rutschen der Last unterwegs statt, und bei II auf der Treppe.

Diese drei Beobachtungen verteilen sich auf etwa 5—6 Jahre. Zunächst fehlte mir die Erklärung für die Entstehung einer Netzhautablösung, zumal da nichts nachzuweisen war, was irgendwie, z. B. erbgangsmäßig, mit Netzhautablösung in Beziehung zu bringen gewesen wäre. Alle drei Kranken wurden am zweiten Tage nach ihrer Arbeit mit erweiterter Pupille untersucht. Bei allen drei war unten aussen eine Netzhautablösung feststellbar mit grauer, bzw. grauweisser schillernder Oberfläche und von ausgesprochener Unbeweglichkeit. Dabei war auffällig, dass in allen drei Fällen die abgelöste Partie nirgends schwappte. Sie behielt längere Zeit ihr grauschillerndes Aussehen und erschien gleichsam wie stabilisiert. Bei II waren ausserdem noch zwei kleine Risse in nächster Nähe der Ora zu sehen, aber auch hier schwappte die abgelöste Partie nicht. Ob bei I und III auch Risse vorhanden waren, konnte ich nicht feststellen; ich habe ausdrücklich nach ihnen gesucht, aber keine gefunden.

Diese Mitteilungen sollen hauptsächlich dazu dienen, die Aufmerksamkeit und die Kritik auf solche Beobachtungen zu lenken, denn es handelt sich hierbei nicht allein um eine rein wissenschaftliche Frage, sondern auch um ein Gebiet, das in das Versicherungswesen hinübergreift.

Es gibt nun eine Reihe von Netzhautablösungen, die den soeben beschriebenen Befunden in einigen Punkten ähneln. Dass sie ihnen aber dennoch nicht parallel zu setzen sind, soll im folgenden näher begründet werden:

1. Im jugendlichen Alter, sogar in den allerersten Jahren, sind Netzhautablösungen temporal unten bekannt; z. B. bringen die im Vorraum dieses Saales ausliegenden Atlanten von Arruga und Vogt auch hierzu neue Belege und Bilder. Diese Erscheinungen sind aber — im Gegensatz zu meinen drei Fällen — nachweislich kongenital bedingt.

2. Bei jugendlichen Myopen sind wahrscheinlich manche Fälle von Netzhautablösungen auf indirekte Traumen zurückzuführen, was bei den häufig vorkommenden degenerativen Veränderungen an den peripheren Teilen der betreffenden Netzhäute durchaus verständlich erscheint. Bei den drei von mir genannten Kranken handelt es sich aber nur um Emmetropen.

3. Sehr häufig werden Netzhautablösungen an der genannten Stelle bei zunehmendem Alter beobachtet. Es ist bekannt, dass in diesem Alter Degenerationserscheinungen im Orabezirk zu finden sind, die als Ursache von Rissbildungen mit anschliessender Netzhautablösung verantwortlich gemacht werden können. Bemerkenswert ist dabei, dass die Durchsichtigkeit der abgelösten Partie lange erhalten bleibt, was sich bei der Spiegeluntersuchung am roten Durchschimmern der reflektierenden Aderhaut nachweisen lässt. — Dieses Erhaltenbleiben der Durchsichtigkeit im Alter lässt sich dadurch erklären, dass das Quellungs- und Schwellungsvermögen mit den Jahren abnimmt; über diese Quellungen und Schwellungen

soll anschliessend berichtet werden. — Der Altersbefund weicht also
in wesentlichen Punkten von den soeben beschriebenen drei Fällen ab.

Es zeigte sich also, dass zur Erklärung dieser für mich neu-
artigen Befunde die bekannten Bilder und Ätiologien der Netzhautablösung nicht ausreichten. Ich musste daher auf Erfahrungen aus
Gebieten zurückgreifen, die auf den ersten Blick nicht unmittelbar
mit dem obengenannten Krankheitsbild in Beziehung zu stehen
scheinen. Im Verlaufe des Referates werde ich jedoch zu zeigen
suchen, dass die Deutung der von mir genannten drei Fälle von
Netzhautablösung nur im Zusammenhang mit dem grossen Gebiete
der Gehirn- und Retinaschwellung gelingt.

Das ophthalmoskopische Krankheitsbild meiner drei Fälle erinnerte mich ausserordentlich an die sogenannte Berlinsche
Trübung. Als Assistent von Prof. Berlin, meinem ersten Chef
auf dem Gebiete der Augenheilkunde, hatte ich oft Gelegenheit,
die von ihm entdeckte und beschriebene sowie nach ihm benannte
Trübung kennenzulernen, wie sie nach Kontusionen des
Auges auftritt. Fand sich klinisch gleichzeitig eine mit Blutungen
verbundene Gehirnerschütterung, und kam es dann gelegentlich zu
einer Sektion, so pflegte der Rostocker Pathologe Albert Thier-
felder auf die Klebrigkeit („Backigkeit") des Gehirns hinzuweisen.
An einen ähnlichen oder gleichartigen pathologischen Vorgang im
Gehirn und in der Netzhaut wurde aber damals noch nicht gedacht,
und ebenso wenig eine Parallele zwischen dem glänzenden, weisslichen, stark reflektierenden Aussehen der Netzhaut und dem sogenannten Gehirnödem gezogen. Es darf noch hinzugefügt werden,
dass die Berlinsche Trübung häufiger vorkam als die Gehirner-
schütterungen, aber dies hatte seinen Grund darin, dass die Augen
aus Mangel an Schutzgläsern damals den leichteren Traumen mehr
ausgesetzt waren.

Es ist sehr zu bedauern, dass die ausführlichen Arbeiten von
Marchesani und Spatz noch nicht im Druck erschienen sind.
Immerhin geben schon ihre Referate wertvolle Hinweise über die
Zusammenhänge von Hirnschwellung und Stauungs-
papille. Sie haben auseinandergesetzt, dass im Anschluss an eine
Gehirnschwellung eine Stauungspapille auftreten kann. Dabei
betonen sie, dass die Gehirnschwellung durch eine Zustandsver-
änderung der Gewebskolloide hervorgerufen wird, von der in erster
Linie die weisse Substanz hochgradig betroffen wird. Eine solche
Zustandsänderung im Bereich der weissen Marklager kann sich auch
auf die Markscheiden der Sehnervenfasern fortleiten und an deren

distalem Ende zum Bilde einer Stauungspapille führen. Dass sich
die Quellungen besonders an der Papille zeigen, liegt nach den Feststellungen von Marchesani und Spatz daran, dass der Sehnerv
bei seiner Quellung an den Stellen der unnachgiebigen Nachbarschaft eingeengt wird und nach Passage derselben (knöcherner
Orbital- und vorderer Skleralkanal) besonders an Volumen zunimmt.

Dass es sich dabei um keine echte „Stauungs"papille,
sondern um einen der Hirnschwellung analogen Prozess
handelt, ergibt sich aus den Beobachtungen von Marchesani und
Spatz, die keine freie Flüssigkeit, sondern eine vermehrte Wasser-
bindung innerhalb der Nervensubstanz fanden.

Hieraus geht — auch in pathologischer Hinsicht — eine
Übereinstimmung zwischen dem Verhalten der weissen
Hirnsubstanz und ihrem okularen Anteil hervor.

Man kann also sagen, dass unter den lebenden menschlichen
Organen das Auge insofern auch hier eine diagnostische Sonderstellung einnimmt, weil aus manchen Erscheinungen an der Netzhaut auf gleichartige physiko-chemische Vorgänge im Gehirn geschlossen werden kann.

Die einzelnen Vorgänge und die Gründe für die Gehirnschwellung
sind schwer zu erfassen und darzustellen. In einer der neuesten
Arbeiten wird z. B. von Fünfgeld ausdrücklich betont, dass das
Wesen der Hirnschwellung unbekannt sei, und es eine Umkleidung
unseres Nichtwissens bedeute, wenn die Hirnschwellung als kolloidale
Zustandsveränderung bezeichnet werde (S. 516).

Trotzdem will ich versuchen, einen kurzen Überblick über diejenigen Zustandsänderungen kolloidaler Substanzen zu geben, die
als Ursachen für eine Hirnschwellung in Frage kommen. Die Auswahl der Stichworte dazu verdanke ich zum grossen Teil Herrn
Kollegen Heubner.

Die die Organismen aufbauenden hydrophilen Kolloide haben die
starke Neigung, das Wasser molekular zu binden, d. h. sich zu hydrati-
sieren. Hinlänglich ist das von Gummi, Stärke und besonders von
Gelatine bekannt. Von den wasserbindenden Substanzen, die im Körper
vorkommen, sind hauptsächlich die Eiweisskörper und die Lipoide zu
nennen. Man braucht nur an den Glaskörper zu denken, der durch eine
geringe Menge kolloidalen Eiweisses im Gelzustand dargestellt wird. Die
Wasserbindungsfähigkeit ist von dem chemischen Aufbau des einzelnen
Kolloids sowie von den verschiedenen Faktoren des Milieus abhängig.
So gibt es mehrere Beispiele, dass unter gleichen Bedingungen verschieden konstituierte Kolloide voneinander abweichende Quellungsgrade
zeigen können. Wesentlich ist ihre elektrische Ladung. Es ist bekannt,

dass Eiweissionen stärker hydratisiert sind als isoelektrisches Eiweiss. Ebenso wechselt die Quellbarkeit kolloidaler Stoffe bei Zusatz von Säuren oder Alkali nach der Art der Ladung. Negativ geladene Substanzen werden bei Zugabe minimaler Säuremengen entquollen, während positiv geladene gerade zur Quellung gebracht werden. Dabei kann schon der Vorgang der Pufferung — also ohne wesentliche Änderung des p_H in der Gewebsflüssigkeit — der Grund für eine erhöhte Wasseravidität sein. Bei ungenügender Sauerstoffzufuhr — Ischämie — werden die Stoffwechselprodukte ungenügend abgebaut. Unter ihnen können sich saure Substanzen befinden, die sich im Gewebe anhäufen und daher aus den soeben besprochenen Gründen zur Quellung der Kolloide führen können.

Ihrem Wesen nach sind die Kolloidteilchen im Mikroskop nicht sichtbar, so dass Veränderungen an ihnen, wie z. B. eine Vergrösserung durch Quellung, auf diesem Weg nicht nachzuweisen sind. Ob die Nisslschen Körperchen, die als körniger Inhalt der Ganglienzellen im Mikroskop zu sehen sind, im lebenden Organ sich fein dispers oder in echter Suspension befinden, lässt sich nicht entscheiden, und daher ebensowenig, ob sie als Quellfaktoren in Betracht kommen.

Von dem Myelin, das in den Nervenscheiden vorkommt, und das namentlich aus Phosphatiden, Lecithin und verwandten Substanzen, sowie aus Cerebrosiden konstituiert ist, weiss man, dass es die Eigenschaften der hydrophilen Kolloide besitzt, also quellbar ist.

Somit könnte man die Schwellung der weissen Substanz aus den Veränderungen der kolloidalen Substanzen erklären. Es fragt sich nun, ob auch die benachbarte graue Substanz durch diese Veränderungen in Mitleidenschaft gezogen werden kann, d. h. ob sich eine Quellung der weissen Substanz auf die graue fortsetzen kann. Auf einen anatomisch-mikroskopischen Nachweis muss man aus den obengenannten Gründen verzichten. Es erscheint mir jedoch in diesem Zusammenhang besonders wichtig, dass Marchesani und Spatz ausdrücklich auf den bekannten Befund der sogenannten ganglionären Degeneration der Nervenfasern aufmerksam gemacht haben.

Dieser Befund zeigt nämlich, dass eine Quellung der Retina auf Grund von Ischämie (z. B. Retinitis albuminurica; zu Ischämie s. sp.) stattfinden kann. Es ist also hiermit der Beweis erbracht, dass die graue Substanz überhaupt quellungsfähig ist, und es erscheint daher die Annahme berechtigt, dass eine Quellung der Markscheiden nicht an der Lamina cribrosa aufzuhören braucht, sondern sich auf die nackten Achsenzylinder fortsetzen kann.

Theoretisch braucht meines Erachtens die Schwellung erst dort haltzumachen, wo Achsenzylinder nicht mehr vorhanden sind, d. h. dieser Vorgang kann sich auf die ganze Nervenfaserschicht erstrecken.

Eine Schwellung der Retina kann demnach ihren Grund in einer fortgeleiteten Hirnschwellung haben, andererseits kann die Schwellung primär im Auge entstehen ohne Beteiligung der Hirnsubstanz durch plötzlich eintretende Ischämie. Wenn man sich die Gefässversorgung der Retina vergegenwärtigt, erscheint die Gefahr einer Ischämie verständlich. Die versorgende Hauptarterie macht in ihrem Verlauf zweimal einen Winkel, den man ungefähr als rechten bezeichnen kann, und zwar einmal beim Eintritt in den Sehnervenstamm, das andere Mal beim Eintritt in die Netzhaut. Dasselbe gilt vom Verlauf der Netzhautvene, selbstverständlich in umgekehrter Richtung. Gerade an den genannten Umbiegungsstellen kann sich eine Kompression oder Stauung am stärksten auswirken. Die Arterie hält einen Kompressionszustand verhältnismäßig lange aus. Ihr Lumen kann zwar verkleinert werden, wird aber durch Druck sehr selten auf längere Zeit verschlossen. Anders ist es bei der Vene, die durch ihre grössere Nachgiebigkeit leichter zusammengepresst werden kann.

Nun ist seit Jahrzehnten bekannt, dass eine Gehirnrinde eine Ischämie nicht lange auszuhalten vermag, und dass auch die ihr adäquate Netzhaut — die doch entwicklungsgeschichtlich und anatomisch eigentlich nichts anderes darstellt als eine vorgeschobene Encephalocele — eine solche Ischämie nur kurze Zeit verträgt. Namentlich an ihrer Peripherie ist die Retina kaum in der Lage, Ernährungsstörungen auszugleichen. Die Folge der Ischämie ist eine Schwellung des retinalen Gewebes, die sich durchaus ähnlich, bzw. identisch wie die Schwellung des Gehirns aus gleicher Ursache, zu verhalten scheint.

Im vorliegenden wurde unter Nennung von drei Beobachtungen darauf hingewiesen, dass die Entstehung einer Netzhautablösung von Gesichtspunkten aus betrachtet werden kann, die früher noch nicht berücksichtigt worden sind.

Ich möchte sie jetzt dahin definieren, dass es sich um eine Netzhautquellung und ein anschliessendes indirektes Trauma handelt, das die veränderte Netzhaut zur Ablösung bringt. Auf die Art des indirekten Traumas werde ich noch später eingehen.

Zum Verständnis der Netzhautquellung hat sich die Heranziehung von Grenzgebieten als unentbehrlich herausgestellt. Als besonders wichtig ergaben sich Befunde und theoretische Erörterungen von Marchesani und Spatz über die Beziehungen resp. den Zusammenhang zwischen Gehirnschwellung und „Stauungspapille". Weiter habe ich den Versuch gemacht, eine Form der Retinaschwellung zu skizzieren, und zwar in dem Sinne, dass einerseits eine Schwellung des Gehirns auf den Sehnerven übergreift und von dort auf die Netzhaut weitergeleitet wird, dass andererseits die Schwellung auch durch lokal bedingte Ischämie primär im Auge entstehen kann. Im folgenden soll unternommen werden, die soeben genannte Theorie durch klinische Beobachtungen zu illustrieren, und fernerhin eine Einordnung der verschiedenen Gründe und Ursachen für eine Retinaschwellung auf nicht entzündlicher Basis zu geben.

Es sei ausdrücklich bemerkt, dass es sich bei den angeführten Fällen nicht um Literaturangaben, bzw. um theoretische Betrachtungen handelt, sondern um erlebte oder doch mindestens miterlebte Beobachtungen am Krankenbett und im Sektionssaal.

Vom Gesichtspunkt des ophthalmoskopischen Beobachters aus erscheint es angebracht, auf das Bild der sogenannten Stauungspapille im Anschluss an Hirnschwellungen einzugehen. Ich beschränke mich auf die Beschreibung des Papillentrichters, soweit er für diese Diagnostik beachtenswerte Merkmale aufweist. Liegt der Trichter zentral, und ist er nach hinten nicht zugespitzt, so entspricht er einer gleichmäßig gebauten Röhre, deren Endstück sich tellerförmig ausbreitet und dem Höransatz eines Stethoskopes ähnlich ist. Bei einer echten Schwellung wird das Lumen des Trichters durch die Volumenszunahme der umgebenden Nervensubstanz eingeengt; es kann sogar bis zu einem Spalt zusammengedrückt werden. Der prinzipielle Unterschied zu den Veränderungen beim Ödem besteht nun darin, dass bei der echten Schwellung nie eine freie Flüssigkeitsansammlung im Trichter zu bemerken ist.

Bei einer besonderen topographischen Variante ist der Trichter schwieriger zu sehen, aber bei richtiger Stellung der Augen immerhin deutlich wahrnehmbar. Diese betrifft den schrägen Eintritt des Sehnerven, bei dem der Trichterkanal ebenfalls schräg gelagert und dadurch schwieriger zu überblicken ist. Kommt noch eine besonders starke Entwicklung der nasalen Papillenhälfte hinzu, so ist der Trichter bereits im normalen Zustand teilweise verdeckt und wird bei Schwellungszuständen in der gewöhnlichen Augenstellung kaum zu beobachten sein. Jedoch wird es fast immer gelingen, ihn bei temporal gerichteten Augen im aufrechten Bilde zu erkennen.

Bei Demonstrationen habe ich immer darauf aufmerksam gemacht, dass es für die Beurteilung der Schwellung wichtig ist, kleine Gefässe aufzusuchen, die dem Trichterrande bzw. dem Trichterinneren aufliegen. Besonders ist dabei auf diejenigen kleinen Gefässe zu achten, die der

Verlaufsrichtung des Trichters folgen. Von ihnen sind für unsere Beobachtung namentlich diejenigen wesentlich, die sowohl zirkulär am Trichterrand entlangziehen, als auch steil an der Trichterinnenwand verlaufen. Sehr deutlich ist mitunter zu sehen, wie kleine Gefässe, die den Trichtergrund durchqueren, mit zunehmender Schwellung gehoben werden und mit abnehmender in ihre alte Lage zurücksinken.

Die Retinaveränderung als isolierte Schwellung ist ophthalmoskopisch sehr viel schwieriger zu beurteilen als die Papillenschwellung, da ihr ophthalmoskopisches Bild unter Umständen mehrere Deutungen zulässt. In vielen Fällen wird daher nicht ihr zum Teil unspezifisches Aussehen, sondern die Berücksichtigung der sonstigen pathologischen Zustände ausschlaggebend sein. Diese brauchen nicht nur auf das Auge lokalisiert zu sein. Das schliesst nicht aus, dass gelegentlich gerade das ophthalmoskopische Bild wertvolle Hinweise zu bieten vermag.

Diese ophthalmoskopischen Mitteilungen verfolgen neben der klinischen Deutung noch den Zweck, der Bezeichnung „Schwellungspapille" einen Weg zu bahnen, weil bei unseren Fällen die Schwellung das primäre Moment der Papillenveränderung darstellt, während die Stauung sekundär hinzutreten kann. Zu der Definition „Schwellungspapille" möchte ich bemerken, dass ich darunter nicht einen, nur auf die Papille lokalisierten Zustand verstehen will, sondern eine vom Gehirn fortgeleitete Veränderung. Als Grundlage dazu dienten mir jahrelang fortgesetzte Studien in der Gehirnpathologie, die es mir in vielen Fällen ermöglichten, analoge Vorgänge im Gehirn und an der Papille zu verfolgen.

Für den Ophthalmologen, der allgemeine Medizin mitbetreibt, ist es interessant und wichtig, Gelegenheiten wahrzunehmen, vor und nach einer Gehirnoperation den Augenhintergrund zu untersuchen. Es war mir verschiedentlich möglich, Gehirnoperationen beizuwohnen und genaue Aufzeichnungen zu machen. Es soll hier nur von solchen Fällen gesprochen werden, bei denen die Patienten vorher eine Prominenz der Papillen zeigten. Sehr viele Operationen verliefen vollkommen glatt. Aber mitunter erlebte man es doch, dass nach Eröffnung der Schädelkapsel und nach Bildung des Duralappens das Gehirn hervorquoll. Hierbei ist nun oft deutlich zu erkennen, dass die gequollene weisse Substanz — namentlich die massiven Marklager — die graue mitschleppt. Die Situation verschlimmert sich, wenn die harten Wundränder den Aussendruck auf das herausdrängende Gehirn vermehren und die mitgezogenen Gefässe komprimieren. Der Akt des Hervorquellens geht dann in einem viel rascherem Tempo und mit grösserer Intensität vor sich. Der Vorgang erinnert an die Bildung eines Maulwurfhügels. Auch der Vergleich mit einer Eregierung darf herangezogen werden. Es kommt nun durchaus nicht selten vor, dass diese Kranken, falls sie den Eingriff überstehen, einige Stunden nach der Operation oder am folgenden Tage eine weitere Prominenz der Papillen zeigen. Diese Beobachtung lässt ohne weiteres den Schluss zu, dass die Schwellung, die bei der Operation an den grossen Marklagern gesehen wurde, sich nicht auf diese beschränkt, sondern die weisse Substanz in ihrer ganzen Kontinuität ergreifen kann und dadurch auch eine Schwellung an der Papille hervorzurufen vermag. Die Form der Papille wird durch die Schwellung nur wenig verwischt, da es sich um eine gleichmäßige Volumenszunahme der einzelnen Nervenfasern handelt. Diese Annahme erklärt auch die mitunter beobachtete stärkere Prominenz der nasalen Papillenhälfte, denn ihr entspricht anatomisch-physiologisch eine grössere Anzahl von Nervenfasern. Von einer ödematösen, d. h. interstitiell gelegenen Flüssigkeit habe ich niemals etwas bemerkt.

Bei der Betrachtung über die Beziehungen von Gehirntumoren und Schwellungspapille möchte ich vorwegnehmen, dass der absoluten Grösse des Tumors im allgemeinen eine geringere Bedeutung zukommt. Ich habe erlebt, dass Tumoren von Walnuss- bis Apfelgrösse im Vorderlappen anlässlich einer Sektion gefunden wurden, deren Träger trotz genauester Nachforschung nie über irgendwelche Beschwerden geklagt hatten. Gerade für Sehstörungen hatte sich niemals ein Anhalt ergeben. Die nachträglich untersuchten Sehnerven zeigten weder makroskopisch noch histologisch einen pathologischen Befund. Den gleichen Mangel von Symptomen kann ich von einem abgekapselten Abscess berichten, der im Stirnhirn lokalisiert war, und dessen Bakterienkultur Staphylokokken ergab. Bei einer gründlichen Nachforschung der Vorgeschichte stellte sich eine frühere Erkrankung der Nebenhöhlen heraus.

Der Befund, der mich damals sehr überraschte, ist den Klinikern anderer Spezialfächer nicht neu. So sagte mir Herr Kollege von Eicken, dass ihm das Vorkommen dieser symptomlosen Abscesse von den Nebenhöhlen aus bekannt sei. Diese Erfahrung hat mich bestimmt, bei raumverdrängenden Prozessen im Stirnhirn, deren Ätiologie unklar ist, stets an einen Abscess mit zu denken, und daher vor der Ausführung einer Punktion alle üblichen Blutuntersuchungen vorzunehmen.

Wesentlich anders ist es bei plötzlich auftretenden Häm atomen, wie sie beispielsweise besonders bei Rennstürzen auf den Vorderkopf vorkommen. Die elementare Gewalt, die an sich schon ein Trauma für die benachbarte Gehirnsubstanz darstellt, und das Volumen der Blutung, das einen starken Druck auf das Gehirnbett ausüben kann, führen in kürzester Zeit zu einer Schwellung, die sich ophthalmoskopisch in einer beiderseitigen Schwellungspapille manifestieren kann. Man kann dabei sehr gut beobachten, wie die Papille direkt vorgeschoben und in die Netzhaut hineingedrängt wird. Die dadurch bedingte Sehverschlechterung kommt mitunter einer Erblindung gleich. Dass die Blutung das auslösende Moment ist, ergibt sich aus der Tatsache, dass nach erfolgter Punktion des Hämatoms die Papillenschwellung abzunehmen pflegt, um bei einem Blutungsnachschub wieder zu stagnieren und erst bei völliger Entleerung zu verschwinden. Das Wesentliche für den Arzt besteht nun darin, dass zwei fast erblindete Augen ihre volle Sehkraft wieder zu erhalten vermögen, wenn die Schwellung schnell genug zum Schwinden gebracht werden kann. Das gelingt nur durch eine rechtzeitige und richtige Punktion, so dass bei diesem Augenbefund ein rasches Handeln angezeigt ist. Es ist bei diesen Fällen von Bedeutung, dass die Papille von Blutungen geradezu übersät sein kann. Das erste Heilungszeichen an der Papille ist das Auftreten eines tieferen Spaltes, d. h. die Restitution des Papillentrichters.

Eine Gruppe von Hämatomen, die im Anschluss an Schädelbrüche entsteht, soll besonders erwähnt werden. Für unser Thema kommen hauptsächlich die Blutungen bei Schädelbasisfrakturen in Betracht, weil sie in den intervaginalen Raum der Sehnervenscheide eindringen können. Die dadurch verursachte Kompression der gefässhaltigen pialen Scheide und der Septen kann zur Ischämie und anschliessend zur Schwellung der Markscheiden führen. Daraus kann gelegentlich ein Ausfall einzelner Markscheidengruppen resultieren, der sich in einer Art Durchlöcherung des Gesichtsfeldes auswirkt. Durch Vereinigung der Ausfallsstellen kann es dann später zu einem grösseren Skotom kommen. In solchen Fällen braucht die Papillenschwellung nur geringgradig auszufallen und pflegt auch von kürzerem Bestande als in den obenerwähnten Beobachtungen zu sein. Für dieses kleinere Ausmaß der Schwellung und ihren schnelleren Rückgang ist die Voraussetzung, dass keine grösseren Blutungen im Gehirn stattgefunden haben.

Bei Betrachtung der vorher beschriebenen Befunde ist es auffällig, dass bei den im Vorderhirn liegenden grossen Tumoren eine Papillenschwellung gefehlt hat, während sie bei den grösseren

Blutungen beobachtet wurde. Man kann sich nun vorstellen, dass bei langsamen Wachstum der Geschwülste eine Art Ausgleich zwischen den vordringenden Tumormassen und der umgebenden weissen Substanz stattgefunden hat. Falls eine Schwellung der Marklager dabei aufgetreten ist, so scheint wegen der Symptomlosigkeit des Tumorwachstums die Annahme berechtigt, dass sie sich auf die nächste Nachbarschaft der Geschwulst beschränkt hat. Jedenfalls ist kein Grund vorhanden, dass der Sehnerv, dessen Verlauf in keinerlei direkter topographischer Beziehung zu dieser Region steht, mitbeteiligt wurde. Der Befund bei dem Abscess lässt sich in ähnlicher Weise erklären. Es besteht nur eine grosse Abweichung darin, dass ausser der Druckschwellung der weissen Substanz, die durch Raumverdrängung entsteht, das Auftreten eines entzündlichen Ödems in Frage kommt. Doch scheint es nicht ausreichend genug gewesen zu sein, um eine Schwellung der weissen Substanz in einem grösseren Bereich zu erzeugen. Der Unterschied zu den Blutungen besteht nun hauptsächlich — wie bei ihrer Besprechung schon betont wurde — in der Plötzlichkeit ihres Auftretens und der starken Gewalt, mit der die Raumverdrängung vor sich geht. Dadurch wird die weisse Substanz in bei weitem grösserem Ausmaß mitbeteiligt, so dass ein auch nicht in der Nachbarschaft des Sehnerven entstandenes Hämatom den Sehnerven bzw. den Tractus opticus in Mitleidenschaft ziehen kann.

Im Gegensatz dazu kommt es nicht zu selten vor, dass kleine Tumoren oder Tumormetastasen in ihrer Nachbarschaft eine starke Gehirnschwellung erzeugen und zu einer Schwellungspapille führen. Aus dem Gesagten ergibt es sich, dass hierfür nicht die Grösse des Tumors ausschlaggebend ist. Es handelt sich vielmehr um seinen, der weissen Substanz der Sehbahn benachbarten Sitz und um die Schnelligkeit seines Wachstums.

Der Druck des Tumors auf die benachbarten Gehirngefässe erzeugt eine Ischämie. Aus den Erörterungen im theoretischen Teil geht hervor, dass durch den eingetretenen Sauerstoffmangel ein nur ungenügender Abbau der Stoffwechselprodukte stattfindet, und durch die geringste Verschiebung der Reaktion, vielleicht auch durch die Anhäufung der Produkte selbst, eine Quellung der Markscheidenkolloide hervorgerufen werden kann. Es ist verständlich, wenn auch nicht zu beweisen, dass diese Veränderungen nicht auf die primär betroffene Gegend beschränkt zu sein brauchen, sondern kontinuierlich im Verlaufe der Markscheiden die benachbarten Regionen, bei geeignetem Sitz die Sehbahnen, ergreifen und auf diese Weise bis zur Papille vordringen können. Es erscheint in diesem Zusammenhang klar, dass die Ischämie und die daraus resultierende Schwellung um so grösser sein wird, je schneller das Wachstum des Tumors erfolgt.

Als direkte Verbindung von einem entfernt vom Auge liegenden Tumor bis zur Opticuspapille kommt als „Quellungsstrecke" in erster Linie die weisse Substanz in Betracht, deren Ursprung am Ende der occipitalen Sehstrahlung bzw. an ihrem Übergang in den Tractus opticus beginnt.

In der Nachbarschaft dieser Umschaltungsstelle entwickeln sich durchaus nicht selten Tumoren, deren Entstehungsort zwar ausserhalb des Zentralnervensystems gelegen ist, die aber späterhin durch ihr Wachstum pathologische Beziehungen zum Gehirn erhalten. Ihre Lokalisation ist der sogenannte Kleinhirnbrückenwinkel.

Diese Geschwülste pflegen seitlich zu liegen. Ihre ersten klinischen Symptome sind Funktionsstörungen der in der Nachbarschaft vorbeilaufenden Gehirnnerven: Trigeminus, Facialis, Acusticus, Vestibularis. Doch können diese Störungen so geringgradig ausfallen, dass ihnen seitens der Betroffenen nur wenig Beachtung geschenkt wird.

Aus schematischen Gründen sollen an dieser Stelle die Tumoren nach der Richtung ihres Wachstums eingeteilt werden, und zwar in zwei Gruppen, von denen die eine die sich nach vorn entwickelnden, die andere die sich nach hinten ausbreitenden Tumoren umfassen soll. Beim Wachstum nach vorn wird durch Druck auf die Stammganglien der dritte Ventrikel seitlich etwas verkleinert, was im allgemeinen klinisch nur wenig in Erscheinung tritt. Nimmt die Geschwulst aber nach hinten zu, so wird der Wasserraum des vierten Ventrikels verengt, das Foramen Magendii nebst seinen beiden seitlichen Aperturen abgeklemmt, sowie sein Zugang zum Aquädukt und sein Abfluss in die Zysterne verstopft.

Hierauf tritt nun — augenscheinlich nach einer anschliessenden Schädigung des Ependyms — der Liquor in das Kleinhirn. Tumor und Liquor drücken gewaltsam von unten auf das Tentorium cerebelli und alle drei auf die benachbarten Grosshirn- und Kleinhirngefässe. Es entsteht eine Ischämie mit einer venösen Stauung und weiterhin eine Schwellung der weissen Substanz, wie dies ähnlich bzw. gleichartig bereits bei dem Operationsprolaps beschrieben ist. Subjektiv können sich auch Schmerzen bemerkbar machen, die häufig an das Ende des Hinterkopfes verlegt werden. Die Ischämie und Quellung schreiten fort. Die schmale weisse Substanz des Kleinhirns kann die aus Liquor und Gefässwasser bestehende Flüssigkeit nicht mehr binden.

Ein gelegentlich auftretendes Kribbeln an den Extremitäten kann dann schon als Zeichen gedeutet werden, dass die markscheidenhaltigen Pedunculi bereits mitbeteiligt sind, und dass sich die dort entstandene Schwellung auf die sensiblen Extremitätenbahnen der Brücke auswirkt.

Das für die vorliegende Beschreibung Wichtige besteht aber darin, dass das Wasser, das vom Kleinhirn nicht mehr gebunden werden kann, oberhalb der Tentoriumskappe auf die Sehbahnen trifft, und dass unter dem hohen Druck die Quellung bzw. Schwellung an den zugehörigen Markscheiden verhältnismäßig schnell bis zur Papille vordringen und hier so massiv und störend wirken kann, wie dies sonst seltener zu sehen ist.

Der Grund einer solchen überraschenden Wirkung liegt aber nicht etwa in der Grösse oder dem Wachstumstempo dieser Tumoren, sondern in der für sie spezifischen Lokalisation und den daraus resultierenden — vorher beschriebenen — Verdrängungs- und Abklemmungserscheinungen. Dazu kommt noch die Schwierigkeit einer frühzeitigen richtigen Diagnose, denn die genannten Symptome führen zwar zu Annahmen, aber weniger häufig zu Beweisen und brauchbaren Unterlagen, um einen operativen Eingriff genügend zu begründen und zu rechtfertigen.

Das Auftreten einer Schwellungspapille in diesem Format ist unter derartigen Umständen schon an und für sich ein sehr ungünstiges Zeichen, da es für ein sehr weit fortgeschrittenes Wachstum des Tumors spricht, der in diesem Stadium meist nicht mehr operabel ist.

Im Rahmen der vorliegenden Mitteilungen soll hier nicht unerwähnt bleiben, dass ausser der Plötzlichkeit und der Stärke der Papillenprominenz oft zahlreiche Blutungen an der Papille von verschiedener Grösse, aber geringer Neigung zur Konfluenz angetroffen werden. Dass diese Blutungen, die durch eine sekundäre Stauung der Retinagefässe — infolge der Volumenzunahme der geschwollenen Papille — entstehen, nicht zusammenfliessen, spricht gegen die Anwesenheit einer vermittelnden Flüssigkeit, d. h. gegen ein Ödem. Weiterhin soll hervorgehoben werden, dass in denjenigen Fällen, wo der Papillentrichter bei früheren Untersuchungen nur angedeutet oder als kleine Delle in Erscheinung trat, die Austrittsstelle der zusammengepressten Zentralgefässe knopfartig gehoben erscheint, so dass auch hier von einem interstitiellen Ödem, d. h. einer ödematösen Papille, überhaupt nichts zu merken ist.

Zum Schluss dieses Abschnittes noch eine kurze Notiz. Es ist auffällig, dass der occipitale Anteil der Sehbahn selten in einen Schwellungszustand versetzt wird, der sich klinisch als Papillenschwellung bemerkbar macht. Vielmehr äussert sich das Mitergriffensein hauptsächlich in hemianopischen Erscheinungen. Möglicherweise ist das Nichtauftreten einer Schwellungspapille bei raumverdrängenden Vorgängen darauf zurückzuführen, dass der hintere Schädel oberhalb des Tentoriums wegen seiner ergiebigen räumlichen Verhältnisse ausreichende Möglichkeiten zum Ausgleich bietet.

Im vorliegenden sind manche Mitteilungen gemacht und manche Beobachtungen erwähnt worden, die der Erkennung und der richtigen Deutung einer Netzhautschwellung die Wege ebnen sollen. Dieser Überblick erschien mir unbedingt notwendig, da ophthalmoskopische Kriterien in dieser Hinsicht nur sparsam vorhanden und verwertbar sind, und da eine Schwellung der Gehirnrinde als Analogieorgan gleichfalls nur schwer, vielfach gar nicht, wahrzunehmen ist. Ausser der Commotio retinae, d. h. der Berlinschen Trübung, ist bis jetzt nichts erwähnt worden, was als Netzhautschwellung angesprochen werden könnte. Am meisten beachtenswert erscheint mir die Veränderung, die durch die sogenannte Embolie der Zentralarterie hervorgerufen wird. Das Wesentliche ist bekannt; Spielmeyer hat diesen Zustand als „Erbleichung“ aufgefasst. Von den Einzelheiten erscheint mir wichtig, dass die Netzhautoberfläche eine gleichmäßige Spannung der Limitans interna aufweist, und dass bei langdauernder aufrechter Haltung nichts zu finden ist, was als ein Heruntersinken einer retinalen Flüssigkeit aufgefasst werden könnte. Das Ganze macht mehr einen kompakten Eindruck. Als besonders bemerkenswert erscheint mir die Tatsache, dass eine derartige Schwellung sich im aufrechten Bilde ziemlich genau messen und mit den Dimensionen des anderen Auges vergleichen lässt. Ganz besonders gilt dies bei den jugendlichen Personen, weil bei ihnen im Zentralnervensystem Schwellungen viel deutlicher hervortreten können als bei älteren.

Die Farbe wechselt vom Blaugrau bis Weiss und ist am hellsten an den Stellen, an denen die Fasern am dichtesten liegen. Klinisch und vergleichbar diagnostisch wichtig ist hier die aus dem Gesamtaspekt des Bildes herausfallende Röte der Macula, die durch das Durchschimmern der Aderhautgefässe hervorgerufen wird. Diese Röte deutet darauf hin — wie dies neuerdings auch wieder von Schieck betont worden ist —, dass die Neuroepithelien — Zapfen und Stäbchen einerseits und die retinalen Pigmentzellen andererseits — von der Schwellung ausgeschlossen sind. Etwas Analoges darf man auch von dem doppelten Epithelüberzug an der Ora serrata annehmen, und selbst dann, wenn die retinale Nachbarschaft eine Volumenszunahme durch Schwellung aufweist; allerdings lässt sich die Ora serrata nicht immer gut spiegeln. Dieser Vergleich ist freilich insofern nicht ganz durchführbar, als die innere Epithellage nicht die Fortsetzung der Neuroepithelien darstellt.

Die über die Embolie niedergelegten Feststellungen — von denen die meisten bereits in den Lehrbüchern stehen — sind nur deswegen gemacht worden, um das Verständnis für die anschliessenden Beobachtungen zu erleichtern.

Es ist bekannt, dass beim Auftreten von retroretinalen Tumoren sich Veränderungen an der Netzhaut ophthalmoskopisch beobachten lassen. Der Analogieschluss liegt nahe, dass Tumoren, die im Gehirn eine Schwellung verursachen, bei ihrem Auftreten in der Aderhaut nun auch Parallelzustände in der benachbarten Retinagegend nach sich ziehen können. Es erschien daher geboten, auf gleichartige und gleichzeitig im Gehirn sowie im Auge auftretende Tumormetastasen zu fahnden. Da derartige „Doppeltumoren" sehr spärlich waren, sollen in der weiteren Besprechung auch Geschwülste herangezogen werden, die nur im Auge auftraten. Dies erscheint deswegen berechtigt, weil die retinalen Erscheinungen oberhalb der Geschwulst, die bei der Koinzidenz von Gehirn- und Augenmetastasen beschrieben werden sollen, sich ophthalmoskopisch gleichartig bzw. ähnlich auch bei solchen Tumoren finden, die isoliert im Auge angetroffen wurden. Es liegt daher der Rückschluss nahe, dass diese retinalen Erscheinungen als wesensgleich bzw. als wesensähnlich aufgefasst werden können. Für die Gruppe der gleichzeitig im Gehirn und Auge auftretenden Tumoren boten ein sehr günstiges und verhältnismäßig häufig beobachtetes Objekt die Gehirnmetastasen von Carcinoma mammae solidum, von denen ich jedoch nur zwei histologisch untersuchen konnte. Es kommt vor, dass sich im Anschluss an das Auftreten einer derartigen Gehirnmetastase auch Schwellungspapillen entwickeln. Metastasiert der Tumor unter anderem auch in ein Auge, so pflegen die Metastasen in der Aderhaut zu sitzen. Die sie überdeckenden Netzhautpartien können ein schillerndes, opak glänzendes Aussehen annehmen. Bei den von mir beobachteten zwei Fällen war es bemerkenswert, dass sich zwischen der Schwellungspapille und der veränderten Netzhautpartie ein normal aussehender Netzhautbezirk erhalten hatte, so dass die über dem Tumor beobachteten Erscheinungen nicht in einem direkten Zusammenhang mit der Papillenschwellung zu stehen schienen. Da die Schwellungspapillen auf die Gehirnmetastase zurückzuführen waren — was sich auch bei Sektionen später bestätigte —, so erscheint es mir nicht abwegig, die im Tumorbereich auffindbare Netzhautveränderung als etwas zwar von der Gehirnschwellung Unabhängiges aber ihr doch Analoges — wenn auch nicht direkt Identisches — anzusprechen. Es sei hier ausdrücklich betont, dass Veränderungen, wie beispielsweise Faltenbildungen und Abhebung der Netzhaut, die in der Nachbarschaft des verdrängend wachsenden Tumors beobachtet werden können, für das vorliegende Thema ausgeschaltet werden sollen. Zumal die Faltenbildungen führen optisch zu sehr verschiedenartigen Bildern, da je nach der Spiegelrichtung die Reflexe der Faltentäler und -gipfel wechseln, so dass zwischen grauer Farbe bis zu grosser Helligkeit sowie zwischen stumpfem Aussehen bis zu starker Spiegelung alle möglichen Übergänge auftreten können. Aus ähnlichen Gründen bin ich auch bei der Besprechung der Embolie auf die schwankenden Zustände einer isolierten Asterkrankung der Retinagefässe nicht näher eingegangen.

Bei den zur Diskussion stehenden Retinaveränderungen handelt es sich immer um Netzhautbezirke, die fest dem Tumor auflagen. Sehr beachtenswert erscheinen mir die Spiegelreflexwirkungen, die vielfach grosse Ähnlichkeit mit einer Reflexion an einer glatten Milchglasscheibe haben. Daher gebrauche ich als Bezeichnung der veränderten Netzhautpartie gern den Ausdruck „opak". Ist die Geschwulst rundlich, wodurch die Retina kalottenartig vorgebuckelt erscheint, so treten mitunter so starke Reflexe auf, dass z. B. eine Gruppe von pigmentierten Tumorzellen,

die abgesprengt von dem übrigen Geschwulstgewebe dicht hinter
der Retina liegt, ophthalmoskopisch unerkannt bleibt.   In den
meisten von diesen Fällen machte die Limitans interna einen ge-
spannten Eindruck. Das Aussehen der Retina kann variieren
vom matten bis zum blendenden Weiss; mitunter findet
sich auch ein gelblicher Ton. Vielfach scheint der gelbliche
Ton ein Ausdruck dafür zu sein, dass dicht hinter der Limitans ge-
löste Lipoide angesammelt sind. Dass Lipoide sich in einer veränderten Netzhaut anhäufen können, ist bekannt und namentlich
bei Degenerationszuständen häufig anzutreffen. Weiter ist bekannt,
dass lipoidspeichernde Gliazellen, wenn sie gruppenförmig angeordnet
sind, schon mit dem einfachen Augenspiegel wahrgenommen werden
können. Diese Lipoidspeicherung lässt sich in der retinalen Nachbarschaft der Aderhauttumoren selten makroskopisch, jedoch häufig
mikroskopisch nachweisen.

Eine spezifische Einwirkung des Tumorgewebes auf die Netzhaut halte ich bis auf weiteres für unwahrscheinlich.

Die Ausbeute für einen Beweis einer Netzhautschwellung fällt
hierbei spärlich aus, denn ich vermag keinen eindeutigen
Beleg für die Schwellung bzw. Quellung der Netzhaut zu
erbringen. Nur so viel lässt sich wohl sagen, dass die Schwellung
bzw. Quellung der Retina oberhalb der Geschwulst bzw. Geschwulst-
metastase nicht auf das Vorhandensein eines interstitiellen
Ödems zurückzuführen ist, denn hierfür waren weder mikroskopische noch klinische Anhaltspunkte zu gewinnen. Ein inter-
stitielles Ödem müsste doch die Reflexe herabsetzen und der Netzhaut eine vorwiegend graue Farbe verleihen. In erster Linie erscheint es angebracht, auch hier an ischämische Zustände zu
denken, zumal das ophthalmoskopische Bild stark an das bei der
sogenannten Embolie der Zentralgefässe sowie bei der Commotio
retinae beschriebene erinnert. Kausal lässt sich der Vorgang vielleicht folgendermaßen erklären:

Die Netzhaut wird durch das Tumorwachstum stark gedehnt
und mit ihr die sie versorgenden Gefässe. Es ist anzunehmen, dass
durch die Spannung der Netzhaut und die Dehnung der Gefässe
eine schlechtere Ernährung eintritt. Durch den anschliessenden
Sauerstoffmangel wird dann wiederum das Auftreten einer Schwellung ermöglicht, wenn nicht sogar wahrscheinlich gemacht; und
zwar vermutlich in ähnlicher Weise, wie es beim Gehirn vorkommt,
aber ohne Mitwirkung von weisser Substanz.

Zum Schluss noch folgende Bemerkung: Es wurden bei der
ophthalmoskopischen Untersuchung alle Instrumente vermieden,

die als reflexlose Augenspiegel bezeichnet werden können, und zwar aus folgenden Gründen. Es lag und liegt mir daran, dass die vorliegenden Mitteilungen von jedem Fachmann nachgeprüft werden können, und deswegen habe ich mich möglichst darauf beschränkt, mit einfachen Mitteln zu arbeiten. Ausserdem sollten die Beobachtungen unter denselben Bedingungen erfolgen, um sie miteinander vergleichen zu können. Das wäre aber bei der Benutzung von reflexlos arbeitenden Apparaten nur schwer zu erreichen gewesen, da die lokalen Bedingungen für eine Untersuchung nicht immer die Anwendung dieser Apparate gestatten.

Für die Entstehung der Netzhautablösung durch ein indirekt wirkendes Trauma sollen in diesem letzten Abschnitt als auslösendes Moment nur Muskelzugwirkungen in Betracht gezogen werden. Die Gruppe dieser Muskeln ist sehr beschränkt. Sie kann sich nur auf die beiden Schrägen beziehen, da diese an der Aussenseite der Sklera dort inserieren, wo sich an der korrespondierenden Innenseite Netzhautgewebe befindet. Der für das vorliegende Thema am meisten in Frage kommende Muskel ist der Obliquus inferior, weil sein Ansatz und sein hauptsächlichster Wirkungsbereich sich auf das Gebiet erstreckt, in dem die vorliegenden Formen von Netzhautablösung beobachtet wurden. Immerhin erscheint es aus topographischen Beziehungen nötig, auch seinen Partner, den Obliquus superior, zu berücksichtigen.

Die Ansätze der beiden Muskeln befinden sich im hinteren Augenabschnitt. Sie stehen sich in konvex-meniscusartiger Anordnung gegenüber, wobei der Meniscus beim Inferior wesentlich kräftiger ausgestaltet ist als beim Superior. Sie belegen den temporalen hinteren Bulbusquadranten in der Weise, dass der Superior den oberen und der Inferior den unteren Oktanten beansprucht. Ausserdem überschreiten beide Ansätze nasalwärts die Medianebene des Bulbus ungefähr um ein Sechstel bis ein Viertel von ihrer gesamten Ausdehnung.

Weiter ist aber für das vorliegende Thema von Bedeutung, dass der Inferior mit seiner Konvexität die mittlere Horizontalebene des Bulbus nach oben — wenn auch nur um ein Weniges — überragt, aber dank diesem verhältnismäßig geringen Plus vermag er, grössere Leistungen auszuführen. Um diese erhöhte Wirkung des Inferior zu verstehen, muss man sich seine gewöhnliche Funktion am Auge vergegenwärtigen. Theoretisch gesprochen, wirkt sich die Arbeitsleistung des Inferior je nach der Ausgangsstellung des Auges mehr in Hebung oder mehr in Rollung aus. Die Hebungswirkung ist am geringsten in extremer Abduktionsstellung und nimmt bis zur physiologischen Adduktionsstellung allmählich an Stärke zu, um bei Überschreitung derselben in der extremen Adduktion wieder abzunehmen. Durch den vorher genannten, die Äquatorialebene überschreitenden Insertionsanteil vermag — bei horizontalem Stand des Auges in physiologischer Adduktionsstellung — der Inferior gelegentlich eine so starke Hebung hervorzubringen, dass die Hornhaut sogar zum grössten Teil unter dem nicht gesenkten Oberlid verschwinden kann. Diese Leistung ist als Überfunktion, bzw. als Hypertonus angesehen worden. Ob es sich um eine echte Überfunktion handelt, ist aber nicht erwiesen, doch ist eine über das gewöhnliche Maß hinausgehende Leistung vorhanden.

Entgegengesetzt liegen die Bedingungen für die Ausführung einer Rollung, die sich am stärksten am abduzierten Auge äussern kann. Dabei ist anzunehmen, dass mindestens eine ähnliche Arbeitsleistung und Kraftmenge wie bei der extremen Hebung sich auch bei der Rollung zeigt, und zwar in der für die Rollung günstigsten Augenstellung, d. h. in der Abduktion. Äusserlich ist zwar diese Mehrleistung nicht wahrzunehmen, da eine einfache Rollung in keiner Blickrichtung für den Beobachter zu bemerken ist; jedoch ist von anatomischen und physiologischen Gesichtspunkten aus kein Anhalt vorhanden, die extreme Funktionskraft bei der Rollung anders zu veranschlagen als bei der Hebung.

Der sehnige Ansatz des Inferior hat durchschnittlich die gleiche Breitenausdehnung wie sein Muskelbauch. Durch die Kontraktion schmiegt sich der sehnige Ansatz und ein Teil des Muskelbauches der Sklera dicht an. Da das Auge eine Kugel darstellt, wirkt der Muskel dann hauptsächlich tangential. Er ist von den sechs äusseren Augenmuskeln der kürzeste, aber wegen seiner Lokalisation, wegen der Art und des Ortes seines Sehnenansatzes ausserordentlich zugkräftig. Vielleicht ist die Mehrleistung in der Hebung nur der Ausdruck einer ungehindert vollentfalteten Kraft. Ob eine partielle Wirkung der einzelnen Muskelfibrillen wie beim Deltoideus vorhanden ist, liess sich bis jetzt nicht nachweisen. Es wäre deswegen wichtig, dies zu wissen, weil die vom Zug betroffenen Partien sich dem Zug leichter anpassen können, wenn dieser gleichmäßig, als wenn er ungleichmäßig verteilt wirkt.

Der Inferior kann nicht so selbständig arbeiten wie der Superior, da er nicht über einen Spezialnerven, wie den Trochlearis, verfügt. Aber auch der Superior vermag allein nichts Selbständiges auszuführen, da er mit den anderen Muskeln zusammenarbeiten muss.

Beim Obliquus superior ist die Zugbeanspruchung an der Sklera wesentlich anders. Der Superior setzt sich fort in eine runde Sehne, deren Fasern, bzw. Fasergruppen isoliert überhaupt nicht innerviert werden können, da nach Passage der Trochlea, die den Scheitelpunkt in der Zugrichtung seiner Sehne darstellt, der Muskel nur in der Totalität wirkt. Er arbeitet wegen seiner langen Sehne als sogenannter Verlängerungsmuskel und hat darin Ähnlichkeit mit dem Schneidermuskel, dem Sartorius. Trotz der ähnlichen Art der Insertion weicht die Zugrichtung der beiden Muskeln wegen ihres verschiedenen Baues wesentlich voneinander ab: Der Inferior arbeitet (wie schon vorher beschrieben) wie ein — mit einem Ende an eine Kugel festgeklebtes — Band, auf das in seinem ganzen Querschnitt ein Zug ausgeübt wird; der Superior dagegen greift in die Sklera ein wie ein Schwimmvogelfuss (unter Weglassung des Sporns); seine Sehnen wirken wie die Rippen zwischen den Schwimmhäuten, und an den einzelnen Ansatzstellen wird die Sklera gleichsam wie ein Tuch gerafft.

Die beiden Obliqui sind am Auge Antagonisten hinsichtlich ihrer Leistung in der Vertikalen und in der Rollung. In der Adduktionsstellung des Auges ist der Inferior ein Heber und der Superior ein Senker. Die Vertikalleistungen wirken sich am deutlichsten und schärfsten in der Adduktionsstellung aus. In bezug auf die Rollung wird durch den Superior der obere Teil des vertikalen Augenmeridians nach innen, d. h. nasalwärts, und vom Inferior nach aussen, d. h. temporalwärts, gerollt. Beide Obliqui arbeiten aber in demselben Sinn, wenn es sich darum handelt, das Auge in horizontaler Richtung in eine gewisse, nicht weit von der Ruhelage entfernte, Seitenstellung zu bringen.

Aus bewegungsmechanischen Gründen soll kurz noch die Funktion des Rectus superior berührt werden. Der Rectus superior rollt das Auge bei annähender Adduktionsstellung nasalwärts, kann also die Rollung des Obliquus inferior schwächen. Bei Abduktion hat der Rectus superior aber nur eine hebende Wirkung, so dass er mit der dort am stärksten angreifenden Rollwirkung des Obliquus inferior nicht interferiert. Es muss dazu bemerkt werden, dass bei unserer Betrachtung der Netzhautablösung der Rectus superior insofern ausschaltet, als seine Ansatzstelle ausserhalb des Netzhautbereiches liegt.

21*

Bei der bisherigen Betrachtung über die Funktion der Obliqui ist der binoculare Sehakt ausser Acht gelassen worden. Die Besprechung ihrer Wirkungsweise beim Zusammenarbeiten beider Augen soll nur die Obliqui inferiores berücksichtigen, da sie für unser Thema hauptsächlich in Frage kommen. Man möge sich erinnern, dass die Obliqui inferiores zu einer sogenannten Mehrleistung in Hebung und Rollung befähigt sind. Eine solche Mehrleistung kann — theoretisch gesprochen — immer dann erfolgen, wenn ein Auge oder beide Augen sich in einer für die Hebung oder für die Rollung der Obliqui inferiores günstigsten Stellung befinden. Dieses kann sowohl beim Parallelarbeiten der Augen als auch bei ihren symmetrischen gegensinnigen Bewegungen erfolgen. Man vergegenwärtige sich den Fall, dass die Augen seitlich stehen und eine Hebung ausführen sollen. Zur besseren Übersicht soll das Beispiel eines nach rechts gerichteten Blickes gewählt werden.

Wenn das abducierte (rechte) Auge sich in extremer Seitenstellung befindet, kann der betreffende Obliquus inferior seine grösste Rollwirkung entfalten, während der Obliquus inferior des extrem adducierten (linken) Auges keine so ausgiebige Funktionsbreite hat, da er nur in der vorher als physiologisch bezeichneten Adductionsstellung am kräftigsten wirkt.

Führt jedoch die Abduction des rechten Auges nur so weit, dass das parallel eingestellte linke Auge sich in annähernd physiologischer Adduction befindet, so würde die Hebungswirkung des linken Obliquus inferior eher zu einer Mehrleistung führen, als die Rollungswirkung des rechten Obliquus inferior.

Beim Parallelarbeiten der Augen ist also immer nur ein Obliquus inferior in der Lage, seine grösste Wirkung zu entfalten. Anders ist es bei den gegensinnigen Bewegungen der Augen, bei denen die Bedingungen für beide Inferiores die gleichen sind und bei denen daher beide Inferiores den gleichen Bewegungsmechanismus haben, nämlich bei der Konvergenz (der Adduction beider Augen) die Hebungswirkung, bei der Divergenz (der Abduction beider Augen) die Rollungswirkung. Bei der Konvergenz wird eine Mehrleistung insofern kaum auftreten, als eine Hebung der Augen in Konvergenzstellung nur schwer und sehr wenig ausgiebig zu erreichen ist. Dahingegen bietet eine grössere Divergenzstellung physiologischerweise den beiden Obliqui inferiores die Möglichkeit, ihre Rollungswirkung voll zu entfalten. Für die zu besprechenden Fälle kommt eine primäre Konvergenzstellung weniger in Frage als eine Divergenzstellung, was später noch näher erörtert werden soll.

Die Divergenz wird nicht durch den Willen bestimmt, tritt aber häufig automatisch auf und kann dabei starke Grade annehmen. Man braucht sich z. B. nur den Fall zu vergegenwärtigen, dass bei der Fixierung eines feststehenden Objektes der vorher aufrecht gehaltene Kopf schnell gesenkt wird. Um dieselbe Blickebene beizubehalten, müssen die Augen gehoben werden, wobei automatisch eine Divergenzstellung eingenommen wird. Bedenkt man, dass dieser Vorgang sehr rasch vor sich geht, so ist es verständlich, dass durch die plötzliche Anspannung der Inferiores eine besonders starke Rollung erzielt werden kann.

Ehe ich jetzt auf die drei im Anfang der Arbeit genannten Fälle zurückkomme, möchte ich noch folgendes bemerken. Es erschien mir richtig und angebracht, diese Vorbesprechungen einem kritischen Forum zu unterbreiten. Um so mehr, als bei der Erörterung über die Entstehungsweise der Netzhautablösung neuerdings Ansichten propagiert worden sind, denen man einen schematisierenden Charakter nicht absprechen kann, so dass sie in ihrer Verallgemeinerung dem Einzelfall nicht immer gerecht zu werden vermögen.

Meine Beobachtungen umfassen etwa 20 Jahre. Alles, was ich hier beschrieben habe, habe ich gesehen, und zwar nicht nur in Augenkliniken, sondern auch in anderen Kliniken, namentlich auf den Nervenstationen, bei chirurgischen Operationen, sowie auf dem Sektionssaal, schliesslich während des Krieges in Lazaretten, und auch in der eigenen Sprechstunde. Daher habe ich mir für jede einzelne Beschreibung eine Einzelbeobachtung als Beispiel heraussuchen können.

Das Gemeinsame bei den drei Fällen war das Tragen und das Rutschen einer schweren Last bei jugendlichen Emmetropen.

Jeder Mensch, der eine grosse Last auf dem Rücken trägt, geht vornüber, um seinen belasteten Körper im Gleichgewicht zu halten. In dieser Lage ist er nicht imstande, eine aufrechte Kopfhaltung einzunehmen, weil der Oberkörper aus Gleichgewichtsgründen mit der Last gesenkt bleiben muss, und die Kopf-Nackenmuskulatur auch in der aufrechten Normalhaltung physiologisch nur eine beschränkte Neigung des Kopfes nach hinten gestattet, besonders im Vergleich zu der ausgiebigen nach vorn. Infolgedessen ist der Kopf des Lastträgers immer gesenkt, weshalb bereits beim Blick geradeaus die Augen automatisch nach oben und somit in Divergenz gehen, da bei der Hebung der Augen über ihre Primärstellung stets eine Divergenz eintritt. Kommt die Last ins Rutschen, so muss der Oberkörper stärker gesenkt werden, und die Hände müssen auf die verschiedenste Weise nachhelfen, um die Last wieder zu fangen und zu halten. Die stärkere Senkung des Oberkörpers und zugleich Senkung des Kopfes macht aber — um weiter geradeaus sehen und sich orientieren zu können — eine verstärkte und in diesem Falle schnelle Augenhebung nötig. Hiermit ist automatisch eine ausgiebigere Divergenz verbunden. Wie weit die Obliqui inferiores mithelfen, eine Divergenzstellung einzunehmen, lässt sich nicht sagen, da die einzelnen Faktoren und die Folge der Muskelimpulse bei diesem Vorgang noch nicht bekannt sind. Gewiss ist aber, dass bei der Einnahme der Divergenzstellung (der gleichzeitigen Abduction beider Augen) beide Obliqui inferiores symmetrisch eine Aussenrollung des Auges ausführen. Je stärker die Divergenz ist, desto mehr vermag diese Rollungskomponente in Aktion zu treten. Dass sie sehr kräftig sein kann, ergibt sich aus den Diskussionen des vorigen Abschnittes über die extreme Hebungswirkung des Obliquus inferior in der Adduction, aus der sich eine ebenso grosse Kraftleistung bei der Rollung in der Abduction (Divergenz) schliessen lässt.

Bis jetzt ist nur der Blick gerade aus beim gesenkten Kopf und sein weiteres Beharren in der Horizontalebene bei verstärkter Kopfsenkung besprochen worden. Es ist aber vorstellbar, dass der Lastträger, sei es um sich nach einer Stütze oder der rutschenden Last umzusehen, seitwärts sowohl eine plötzliche Augenbewegung als auch eine Kopfdrehung ausführt. Die Drehung des Kopfes ist nicht allzu gross zu veranschlagen, da die Bewegungsfreiheit des Kopfes durch die gesenkte Körperhaltung und die damit verbundene Kopfsenkung in jeder Richtung — sowohl nach hinten als auch nach der Seite — stark beschränkt ist. Um ein seitliches Blickfeld zu bekommen, werden also hauptsächlich die Augen in Seitenstellung gehen und wegen der starken Kopfsenkung meist auch nach oben gerichtet werden müssen. Es tritt dann also zu der Seitenstellung noch eine Hebung — und damit eine gewisse Divergenz — der Augen hinzu. Bei dem Blick nach der Seite wird nun je nach dem Ausmaß der Seitenstellung ebenso sehr eine Rollungswirkung des Obliquus inferior am abducierten Auge als auch eine Hebungskomponente seitens des Obliquus inferior am adducierten Auge in Betracht kommen. Da es für die prinzipielle Fragestellung nach der Zugwirkung des Obliquus inferior an einem Auge gleichgültig ist, ob eine Mehrleistung bei der Hebung oder bei der Rollung vorliegt, ob sie von beiden Obliqui inferiores ausgeführt werden kann, oder nur von einem, so möchte ich bei der weiteren Besprechung den einfacher zu übersehenden Fall, die symmetrische Abduction beider Augen (die Divergenz), als Paradigma verwenden.

Durch die starke Muskelanspannung (Arbeitsleistung) und die Einengung des Brustkorbes, die eine Folge der Oberkörpersenkung ist, tritt eine Stauung im ganzen Körper ein. Bei dieser wird auch die Netzhaut mitbeteiligt, und zwar um so ausgiebiger, weil sie peripher liegt, und weil keine ableitenden Anastomosen — weder der Netzhautgefässe untereinander noch mit der benachbarten Chorioidea — bestehen. Mit der Stauung hängt eine Verringerung der Sauerstoffzufuhr zusammen. Durch die anschliessende Ischämie entsteht wahrscheinlich ein Zustand, wie er ähnlich unter entsprechenden Bedingungen im Gehirn vorkommt und dort als Schwellung gedeutet wurde. Dafür spricht auch das Bild, das sich bei der Nachuntersuchung dieser Netzhäute bot, und das dem Befund gleicht, der in den vorstehenden Beobachtungen über die Tumoren bei den wahrscheinlichen Schwellungszuständen beschrieben wurde; d. h. die Netzhäute zeigten das opake, gespannte Aussehen und erschienen — selbst in dem Fall, bei dem Risse gefunden wurden — kompakt und stabilisiert.

Der Hergang der Netzhautablösung lässt sich nach diesen Vorbemerkungen nun aus zwei Momenten erklären, von denen das eine die Vorbedingung, das andere die Auslösung darstellt.

Beim Tragen einer schweren Last wird durch die Muskelanspannung eine Stauung im ganzen Körper verursacht, die sich auch der Netzhaut mitteilt und sie durch Sauerstoffmangel schädigt bzw. verändert. Beim Rutschen der Last tritt eine verstärkte Senkung des Oberkörpers und des Kopfes, und als Reaktion darauf eine Hebung der Augen und eine damit verbundene Divergenzstellung auf. Durch die Plötzlichkeit des Vorgangs ist der Zug der Augenmuskeln und hauptsächlich des Obliquus inferior, der in dieser Stellung mit seiner Rollkomponente am stärksten und ungehindertsten wirkt, beträchtlich. Ausserdem erfolgt bei dem Versuch, die Last zu halten, eine maximale

Muskelanspannung, die ihrerseits die Stauung erhöht; berücksichtigt man noch den Schreck, der automatisch die Hebung der Augen und somit ihre Divergenzstellung verstärkt, so kann man verstehen, dass beide für eine Netzhautablösung wesentliche Momente — die Veränderung der Netzhaut und die Zugkraft des Obliquus inferior — intensiviert werden. Bei dem Zusammenwirken der beiden Momente kann man sich den Vorgang vielleicht so vorstellen, dass die geschädigte Netzhaut der plötzlichen tangentialen Zugbeanspruchung an der Sklera nicht zu folgen vermag und gleichsam von ihr abrutscht. Da die Netzhaut durch ihre Schwellung kompakt und vielleicht unelastischer geworden ist, ist anzunehmen, dass sie beim Verschobenwerden ihrer Unterlage hinter der Bewegung zurückbleibt, und dass dadurch die Zapfen und Stäbchen einfach aus den Fortsätzen der Pigmentepithelien herausgehebelt werden. Hieraus ergibt sich eine partielle Restitution des früheren Augenventrikels.

Es ist erklärlich, dass es bei stärkerer Verschiebung zu direkten Abrissen in der Nähe der Ora kommen kann.

Ich möchte betonen, dass dieser Vorgang nichts mit dem Einreissen der Netzhaut in dem — dem Ansatz des Obliquus superior entsprechenden — Bereich bei einem myopischen Auge zu tun hat. Denn in diesen Fällen besteht die Schädigung der Netzhaut in einer Verdünnung, bei der die ungleichmäßig wirkende Zugkraft des Obliquus superior an den Stellen seines krallenähnlichen Angreifens sowie in deren weiterer Umgebung zu Rissen führen kann.

Zum Abschluss sei mir noch eine Bemerkung gestattet. Bei der Beurteilung dieser Fälle halte ich für sehr beachtenswert das Verhältnis von Körperkraft, Körpergrösse, Körpergewicht zu der Schwere und Unhandlichkeit der Last, der Art und der Höhe des Auf- und Abladestandes sowie die Beschaffenheit und Länge des Weges. Ich möchte daher den Herren Kollegen den Vorschlag machen, anlässlich der Beurteilung von Netzhautablösungen, für die nur Aktenmaterial zur Verfügung steht, um die Einsendung von Photographien zu ersuchen. Denn aus Aufnahmen, die den Körper von drei Seiten zeigen (Vorder-, Seiten- und Rückenansicht), lässt sich viel mehr erkennen als aus einer Beschreibung.

Aussprache zu den Vorträgen XXIV bis XXVI.

Herr Löhlein:

Ich halte solche klinischen Überblicke über ein grosses Ablatio-material, wie Herr Meisner sie eben brachte, für sehr wertvoll und gebe auch gerne zu, dass durch seine grösseren Zahlen Fehlerquellen aus-gemerzt werden, die in meiner viel kleineren Zusammenstellung aus Jena noch eine Rolle gespielt haben mögen. Aus solchen Überblicken werden wir sehen, dass es keine einheitliche Ursache der Ablatio gibt, auch nicht, wenn wir z. B. nur an die myopische Ablatio denken. Und aus einer ätiologischen und genetischen Unterteilung werden wir auch Anhalts-punkte für und gegen diese oder jene operative Therapie gewinnen. Interessant war mir, durch die Meisnerschen Zahlen einen Eindruck bestätigt zu erhalten, den ich immer hatte, dass nämlich die mittleren Myopien mindestens ebenso ablatiogefährdet sind wie die excessiven. Vielleicht könnte dies daraus erklärt werden, dass die Hintergrunds-veränderungen bei den excessiven Fällen besonders ausgedehnt sind und so vielleicht zu flächenhaften narbigen Fixierungen geführt haben, die der Entstehung einer Ablösung entgegenwirken.

Sehr sympathisch war mir, dass Herr Meisner die Altersgrenze von 40 auf 50 Jahre heraufgesetzt hat.

Herr Lindner:

Es ist die rasche Blickbewegung, die den Netzhautriss auslösen kann. Die unmittelbare Risswirkung rührt jedoch nur vom abgehobenen Glas-körper her. Wie alle elastischen Körper wird er sich nur bis zu seiner Elastizitätsgrenze dehnen können und dann ruckartig Halt machen. Die Dehnung erfolgt durch das infolge der Trägheit erfolgende Zurück-bleiben der Glaskörpermasse bei raschen Blickbewegungen. So entsteht der Glaskörpershock, der die degenerierte Netzhaut an besonders aus-gesetzten Stellen der Glaskörperanheftungsgrenze einreissen kann. Das indirekte Trauma wirkt also nur dadurch, dass der Patient instinktiv zum Schutze der Augen eine rasche Blickbewegung nach aufwärts macht, wodurch der Glaskörpershock meist in der oberen Netzhauthälfte zur Wirkung gelangt. Der Lappenriss hängt dann mit dem abgehobenen Glaskörper zusammen. Auch der von Custodis eben gezeigte Fall gehört hierher. Man muss auch deshalb dem Trauma in der Unfallsbegutachtung die auslösende Ursache zubilligen, weil der Patient trotz seiner Glaskörper-abhebung und trotz Netzhautdegeneration vielleicht nie eine Netzhaut-ablösung bekommen hätte, indem der abgehobene Glaskörper mit den Jahren an Masse abnimmt, entweder durch weitere Schrumpfung oder durch zentrale Verflüssigung und damit verliert die bewegte Glaskörper-masse an lebendiger Kraft.

Bei perforierenden Verletzungen hingegen ist es die Blutung in den Glaskörper, die durch Organisierung die verletzte Netzhautstelle abzieht, wodurch nach und nach ein kleiner Teil der Aderhaut blossgelegt wird. Und nun erfolgt durch Absaugung von Augenflüssigkeit durch die Ader-haut und durch Neubildung von Kammerwasser die weitere Zusammen-ziehung auch des übrigen durchsichtigen Glaskörpers, weil der Glas-

körper jetzt unter die Einwirkung neugebildeten Kammerwassers gerät.
Ein ähnlicher Vorgang spielt sich ab bei cystischer Lochbildung der
Macula, wie wir kürzlich an unserer Klinik einen Fall beobachtet und ver-
öffentlich haben.

Jedenfalls müssten jene Kollegen, welche die Entstehung des Netz-
hautdefektes auf reine Degeneration der Netzhaut zurückführen, für
den Ausdruck „Lappenriss" eine andere Bezeichnung wählen.

Herr Bartels:

Zu Custodis: Lag die cystoide Entartung nicht häufiger beim
Beginn in der äusseren plexiformen Schicht, besonders nach aussen von der
Henleschen Faserschicht?

Zu Krückmann: Bartels freut sich, dass Herr Krückmann die
Anschauung von Bartels bezüglich der Wirkung der schrägen Augenmuskeln vertritt. Bartels findet aber einen Widerspruch darin, dass
im Bereich des oberen Obliquus die Risse fast stets zungenförmig sind,
während die unteren Risse Oraabrisse darstellen. Wenn hier wirklich bei
dem Oraabriss der untere Obliquus eine Rolle spielt, so ist die Formverschiedenheit nicht recht zu verstehen. Bezüglich der Stärke der dyna-
mischen Kraft der beiden Muskeln möchte Bartels den Obliquus superior
doch für kräftiger halten.

Herr Pillat:

Ich erlaube mir, die Anregung zu geben, aus den Statistiken über
Netzhautablösung die zahlenmäßige Erfassung der Höhe der Myopien
fallen zu lassen und die Myopien nach dem Grundsatze einzuteilen, ob
Veränderungen degenerativer Natur in einem myopischen Auge vorhanden sind oder nicht. Ferner möchte ich auch die perforierende Verletzung in der Statistik weggelassen wissen, um die Kontusion
bezüglich ihrer Wirkung auf die Netzhautablösung mehr hervor-
zuheben. Denn es ist nicht gleichgültig, ob eine Kontusion ein biologisch
hochwertiges oder ein biologisch minderwertiges Auge trifft, in welch
letzterem es wohl vorwiegend zur Netzhautablösung kommt. Zur Illu-
stration wird ein Fall angeführt, wo ein junger Mongole durch Sturz vom
Pferde und wiederholtes Aufschlagen des Kopfes auf den Erdboden
(Hängenbleiben im Steigbügel) sich eine doppelseitige Netzhautablösung
mit mehreren Schlitzrissen zuzog, welche in einem Auge zur vollkommenen
Heilung kam. Das andere Auge erblindete infolge Organisierung einer
Glaskörperblutung.

Herr Engelking:

Auf Grund vielfältiger Erfahrungen bei Operationen der abgelösten
Netzhaut kann ich mich nur im Gegensatz zu Krückmann den Ausführungen von Bartels anschliessen.

Herr Custodis (Schlusswort):

Zu Lindner: Ich habe in meinen Ausführungen dargelegt, dass
infolge der Erkrankung der Glia der Netzhaut eine mangelnde Festigkeit
gegen mechanische Einflüsse zukommt. Infolgedessen besteht im vor-

liegenden Falle durchaus die Möglichkeit, dass der Netzhaut- bzw. Orariss durch Zug vom Glaskörper entstanden ist; aber der Riss war nur möglich, durch die erhöhte Zerreissbarkeit der Netzhaut infolge der Gliaerkrankung.

Zu Bartels: Bei wiederholten Untersuchungen habe ich die Vakuolen weniger in der äusseren Körnerschicht als vielmehr in der äusseren plexiformen und nahe der inneren bzw. in der inneren Körnerschicht gefunden.

Herr Krückmann (Schlusswort):

In der Diskussion wurde die Frage nach einer eventuellen Schmerzempfindung gestreift, die sich bei dem Entstehen einer Netzhautablösung bemerkbar machen könnte. Diese Frage trifft einen sehr wichtigen Punkt. Nach meinem Dafürhalten lässt sich hierüber ungefähr sagen: Die Netzhaut verfügt als vorgeschobene Encephalocele über Schmerzempfindung ebenso wenig wie die Gehirnrinde. Es ist daher von vornherein unwahrscheinlich, dass eine Schmerzempfindung bei dem Akte einer Loslösung oder eines Risses auftritt, bzw. dass sie durch einen Schwellungsvorgang oder -zustand der Netzhaut ausgelöst wird. Allerdings können durch einen erhöhten Innendruck unangenehme Sensationen und auch Schmerzen auftreten, wie dies namentlich bei glaukomatösen Zuständen vorkommt. Der Schmerz wird hierbei augenscheinlich an der Innenfläche der Sklera ausgelöst, meist aber nicht dort empfunden, sondern oft von dem Betroffenen in das Augeninnere verlegt. Die Verhältnisse liegen hierbei ähnlich wie beim erhöhten Schädelinnendruck, bei dem eine Schmerzempfindung vielfach zunächst an der Dura entsteht, aber vom Kranken in das Innere des Kopfes lokalisiert wird. Die Dura ist ein sehr empfindlicher Receptor für den Schmerz und zwar auffallenderweise an ihren verschiedenen Stellen durchaus unterschiedlich. Beispielsweise ist das Duragewebe an der hinteren Schädelgrube und speziell am Tentorium cerebelli leichter und intensiver reizbar als in den vorderen Schädelabschnitten. Ein dem Tentorium ähnlicher Schmerzvermittler fehlt im Augeninnern. Die empfindlichsten Schmerzvermittler sind im Gehirn der Plexus chorioideus, und im Auge der Ciliarkörper. Der Augenarzt kennt die sogenannte Ciliarneurose ganz genau, aber diese hat keinerlei Beziehung zu aseptischen retinalen Erkrankungen, soweit diese nicht einen Tumor betreffen.

Bei Gehirnoperationen, denen ich beiwohnte, habe ich mich mehrfach davon überzeugen können, dass in der Steigerungsfolge der Schmerzempfindungen zunächst die grosse Fläche der Dura, welche dem Knochen ansitzt, und dann das Tentorium cerebelli und in grösserem Abstand — aber mit enormer Intensität — der Plexus chorioideus einander folgten. Es sei eingeflochten, dass der Plexus chorioideus nach den neuesten Untersuchungen (Traum und Penfield) mit äusserst vielen Nervenschlingen, -ösen und tastkörperchenähnlichen Gebilden ausgestattet ist.

Der Vollständigkeit wegen sei erwähnt, dass es, abgesehen vom Wurzelschmerz, andere Schmerzempfindungen am Rückenmark nur selten gibt. Dies rührt daher, dass daselbst die Dura nicht aus einem, sondern

aus zwei Blättern besteht, zwischen denen sich ein grosser zirkulärer, mit
Venen und bindegewebigen Spangen ausgestützter und von Fettgewebe
durchzogener Lymphraum befindet, der durch zahlreiche Septen unterbrochen ist und lückenreich sowie gefächert erscheint. Er erinnert etwas
an die Suprachorioidea, nur dass diese dem genannten Lymphraum gegenüber als rudimentär angesprochen werden kann.

Demnach genügt meines Erachtens der Entstehungsvorgang
einer Ablösung bzw. einer Schwellung der Netzhaut nicht, um
durch Raumverdrängung oder durch Druckerzeugung einen
Schmerz auszulösen. Das Septensystem der Suprachorioidea wird
ausreichen, um eine durch Netzhautschwellung bedingte Druckwirkung
— falls sie überhaupt vorhanden ist — abzupuffern.

Dieses Fehlen des Schmerzes ist für den von einer Netzhautablösung
Betroffenen im Grunde genommen sehr ungünstig. Denn klinisch und
gutachtlich wäre es von grosser Bedeutung, wenn eine Schmerzempfindung als Symptom bzw. als Signal für den Entstehungsvorgang einer
Ablösung oder einer Schwellung der Netzhaut Verwendung finden könnte.

Schliesslich möchte ich auf ein diagnostisches Merkmal der
Gehirnschwellung aufmerksam machen. Während bei einem Ödem
des Gehirns die auf dem Sektionsschnitt sichtbar werdenden Blutpunkte
durch die Ödemflüssigkeit zusammengeschwemmt werden, bleiben sie
bei einer Quellung isoliert als solche bestehen. Dasselbe findet sich an
der Papille, wenn Blutungen in der gequollenen Papillensubstanz durch
sekundäre Stauung der Retinagefässe hervorgerufen werden. Ein ähnlicher Vorgang ist auch an der geschwollenen Retina zu beobachten, bei
der hin und wieder noch tage- und wochenlang Blutungen zu sehen sind,
die nicht zusammenfliessen und nur allmählich abnehmen. Gerade diese
letzte Erscheinung eines längeren Bestandes bzw. der langsamen Resorption ist für einen Quellungszustand charakteristisch.

Ein weiteres differentialdiagnostisches Merkmal zwischen
einer Ödem- und einer Schwellungspapille besteht darin, dass
die ödematöse Papille verwaschene und flache Ränder zeigt,
während die Schwellungspapille wie ein Pfropf aus der Netzhaut hervorragt. Immer sind ihre Ränder steil. Ich habe manche
Fälle gesehen, bei denen die Papille direkt konisch wirkte.

Es wurde in der vorliegenden Arbeit versucht, einen Analogie-
vorgang in Gehirnrinde und Netzhaut in bezug auf die Schwellung zu
finden. Da die Gehirnrinde sehr schmal ist, ist eine an ihr auftretende
Schwellung schwer zu beurteilen. Soweit es sich jedoch um eine Schwellung
der grauen Substanz überhaupt handelt, können die Stammganglien
brauchbare Hinweise bieten. Ich habe gesehen, dass bei einem Schwellungszustand der inneren Kapsel auch der Nucleus caudatus und lentiformis
im Vergleich mit der anderen — weder betroffenen noch atrophischen
— Seite stark verbreitet war. Diese Erscheinung kann meines Erachtens nicht anders als ein Schwellungszustand gedeutet werden.

XXVII.

Grenzen des Naturheilverfahrens bei der Behandlung von Augenkranken.

Von

K. vom Hofe (Greifswald).

Der lebende Organismus besitzt die Fähigkeit, viele Krankheiten ohne fremde Hilfe zu überwinden. Diese altbekannte und täglich zu beobachtende Tatsache ist auch der Grund dafür, dass kaum einer, der sich mit der Behandlung von Kranken beschäftigt, gänzlich ohne Erfolg bleibt. Für die kritische Beurteilung des Wertes einer Behandlungsmethode sind daher die Misserfolge ebenso lehrreich wie die Erfolge, wenn sie auch häufig verschwiegen werden.

Die Verfechter der Naturheilkunde nehmen für sich in Anspruch, die natürlichen Heilvorgänge und damit die Selbstheilung ohne Arzneimittel durch Anwendung natürlicher Reize zu fördern. Daraus ist der Schluss zu ziehen, dass mit den entsprechenden Maßnahmen ausschliesslich nur solche Krankheiten ohne Schaden behandelt werden können, die der Spontanheilung zugänglich sind. Damit ist nicht gesagt, dass die genannten Maßnahmen überflüssig wären. Denn es gibt eine ganze Reihe auch von Augenkrankheiten, die zwar in vielen Fällen spontan heilen können, bei denen jedoch eine gewisse Nachhilfe nützlich ist.

Es unterliegt keinem Zweifel, dass die Mehrzahl der akuten Entzündungen an den verschiedenen Teilen des Auges, z. B. Conjunctivitiden, Iritiden, Chorioiditiden u. a. meist eine sehr grosse Tendenz zur Selbstheilung haben; sie ist häufig an eine gewisse Zeit gebunden. Anderseits gibt es auch gerade bei den Augenkrankheiten genügend Ausnahmen von dieser Regel. Ich erinnere beispielsweise an die durch Diplobacillen verursachten Entzündungen, das Ulcus serpens und viele andere. Bei diesen beobachtet man praktisch nie eine Spontanheilung, ganz zu schweigen von den zahlreichen Veränderungen, die nur auf operativem Wege zu bessern sind.

Immerhin ergibt sich aus den genannten Erkenntnissen die Forderung, solche Krankheiten und zwar meist akute, die erfahrungsgemäß innerhalb einer bestimmten Zeit zu heilen pflegen, nicht mit

Mitteln zu behandeln, die man in ihrer Wirkung nicht oder zu wenig kennt, und die daher unter Umständen Schaden anrichten bzw. die natürlichen Heilvorgänge stören können. Ich denke hier besonders an die verschiedenen Strahlenarten. Vielmehr sind die genannten Krankheiten ein dankbares Feld für die Anwendung „natürlicher" Methoden.

In diesem Zusammenhang sei auch an die Behandlung der Blennorrhoe der Neugeborenen und Erwachsenen erinnert. Keiner kann behaupten, dass durch das allzu häufige Spülen die Gonokokken verschwänden. Diese sind vielmehr häufig genug noch nachweisbar, wenn alle klinischen Erscheinungen verschwunden sind. Wenn man das Spülen auch nachts ausführen lässt, so wird den betreffenden Patienten der Schlaf geraubt und damit die Widerstandsfähigkeit gegen die Infektion beeinträchtigt. Ich habe seit langem in den meisten Fällen den Eiter lediglich vorsichtig aus der Lidspalte entfernen und nur wenig spülen lassen, auch wenn Infiltrate vorhanden waren, ohne dass bei dieser schonenden Methode auch nur ein Auge verlorengegangen wäre. Die Heilung erfolgt vielmehr ebenso schnell wie unter eingreifenden Maßnahmen. Dasselbe gilt für die Skrophulose, bei der allzu häufige lokale Maßnahmen den Blepharospasmus als Abwehrreaktion unterhalten und verstärken. Man wird auch heute kaum noch bestreiten können, dass die klimatisch diätetische Behandlung gerade der schleichenden tuberkulösen Entzündungen besser zum Ziel führt als die Behandlung mit Injektionen von Tuberkulin u. a.

Des weiteren sei auf solche Fälle hingewiesen, in denen ein chronischer Entzündungszustand irgendeiner Art prompt verschwindet, wenn man ihn sich selbst überlässt, auch nach Operationen, ganz abgesehen von Fällen echter Überempfindlichkeit gegen Arzneimittel, die häufig genug vorkommt und oft nicht erkannt wird. Jeder kennt aus eigener Erfahrung chronisch entzündliche Zustände, die wochenlang ambulant behandelt werden und nach der Aufnahme in die Klinik sofort abblassen. Hier spielt wohl die Änderung des ganzen Milieus eine Rolle, zumal auch das Umgekehrte vorkommt. Es ist immer zwecklos, eine differente Therapie unter Umständen monatelang fortzusetzen, da man von einer wirksamen Behandlung verlangen muss, dass sie sofort wirkt. Andernfalls beruht ihre bessernde Wirkung meist nur auf Illusion.

Der vorgetragene Standpunkt darf selbstverständlich nicht zur Sorglosigkeit und Nachlässigkeit verführen, sondern setzt einmal eine genügende Erfahrung und zum andern ausreichende Urteilskraft voraus, die entscheidet, ob eingegriffen werden muss oder nicht.

Anderseits ist es notwendig, die von der Naturheilkunde empfohlenen Methoden im Hinblick auf bestimmte Krankheiten einer Kritik zu unterziehen. In dem in jüngster Zeit erschienenen Handbuch der Naturheilkunde von Brauchle[1], das auch für „gebildete Laien" gedacht ist, ist ein Abschnitt der Behandlung von Augenkrankheiten gewidmet. Es werden darin zahlreiche Erkrankungen besprochen: Hordeolum, skrophulöse Lidrandentzündung, Gürtelrose, Chalazion, Bindehautentzündungen, Trachom, Kerat. parenchymat., Ulcus serpens, Iritis u. a. Die offenbar immer erfolgreiche Behandlung ist eigentlich in allen Fällen dieselbe: Andampfungen mit Kamillentee, Augenbäder, Umschläge, Rohkost u. ä. Sicher ist, dass man ein echtes ausgebildetes Ulcus serpens durch die genannten Maßnahmen nicht zum Stillstand bringen kann, vielmehr Gefahr läuft, an der Erblindung des betreffenden Auges mitzuwirken. Auch heilen die meisten Bindehautentzündungen und Hordeola ohne „Wechselduschen, Bürstenbäder, Fussbäder, Sitzbäder, Rohkost usw." Eine Diplobacillenconjunctivitis z. B. wird man schneller und billiger mit Zink und Farbstofflösung zur Heilung bringen können. Für die meist völlig aussichtslosen Erkrankungen wie Embolie der Zentralarterie, Pigmentdegeneration u. a. werden von Brauchle Sehübungen nach der Batesmethode empfohlen. Sie richten zwar in den genannten Fällen keinen Schaden an, nützen allerdings auch nichts.

Des weiteren empfiehlt Brauchle bei der Netzhautablösung „Entspannungsübungen, Suggestionsbehandlung u. ä." Wir wissen, dass gerade diese Erkrankung Jahrzehnte lang auf alle mögliche Weise erfolglos behandelt wurde und durch allgemeine Maßnahmen jeglicher Art nicht beeinflusst werden kann. Die Unterlassung der rechtzeitigen Operation, die in 50—60% Erfolg bringt, ist in den meisten Fällen ein nicht wieder gut zu machender Fehler, und wir sehen gerade hier, wie eine dogmatische einseitige Einstellung sich zum Schaden für den Kranken auswirken kann.

Vom Glaukom berichtet Brauchle, dass es zur Erblindung führen kann, wenn es nicht durch „eine energische Lebensumstellung und allgemeine Behandlung" angegriffen wird. Ausserdem werden Auflegen der Hände auf die Augen und „gewisse Bewegungen

---

[1] Brauchle: Handbuch der Naturheilkunde auf wissenschaftlicher Grundlage. Leipzig 1933.

(Schweifen und Schwingen nach Bates)" empfohlen. Hinzu kommen im akuten Anfall Leib- und Wadenwickel, Bäder, Obstdiät usw.

Die viele Arbeit, die in den letzten Jahren gerade auf dem Gebiet des Glaukoms geleistet worden ist, hat uns neben den klinischen Erfahrungen, die jeder Augenarzt mit unbehandelten und „naturgemäß" behandelten Glaukomen sammeln kann, gelehrt, dass das Glaukom nie spontan oder durch allgemeine Maßnahmen auf die Dauer beeinflusst werden kann. Freilich sieht man in sehr seltenen Fällen, dass ein akuter Glaukomanfall spontan abklingt. Das ist jedoch die Ausnahme. Im allgemeinen verfallen die Glaukomaugen, die nicht lokal behandelt werden, der sicheren Erblindung. So trivial diese Feststellung in diesem Kreise klingen mag, so erfordern doch anderseits die Ausführungen Brauchles u. a., dass wir in aller Öffentlichkeit auf unsere Erfahrungen hinweisen und im Interesse der Volksgesundheit vor der Glaukombehandlung nach Brauchle eindringlich warnen. Man kann Warzen, unter Umständen auch Lidekzeme durch suggestive Maßnahmen beeinflussen. Ich habe vor Jahren gemeinsam mit Krantz beim chronischen Lidekzem entsprechende Versuche mit fingierter Bestrahlung gemacht. Ein Glaukom oder eine Ablatio jedoch suggestiv ohne medikamentöse bzw. operative Maßnahmen zu behandeln, ist ein Kunstfehler.

In solchen Fällen von Glaukom, die gleichzeitig aus internistischer Indikation auf fleisch- und salzlose Diät gesetzt werden mussten, habe ich durch diese allein niemals eine Beeinflussung des erhöhten Augendruckes feststellen können. Wir haben weiterhin untersucht, ob Fussbäder der verschiedensten Art, Packungen u. a. den Augendruck beim Glaucoma simplex beeinflussen und dabei auch nicht ein einziges Mal eine nennenswerte vorübergehende oder gar dauernde Wirkung gesehen. Ich hatte zunächst ein anderes Ergebnis erwartet, zumal man durch ausgedehnte Wärmeapplikation und Packungen an Rumpf oder Gliedmaßen offenbar durch eine Einwirkung auf die Blutverteilung deutliche Erscheinungen von Müdigkeit bekommt und das Einschlafen befördert.

Die vorgetragenen Erfahrungen decken sich mit denen Scheerers[1], der ebenfalls beim Glaukom nie eine Beeinflussung allein durch naturheilkundliche Behandlung sah.

Wenn neuerdings immer wieder auf die natürlichen Heilmethoden hingewiesen wird, so darf man die Grenzen ihrer Leistungsfähigkeit deshalb nicht vergessen. Der einen Pflicht, natürliche Heilmethoden dort anzuwenden, wo sie nützen, entspricht die andere, sie zu meiden oder ergänzen, wo sie schaden.

---

[1] Klin. Mbl. Augenheilk. **95,** 738 (1935).

XXVIII.

Spezifische oder naturgemäße Behandlung der Augentuberkulose?

Von

W. Wegner (Freiburg i. Br.).

Die Erkenntnis, dass die Tuberkulose des Auges fast stets eine sekundäre Tuberkulose ist, führte selbstverständlich zu der therapeutischen Folgerung, nicht nur den Prozess im Auge selbst, sondern den gesamten Organismus zu behandeln mit der Absicht, wenn irgend möglich, auch den primären Herd zur Ausheilung zu bringen. Wenn man nun wie ich Gelegenheit hat, eine grosse Anzahl von Augentuberkulösen aus allen Teilen des Reiches und zum Teil auch aus dem Ausland zu überblicken, dann wird man sich der Feststellung nicht verschliessen können, dass bei einem relativ grossen Teil dieser Kranken die Allgemeinbehandlung sich im wesentlichen in der Verabreichung einiger Spritzen Tuberkulin erschöpft. Da ein solches Vorgehen, wie ich leider mehrfach feststellen musste, durchaus nicht indifferent ist, scheint es angezeigt, hierzu einmal Stellung zu nehmen.

Die Tuberkulinbehandlung hat als Reizkörpertherapie bei der Behandlung der Lungentuberkulose im Laufe der letzten Jahre immer mehr an Bedeutung verloren und wird selbst bei extrapulmonalen tuberkulösen Erkrankungen nur noch wenig angewandt. Man darf wohl behaupten, dass das Tuberkulin in keiner anderen medizinischen Disziplin sich noch einer so grossen Anhängerschaft erfreut wie in der Ophthalmologie. Wenn man aber die Tuberkulinbehandlung, wie sie in der Praxis überwiegend durchgeführt wird, einmal kritisch betrachtet, erscheint es zweifelhaft, ob die Mehrzahl der Tuberkulintherapeuten sich Rechenschaft gibt über das, was mit Tuberkulin überhaupt zu erreichen ist.

Es ist ja leider Tatsache, dass es nicht möglich ist, die Tuberkelbacillen selbst durch noch so grosse Mengen von Tuberkulin irgendwie zu beeinflussen. Ebensowenig gelingt es, eine Immunität gegen neue Aussaaten zu erzielen. Mit Tuberkulin kann man lediglich eine Unempfindlichkeit gegen das Tuberkulin selbst erzeugen.

Sehr eingehend ist die Wirkung des Tuberkulins aber dahin definiert worden, dass es eine akute Entzündung des Tuberkels mit lebhafter Wanderung von Rundzellen um und in die Tuberkel hervorruft. Dadurch kann der morphologische Aufbau des Tuberkels gesprengt und eine Abstossung der Bacillen ermöglicht werden. Das Tuberkulin bewirkt also dort, wo die tuberkulösen Veränderungen noch frisch sind, eine frische Granulationsbildung, die zur Abkapselung des tuberkulösen Herdes führen kann. Handelt es sich um ältere Veränderungen, so können die käsigen Herde durch starke Reaktion des umgebenden Gewebes schärfer begrenzt und für die Abstossung flüssig gemacht werden.

Die Tuberkulinanhänger nehmen nun an, dass, wenn dieser Zustand erreicht ist, nunmehr die zweite Phase der Tuberkulinwirkung einsetzt, nämlich die Anregung der Bindegewebsbildung. Die histologischen Befunde, auf die ein so begeisterter Anhänger der Tuberkulintherapie wie Löwenstein diese Annahme begründet, stammen durchweg von tuberkulösen Kindern, die im Laufe von Tuberkulinkuren gestorben sind. Durch irgendwelche experimentellen Tatsachen ist die Behauptung von der Anregung der Bindegewebsbildung durch das Tuberkulin meines Wissens nicht gestützt.

Das Tuberkulin begünstigt also bestenfalls die Umgrenzung und Abstossung des tuberkulösen Herdes aus seiner Umgebung. Da muss dann aber die Frage erhoben werden, ob derartige provozierte Gewebsreaktionen wie die akute Entzündung um den Tuberkel herum oder die Abstossung von Bacillen z. B. aus der Iris in die Vorderkammer hinein zu den erstrebenswerten Vorgängen gehören. Wir alle haben doch schon beobachten können, dass eine schwere Tuberkulose der Iris mit massenhaften Knoten viele Monate bestehen kann, ohne dass irgendwelche für den Bestand des Auges schädlichen Komplikationen eingetreten sind, dass vielmehr bei chronischem fast reizfreiem Verlauf Heilung eintreten kann, ohne einen ersichtlichen Dauerschaden für das Auge zu hinterlassen.

Wir wollen uns doch über das eine ganz klar sein, dass weniger der spezifische Prozess als solcher, als vielmehr die einen solchen Prozess oft begleitenden Symptome wie Exsudation mit ihren Folgen den Bestand des Auges bedrohen und dass die im Verlauf einer Tuberkulinkur auftretenden akuten Entzündungen zu Komplikationen wie Exsudation und Verwachsungen führen können, also gerade zu denjenigen Vorgängen, die wir vermeiden wollen. Wenn aber infolge der Tuberkulinwirkung Tuberkelbacillen aus einem so überaus blutreichen Gewebe wie der Iris, in dem sie den Abwehrstoffen des Organismus ausgesetzt sind, abgestossen werden und ins Kammerwasser gelangen, so sind sie dort, wie wir schon

seit den Arbeiten von Schieck wissen, diesen Abwehrstoffen völlig
entrückt. Deshalb sehen wir ja so häufig, wie die Bacillen an der
Hornhauthinterfläche ihre unheilvolle Wirkung entfalten, das
Endothel und die Descemetsche Membran zerstören und zu
infiltrierenden Hornhautprozessen führen, wo sie, jedenfalls so lange
die Hornhäute gefässfrei sind, vom Tuberkulin überhaupt nicht mehr
erreicht werden können. Wenn wir also die Abstossung der Bacillen
aus der Iris fördern, dann streben wir etwas an, was wir gerade vermeiden sollten. Aus diesem Grunde ist das Lager der Tuberkulintherapeuten ja auch geteilt in diejenigen, die mit minimalen Dosen
eine Allergie erhalten und diejenigen, die mit grossen Dosen eine
künstliche Anergie erzeugen wollen.

Wie ich aus meinem Material ersehe, gehört die grosse Mehrzahl
der Tuberkulinanhänger jedenfalls in Deutschland zu den sogenannten
Allergisten, zu denen also, die eine milde, einschleichende Kur
durchführen, wie sie von Bandelier und Roepke als die leistungs-
fähigste Behandlung der Tuberkulose angesehen wurde. Im Gegensatz dazu haben schon vor längerer Zeit Kraemer und Lieber-
meister durch die Art ihrer Tuberkulinanwendung bewusst auf
eine Unempfindlichmachung des Patienten bis zum Verschwinden
der Allgemeinempfindlichkeit hingearbeitet.

Nachdem nun aber durch die Arbeiten der letzten Jahre fest-
gestellt ist, dass die Tuberkulinempfindlichkeit als solche mit der
Tuberkuloseimmunität nichts zu tun hat und damit auch keine
Abwehrfunktion bedeutet, scheint mir der Behandlung mit kleinsten
Dosen, d. h. der bewussten Erhaltung der Tuberkulinempfindlichkeit
die experimentelle Grundlage entzogen zu sein. Theoretisch bleibt
als Ziel einer Tuberkulinkur dann nur die Erstrebung einer lokalen
Unempfindlichkeit und, was mir wesentlich erscheint, die längere
Einhaltung dieses Zustandes. Da man, um dies zu erreichen, mit den
Tuberkulindosen aber bis dicht an das Auftreten einer Allgemein-
reaktion herangehen muss, wird die Desensibilisierung kaum ohne
Gefährdung des Kranken möglich sein.

Das eine darf doch wohl als sicher gelten, dass nämlich die
einzige, direkte Wirkung, die das Tuberkulin ausübt, ein Reizeffekt
am tuberkulösen Herd ist. Diese Wirkung aber äussert sich in einer
stärkeren Füllung der Blutgefässe, die sich bis zu Blutungen steigern
kann. So sind denn auch genügend Tuberkulinschädigungen beschrieben: Schieck lehnt auf Grund schlechter Erfahrungen die
spezifische Behandlung bei diffusen Entzündungen und im Stadium
starker Überempfindlichkeit ab. Werdenberg hat seine warnende

Stimme erhoben und ich könnte leider auch über eine nicht geringe Zahl eindeutiger Tuberkulinschäden berichten, bei denen es zu Glaskörperblutungen, Umwandlung eines gutartigen proliferativen Prozesses in eine bösartige exsudative Form oder schliesslich zu akuter Verschlechterung exsudativer Krankheitsbilder kam.

Wie dem auch sei: Wenn wir einmal alle ungeklärten Fragen der Tuberkulinbehandlung, ob grosse oder kleine Dosen, Art des Tuberkulins usw. völlig beiseite lassen, so müssen wir doch sagen, wenn wir überhaupt an eine günstige Beeinflussung der Tuberkulose durch Tuberkulin glauben, dass es zweifellos folgerichtig ist, die Kur nicht nur während der Dauer eines akuten Schubes durchzuführen, sondern den Körper auch noch lange Zeit nach klinischer Heilung der Erkrankung am Auge mit Tuberkulin zu behandeln. Denn die klinische Erfahrung lehrt ebenso wie das Experiment, über das ich hier auf der letzten Tagung berichtete, dass trotz scheinbarer klinischer Heilung doch noch Keime im Auge zurückbleiben können, von denen die häufigen Rückfälle ausgehen oder das Auge zumindest einen locus minoris resistentiae gegenüber den Tuberkelbacillen darstellt, die von einem sonstigen Herd im Körper in das Blut geschickt werden.

Wie aber sieht in Wirklichkeit die Durchführung einer Tuberkulinkur aus?

Wenn wir diese Frage an den von mir augenärztlich betreuten Kranken der Augenheilanstalt Höchenschwand untersuchen, dann will ich vorausschicken, dass Löhlein und ich, als wir nach Freiburg kamen, uns darüber klar waren, dass die für Deutschland einzigartigen klimatischen Vorzüge des Schwarzwaldes für die Behandlung der Augentuberkulose ausgenützt werden müssten. Und so haben wir vor gut 4 Jahren, ermutigt durch die Erfolge Werdenbergs in Davos, in dem etwas über 1000 m hoch im südlichen Schwarzwald gelegenen Höchenschwand damit begonnen, zumal dort, wie es sich immer wieder als notwendig herausstellt, eine zweckdienliche Zusammenarbeit mit dem Internisten gewährleistet ist. Nachdem die ersten organisatorischen Schwierigkeiten überwunden waren, die die Teilnehmer des letzten Augenärzte-Fortbildungskurses in Freiburg noch kennengelernt haben, nahm die Belegung der nunmehr geschlossenen Heilanstalt über alles Erwarten rasch zu. So betrug die Zahl der Zugänge im Jahre 1932 = 29, 1933 = 45, 1934 = 80, 1935 = 176, 1936 bisher 167.

Sie werden mit mir der Meinung sein, dass das eine geradezu einzigartige Anhäufung von überwiegend tuberkulös verdächtigen Augenkranken ist.

Ich überblicke bis heute also die Zahl von 517 dorthin überwiesenen Kranken. Von diesen Patienten waren 238 an Iridocyclitis, 104 an Chorioiditis, 62 an Keratitis, 11 an Scleritis, 63 an Periphlebitis, 4 an Papillitis, 6 an Konglomerattuberkeln erkrankt. 28 Patienten, die als tuberkulös dorthin überwiesen waren, hatten meines Erachtens nichts mit Augentuberkulose zu tun, sondern litten an irgendwelchen anderen Leiden wie Rosacea-Keratitis, Heterochromie-Cyclitis, sympathischer Ophthalmie, Hornhautdegeneration, Keratitis parenchymatosa, v. Hippelscher Krankheit. Eine Patientin hatte ein grosses Melanosarkom der Aderhaut, das wir nach Entfernung des Auges auch histologisch als solches sicherstellten. Es bleiben also übrig 489 Patienten, die nach den heute geltenden Auffassungen zumindest als tuberkulös verdächtig anzusehen sind. Von diesen 489 Kranken waren rund $^1/_3$ irgendwie spezifisch behandelt.

Es ist nun im Rahmen dieses Vortrages leider nicht möglich, auf Einzelheiten der durchgeführten Tuberkulinkuren einzugehen. Nur soviel will ich hier sagen, dass von den mit Tuberkulin behandelten rund 160 Patienten die überwiegende Mehrzahl nur einige wenige Spritzen erhielt, nur 16 Patienten hatten eine Kur von 25—50 Injektionen durchgemacht und nur bei 9 Patienten war eine systematische Kur von über 50 bis etwa 100 Spritzen durchgeführt. Gar nicht so selten waren die Klagen, dass die Spritzen schlecht vertragen wurden, dass regelmäßig Fieberreaktion mit Kopfschmerz, Gewichtsabnahme u. a. eingetreten seien. Schliesslich ist noch bemerkenswert, dass bei einigen Patienten die sonst wohl allgemein verlassenen Impfungen nach Ponndorf und zwar bis zu 30mal durchgeführt wurden, und dass ich im Anschluss an eine solche Impfung abgesehen von anderen Schädigungen einmal eine ausgedehnte tief greifende Gangrän am Oberschenkel sah.

Ohne auf weitere Einzelheiten der Kuren einzugehen, ohne auch im einzelnen die offenbaren Tuberkulinschäden aufzuzählen, die ich sah, ohne auch auf die von Marchesani aufgeworfene, meines Erachtens noch völlig ungeklärte Frage einzugehen, ob das nun wirklich überwiegend echte Tuberkulosen sind, geht doch wohl schon allein aus diesen nüchternen Zahlen zur Genüge hervor, dass die tatsächliche praktische Durchführung der spezifischen Behandlung überwiegend durchaus nicht den theoretischen Voraussetzungen entspricht. Wenn ich rückblickend die ersten 10 Jahre meiner augenärztlichen Tätigkeit übersehe, in denen wir selbst in der Klinik noch Tuberkulin angewandt haben, dann muss ich freimütig gestehen, dass ich während der ganzen Zeit noch nie einen völlig eindeutigen Erfolg durch das Tuberkulin gesehen habe, so dass wir seit Jahren die spezifische Behandlung ganz verlassen haben. Im Laufe der letzten 4 Jahre habe ich aber eine nicht ganz unerhebliche Zahl eindeutiger Tuberkulinschäden gesehen, so dass ich mich jedenfalls bei den völlig unübersichtlichen äusseren Verhältnissen in der Praxis unter gar keinen Umständen entschliessen könnte, ambulante Kuren durchzuführen. Ich halte mich auf Grund des mir gewordenen Überblickes vielmehr für verpflichtet, ausdrücklich davor zu warnen. Und ich glaube, dass, wenn irgendwo auf dem Gebiet der Augenheilkunde, dann hier die Forderung nach mehr biologischem ärztlichen Denken und Handeln berechtigt erscheint.

Die vorgeschriebene Zeit erlaubt mir nicht, ausführlicher auf das einzugehen, was wir auf dem Gebiet der Augentuberkulose in Höchenschwand bisher geleistet haben. Da Sie zum grossen Teil schon selbst Patienten dorthin überwiesen haben, haben Sie bereits einen ungefähren Eindruck. Das ganze Problem krankt natürlich noch an manchen organisatorischen Schwierigkeiten, die im wesentlichen zweierlei Art sind. Einmal werden die Patienten, die überwiegend den unbemittelten Bevölkerungskreisen angehören und auf Kostenzuschüsse angewiesen sind, aus bürokratischem Unverständnis irgendwelcher Kassenbeamten häufig erst in einem völlig desolaten Zustand überwiesen, in dem eine klinische Besserung mit Aussicht auf ein brauchbares Sehvermögen gar nicht mehr möglich ist. Die Rücksicht auf die Allgemeinheit verbietet uns in solchen hoffnungslosen Fällen, in denen die dafür notwendigen Kosten von irgendwelchen öffentlichen Kassen getragen werden, lange und kostspielige, aber nutzlose Kuren durchzuführen. Zweitens aber müssen Kuren häufig viel zu früh abgebrochen werden, weil die weitere Bewilligung von dem Kostenträger aus Unkenntnis der tatsächlichen Verhältnisse abgelehnt wird.

Bei zweckmäßiger Organisierung und gerechter Verwendung der vorhandenen Mittel dürften die schon heute recht erfreulichen Erfolge noch erheblich ausgebaut werden. Das ist in sozialer Hinsicht um so bedeutungsvoller, weil es sich bei den von der Augentuberkulose befallenen Kranken ganz überwiegend um jüngere Menschen zwischen dem 20. und 35. Lebensjahr handelt, bei denen es um die

Entscheidung über Arbeitsfähigkeit oder Invalidität für den längsten und bedeutungsvollsten Abschnitt des Lebens geht.

Gerade deshalb wäre es ein schwerer Fehler, wollte man neben der vom Tuberkulosehilfswerk und anderen Organisationen vorbildlich durchgeführten Fürsorge für die Lungenkranken nun die von der Augentuberkulose Befallenen ganz vergessen oder doch vernachlässigen. An keiner Stelle und bei keiner Krankheit scheint mir der Grundsatz berechtigter und erwiesener zu sein als bei der Augentuberkulose, dass Vorsorge besser, sozialer und auch wirtschaftlicher ist als die Fürsorge.

Dass wir bei dieser Vorsorge gegen die Augentuberkulose in der Höhenkur bei gleichzeitiger Anwendung diätetischer Maßnahmen den stärksten Faktor besitzen und auf spezifische Mittel verzichten können, glaube ich nach meinen bisherigen Erfahrungen sagen zu dürfen.

XXIX.

In welcher Weise vermögen die Methoden der unspezifischen Reiztherapie einen allergischen Zustand zu beeinflussen?

Von

W. Riehm (Giessen).

Die Bedeutung der unspezifischen Reiztherapie für die Behandlung von infektiösen Erkrankungen, besonders solchen chronischer Art ist heute allgemein erkannt. Zahllos sind die Möglichkeiten auf den kranken Organismus einen Reiz im Sinne der unspezifischen Reiztherapie auszuüben.

Vielleicht die bekannteste, zugleich aber auch eine mit Recht sehr beliebte Methode dieser Art ist die sogenannte unspezifische Proteintherapie. Sie besteht bekanntlich darin, dass dem Patienten parenteral irgendwelche Proteine zugeführt werden. Eine Unzahl von Präparaten — eher zu viel als zu wenig — werden dem Arzt zu diesem Zweck angeboten.

Gewissermaßen eine Abart dieser Proteintherapie ist die sogenannte unspezifische Vaccinetherapie. Hier gelangen irgendwelche Vaccine, also abgetötete Bakterien, parenteral zur Anwendung. Ein prinzipieller Unterschied in der Wirkungsweise gegenüber der Proteintherapie besteht jedoch nicht. Träger des parenteral zuzuführenden Proteins sind in diesem Falle eben irgendwelche abgetötete Bakterienleiber.

Zur unspezifischen Reiztherapie gehört weiter die Methode, einen chronisch-entzündlichen Prozess dadurch günstig zu beeinflussen, dass man künstlich eine neue andersartige Infektion setzt. Wir sprechen dann von unspezifischer Infektionstherapie. Das bekannteste Beispiel hierfür ist die Malariatherapie, die neuerdings für die verschiedensten syphilitischen Erkrankungen empfohlen wird.

Das Gebiet der unspezifischen Reiztherapie greift aber noch viel weiter. — Wer chronisch-infektiöse Prozesse mit irgendwelchen kolloidalen Metallen behandelt (Metalltherapie), oder wer durch gleichzeitige Proteininjektionen die Wirksamkeit anderer Medikamente steigert, nutzt damit zum wesentlichen Teil ein Prinzip der unspezifischen Reiztherapie aus. Das gleiche gilt für die verschiedenen Arten der Bestrahlungstherapie, der Kalt- oder Warmwasserbehandlung usw. Selbst der Arzt, der seinem Patienten etwa eine Luftveränderung oder einen Wechsel in der Diät verordnet, macht sich damit bewusst oder unbewusst Heilfaktoren zunutze, die der unspezifischen Reiztherapie zugehören.

Nur jene, gewissermaßen natürlichen Heilungsvorgänge, mit denen der kranke Organismus selbst irgendeinen eingedrungenen Krankheitserreger zu vernichten trachtet, werden durch die unspezifische Reiztherapie gefördert. Es ist also nicht so, dass diese Therapie etwa die Erreger selbst treffen will, wie man das z. B. anstrebt durch die Verwendung irgendwelcher desinfizierender oder antiseptischer Lösungen usw.

Die unspezifische Reiztherapie überlässt vielmehr dem kranken Organismus die Wahl seiner Abwehrmaßnahmen. Sie hilft ihm aber dazu, dass diese ausserordentlich mannigfaltigen Abwehrmaßnahmen in grösstmöglichster Stärke zum Einsatz kommen. Es ist daher verkehrt, wollte man die unspezifische Reiztherapie etwa in Gegensatz zu einer „natürlichen Heilweise" stellen. Die unspezifische Reiztherapie ist vielmehr — neben der aktiven Immunisierung — eines der schönsten Beispiele für natürliche Heilweise und wird als solche schon seit langem in allen Disziplinen der medizinischen Wissenschaft geübt.

Auch für die Behandlung von chronisch-entzündlichen Prozessen am Auge finden die verschiedenen Methoden der unspezifischen Reiztherapie immer mehr Anwendung. Sicherlich wäre die Anwendung z. B. der unspezifischen Proteintherapie in den Kreisen der Augenärzte noch viel mehr verbreitet, wenn nicht immer wieder auch von Misserfolgen bei dieser Therapie berichtet würde.

Diese Misserfolge erklären sich zum grössten Teil daraus, dass die Bedingungen, unter denen eine unspezifische Reiztherapie auf die natürlichen Abwehrmaßnahmen des kranken Organismus fördernd und verstärkend einwirken kann, bisher nicht genügend erforscht und bekannt waren. Richtige theoretische Vorstellungen gehören aber dazu, will der Arzt gerade bei dieser Therapie nicht Gefahr laufen durch sein Handeln Schaden zu stiften!

Zunächst erscheint es dem Fernerstehenden vielleicht seltsam, dass so verschiedenartige Behandlungsmethoden wie z. B. eine unspezifische Proteintherapie einerseits, und eine Höhensonnenbestrahlung andererseits in ganz gleicher Weise im kranken Körper angreifen sollen. Jedoch haben die Forschungen der letzten Jahre gezeigt, dass allen diesen verschiedenartigen Methoden, der Eiweiss-, der Vaccine-, der Infektions-Therapie, der Bestrahlungs- oder Kaltwassertherapie, der Diättherapie usw. — natürlich neben noch anderen speziellen Nebenwirkungen — ein gemeinsames Wirkungsprinzip zugrunde liegt.

Mit Weichardt hat man sich die erstrebte günstige Wirkung als eine Leistungssteigerung vorzustellen, die sich auf den ganzen Organismus erstreckt. Da also fast alle Zellen an dieser Leistungssteigerung beteiligt sind, so ist es nicht verwunderlich, wenn sich die Reizwirkung auch ausserordentlich vielseitig geltend macht. Denken Sie nur an die Beeinflussung bzw. an die Erzeugung von Fieber, an die Änderungen des Blutbildes, des Stoffwechsels quantitativer und qualitativer Art, an Verschiebung des Globulingehalts im Blut, an die Verstärkung fast aller sekretorischer Vorgänge, an die Verstärkung oder Abschwächung von Entzündungen, an die Steigerung örtlicher Reparationsvorgänge, der Zellvermehrung, der Resorptions- und Ausscheidungsvorgänge usw. — Alles das sind Äusserungen der Reizwirkung, die nun aber nicht alle miteinander konform gehen oder jedesmal in gleichem Ausmaß alle miteinander in Erscheinung treten müssten. Erhöhung des Stoffwechsels muss also z. B. nicht mit einem Temperaturanstieg verbunden sein. — Es ist also wichtig zu wissen, dass die im Organismus entstehenden Reizstoffe zwar sehr häufig die betreffenden Auswirkungsorgane gleichzeitig angreifen, dass diese Vorgänge aber auch voneinander unabhängig verlaufen können, ja sogar unab-

hängig voneinander beeinflussbar sind. — Viele Auswirkungen
z. B. das Fieber scheinen dabei für den Heilerfolg nicht einmal
notwendig zu sein.

Misserfolge erklären sich nun daraus, dass es bei der unspezifischen Reiztherapie, die eben mit einem Reiz arbeitet, je nach der
vorliegenden Art und dem augenblicklichen Stadium der Erkrankung,
aber auch je nach der augenblicklichen Reaktionsfähigkeit des
Patienten (!) natürlich ein Optimum in der Reizstärke gibt,
das — überschritten — den Wert der Therapie genau in das Gegenteil verkehren kann.   Das kommt daher, dass der gesetzte Reiz
zunächst immer eine Beanspruchung also eine Mehrbelastung
für die betreffenden Abwehrmechanismen bedeutet.   Daher auch
die Regel: Je stärker der Reiz, um so länger die Latenzzeit, die
der günstigen Wirkung vorangeht.   In dieser voraufgehenden Phase
der Mehrbelastung und Leistungshemmung der anzuregenden
Funktion liegt aber gerade eine gewisse Gefahr.   Es ist ja leicht einzusehen, dass die in Betracht kommenden Krankheitserreger eine
Phase, in der sämtliche gegen sie gerichteten Abwehrfunktionen
durch Mehrbeanspruchung mehr oder weniger ausfallen, alsbald zu
gesteigerter Vermehrung und zu vermehrter Giftproduktion aus-
nutzen können, vorausgesetzt daß diese Phase nur lange genug anhält
oder durch einen neuen Reiz — z. B. eine der ersten Injektion allzu
schnell folgende zweite Proteininjektion — erneut provoziert wird.

Zu den günstigen Auswirkungen, die eine unspezifische Reiztherapie im kranken Organismus auszulösen vermag, gehört nun
auch die Steigerung der Produktion der verschiedenartigen
Antikörper.   Hier wirkt sich die unspezifische Reiztherapie
spezifisch aus, insofern durch richtige Dosierung der Bestand an
spezifischen Antikörpern d. h. also die spezifische Immunität erhöht wird.

Dabei darf ein Grundgesetz der unspezifischen Reiztherapie
hier weniger übersehen werden als sonst. Dieses Gesetz lautet, dass
die unspezifische Reiztherapie nur dann einen Sinn haben kann,
wenn sie einen irgendwie veränderten Organismus trifft. — Ich
erinnere an das bekannte Beispiel von Weichardt: Auf ein gesundes
Herz wirkt ein Organextrakt gar nicht. Lässt man dasselbe Organextrakt aber auf ein ermüdetes, hypodynames Herz einwirken,
so bekommen wir alsbald eine starke Leistungssteigerung der
Schlagkraft. — Ähnlich auch bei der unspezifischen Reiztherapie,
wenn wir eine Steigerung in der Produktion irgendwelcher spezi-

fischer Antikörper anstreben. Ein normergischer Organismus, d. h. also ein Organismus, der noch niemals einem Antigenreiz ausgesetzt war, kann den Methoden der unspezifischen Reiztherapie gegenüber nicht reagieren, höchstens soweit sogenannte normale Antikörper in Frage kommen. Wohl aber reagiert ein Organismus, der schon früher einmal z. B. mit einem oder auch mit mehreren verschiedenartigen Krankheitserregern in Beziehung getreten war. Dann reagiert er aber auch nur mit einer Vermehrung derjenigen Antikörper, die spezifisch gegen diese Erreger eingestellt sind. Spezifische Antikörper gegen irgendwelche anderen Krankheitserreger, mit denen er bis dahin noch nicht in Kontakt gekommen war, werden dabei jedoch nicht gebildet.

Jede unspezifische Reiztherapie führt also eine Umstimmung herbei, die sich auf alle möglichen Funktionen erstreckt. Hat man die Umstimmung nur der spezifischen Immunitätsvorgänge im Auge, so kann man folgerichtig von unspezifischer Um-Immunisierung sprechen, die sich je nach dem in einer Steigerung der spezifischen Immunitätsvorgänge (unspezifische Immunisierung) aber auch in einer Schwächung dieses Mechanismus ausdrücken kann (unspezifische Desimmunisierung)[1].

Nun ist bekannt, dass man bei den verschiedenen Immunitätsvorgängen bzw. -zuständen (Immun-ergien) Antikörper mit verschiedener Funktion, daher also auch verschiedene Reaktionsarten des Organismus, damit also verschiedene Untergruppen der Immun-ergie unterscheiden kann.

Greifen wir unter diesen verschiedenen Antikörpervorgängen wieder nur einen, nämlich den bei den Allergien heraus, so wird sich dieser allergische Zustand unter dem Einfluss einer unspezifischen Reiztherapie ebenfalls ändern. Diese Änderung wäre also als unspezifische Um-Allergisierung zu bezeichnen und von dieser allein soll hier die Rede sein.

Die Kennzeichen einer Allergie sind bekanntlich bestimmte Phänomene, die als anaphylaktische Phänomene bekannt sind (z. B. das Arthusphänomen. Charakteristisch für eine Allergie ist aber

---

[1] Die Stärkung bzw. Schwächung dieses Mechanismus muss dabei nicht immer nur durch eine entsprechende Änderung im Antikörperbestand bedingt sein. So kann z. B. eine Steigerung auch durch eine bessere Ausnutzbarkeit der vorhandenen Antikörper, etwa durch Ansteigen des Komplementtiters, durch Optimalisierung des Elektrolytmilieus usw. bedingt werden, vgl. Klin. Mbl. Augenheilk. **92**, 737.

z. B. auch das Wiederaufflammungsphänomen [= spezifische Herd-
reaktion]). Es mag daher verwundern, wenn ich in folgendem immer
nur von Allergisierung — nicht aber, wie es sonst, wenn von
irgendwelchen anaphylaktischen Vorgängen die Rede ist, üblich
ist, von „Sensibilisierung" spreche. Das hat jedoch seinen guten
Grund. Gerade das alleinige Herausheben nur dieser anaphylaktischen Phänomene und die einseitige Bewertung der „Sensibilisierung" hat nämlich dazu geführt, dass die Auswirkungen der
unspezifischen Reiztherapie auf dem Gebiet der Allergie immer
wieder verkannt wurden.

Mit dem Begriff Sensibilisierung ist ja zunächst nur gemeint,
dass in diesem Zustand eben jene Überempfindlichkeitsphänomene
überhaupt produzierbar sind. Je leichter und je eindrucksvoller das gelingt, um so höher ist also die Sensibilisierung! —
Ganz allgemein herrscht nun aber die falsche Vorstellung,
dass diese anaphylaktischen Phänomene um so leichter
und um so eindrucksvoller zu produzieren wären, je
höher der Antikörperbestand im Körper angestiegen
war. Geht also einmal unter irgendeiner unspezifischen Reiztherapie die leichte Produzierbarkeit der Überempfindlichkeitsphänomene z. B. die Stärke einer der Testreaktionen z. B. der
Tuberkulinreaktion zurück, so hätte man bis dahin eigentlich
folgern müssen, dass durch die unspezifische Reiztherapie der
Antikörperbestand des Körpers herabgemindert worden wäre,
das gerade Gegenteil also von dem, was man sonst bei Immun-
körpermechanismen anstreben sollte.

Der Fehler steckt, wie gesagt darin, dass Steigerung in der
Empfindlichkeit d. h. also Steigerung in der Sensibilisierung noch
lange nicht Steigerung im Antikörperbestand bedeutet und umgekehrt! Oft steigt die „Sensibilisierung" sogar gerade deshalb, weil
der Antikörperbestand sinkt, immer dann nämlich, wenn es bei
einem Patienten zu einem Verlust an abstossbaren oder humoralen
Antikörpern gekommen war, die ja die Zelle vor der cellulären d. h.
anaphylaktischen Reaktion schützen[1]. — Gewiss kann eine Sensibilisierung auch einmal ansteigen dadurch, dass sich der Antikörperbestand hebt. Das ist z. B. regelmäßig der Fall, wenn sich eine Sensibilisierung aus einer normergischen Reaktionslage entwickelt also im
Anfangsstadium einer Allergie. Oft genug ist aber das Gegenteil
der Fall. — Worauf es hier ankommt ist ja auch nur das, dass ein
Steigen und Fallen der Empfindlichkeit, also der Sensibilisierung

---

[1] Vgl. Klin. Mbl. Augenheilk. **92**, 734 (1934).

gar nichts über Steigen und Fallen des Antikörperbestandes auszusagen vermag, weil für das Auftreten der Sensibilisierungsphänomene
allein entscheidend ist, dass und wieviel nicht abstossbare
(celluläre) Antikörper zur Reaktion kommen. Das ist aber nicht
allein abhängig vom Antikörperbestand, sondern von der gegebenen
örtlich wirksamen sogenannten „relativen Belastung"[1].

Wollen wir also im Rahmen einer Allergie eine Steigerung bzw.
eine Verminderung des Antikörperbestandes kennzeichnen, so kann
uns dafür die Änderung in der Sensibilisierung gar keinen Anhalt
geben. Die Bezeichnung: Sensibilisierung und Desensibilisierung sind für den genannten Zweck also ganz unbrauchbar.
— Bei Steigerung des Antikörperbestandes durch die unspezifische
Reiztherapie spricht man daher zweckmäßiger von „unspezifischer
Allergisierung", bei Hemmung oder Schädigung des Antikörperbestandes von „unspezifischer Desallergisierung" (vgl. auch
noch Anmerkung S. 347).

Und nun ist die Einwirkung einer unspezifischen Reiztherapie
auf einen allergischen Zustand sehr leicht klarzustellen. Auch hier
folgt dem Reiz zunächst immer eine Phase der Mehrbelastung, der
Leistungshemmung, die später in eine Phase der Leistungssteigerung
umschlägt. Im Grunde handelt es sich also um ein Training aller
bei der Antikörperproduktion und bei der Wirksammachung ihrer
Funktion beteiligten Zellsysteme. Zuerst also Desallergisierung,
später zunehmende Allergisierung mit einer Mehrleistung des Anti-
körpersystems.

Mit einer entsprechenden Schwankung der Empfindlichkeit der
Sensibilisierungseffekte geht dieser Vorgang aber nicht konform.
Das kann so sein. Es kann aber genau so gut das Gegenteil der Fall
sein, in der ersten Phase der Leistungshemmung also unter Um-
ständen Zunahme der Empfindlichkeit, in der zweiten Phase der
Leistungssteigerung u. U. Abnahme der Empfindlichkeit.

Jeder allergische Zustand kann daher durch eine unzweckmäßige
Dosierung der unspezifischen Reize zu einer unerwünschten Desallergisierung führen. Zwei Möglichkeiten sind gegeben. Entweder
war der Reiz zu stark, dann wird die initiale Phase der Leistungshemmung zu lange anhalten. Oder der einzelne Reiz wird zu schnell
wiederholt, dann wird die initiale Hemmungs-Phase erneut provoziert, bevor es überhaupt im Anschluss an den ersten Reiz zum
Umschlag in der Phase der Leistungssteigerung gekommen war.

---

[1] Vgl. Med. Klin. **1934 II**, 1317 und 1353.

Diese Desallergisierung kann dann unter Umständen doch noch einen gewissen Vorteil für den Patienten bedeuten, aber nur dann wenn es sich um eine Allergie gegen leblose Allergene handelt. — Z. B. beim Heufieberkranken kann diese Desallergisierungsphase für kurze Zeit die Beschwerden beseitigen. — Die Desallergisierung ist aber jedesmal ein schwerer Schaden für den Patienten, sobald es sich um eine Allergie gegen ein lebendes Virus, gegen irgendeinen Krankheitserreger handelt. Hier bedeutet länger dauernder Ausfall der Antikörperfunktion — sei es durch verminderte Produktion, sei es durch Störung der dabei notwendigen optimalen Faktoren — Ausfall des ganzen spezifischen Abwehrmechanismen und also Zunahme des Bakterienwachstums, damit Zunahme der entsprechenden Giftproduktion und damit Verschlechterung des Zustandes.

Um einem Patienten durch die Maßnahmen der unspezifischen Reiztherapie nicht zu schaden, ist also dringend anzuraten, die initiale Phase der Desallergisierung nicht etwa durch zu starke Reize oder durch zu schnelle Wiederholung an sich richtig gewählter Reize für eine zu lange Zeit zu provozieren.

Ich habe mich absichtlich beschränkt auf die Beeinflussung des allergischen Zustandes durch die unspezifische Reiztherapie. Selbstverständlich ist dieses Herausgreifen nur einer einzigen Reaktionslage willkürlich. Ich glaube aber, dass es zum Verständnis der vorliegenden Verhältnisse nur nützlich sein kann, zunächst einmal an einem leichter zu übersehenden begrenzten Beispiel die Wirkungsweise der unspezifischen Therapie im Prinzip aufzuzeigen.

Die Berücksichtigung gerade des allergischen Zustandes ist aber auch deswegen wichtig, weil wir die Vorstellung haben, dass die humoralen „allergischen" Antikörper — besser: die humoralen Antianaphylaktogene — da sie ja auf das im Körperbestand der Mikroorganismen vorhandene Protein eingestellt sind — die Eigenschaft haben müssen, eben diese Mikroorganismen anzugreifen, zu schädigen und schliesslich zu vernichten. Die bei einer Allergie vorkommenden Antikörper (Antianaphylaktogene) werden daher in hohem Maße bei den Immunitätsvorgängen gegen bestimmte Krankheits-Erreger beteiligt sein, sodass die Kenntnis von der möglichen Beeinflussung gerade dieses Antikörper-Mechanismus durch die Maßnahmen der unspezifischen Reiztherapie für uns von allergrösstem Interesse sein muss.

Zum Schluss nur noch zwei kurze Hinweise, die ich hier nicht näher auszuführen brauche, die aber leicht aus dem Gesagten zu folgern sind.

1. Jede lokale Umstimmung am Auge durch örtliche Reizanwendung unterliegt natürlich denselben Gesetzen. Auch lokal kann es daher — etwa durch übertriebene Anwendung von Bestrahlungen, von Wärme usw. — zur Desallergisierung kommen.

2. Handelt es sich bei der zu behandelnden Augenerkrankung um eine jener häufigen tuberkulösen Formen mit ihren chronisch rezidivierenden hämatogenen Schüben wie z. B. um eine tuberkulöse Scleritis, Iritis, Chorioditis usw., so ist der Angriffspunkt für unsere Therapie viel weniger das Auge, als vielmehr jener tuberkulöse Fokus, von dem die hämatogenen Streuungen immer wieder ihren Ausgang nehmen. Hier ist der Platz, wo es sich entscheidet, ob das Augenleiden endlich ausheilt oder nicht! Bei unserem Handeln muss unser Augenmerk daher weniger auf das Auge als auf den Ausgangsherd gerichtet sein. Dieser Herd ist es auch, der — wenn auch für unser Auge nicht sichtbar — viel heftiger und unter Umständen sehr zum Schaden des Patienten auf eine allzu forcierte Reiztherapie reagieren kann. Eine Aktivierung dieses Herdes und eine örtliche Progression an dieser Stelle, häufig verbunden mit neuen Streuungen kann aber für den Patienten die allerschlimmsten Folgen haben. — Heilt dieser Herd jedoch aus, so muss die Entzündung des Auges alsbald von selbst nachlassen, da ja keine neuen Bakteriennachschübe vom Blute her erfolgen können.

Kennt der Augenarzt die Grenzen der unspezifischen Therapie, so wird sie in seiner Hand nur Nutzen stiften können. Und es ist dieser Art der Therapie wirklich nur die weiteste Verbreitung zu wünschen, als sie eben unspezifisch ist und daher in vielen Fällen anwendbar bleibt, gleichgültig, ob wir nun bei dem betreffenden Augenleiden z. B. der vorliegenden Uveitis der Ansicht sind, dass ein tuberkulöser Fokus die Quelle der häufigen Schübe darstellt, oder wie man neuerdings wieder mehr geneigt ist zu glauben, dass irgendeine andere nicht tuberkulöse Erkrankung vorliegt.

Literaturverzeichnis.

Weichardt: Die Grundlagen der unspezifischen Therapie. Berlin: Julius Springer 1936.

Aussprache zu den Vorträgen XXVII bis XXIX.

Herr Braun:

Die vollständige Verdammung jeglicher Tuberkulintherapie bei Augenerkrankungen schiesst über das Ziel hinaus. Wenn auch im allgemeinen richtig ist, dass mit Tuberkulinkurven viel Unheil gestiftet werden kann, so gibt es doch noch Fälle, wo sie ihre Daseinsberechtigung haben. Insbesondere denke ich an die sklerosierende Keratitis und Skleritis. Gerade bei derartigen Fällen kann man mit Hilfe der Spaltlampe oft ganz genau das Zustandekommen von Herdreaktionen beobachten. Augenblicklich kontrolliere ich einen Fall, bei dem dies klar wurde und sich unter der Behandlung eine deutliche Abgrenzung des Prozesses zeigte. Dass selbstverständlich eine ausserordentlich sorgfältige Allgemeinuntersuchung und Kontrolle des Allgemeinbefundes auch unter der Behandlung zu fordern ist, liegt auf der Hand.

Herr Fleischer:

Zum Vortrag von Herrn Wegner: Nach langjähriger Behandlung mit den verschiedensten Tuberkulinpräparaten habe ich immer wieder gute Erfolge bei mannigfachen Formen von Augentuberkulose erzielt, insbesondere mit dem spezifisch und nicht toxisch wirkenden Tebeprotin Toenniessen. Vorsichtigste Anwendung aller dieser Präparate ist selbstverständlich notwendig, um nur geringste, eben noch wirksame Reize zu setzen. Klinische Behandlung unterstützt durch Freiluft-Liegekur und entsprechende Ernährung die spezifische Therapie. Und notwendig ist Weiterbehandlung auch nach erzielten Heilungen durch längere Zeit hindurch, über Monate und Jahre.

Herr Scheerer

weist auf die grundsätzlich wichtige Notwendigkeit einer sachlichen Prüfung des Naturheilverfahrens von augenärztlicher Seite hin.

Herr Werdenberg:

In der Mahnung zur Vorsicht in bezug auf Tuberkulintherapie stimme ich mit Herrn Wegner vollständig überein. Wir kennen die zahllosen und zum Teil schweren Augenschädigungen, welche durch unrichtig indizierte oder dosierte Tuberkulinbehandlung verursacht wurden. Eine vorübergehende Tuberkulinimmunität erzwingen zu wollen, ist zwecklos und für das Auge gelegentlich gefährlich. Doch verwerfe ich die Tuberkulinbehandlung keineswegs vollständig. Die Indikation für subepidermale Anwendung nicht toxischer Tuberkuline ist für mich die produktive Form der Augentuberkulose, wenn dieselbe sich in ihrer Rückbildung hartnäckig zeigt in der Phase schon eingetretener allgemeiner Umstimmung und bei fehlender Gegenindikation von seiten der primären Krankheitsquelle oder Allgemeinerkrankung.

Herr vom Hofe (Schlusswort):

Auch ich weiss, dass letzten Endes nur die Natur heilt. Natürliche Heilvorgänge unterstützen können wir nur dort, wo sie bereits in irgend einer Form da sind, d. h. bei solchen Krankheiten, die in so und so vielen Fällen spontan heilen können. Beim Glaukom gibt es jedoch keine Naturheilung. Wir können mit unserer medikamentösen und operativen Maßnahme jedoch das gefährlichste Symptom, den erhöhten Druck, beseitigen, der erfahrungsgemäß in den allermeisten Fällen schädigend wirkt und zur Erblindung führt.

Herr Wegner (Schlusswort):

Die verschiedenen Einwände kann ich gleich zusammenfassend beantworten. Ich habe mich weniger gegen das Prinzip einer Tuberkulinkur an sich als vielmehr gegen die Art der tatsächlichen Durchführung gewandt. Diese ist, wie ich zeigen konnte, ganz überwiegend so, dass sie kaum nützen wohl aber schaden kann. Die einzige vorstellbare Wirkung des Tuberkulins ist der Reizeffekt am tuberkulösen Herd. Wir sind aber durchaus in der Lage, diese Reize auf andere und ungefährlichere Weise hervorzurufen, als mit dem durchaus nicht indifferenten Tuberkulin. Deswegen muss ich die Anwendung des Tuberkulins noch einmal als zumindest überflüssig bezeichnen.

Fünfte wissenschaftliche Sitzung.

Mittwoch, den 8. Juli 1936, nachmittags 3 Uhr.

Vorsitzender: Herr Lauber (Warschau).

XXX.

Die Nebenschilddrüseninsuffizienz, ihre Diagnose und Behandlung.

Von

Friedrich Holtz (Berlin).

Jeder Arzt ist heute in der Lage, eine Zuckerkrankheit in ihren schwersten und leichtesten Formen zu erkennen und sie zu behandeln. Eine Nebenschilddrüseninsuffizienz wird meist leider nur erkannt, wenn die klassischen Symptome der Tetanie: tonische Krämpfe und Parästhesien, in ausgeprägter Form vorhanden sind — und auch dann lassen es viele Ärzte mit der Diagnose „Tetanie" bewenden, ohne den systematischen Kampf mit der Krankheit aufzunehmen und dem Kranken seine Gesundheit, seine Arbeitsfähigkeit wieder zu geben. Wir wissen heute, dass nur ein kleiner Teil der Kranken mit Nebenschilddrüseninsuffizienz die typischen „tetanischen" Symptome zeigt, dass die meisten Kranken zahlreiche andere, schwere und leichte Symptome aufweisen, die uns nicht ohne weiteres an Nebenschilddrüseninsuffizienz denken lassen, und zwar unabhängig davon, ob die Nebenschilddrüseninsuffizienz durch Strumaoperation bedingt ist (postoperative Tetanie), oder ob es sich um eine idiopathische Erkrankung auf organischer oder funktioneller Basis handelt. Ein grosser Teil dieser Kranken besitzt Linsentrübungen, die zum Teil erst bei sorgfältiger Spaltlampenuntersuchung erkennbar sind. Diese Linsenveränderungen, die tetanische Katarakt und ihre Vorstufen, sind meist von typischer Form, so dass sie oft ein wichtiges diagnostisches Hilfsmittel wurden zur Erkennung der Nebenschilddrüseninsuffizienz. Zweck meines Vortrages ist die Bitte: Verbreiten Sie die Kenntnis dieser Trübungen der Linse, die jeden Augenarzt sofort an Tetanie denken lassen sollen, und helfen Sie, diese Kranken der systematischen Behandlung zuzuführen, soweit es erforderlich ist!

Die Entstehung einer tetanischen Katarakt ist keineswegs gebunden an das Auftreten von irgendwelchen Krämpfen, oder eine besonders tiefe Erniedrigung des Serumkalkspiegels: Die Katarakt kann entstehen, ohne dass je schwerere Symptome der Nebenschilddrüseninsuffizienz, ohne dass je Krämpfe oder Parästhesien auftraten. Die Nebenschilddrüseninsuffizienz kann verlaufen unter dem Bilde einer echten Epilepsie, mit typischen epileptischen Anfällen jeden Schweregrades; dann wiederum finden wir Formen mit Ohnmachtsanfällen, Anfällen von typischer Angina pectoris, mit Migräne, mit Quinkeschen Ödemen, mit mannigfaltigen Hautveränderungen bis zu der lebensbedrohenden dermatologischen Manifestationsform der Tetanie, dem Impetigo herpetiformis. Die Kranken klagen oft über Unruhe, Müdigkeit, Ermüdbarkeit, über kalte Hände und Füsse, über Stuhlverstopfung, oft unterbrochen von Durchfällen. Man findet zuweilen Zahnveränderungen, u. a. Lockerung der Zähne und Caries, brüchige, quergefurchte Nägel, plötzlich auftretende Hautröte. Oft werden die Kranken reizbar, weinerlich; es kann zu schweren Psychosen kommen, die Unterbringung in Anstalt erforderlich machen. — Diese verschiedenen Symptome können sich in mannigfacher Weise kombinieren, sie können auch einzeln auftreten und sich im Verlauf der Krankheit ablösen, so dass die Krankheit ihren Charakter ändert. Fast jede Tetanie, die nicht durch Ileus, systolischen Herztod, Kachexie oder Erstickung zum Tode führt, geht vorübergehend in latente Stadien über, in denen die Kranken sich zuweilen ganz gesund fühlen, und nur die genaue klinische Untersuchung die Krankheit erkennen lässt. Wenn Sie, auf Grund Ihrer ophthalmologischen Beobachtungen, an die Diagnose „Nebenschilddrüseninsuffizienz" denken, so wird durch Fragen nach dem Auftreten der verschiedenen Krankheitssymptome meist bereits wichtiges anamnestisches Material gefördert werden. Die mechanische Übererregbarkeit zeigt sich beim Beklopfen des Facialisgebietes (Chvosteck); beim Stauen zur Blutentnahme kann es zum Trousseau kommen. In fast allen Fällen von Nebenschilddrüseninsuffizienz liegt der Kalkgehalt des Blutserums tiefer als 9,5 mg-%; bei Durchführung der Kalkanalyse muss darauf geachtet werden, dass das betreffende Laboratorium auch absolut richtige Kalkanalysen zu liefern imstande ist. Für die Messung der elektrischen Nervenerregbarkeit haben sich wenig bewährt die K. S. Z. und die Chronaxie, sehr dagegen die K. Ö. Z.: Erhält man eine Muskelzuckung bei Kathodenreizung und Stromöffnung mit Strömen unter 5 Milliampère, so besteht wahrscheinlich eine Nebenschilddrüseninsuffizienz.

Eine typische Veränderung zeigt das E.K.G der meisten Kranken mit Nebenschilddrüseninsuffizienz: relative Verlängerung des ST-Intervalls (Systole), oft kombiniert mit Abflachung der T-Zacke.

Zur Behandlung der Nebenschilddrüseninsuffizienz wurde das A.T. 10 geschaffen, eine ölige Lösung, die täglich tropfenweise oder einmal wöchentlich nach Kubikzentimeter einzunehmen ist. Durch A.T. 10-Gaben lässt sich der Kalkgehalt im Blute und in den weichen Geweben des Körpers beliebig erhöhen; gleichzeitig wächst unter der A.T. 10-Wirkung die Kalkausscheidung durch die Nieren, während die Kalkausscheidung durch den Darm, die normalerweise dem Kalkgehalt der Nahrung parallel geht, absinkt. So kommt es bei genügendem Kalkgehalt der Nahrung unter A.T. 10 zur positiven Kalkbilanz, zur Kalkretention im Körper. Beim Mangel an Nahrungs-kalk kann unter A.T. 10 die Kalkbilanz negativ werden; das A.T.10 greift dann das Kalkdepot im Knochen an (im Sinne einer Ent-mineralisation) und schafft so den Kalk ins Blut und in die weichen Gewebe; in diesen entstehen bei A.T. 10 Überdosierung reversible, metastatische Kalkablagerungen. Die wirksame Substanz im A.T. 10 vermag die Nebenschilddrüsen voll zu ersetzen, so dass praktisch alle Krankheitssymptome verschwinden und die Kranken wieder voll arbeitsfähig werden; Voraussetzung ist richtige Dosierung. Denn wie ein Beinamputierter nur mit einem genau angepassten Kunstbein laufen kann, so muss auch die A.T. 10-Dosierung jedem Kranken individuell angepasst werden, damit er voll und ganz gesund wird. Kriterien für die Dosierung sind die Höhe des Serum-kalkspiegels sowie das Befinden des Kranken. Die Gefahr der Überdosierung des A.T. 10 ist heute gering gegenüber früher, und heute kann jeder praktische Arzt eine A.T. 10-Behandlung — selbst der schweren Tetanien — ambulant einleiten und durchführen. Es ist wichtig, die Kranken dauernd im Auge zu behalten, damit sie nicht die Therapie unterbrechen, wenn es ihnen gut geht; oft kommen sie dann erst wieder, wenn die Verschlechterung des Sehvermögens ihnen Beschwerden macht, oder andere ernste Krankheitssymptome in Erscheinung treten.

Wenn Sie in Zukunft eine Nebenschilddrüseninsuffizienz ent-decken, so leiten Sie selbst die A.T. 10-Behandlung ein oder klären den Hausarzt des Kranken über die Natur des Leidens und die Notwendigkeit seiner Behandlung auf. Es gibt wenige Krankheiten, deren Behandlung so dankbar ist, wie die einer Nebenschilddrüsen-insuffizienz.

XXXI.

Über die Einwirkung des A. T. 10 auf die Linsentrübungen bei der experimentellen Tetanie der Ratten.

Von

Walter Rauh (Leipzig).

Mit 4 Abbildungen und 2 Tabellen im Text.

In der Reihe der Starformen, die durch Störung der inneren Sekretion bedingt sind, nimmt die Tetaniekatarakt eine besondere Stellung ein. Das Tierexperiment hat den völlig sicheren Zusammenhang zwischen dem Ausfall der Nebenschilddrüse und dem Auftreten einer typischen Starart erwiesen. Eine umfassende und klare Darstellung über Tetanie und Katarakt hat Siegrist (1928) in seinem Werk über den grauen Altersstar gegeben. Sein Schüler Goldmann hat die Ausbildung der experimentellen Tetaniekatarakt der Ratte besonders verfolgt und die bisherigen Kenntnisse darüber vervollständigt. Die an Ratten und Hunden experimentell gefundenen Tatsachen lassen sich dahin zusammenfassen, dass nach Entfernung der Nebenschilddrüse unter Auftritt muskulärer Erscheinungen sehr bald Linsentrübungen in Form feinster subkapsulär gelegener Punkte auftreten, die zum Teil zu Vakuolen verschiedenster Grösse auswachsen. Bleiben die Tiere lange genug am Leben, so kommt es zur Bildung eines deutlichen Schichtstares (Rauh 1931). Luckhardt und Goldberg (1923) haben gefunden, dass mit grossen Calciumgaben die akute Tetanie an ihrem Ausbruch verhindert oder auch die schon vorhandene Tetanie wieder beseitigt werden kann. Solange nach Entfernung der Nebenschilddrüse keine akute Tetanie sich einstellt, bleibt auch, wie Siegrist und Goldmann behaupten, die Linse klar. Da mit Kalksalzen aber die Tetanie nicht längere Zeit behandelt werden kann, weil der Organismus dagegen überempfindlich oder refraktär wird, wobei Kalk im gesunden Gewebe sich ablagert, gab es bisher für die beim Menschen auftretende postoperative Tetanie auch kein auf die Dauer anwendbares Mittel.

Erst Holtz hat in einem nach der Ultraviolettbestrahlung von Ergosterin entstehenden Produkt ein Mittel gefunden, das den Kalkstoffwechsel stark und dauernd beeinflusst. Es gelingt, eine

Hypercalcämie zu erzielen, ähnlich wie das mit dem Nebenschilddrüsenhormon der Fall ist. Holtz und seine Mitarbeiter haben das Präparat A.T. 10 bei experimenteller Tetanie des Hundes angewendet und gezeigt, dass es möglich ist, die Tiere bei normalem Blutkalkgehalt beliebig lange am Leben und tetaniefrei zu erhalten. Zur Behandlung der menschlichen Tetanie ist das A.T. 10 seit 4 Jahren schon erfolgreich im Gebrauch.

Wir haben uns nun die Aufgabe gestellt, den Einfluss des A.T. 10 auf die Linse experimentell zu prüfen. Ein solcher Versuch wird Schlüsse darüber zulassen, ob das A.T. 10 imstande ist, die Tetanie derart zu unterdrücken, dass die zur Zeit der Entfernung der Nebenschilddrüse klare Linse auch klar bleibt, oder ob es auch möglich sein wird, schon vorhandene Linsentrübungen noch zu beeinflussen, sei es, dass die Trübungen zurückgehen oder wenigstens nicht fortschreiten. Es ist bis jetzt nur möglich, eine vorläufige Mitteilung über die Versuche zu geben.

Das Ergebnis umfasst 46 operierte Ratten, bei denen nach bekannter Art die Nebenschilddrüsen in Morphium-Äthernarkose mit dem Elektrokauter ausgebrannt worden sind. Die 46 Tiere zerfallen in zwei Gruppen: 1. Tiere, die nach dem operativen Eingriff das A.T. 10 erhalten haben, nachdem die ersten Krämpfe aufgetreten sind und 2. Tiere, die in verschiedenstem Zeitabstand vor dem operativen Eingriff mit A.T. 10 versorgt worden sind. 11 operierte Tiere haben nach dem Eingriff A.T. 10 erhalten. Sämtliche 11 Tiere bekamen durch die Zerstörung der Nebenschilddrüse eine akute Tetanie, zwei Tiere davon sind im akuten Anfall eingegangen. Das Auftreten der Anfälle ist zu verschiedenen Zeiten nach dem operativen Eingriff beobachtet worden. Je nach Gewicht der Tiere und dem körperlichen Zustand schwankte der Eintritt der akuten Tetanie zwischen 4 und 20 Stunden. Sämtliche lebende 9 Tiere weisen Linsentrübungen auf. A.T. 10 ist bei diesen Tieren im allgemeinen kurz nach der Beobachtung der ersten Anfälle gegeben worden.

Die Dosierung des A.T. 10 ist mir von Herrn Professor Holtz angegeben worden. Ohne Rücksicht auf das Gewicht der Tiere ist für den Tag eine Menge von 0,02 ccm oder 0,1 ccm alle 5 Tage verabreicht worden. Da wir die Tiere meistens ½ Tag haben hungern lassen, ist das mit Haferflocken gereichte A.T. 10 schnell aufgenommen worden. Die Untersuchungen von Holtz haben gezeigt, dass das A.T. 10 zur Mobilisierung des Kalkes aus dem Körpervorrat 24—48 Stunden braucht. Bei den tetanischen Tieren ist daher die

Unterbrechung der Tetanie zu verschiedenen Zeitpunkten eingetreten. Daraus folgt, dass die tetanische Störung bei den einzelnen
Tieren auch verschieden lang die Linse betroffen hat. Die Spaltlampenuntersuchung der Linsen zeigt nun, dass durch die Unterbrechung der Tetanie mit A.T. 10 auch die Trübungen der
Linse beeinflussbar sind. Zunächst soll die Tabelle 1 einen Überblick geben über den Operationszeitpunkt, die Beobachtung der
Anfälle, die Darreichung der ersten A.T. 10-Menge, die dann fortlaufend alle 5 Tage gegeben worden ist, ferner den Zustand der Linse.

Tabelle 1.

Gewicht	Operation	Anfälle nach Std.	A. T. 10 nach Std.	Linse
1 Tier 65 g	4. V. 36	15	17	Typischer Tetanie-
3 Tiere 100 g	5. V. 36	15—17	16—24	star mit Vakuolen.
2 Tiere 60 g	6. V. 36	4 u. 8	2	Star aus Punkttrübg.
2 Tiere 73 g	25. V. 36	6 u. 20	$6^1/_2$ u. 24	„ „ „ „
81 g	—	—	—	
1 Tier 74 g	26. V. 36	6	8	„ „ „ „
9 Tiere				4 Vak. Star, 5 Punktstar.

Die Tabelle ergibt, dass, nachdem sämtliche Tiere kräftige
tetanische Anfälle hatten, nur vier einen typischen Vakuolenstar
bekommen haben. Die Abb. 1 zeigt einen solchen Star am 56. Tage
nach der Operation. Die Unterbrechung der Tetanie durch das
A.T. 10 ist in diesen vier Fällen offenbar erst zu einem Zeitpunkt
erfolgt, als die Schädigung der Linse schon so stark war, dass die
weitere Zunahme der Trübung nicht mehr verhindert werden konnte.
Die äusseren Punkttrübungen haben sich, genau wie bei der unbeeinflussten Tetanie, zu grossen Vakuolen ausgebildet. Die Abb. 2 bis 4
zeigen Linsentrübungen, die über das Punktstadium hinaus nicht
fortgeschritten sind. Zunächst haben sich die periphersten Punkte
wieder zurückgebildet. Die im Nahtbezirk vorhandenen Punkte
sind allmählich in die Rindentiefe geschoben worden und haben
dort noch weiter an Zahl und Grösse abgenommen, wie der Zustand
nach 55 Tagen ergibt. Die zuletzt operierten drei Tiere mit akuter
Tetanie zeigen schon jetzt nach 8 Tagen eine gleiche Entwicklung
des Stares. Es lässt sich sagen, dass keine Vakuolen zur Ausbildung
kommen werden.

Die Beeinflussung der Tiere mit akuter Tetanie durch A.T. 10
bald nach dem ersten Auftreten der Anfälle ergibt also, dass von

neun Tieren vier einen typischen Tetaniestar mit Vakuolen haben, gleich dem der unbeeinflussten Tiere. Fünf dagegen weisen nur einen Punktstar auf, wie er etwa nach 48 Stunden bei unbeeinflusster

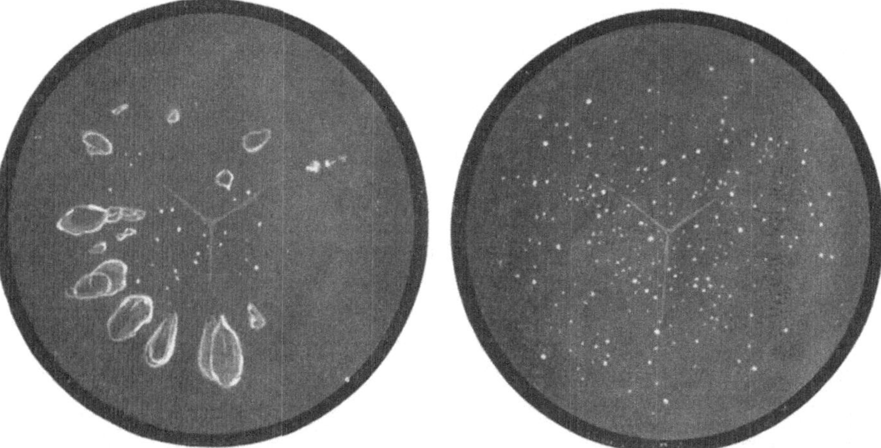

Abb. 1. Tetaniestar mit Vakuolen 56 Tage nach der Operation.

Abb. 2. Punkttrübungen 23 Stunden nach der Operation. A.T.10 2 Stunden nach der Operation.

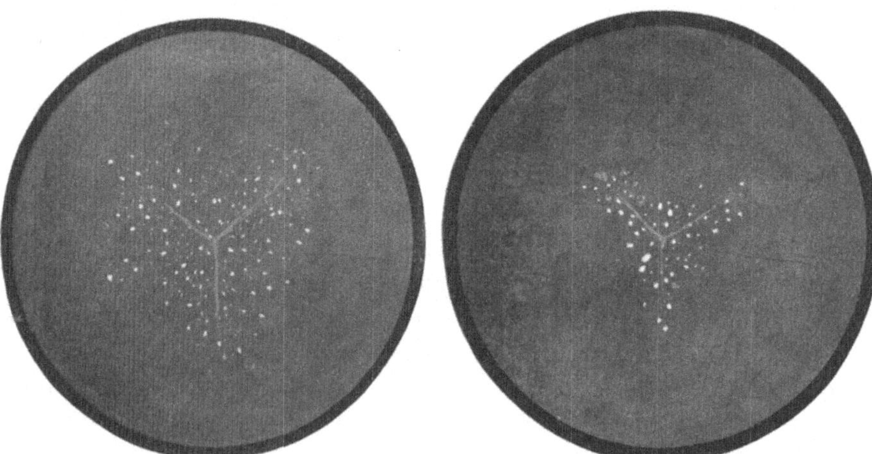

Abb. 3. Dieselbe Linse 3 Wochen nach der Operation.

Abb. 4. Punkttrübungen 50 Tage nach der Operation.

Tetanie vorhanden ist, und dieser Punktstar zeigt bei Abwandern in die Rindentiefe deutliche Verringerung.

Goldmanns Untersuchungen ergeben ebenfalls, dass auch bei unbeeinflussten tetanischen Ratten eine Rückbildung der Punkttrübungen erfolgen kann. Es handelt sich dabei aber um erwachsene Tiere von 150 und mehr Gramm. Bei ihnen treten die tetanischen

Erscheinungen geringer auf als bei Tieren unter 100 g. Die Linse zeigt bei diesen älteren Tieren gelegentlich nur wenige Punkttrübungen, die sich zurückbilden können. In unserer Versuchsreihe wiegen die fünf Tiere mit Punktstaren zwischen 60 und 80 g, sind also in einem Alter, in dem der Tetaniestar gerade am stärksten sich ausbildet. Diese fünf Tiere hätten ohne A. T. 10 zweifelsohne sämtlich einen Vakuolenstar bekommen.

Die zweite Gruppe der Versuche umfasst bis jetzt 35 Tiere, die vor der Entfernung der Nebenschilddrüse A.T. 10 erhalten haben. In dieser Gruppe sind wieder zwei Unterabteilungen zu unterscheiden. Es ist schon gesagt worden, dass das A.T. 10 zur Mobilisierung des Kalkes 24—48 Stunden braucht. Wenn man also völlig sicher in der Verhinderung der postoperativen Tetanie sein will, so muss man mindestens 48 Stunden vor dem Eingriff A.T. 10 geben. Die zweite Gruppe enthält demnach Tiere, die 48 Stunden vor der Operation mit A.T. 10 versorgt worden sind. Ferner sind Tiere vorhanden, die in kürzeren Abständen vor der Operation A.T. 10 erhalten haben. Diese zweite Art der Verabfolgung des Mittels ist ausgeführt worden, um den Einfluss des A.T. 10 auf die beginnenden Trübungen festzustellen.

Die Tabelle 2 soll einige Anhaltspunkte geben über die 35 Tiere die vor dem Eingriff A.T. 10 erhalten haben.

Tabelle 2.

Gewicht	A. T. 10 vor der Operation Std.	Tetanische Zeichen	
19 Tiere 60—141 g	65—48	1 im Anfall gestorben 1 geringer Vakuolenstar	17 klarlinsig
16 Tiere 74—115 g	35— 5	2 Vakuolenstar 2 Punktstar	12 klarlinsig
35 Tiere		6	29 klarlinsig

Aus der Tabelle geht hervor, dass von 19 Tieren, die mindestens 48 Stunden vorher A.T. 10 erhalten haben, nur zwei tetanisch geworden sind, alle anderen klare Linsen behielten, während bei kürzerer Dauer unter 16 Tieren schon vier mit Linsentrübungen die tetanische Störung bewiesen. Es stimmt das vollkommen mit den Beobachtungen von Holtz überein, dass das A.T. 10 eine

Einwirkungsdauer bis zu 48 Stunden braucht. Da ein Tier in dieser Versuchsreihe trotz 0,1 ccm A.T. 10 im schwersten Anfall eingegangen ist, haben wir bei den zuletzt operierten drei Tieren auf Anraten von Herrn Professor Holtz die Dosis von A.T. 10 zu Beginn verdoppelt. Die Tiere blieben ohne Zeichen einer Überdosierung und haben klare Linsen. Die Beobachtungsdauer dieser Gruppe von 35 Tieren umfasst 46—13 Tage. Nach unserer bisherigen Erfahrung tritt bei richtiger Gabe des A.T. 10 auch in späterer Zeit keine Tetanie mehr ein. In einer Versuchsreihe erhielten drei Tiere aus einem Versehen A.T. 10 bei der dritten Dosis 21 Stunden zu spät. Ein Tier hat daraufhin einen Vakuolenstar, ein Tier einen Punktstar bekommen, ein Tier weist klare Linsen auf. Die zwei Tiere mit den Linsentrübungen zählen in der Tabelle aber als klarlinsig, da zunächst das A.T. 10 seine Wirkung erfüllt hat. Bei der Beurteilung der zweiten Gruppe von 35 Tieren könnte angeführt werden, dass ein grösserer Prozentsatz der Tiere auch ohne A.T. 10 klarlinsig geblieben wäre, weil ein operativer Fehler die Nebenschilddrüse nicht vernichtet hätte. Mit einem derartigen Fehler muss natürlich gerechnet werden. Aber wesentlich kann der Fehler nicht sein, da von den 11 Tieren, die kein A.T. 10 vor der Operation erhalten haben, auch nicht ein einziges ohne Tetanie geblieben ist. Wenn die Zahl der Tiere auch nicht sehr gross ist, so zeigt sie doch, dass die Operationstechnik mit grosser Sicherheit eine Zerstörung der Nebenschilddrüse verspricht.

Das Ergebnis unserer vorläufigen Versuchsreihe an Ratten ist also folgendes:

Das A.T. 10 verhindert mit grosser Sicherheit, in richtiger Dosis und Zeit vor der Zerstörung der Nebenschilddrüse gegeben, die Linsentrübungen.

Das A.T. 10 kann, wenn es bald nach Ausbruch der ersten spontanen Anfälle einwirkt, das Fortschreiten der Punkttrübungen zu Vakuolen verhindern.

Es soll die Aufgabe weiterer Versuchsreihen sein, dieses vorläufige Ergebnis noch auszubauen. Das Schicksal der vorhandenen Trübungen soll über lange Zeiträume verfolgt werden. Auch ist beabsichtigt, den Kalkstoffwechsel unter verschiedenen Bedingungen zu prüfen.

XXXII.

Kalkstoffwechsel und Auge.

Von

A. Meesmann (Kiel).

Die grosse Bedeutung des A. T. 10 (Holtz) für die Behandlung der Epithelkörperchenunterfunktion lässt eine erneute Erörterung der Beziehungen zwischen Auge und Kalkstoffwechsel dringend notwendig erscheinen. Natürlich steht für den Augenarzt die Frage der Behandlung der Cataracta tetanica zunächst im Vordergrund, von nicht geringerer Bedeutung ist aber die Behandlung der Tetanie selbst, deren manifeste Formen unschwer erkennbar sind, während die latenten leicht übersehen werden. Es erhebt sich daher für den Augenarzt die weitere Frage, ob es auf Grund unserer heutigen Untersuchungsmethodik möglich ist, das Bild der kalkstoffwechsel-bedingten Starformen genauer zu umgrenzen bzw. zu erweitern, um auf latente Tetanie verdächtige Fälle herauszufinden und der A. T. 10-Behandlung zuzuführen. Auch die latente Tetanie mit ihren wechselnden Symptomen stellt ein ernstes Leiden dar, das ohne auffällige Prodromalerscheinungen zu schweren Krankheitszuständen, durch Herztetanus oder tetanischen Ileus sogar zum Tode führen kann. Bei der mehrjährigen Zusammenarbeit mit Holtz konnte das Spaltlampenbild der Tetaniekatarakt ergänzt werden, ausserdem wurde durch Überdosierung mit A. T. 10, die in einem Falle durch die Unzuverlässigkeit der Patientin entstand, die Frage der hyper-calcämischen Augenveränderungen aufgerollt.

Beobachtet wurden 24 Fälle, davon 17 mit postoperativer, sieben mit genuiner Tetanie. Linsenveränderungen wurden in 13 Fällen gefunden, 11 waren also negativ.

Negative Fälle.

Unter den negativen Fällen fand sich nur eine genuine Tetanie, zehn waren postoperativ. Ohne zu ausführlich auf die einzelnen Fälle einzugehen sei mitgeteilt, dass es sich durchweg um leichte Fälle handelte, bei denen die Operation allerdings bis zu 8 Jahren zurück-lag. Sechs Fälle standen längere Zeit unter A. T. 10-Behandlung. Bemerkenswert ist nur ein Fall, bei dem eine recht schwere Tetanie 3 Jahre bestand, ohne A. T. 10-Behandlung keinerlei Linsentrübungen aufwies, aber eine auffallend starke Paradentose. Die einzige genuine Tetanie, ein Mädchen im Alter von 27 Jahren, hatte erst seit $^1/_4$ Jahr manifeste Symptome.

Positive Fälle.

Davon sieben postoperative und sechs genuine Tetanien. (Genaue Abbildungen der Linsenveränderungen wurden von acht Fällen hergestellt und demonstriert, die Wiedergabe der Abbildungen ist einer späteren ausführlichen Mitteilung vorbehalten.) Hinsichtlich des Spaltlampenbefundes ist die Beschreibung durch A. Vogt und später seines Schülers Kast u. a. durchaus zu bestätigen. Der subkapsuläre Beginn, im Durchschnittsfall mit Pünktchen, Fäserchen, vereinzelten Krystallen stärker am hinteren Linsenpol ausgeprägt, ist besonders typisch. Die sagittale Abplattung der Linse kommt nicht in jedem Falle besonders auffallend heraus, sie kann aber (wie die Demonstration zeigt) auch bei schwerer Tetanie stark ausgeprägt, das einzige Symptom der Linsenveränderung sein.

Abweichungen von diesem typischen Bild, mit späterer Verlagerung der Trübungen in die Tiefe kommen aber sicher vor und sind von grossem Interesse wegen des Überganges des Bildes zu den bekannten Reiterchenformen bei Cataracta zonularis. Insofern sind Frühfälle, sei es bei milde verlaufenden Tetanien, sei es bei besonderer Widerstandsfähigkeit der Linse, recht bemerkenswert (Demonstration einer Abbildung (Thielicke). Bei schwerer postoperativer Tetanie seit 4 Jahren, keinerlei Pünktchen oder subkapsuläre Trübungen, dagegen das Bild subkapsulär gelegener Reiterchen, entsprechend der Anordnung der Linsenlamellen in dieser Schicht. Übereinstimmende Befunde wurden noch in zwei weiteren Fällen erhoben, darunter einmal kombiniert mit punktförmigen Trübungen.

Recht bemerkenswert waren im Vergleich hierzu die Spaltlampenbilder bei genuiner Tetanie. Entsprechend dem wechselnden Zustand der Krankheit im Verlauf des Lebens fanden sich Trübungen in den verschiedensten Schichten der Linse, beginnend mit typischer Cataracta pulverulenta centralis, über die bekannten Formen der Cataracta zonularis, mit punktförmigen Trübungen und Reiterchen, bis zu vereinzelten Trübungen und Reiterchen, mehr oder weniger subkapsulär gelegen. Hierdurch wurde überzeugend die Verbindung zwischen „Schichtstar" und „Tetaniestar" auch an der Spaltlampe geschaffen. Für die Cataracta zonularis ist es nach vielfachen Untersuchungen (Hesse und Phleps 1913) mehr als wahrscheinlich, dass sie nicht ohne weiteres der Avitaminose D, der Rachitis, sondern der

Epithelkörperchenunterfunktion zuzurechnen ist; entsprechend werden auch heute die Zahnveränderungen gedeutet.

Lehrreich ist das Aussehen der Linse im Fall O., M., 32 Jahre, bei der seit 9 Jahren eine manifeste genuine Tetanie festgestellt war. Ohne Kenntnis der Anamnese wurde aus dem Spaltlampenbild der Schluss gezogen, dass schon vor dieser Zeit hypocalcämische Zustände bestanden haben mussten. Nach der Tiefenlage der Trübungen und Reiterchen in der Ebene der Alterskernzone wurde an das 10. bis 11. Lebensjahr gedacht. Nach späteren anamnestischen Erhebungen konnte die „Epilepsie" in diesem Alter nachgewiesen werden und damit als Tetanie erkannt werden.

Folgen für das Sehen sind natürlich durch den Grad der Trübungen bedingt. Gleichzeitig können aber nicht unbedeutende Refraktionsunterschiede vorliegen. Im Falle Petry (postoperative Tetanie) z. B. änderte sich die Refraktion in einem Zeitraum von $\frac{1}{2}$ Jahr von rechts $+1,0$ dptr, auf $-2,0$ dptr. Links sogar von $+2,0$ dptr, auf $-4,0$ dptr. Hierbei ursächlich an die Abflachung der Linse zu denken, dürfte erlaubt sein.

Alle Fälle von Linsenveränderungen wurden nach Einsetzen der A. T. 10-Behandlung und soweit möglich, auf weitere Sehverschlechterungen und Zunahme der Linsenveränderungen untersucht. Bisher ist ein Stehenbleiben des Krankheitsprozesses mehr als wahrscheinlich, weniger eine wirkliche objektive Besserung. Trotz der Therapie kamen zwei Fälle zur Operation. Die sehr schwere und hartnäckige Tetanie der Frau Petry, Auguste trat besonders während der Menses hervor, daher wurde eine Röntgenkastration vorgenommen, aber eine Besserung der Tetanie (vor der A. T. 10-Behandlung) trat nicht ein, vielmehr eine schnell progressive Katarakt, die auch durch A. T. 10 nicht aufzuhalten war.

Der zweite Fall, Sch., Klärchen litt an schwerer postoperativer Tetanie mit Glaukom und Katarakt, die bei Einsetzen der A. T. 10-Behandlung schon weit fortgeschritten war. Ein Auge glaukomblind, am anderen nach Trepanation akute Quellung der Linse, also komplizierte Verhältnisse, die an Kammerwasserveränderung (Askorbinsäure) nach Fistelbildung denken lassen.

Ein dritter Fall, M., Anna wurde vor der A. T. 10-Behandlung operiert. Alle übrigen Fälle sind meines Wissens bisher genügend sehfähig geblieben, ohne merklich weitere Verschlechterung des Sehens.

Neben den Linsensymptomen sind bisher genetisch unklare Verdunkelungserscheinungen bis fast zur Erblindung während und vor dem Anfall beobachtet worden und zwar in drei Fällen. Sie traten, wenigstens bei zwei Fällen, nach der A.T. 10-Behandlung nicht mehr auf. Im dritten Falle wurde während des Anfalles durch intravenöse Kalkgaben eine gewisse Beeinflussung erzielt. Wegen der grossen Hinfälligkeit der Patienten im Anfall sind aber die Ergebnisse der Funktionsprüfungen (Gesichtsfeld, Adaptation) kaum verwertbar. Objektiv wurde während der Anfälle am Augenhintergrund neben einer venösen Hyperämie nichts besonderes gefunden, keine Ödeme, keine Blutungen. Es ist also nicht sicher zu entscheiden, ob es sich wie bei der Migräne um rein cerebrale Störungen handelt.

Eigenartige bisher nicht bekannte, reversible Formen der Hornhautverkalkung wurden bei starker Überdosierung mit A.T. 10 beobachtet. Der Fall ist in verschiedener Beziehung lehrreich.

Sch., Klärchen: Sie wurde im Alter von 14 Jahren strumektomiert, Krampfanfälle, die später seltener wurden. Im Alter von 22 Jahren traten nur selten Anfälle auf, die ärztlicherseits als „Epilepsie" gedeutet wurden. Sehstörungen veranlassten eine Aufnahme in die Charité-Augenklinik 1932. Es fand sich ein Glaukom mit starken Tagesschwankungen, Druckwerte zwischen 20 und 60 mm Hg. Die medikamentöse Beeinflussung war sehr mangelhaft, ausserdem eine beiderseitige Katarakt, die den Verdacht auf Tetanie erweckte. In der Nervenklinik der Charité wurde dann sofort die A.T. 10-Behandlung eingeleitet, mit gutem Erfolg. Die Druckschwankungen liessen sich durch Trepanation beiderseits ausheilen. Eine Erhöhung der Wasserstoff-Ionen-Konzentration im Blut wurde bei wiederholter Messung nicht festgestellt. Rechts trat zwei Monate später eine akute Quellung der Linse auf, Star- und Nachstaroperation wurden notwendig. Das Filtrationskissen blieb erhalten, $S = 5/10$. Linkes Auge auch heute noch wegen des Glaukoms praktisch blind. Schon zu dieser Zeit bestand an beiden Hornhäuten ein zartes schmales Kalkband am Hornhautrand innerhalb der Lidspalte. Der Kalkspiegel hielt sich bei 9 mg-% bis zum nächsten Jahr. In ihrer Heimat nahm die Patientin aber ein Vielfaches der angegebenen Dosis A T. 10 zu sich. Der Kalkspiegel lag ½ Jahr lang bei 14 mg-%. Die Folge war eine starke Sehverschlechterung rechts. Die ganze untere Hälfte der Hornhaut, einschliesslich des Pupillargebietes war dicht verkalkt, ebenso die angrenzende Bindehaut. Links Zunahme der Verkalkung um ein erhebliches, aber kein geschlossenes queres Kalkband. Der Kalkspiegel hielt sich noch fast vier Monate auf erheblicher Höhe, nahm dann allmählich ab. Die Verkalkung der Hornhaut wurde dabei weniger dicht und war nach einem weiteren halben Jahr bis auf winzige Reste verschwunden. Diese mindestens zum Teil als primäre Kalkinfiltration aufzufassende Veränderung war also vollkommen reversibel und stellt auch allgemein anatomisch-pathologisch eine interessante Beobachtung dar.

Unter regelmäßigen Gaben von A.T. 10 hielt sich der Kalkspiegel dauernd bei 9 mg-%; während einer inzwischen durchgemachten Schwangerschaft waren höhere A.T. 10-Gaben notwendig. Das vor etwa einem halben Jahre geborene Kind ist vollkommen normal.

Zwei weitere Fälle von Hypercalcämie, von denen einer zur Sektion kam, litten an Ostitis fibrosa (Recklinghausen) bei Epithelkörperchentumor. In beiden Fällen fanden sich eine ausgedehnte Limbusveränderung, ähnlich der weissen Limbuslinie, weit in die Hornhaut hineingehend. Im mikroskopierten Bulbus fand sich ausserdem ein mittlerer Grad von Verfettung der Lederhaut vor dem Äquator und tophusartige Verkalkungen in dünner Schicht an der Innenfläche der Lederhaut beginnend. Eine direkte Beziehung zu den verfetteten Lederhautpartien bestand nicht. Diese Herde lagen ausnahmslos vor dem Äquator, besonders im Gebiet der Ora serrata. Netz- und Aderhaut waren vollkommen normal, mit Ausnahme einer peripheren cystoiden Degeneration der Netzhaut. Die Verkalkungen der Lederhaut fanden sich also in praktisch gesunden Augen, im Gegensatz zu ähnlichen Befunden in geschrumpften Augen (Lewi u. a.).

Die weisse Limbuslinie am Hornhautrande stellt nach eigenen zahlreichen Untersuchungen eine Altersveränderung degenerativer Art am Hornhautrande des Lidspaltenbezirkes dar, mit tropfigen Eiweissablagerungen in den vorderen Hornhautschichten, vielleicht auch Verquellung der Elastica, im ganzen der Pinguekula nahestehend. Eine Verkalkung dieser Zone ist rein sekundär und nicht nachweisbar abhängig von der Höhe des Blutkalkspiegels.

Cataracta zonularis. Untersuchungen bei bisher 32 Fällen von Cataracta zonularis, jüngstes Alter 16 Jahre, höchstes Alter 50 Jahre, auf latente Tetanie, (Kalkspiegel im Blut, Chvostek, Erb) ergaben nur in einem Falle mit 8,5 mg-% Calcium einen abnorm niedrigen Kalkspiegel. Der Chvostek war in drei Fällen positiv. Die elektrische Übererregbarkeit (K.Ö.Z.) am Medianus und Ulnaris von unter 5 MA. war aber in 14 Fällen nachweisbar. In acht Fällen wurde die Schwelle von 5 MA. erreicht, insgesamt 69%. Nur zehn Fälle lagen über 5,0 MA. Sogenannte „rachitische" Zähne, die nach heutiger überwiegender Auffassung mit Unterfunktion der Epithelkörperchen zusammenhängen, fanden sich 18mal bei 32 Fällen (56%). Es kann nicht überraschen, dass bei der Cataracta zonularis im späteren Lebensalter ausgesprochene Symptome für Unterfunktion der Epithelkörperchen fehlen, wenn die peripheren Linsenteile vollkommen normal sind. Unsere bisherigen Untersuchungsergebnisse bei Schichtstar decken sich weitgehend mit den Angaben von Hesse und Phleps, die bei 43 Schichtstarpatienten 35mal, d. h. in 81% der Fälle Tetaniesymptome fanden. Die Untersucher haben jedoch in keinem Falle den Kalkspiegel im Blut bestimmt, sondern sich auf die neurologischen Prüfungen und die Beurteilung der Zähne beschränkt. Es ergibt sich daraus die Notwendigkeit, die Fälle von Cataracta zonularis genau allgemeinärztlich zu untersuchen, da sie mit überwiegender Wahrscheinlichkeit auch im späteren Leben in einem grossen Prozentsatz der latenten Tetanie zuzurechnen sind.

18 Fälle von Cataracta congenita, worunter zunächst nur angeborene Stare verstanden sein sollen, die nicht der Cataracta zonularis zuzurechnen sind, verhielten sich absolut anders. Hier standen andere Missbildungen körperlicher Art und psychische Defekte, wie bekannt, im Vordergrund, tetanische Symptome traten nur bei einem Fall deutlich hervor.

Cataracta coronaria konnte bisher nur in 16 Fällen geprüft werden, hier in keinem Falle ein herabgesetzter Kalkspiegel im Blut. Chvostek einmal positiv. Elektrische Erregbarkeit sechsmal unter 5 MA. (K.Ö.Z.) dreimal lag sie genau bei 5 MA. Die hintere schalenförmige Katarakt, bei 14 Patienten geprüft, lässt bei der geringen Zahl ein abschliessendes Urteil noch nicht zu. Immerhin fällt auf, dass bei fünf Fällen die K.Ö.Z. unter 5 MA. lag. Gerade in dieser Richtung sind weitere Untersuchungen unbedingt notwendig.

Die bisher untersuchten Altersstare genau nach Gruppen geordnet, lassen wegen der zu geringen Zahl (100) noch kein abschliessendes Urteil zu. Allerdings war bei keinem der bisher untersuchten Fälle eine latente Tetanie nachweisbar. Dieses Ergebnis stimmt vollkommen mit den Resultaten überein, die Tron (1926) bei 25 Altersstarpatienten feststellte.

Es ergibt sich daraus die Notwendigkeit einer Nachprüfung der einzelnen Starformen, wenn auch die Ergebnisse bei Altersstaren typischer Form bisher überwiegend negativ waren. Geographische und rassengebundene Verschiedenheiten sind durchaus möglich. Kiel ist vielleicht für diese Untersuchungen ein etwas ungünstiger Boden, da hier auch nach Auskunft der Nervenklinik genuine Tetanien im Vergleich zu anderen Gegenden Deutschlands selten sind.

Besonders die Ergebnisse bei Cataracta punctata und hinterer schalenförmiger Katarakt dürften von Interesse sein.

Aussprache zu den Vorträgen XXX bis XXXII.

Herr von Bahr:

Wie ich vorher erwähnt habe, ist es mir gelungen, durch rein diätetische Maßnahmen und zwar auf dem Wege durch rachitische Tetanie, bei Ratten Linsentrübungen von Schichtstartypus hervorzurufen. Der einzige Unterschied zwischen den unkompliziert rachitischen Ratten, die keine Linsentrübungen zeigten, und den rachitisch-tetanischen Ratten, die Linsentrübungen bekamen, ist der folgende: Die Kalciumphosphorquote der rachitogenen Diät ist 4:1; bei den Ratten, die Linsentrübungen bekamen, wurde sie plötzlich in 1:1 verändert. Die Ratten bekamen im Anschluss an diese Verwendung eine Hypokalzämie, bei einigen Analysen habe ich eine Minderung des Serumkalkspiegels bis zur Hälfte des Normalen beobachtet. Man kann nicht behaupten, dass bei diesen Experimenten eine Insuffizienz der Epithelkörperchen in der Richtung bestehe, dass es eine Verminderung der Produktion von Parathyroideahormon gewesen sei, vielmehr scheint die Hypokalzämie die Ursache der Linsentrübungen gewesen zu sein. Die Linsentrübungen waren denen der parathyreopriven Tetanie ähnlich. In einigen Fällen verschwanden die kleinen punktförmigen Trübungen, wenn die Tetanie aufhörte, aber öfter wuchsen sie, auch wenn die Tetanie nicht länger bestand.

Herr Pischel:

Vor einigen Jahren wurden an der Stanford-Universität in San Francisco Untersuchungen gemacht über den Einfluss des Dinitrophenol auf den Grundumsatz. Als Resultat der Experimente wurde vor 3 Jahren veröffentlicht, dass der Grundumsatz durch Dinitrophenol ausserordentlich erhöht wird. Es wurde allerdings Vorsicht empfohlen, da schon während des Weltkrieges Dinitrophenolvergiftungen beobachtet wurden bei Arbeitern in Explosionsfabriken. Dinitrophenol wurde nun besonders in Kalifornien vielfach gebraucht bei Entfettungskuren. Die Patienten nehmen es gerne. Es erzeugt angenehmes Wärmegefühl und vermindert das Hungergefühl. Vor 1½ Jahren wurden mehrere Starbildungen beobachtet. Es sind jetzt ungefähr 20 Dinitrophenolstare in San Francisco beobachtet worden. Bei weiter Pupille sehen wir einen gelbgrünen Reflex und die hintere Corticaltrübung sieht aus wie eine Messingschale, unregelmäßig zerkratzt. Ich möchte fragen, ob hier solche Starbildungen beobachtet worden sind und schliesse daran die Bitte, dass die Herren, die so interessant über chemische Vorgänge in der Linse berichtet haben, bei weiteren Versuchen auch die Dinitrophenolstare einschliessen.

Herr Jess:

Es ist sehr zu begrüssen, dass die verdienstvollen Arbeiten des
Herrn Holtz und das wertvolle Präparat A. T. 10 durch diese Vorträge
auch in weiteren ophthalmologischen Kreisen bekannt werden, und jeder,
der einen verdächtigen präsenilen Star beobachtet, sollte den Kalkgehalt des Blutes feststellen und eine genaue neurologische Untersuchung vornehmen lassen, um latente Tetanie aufzudecken und oft
unerklärliche Allgemeinstörungen, die auf Epithelkörpercheninsuffizienz
beruhen, der Behandlung durch das neue Mittel zuzuführen. Wir haben
wiederholt an Patienten, bei denen wir einen präsenilen Star entfernen
mussten, eine Hypokalzämie und andere tetanische Symptome feststellen
können und waren erfreut, wie das Allgemeinbefinden der Patienten
unter vorsichtiger A. T. 10-Behandlung sich hob, und wie die vielfachen
krankhaften Erscheinungen zurückgingen. Wünschenswert ist es natürlich, die Tetanie möglichst frühzeitig aufzudecken, um zu versuchen, ob
eben beginnende Linsentrübungen auch bei Menschen durch A. T. 10
zurückgebildet werden können, wie wir es in den schönen Rattenversuchen
von Rauh gesehen haben.

Herr Bücklers:

Wir müssen scharf unterscheiden zwischen der postoperativen
Cataracta tetanica seu strumipriva und der Cataracta zonularis, die angeblich nach Spasmophilie der Säuglinge auftreten soll. Ich habe mich
nur bei wenigen der von Meesmann gezeigten Bilder davon überzeugen
können, dass es sich um echte Schichtstare handelt. Abgesehen von den
isoliert auftretenden Reiterchen sehen wir beim Schichtstar doch ausnahmslos eine Trübung mit lückenloser Oberfläche. Die hier gezeigten
Bilder betreffen meines Erachtens zum grossen Teil Stare, deren isolierte
Trübungsflecken zwar in einer Schicht (Diskontinuitätszone) liegen, aber
keine Schichtstare im eigentlichen Sinne darstellen.

Herr Löhlein:

Herrn Pischel kann ich sagen, dass in Deutschland die Entfettungskuren mit Dinitropräparaten meines Wissens wenig angewandt werden,
weil auf Grund ausländischer Mitteilungen über ihre Gefährlichkeit vor
ihnen gewarnt wurde. Ich kann aber auf eine Arbeit von Vannas-
Helsingfors aufmerksam machen, der kürzlich mehrere Fälle von Cataract-
bildung durch Dinitro-Hungerkuren beobachtete.

Herr Müller:

Auf die Anfrage von Herrn Pischel möchte ich sagen, dass wir in
Basel bis jetzt vergeblich versucht haben, mit Dinitrophenol Linsentrübungen zu erzeugen. Wir haben aber nur sehr wenig Versuche und
glauben, dass die linsenschädigende Wirkung in der Förderung der Oxy-
dation durch Dinitrophenol vermutet werden muss. Wahrscheinlich
werden die Oxydoreduktionssysteme der Linse durch das Dinitrophenol
beeinflusst.

Herr Ohm:

Skopolaminekzeme konnte ich in mehreren Fällen durch Kalkzufuhr beseitigen, obgleich ich mit der Pupillenerweiterung fortfuhr.

Herr Meesmann (Schlusswort):

Die Tatsache, dass bei postoperativer Tetanie in mehreren Fällen der Beginn der Linsentrübungen in Form subkapsulärer Reiterchen gefunden wurde, spricht dafür, dass auch ähnliche, nur aus Reiterchen bestehende Trübungen tetanisch bedingt sind. Sie zwingen uns unbedingt dazu, auf sonstige tetanische Symptome zu untersuchen.

XXXIII.

Zur operativen Therapie des Glaukoms.

Von

E. Mügge (Eisleben).

Mit 2 Tabellen im Text.

Meine Herren! Ohne jeden Zweifel haben unsere Anschauungen vom chronischen Glaukom als einer Erkrankung des vorgerückten Lebensalters in den letzten Jahren eine gewisse Wandlung durchgemacht, und auch heute noch kann besonders die Frage, welche Rolle dem Corpus ciliare im glaukomatösen Auge zukommt, keineswegs als geklärt gelten. Wohl scheint die Auffassung Sondermanns [Klin. Mbl. Augenheilk. **92**, 313 (1934)] vom Glaukom als einem Sklerosierungsprozess der Sklera und einer dadurch bedingten Flüssigkeitsstauung im Auge infolge Erschwerung des venösen Abflusses auf dem Wege der Venae vorticosae — in Verbindung mit einer Erschwerung des Kammerwasserabflusses — sich immer mehr durchzusetzen. Wenn dabei im glaukomdisponierten Auge dem Corpus ciliare gewissermaßen die Funktion eines Druckventils zugeschrieben wird mit vermehrter Absonderung von Kammerwasser und Ableitung desselben durch die inneren und äusseren Kanälchen des Schlemmschen Kanals, so steht diese Theorie ganz im Gegensatz zu früheren Ansichten, dahingehend, dass man in einer Beeinträchtigung dieser Kammerwasserabsonderung, einer sogenannten partiellen Atrophie des Corpus ciliare, das wirksame Moment einer Glaukomoperation erblicken zu müssen glaubte. Ich denke dabei vor allem an die Zyklodialyse und erinnere daran, dass besonders Salus [Klin. Mbl. Augenheilk. **64**, 433 (1920)] auf Grund seiner Erfahrungen an 456 Glaukomkranken zu dem Ergebnis gelangt, die druckentlastende Wirkung der Zyklodialyse allein einer solchen partiellen Atrophie des Corpus ciliare zuschreiben zu müssen.

Ob Fistelbildung bzw. Öffnung des Kammerwinkels oder Atrophie des Corpus ciliare, diese Frage ist auch heute noch nicht verstummt, auch nicht nach der Aufstellung der Theorie von Sondermann. Histologische Untersuchungen, die eine Klärung über den Zustand des Corpus ciliare und des Kammerwinkels nach Glaukomoperationen herbeiführen sollten, hatten insofern nur einen sehr bedingten Wert, als sie bei erfolgreich operierten Augen eben unterbleiben mussten.

Vannas [Klin. Mbl. Augenheilk. 95, 629 (1935)], der 34 Augen nach 37 Zyklodialysen mittelst Gonioskopie unter Benutzung der Handspaltlampe untersuchte, kommt zu dem Resultat, dass der mit der Zyklodialyse erzielte Erfolg nicht auf einer Atrophie des Corpus ciliare beruht, sondern innig davon abhängt, ob der Supraciliarraum nach der Operation offen bleibt oder nicht. Und Skokolik [Klin. Mbl. Augenheilk. 93, 801 (1934)] lässt in seiner Mitteilung über zwölf durch Ignipunktur der Hinterkammer geheilte Fälle von Glaukom die Frage offen, ob dabei einer Fistelbildung oder einer Ciliarkörperatrophie die Wirkung der Operation zuzuschreiben sei.

Diese Frage stellen, heisst aber meines Erachtens, das eigentliche Wesen des Glaukoms mehr oder weniger verkennen, als ob das primäre krankhafte Geschehen dabei etwa in einem Missverhältnis zwischen Zufuhr und Ableitung des Kammerwassers bestände; eine Annahme, die bisher unbewiesen geblieben ist und die mit einer andern Frage steht und fällt, nämlich mit der Frage nach der Bedeutung des Kammerwasserstroms für die Druckverhältnisse im glaukomatösen Auge überhaupt. Und diese Frage bildet auch das grundsätzliche Problem jeder operativen Glaukomtherapie, die Frage also nach der Rolle, welche der Kammerwasserabsonderung beim Glaukom zufällt. Mit anderen Worten: der Kern dieses ganzen therapeutisch-operativen Problems ist die Frage nach der Aufgabe des Corpus ciliare im glaukomatösen Augapfel. Spielt also beim Glaukom die Tätigkeit des Corpus ciliare als Druckentlastung eine nützliche oder als drucksteigerndes Moment eine schädliche Rolle?

Die eben erwähnte Veröffentlichung Skokoliks über Ignipunkturen der Hinterkammer war mir deshalb eine willkommene Anregung, durch direkte Einwirkung auf das Corpus ciliare zur Klärung dieser Frage nach Möglichkeit beizutragen. Ich wählte dazu statt des Galvanokauters eine ganz feine Diathermienadel, mit der ich an drei bis vier Stellen durch das Corpus ciliare hindurch in die Hinterkammer einging. Das Ergebnis von 13 Operationen dieser Art enthält die Tabelle 1.

Tabelle 1.
Elektrokoagulation des Corpus ciliare.

Nr.	Name, Alter, Diagnose	Druck u. Visus vor der Operation	Operation am	Druck u. Visus n. 2—3 Wochen	Nach der Operation nach mindest. 6 Monaten	Bemerkungen
1	P., Friedrich 51 Jahre Glauk. simpl.	40 mm S = H. B.	8. 1. 1935	15 mm S = Fingerzeich. 1/3 m	47 mm S = Lichtschein	
2	M., Anna 57 Jahre Glauk. infl. chron.	30—40 mm S = 5/12	24. 1. 1935	12 mm S = 5/12	50 mm S = 5/40	Später Trepanation nach Elliot ohne Erfolg.
3	(Aphakie)	40 mm S = 5/50 (nach 2 malig. Operation)	24. 9. 1935 *	12 mm S = 5/25	24 mm S = 5/25	*Zweite Elektrokoagulation.
4	Sch., Karl 54 Jahre Glauk. absolutum	50 mm S = 0	24. 1. 1935	12 mm S = 0	60 mm S = 0	Dauernd schmerzfrei.
5	S., Karl 54 Jahre Glauk. simpl.	50 mm S = 5/10	5. 2. 1935	12 mm S = 5/10	60 mm S = 1/50 Excentr. Gesichtsfeld	Später Elliotsche Trepanation, danach Druck: 30 mm, S = 3/50.
6	S., Karl 54 Jahre Glauk. simpl.	50 mm S = 5/8	21. 5. 1935	18 mm S = 5/40	50—60 mm S = 3/50	Später Linsenextraktion, hintere Trepanation u. Cyclodialyse. Jetzt Druck: 28 mm, S = 5/18.
7	H., Karl 74 Jahre Glauk. absolutum	70 mm S = 0	7. 3. 1935	18 mm S = 0	8 mm S = 0	Beginnende Phthisis bulbi. Dauernd schmerzfrei.
8	V., Otto 64 Jahre Glauk. simpl. (Aphakie)	35 mm S = 5/20	9. 4. 1935	25 mm S = 5/12	45 mm S = 5/15	Später Elliotsche Trepanation u. Linsenextraktion. Druck: 25 mm, S = 5/15.

Tabelle 1 (Fortsetzung).

Nr.	Name, Alter, Diagnose	Druck u. Visus vor der Operation	Operation am	Druck u. Visus n. 2—3 Wochen	Nach der Operation nach mindest. 6 Monaten	Bemerkungen
9	R., Emilie 58 Jahre Glauk. simpl.	70 mm S = H. B.	20. 6. 1935	10 mm S = H. B.	Druck hoch S = 0	
10	R., Emilie 58 Jahre	70 mm S = H. B.	25. 6. 1935	10 mm S = H. B.	Druck hoch S = 0	
11	M., Sophie 61 Jahre Glauk. simpl.	35 mm S = 5/9	17. 9. 1935	25 mm S = 5/10	40 mm S = 5/12	Später Zyklodialyse, dann hint. Trepanation m. Zyklodialyse. Jetzt Druck: 30 mm, S = 5/15. Beginnende Linsentrübung.
12	G., Ida 69 Jahre Glauk. simpl.	35 mm S = 5/9 (nach Elliot u. Sclerotomia posterior)	5. 10. 1935	8 mm S = 5/12	35 mm S = 5/12 nach 2 Monaten	Später Sclerotomia posterior. Jetzt Druck: 28 mm, S = 5/9.
13	Sp., Robert 70 Jahre Glauk. simpl.	65 mm S = 5/8	29. 10 1935	35 mm S = 5/15	35 mm S = 5/15 nach 3 Monaten	Später Elliotsche Trepanation, dann Linsenextraktion und hint. Trepanat. mit Zyklodial. Jetzt Druck: 35 mm, S = 5/18.

Es ist eindeutig und dabei ganz entgegengesetzt den Erfahrungen Skokoliks bei seinen Ignipunkturen. Ein Dauererfolg war nur in einem einzigen Falle von Glaucoma chron. infl. (Fall 3) zu erzielen. Die mit erheblichen Schwankungen einhergehende Drucksteigerung hatte sich hier an eine Staroperation angeschlossen. Eine Elektrokoagulation und ein Elliot waren erfolglos gewesen und erst nach einer zweiten Elektrokoagulation wurde das Auge schliesslich reizlos und druckfrei, wozu es ohne diese letzte Operation vielleicht auch allmählich gekommen wäre. Sonst aber folgte der zunächst sehr starken Herabsetzung des Druckes in allen anderen Fällen wieder eine allmählich immer mehr zunehmende Drucksteigerung, die zum Teil den Druck vor der Operation noch überstieg.

Also ein negatives Ergebnis und zugleich für die Richtigkeit der Überzeugung Sondermanns von der Wichtigkeit einer guten Funktion des Corpus ciliare beim Glaukom ein unmissverständlicher Beweis. Eine operative Behandlung des Glaukoms, die seinen Gedanken Rechnung trägt, müsste neben einer Eröffnung des Kammerwinkels eine Erleichterung der Flüssigkeitsableitung durch Venen im vorderen Bulbusabschnitt zur Entlastung der gestauten Venae vorticosae sich zum Ziele setzen, wie sie nach Sondermann als wirksamer Faktor unserer bisherigen Glaukomoperation, dadurch zustande kommt, dass an der Operationsstelle Verbindungsgefässe zwischen Corpus ciliare und Episklera zur Ausbildung gelangen. Die Überlegenheit der fistulierenden Operationen gegenüber der Iridektomie würde unter diesem Gesichtspunkt zwanglos zu erklären sein und vielleicht will auch Liebermann [Klin. Mbl. Augenheilk. 92, 763 (1934)] ähnlich verstanden sein, wenn er den Vorteil der Ableitung des Drucküberschusses durch die Sklera bei der Zyklodialyse und der Trepanation gegenüber der innerhalb der Scleralkapsel erstrebten Druckregulierung bei der Iridektomie ausdrücklich betont. Sondermann (Verh. dtsch. ophthalm. Ges. 1934, 78) selbst empfiehlt ein Operationsverfahren, bei dem er zur Auflockerung der Sklera einen in einen furchenförmigen Kanal der Sklera eingelegten Konjunktivalstreifen verwendet. Nun, meine Herren, ein ähnliches Verfahren, nämlich die Einlagerung von Conjunctiva zwischen Chorioidea und Sklera ist bereits früher versucht worden, aber wegen fester Vernarbung des Bindehautläppchens erfolglos geblieben. Dass eine dauerhafte Auflockerung der Sklera überhaupt gelingen wird, möchte ich für unwahrscheinlich halten; vielleicht aber gelingt die Herbeiführung einer Gefässverbindung zwischen Corpus ciliare und Episklera, etwa durch eine Trepanation nach aussen vom Limbus, wie sie dem ursprünglichen Operationsvorschlag Sondermanns entsprechen würde. Im allgemeinen werden wir uns davon allein aber eine genügende Druckherabsetzung beim Glaukom wohl kaum zu versprechen haben. Meine eigenen Erfahrungen decken sich in dieser Beziehung durchaus mit denen Löhleins (Verh. dtsch. ophthalm. Ges. 1934, 83), der hier 1934 berichtete, dass er durch die Verlegung der Trepanation in das infektiös weniger gefährdete hintere Scleralgebiet nur eine vorübergehende Drucksenkung erreichen konnte.

Tabelle 2.
Hintere Trepanation und Zyklodialyse.

Nr.	Name, Alter, Diagnose	Druck u. Visus vor der Operation	Operation am	Druck u. Vis. nach der Operation	Beobachtungsdauer	Bemerkungen
1	M., Sophie 61 Jahre Glauk. simpl.	40 mm S = 5/6	28. 1. 1936	28 mm S = 5/7	5 Monate	
2	M., Sophie 61 Jahre Glauk. simpl.	40 mm S = 5/12 (nach Elektrokoagulation u. Zyklodialyse)	17. 3. 1936	30 mm S = 5/15	3 Monate	Beginnende Linsentrübungen.
3	S., Karl 56 Jahre Glauk. simpl.	60 mm S = 5/20 (nach Elektrokoagulation, Elliot, Staroperat. Sclerotom post.)	28. 2. 1936	27 mm S = 5/18	4 Monate	
4	Sp., Robert 76 Jahre Glauk. simpl.	35 mm S = H. B. (nach Elektrokoagulation u. nach Elliot)	14. 1. 1936	35 mm S = 5/18	5 Monate	
5	T., Bruno 59 Jahre Glauk. simpl.	55 mm S = 5/9	4. 2. 1936	40 mm S = 5/8	1 Monat	
	2. Operation	[40 mm S = 5/8	28. 2. 1936	28 mm S = 5/8	4 Monate	
6	K., Otto 54 Jahre Glauk. simpl.	70 mm S = 1/30	14. 2. 1936	38 mm S = 1/30	4 Monate	
7	R., Anna 61 Jahre Glauk. simpl.	38 mm S = 5/15	14. 2. 1936	22 mm S = 5/9	4 Monate	
8	M., Marie 69 Jahre Glauk. simpl. (mit Cataract und Diabetes)	35 mm S = 3/50	17. 3. 1936	30 mm S = 3/50	10 Tage	Später nach Linsenextraktion Atrophie d. Bulbus.
9	Th., Karl 56 Jahre	45 mm S = 5/8	30. 3. 1936	30 mm S = 5/9	3 Monate	
10	L., Anton 61 Jahre Glauk. simpl.	42 mm S = 1/20	12. 5. 1936	23 mm S = 1/20	$1^1/_2$ Monat	

Wohl aber glaubt Sallmann [Klin. Mbl. Augenheilk. **92**, 260 (1934)] durch eine solche Trepanation in Verbindung mit einer Zyklodialyse dem Nachteil einer nachträglichen Drucksteigerung vorbeugen zu können. Wenn Meller [Klin. Mbl. Augenheilk. **92**, 261 (1934)] dem entgegenhält, dass diese Trepanationsöffnung sehr bald spurlos vernarbt und deshalb als solche nicht einen Ausschlag für die Wirkung dieses Verfahrens abgeben könnte, so ist damit meines Erachtens noch nicht gesagt, dass sie ihren Zweck nicht in anderer Weise erfüllt, nämlich durch jene gedachte Gefässverbindung zwischen Corpus ciliare und Episklera. Die Eröffnung des Kammerwinkels als der eine und die Gefässbahn durch die Trepanationsstelle als der andere Faktor der verbesserten Flüssigkeitsabfuhr aus dem Auge, das wäre dann der Sinn dieser Kombination von Scleraltrepanation und Zyklodialyse; und ein solches Verfahren scheint mir in der Tat eine praktische Bedeutung zu haben.

In dieser Weise angelegte Operationen, zu denen ich unabhängig von Sallmann auf Grund meiner Erfahrungen und theoretischen Erwägungen schliesslich gelangt bin, habe ich in der Tabelle 2 zusammengestellt.

Um ein endgültiges Urteil darüber abzugeben, ist die Zahl der Operationen noch zu klein und die Zeit der Beobachtung von nur einigen Monaten noch zu kurz, soviel glaube ich aber immerhin sagen zu können, dass ich bisher wenigstens mit dem Erfolg durchaus zufrieden sein kann. Ein Misserfolg war nur Fall 4, ein aphakisches, schon mehrfach operiertes Auge, bei dem die Wirkung der Operation von vornherein eine ungenügende war und in allerletzter Zeit nach einer Diszission mit der Scheere eine neue Zunahme der Drucksteigerung eingesetzt hat. Die Operationsstelle, ist auf den hier gezeigten Bildern, deren eines drei Monate und deren anderes eineinhalb Monate nach der Operation aufgenommen wurde, deutlich zu sehen. In einem Falle musste zweimal operiert werden; es handelte sich dabei um eine sehr starke Drucksteigerung, in Fall 3 um ein besonders rapide verlaufendes Glaukom, das schon in anderer Weise wiederholt erfolglos von mir operiert worden war. Auch die Elliotsche Trepanation hatte bei ihm versagt und ausserdem zu einem — bekanntlich nicht selten beobachteten — raschen Fortschreiten vorhanden gewesener Linsentrübungen geführt, eine Gefahr, die mir bei diesem neuen Verfahren ebenso wie die einer nachträglichen Infektion in geringerem Maße zu bestehen scheint, als bei einem typischen Elliot. Die leichte Ausführbarkeit der Operation bedeutet einen ebenso grossen Vorteil, wie die Tatsache, dass man gegebenenfalls durch

Anlage einer zweiten Trapanationsstelle neben der ersten sehr bequem zugleich auch das Ausmaß der Zyklodialyse nach Belieben vergrössern kann. Dass die Wirkung der Operation oft nach Wochen noch etwas zunimmt, wäre bei der Annahme einer Neubildung von Gefässen ohne weiteres zu verstehen.

Ob man nach dem Vorschlage Brechers [Klin. Mbl. Augenheilk. **96**, 235 (1936)] durch Einschieben eines Stückchens der Membrana testacea der Eischale den Erfolg der Operation noch sicherer gestalten kann, lasse ich dahingestellt.

Ich komme also zu dem zusammenfassenden Ergebnis, dass für die Kompensation des chronischen Glaucoma simplex der Funktion des Corpus ciliare eine erhebliche Bedeutung zukommt und dass ich in Übereinstimmung mit Sallmann therapeutisch eine hintere Trepanation in Verbindung mit einer Zyklodialyse für ein den bisherigen Operationen wahrscheinlich überlegenes Verfahren erachten möchte.

Aussprache zu den Vorträgen XXXIII und XXXIV.

Herr Lindner:

Wir haben die Operation von Sallmann dauernd in Gebrauch und ich glaube, dass sie besser wirkt wie die gewöhnliche Zyklodialyse. Allerdings ist meine Erklärung dafür eine andere. Bei jedem Auge, das fistuliert, kommt es zur Zusammenziehung des normalen Glaskörpers und damit zur Aderhautabhebung, wodurch das Offenbleiben eines Spaltraumes zwischen Vorderkammer und Suprachorioidealraum begünstigt wird. Zu Schmelzer möchte ich erwähnen, dass bei allen Eingriffen in den Glaskörper ebenfalls eine Wirkung auf das Glaskörpervolumen zu erwarten ist, was bei Beurteilung der Glaukomfrage nicht mehr unbeachtet bleiben darf.

Herr Mügge (Schlusswort):

Nur eines möchte ich zum Schluss noch einmal betonen, dass gerade der Zyklodialyse gegenüber die Kombination von Trepanation und Zyklodialyse einen wesentlich besseren Erfolg aufzuweisen hat, wie ich das bei einer Patientin feststellen konnte, der ich bei etwa gleichen Druckverhältnissen an beiden Augen an dem einen Auge eine einfache Zyklodialyse, am anderen eine kombinierte Operation ausführte, die letztere mit sichtlich besserem Erfolg.

XXXIV.

Untersuchungen über die Wirkungsweise einiger den Augendruck herabsetzenden Mittel.

Von

H. Schmelzer (Erlangen).

Wenn wir von der Pathogenese des primären Glaukoms sprechen, müssen wir von vornherein stets unterscheiden zwischen den allgemeinen krankmachenden Ursachen, die wir grösstenteils nur vermutungsweise kennen, und den dadurch am Auge hervorgerufenen feinsten, im Beginn meist gar nicht nachweisbaren krankhaften Gewebsveränderungen, die zu glaukomatöser Augendrucksteigerung und Sehstörung führen. Beachten wir immer diese Unterscheidung, müssen wir auch in der Heilbehandlung der Glaukomkranken jeweils allgemeine und örtliche Maßnahmen treffen. Offensichtlich aber muss zunächst immer die örtliche Behandlung des kranken Auges Platz greifen mit dem Ziel, den gesteigerten Augendruck auf normale Spannung herabzudrücken; denn in den meisten Fällen werden durch die allgemeinen krankmachenden Ursachen Gewebs- und Ernährungsstörungen im Auge herbeigeführt worden sein, die kaum rückbildungsfähig sind. Dann aber, wenn die Normalisierung des intraokularen Druckes durch örtliche Heilmaßnahmen geglückt ist, bzw. schon gleichzeitig mit der Lokalbehandlung, muss zielbewusst auch eine Allgemeinbehandlung der Glaukomkranken einsetzen, um nach Möglichkeit neuerliche Gewebsschädigungen und Ernährungsstörungen im Auge hintanzuhalten und damit auch eine neuerliche glaukomatöse Augendrucksteigerung zu verhüten. Darauf kann ich jedoch im Rahmen meines Vortrags hier nicht näher eingehen.

Es ist jedenfalls bei dem heutigen Stand unserer Erkenntnis in der Glaukombehandlung immer noch erforderlich, auf die bewährten Miotika Pilocarpin und Eserin oder auf einige andere weniger gebräuchliche Heilmittel zurückzugreifen. Wir können diese Pharmaka heute noch ebensowenig missen wie in anderen Glaukomfällen die Operation. Dann erscheint aber die Frage durchaus aktuell, wie die Miotika und andere Mittel wirken, d. h. in welcher Weise sie den intraokularen Druck herabzusetzen vermögen! Es stehen sich da vor allem zwei Theorien gegenüber: 1. die An-

nahme, dass durch pupillomotorischen Effekt der angewandten
Mittel, besonders der Miotika, die Abflusswege im Kammerwinkel
freigemacht und durch gleichzeitig erfolgende Streckung und Entfaltung der Regenbogenhaut auch deren abführende Blut- und
Lymphwege besser geöffnet würden, so dass wieder ein Gleich-
gewichtszustand zwischen Kammerwasserzufluss und -abfluss sich
herstellen kann mit dem Ergebnis normaler Augenspannung; 2. die
Anschauung, dass durch die augendruckherabsetzenden Mittel vor-
nehmlich die intraokularen Blutgefässe beeinflusst werden, d. h.
eine stärkere Füllung und raschere Durchströmung der Blutgefässe
im Auge, insbesondere der Aderhautblutgefässe erfolge, bzw. dass
eine Art Heilentzündung auftrete, wodurch es trotz Vermehrung
des Augapfelinhalts zu einer Herabsetzung des intraokularen
Druckes komme. Ohne zunächst zu einer der beiden Vorstellungen
über die augendruckherabsetzende Wirkungsweise der Miotika und
anderer Mittel Stellung zu nehmen, möchte ich folgende Überlegung anstellen: wenn tatsächlich durch Behandlung mit Pilocarpin, Eserin, Suprarenin usw. eine Augendrucksenkung unter
gleichzeitiger Gewichtszunahme des Augapfels erfolgt, wie behauptet wird, dann könnte diese schlechterdings nur durch eine
Änderung im Zustand der Augapfelwandung zustandekommen
dadurch, dass diese nachgiebiger und weicher wird. Auf Gewichtszunahme des Augapfels müsste nämlich eine Vermehrung der
Augenspannung erfolgen, wenn die Augapfelwandung gleichmäßig
fest und durchlässig blieb; hat man doch mit gewissen Einschränkungen den Augapfel mit einem Pletysmographen verglichen,
d. h. mit einem Hohlorgan, dessen Binnendruck ansteigt bei Vermehrung seines flüssigen Inhalts und dessen Spannung abnimmt bei
Verminderung des Inhalts. Es müsste also zunächst untersucht
werden, wie die verschiedenen augendruckherabsetzenden Mittel auf
die Augapfelwandung einwirken! Bevor es jedoch gelingen wird,
diese Frage mittels wirklich geeigneter Methode einwandfrei zu
klären, werden uns vorerst noch die genannten Theorien über die
Möglichkeiten der Senkung des intraokularen Druckes beschäftigen
müssen. Daher habe ich es zusammen mit zwei Mitarbeitern, den
Herren Pfeuffer und Winkelmann unternommen, speziell die
Frage über die pharmakodynamische Wirksamkeit der verschiedenen
augendruckherabsetzenden Mittel nachzuprüfen. Darüber waren ja
schon von anderer Seite Untersuchungen angestellt worden, indem
diese Pharmaka nicht nur in die zur Untersuchung herangezogenen
Kaninchenaugen eingeträufelt oder unter die Bindehaut gespritzt

wurden, sie waren auch nach vorheriger Kammerpunktion in den Glaskörper gespritzt worden, und zwar in meist viel stärkerer Konzentration als in der Klinik sonst üblich ist: alles zu dem ausgesprochenen Zwecke, eine möglichst kräftige Reaktion zu erzielen! Aus diesen Ergebnissen wurden weitgehende Schlüsse gezogen, die in der Feststellung gipfelten, dass für den Ablauf reaktiver Druckschwankungen am Auge nach Anwendung aller möglichen pharmakodynamisch wirksamen Mittel pupillomotorische Effekte, Gefässkapillarschwankungen, Schwankungen der Blutmenge, Änderung der Beschaffenheit der Augapfelwandung sowie Zustand der Ciliarepithelien von untergeordneter Bedeutung seien gegenüber der mit einer akuten Kapillarinsuffizienz einsetzenden, alles beherrschenden lokalen Kreislaufstörung und der Verschiebung der kolloidosmotischen und hydrostatischen Blutdruckverhältnisse im Auge! Abgesehen davon, dass es nicht ohne weiteres angängig ist, die Ergebnisse von Tierversuchen auf den Menschen zu übertragen, reizte es mich festzustellen, welche Wirkung mit den in der Klinik üblichen schwachen Lösungen der verschiedenen Pharmaka, wie z. B. Pilocarpin, Eserin, Atropin, Scopolamin, Nervocidin, Erythrophlein, Suprarenin, Cocain nur durch Einträufelung und Einspritzung unter die Bindehaut am Kaninchenauge zu erzielen ist. Darüber hinaus wurden vergleichsweise auch Einspritzungen in den Glaskörper, aber nur in den kleinen Mengen von 0,05—0,1 ccm der Lösungen vorgenommen, ohne dass vorher die Kammer abgelassen worden wäre. Denn dieser Eingriff allein ruft ja schon so schwere und nachhaltige Wirkung auf das Augengewebe hervor, dass man gar nicht mehr nötig hat, durch Einspritzung verschiedener Mittel in den Glaskörper diese Wirkung noch zu verstärken. Allerdings ruft auch die Einspritzung ganz kleiner Mengen von indifferenter Flüssigkeit in den Glaskörper des uneröffneten Auges, ähnlich wie eine Prellung, mehr oder minder deutliche Veränderungen im Augeninnern und reaktive Druckschwankungen hervor; diese Veränderungen sind aber bei Einspritzung kleinster Mengen niemals so stark wie die durch Punktion der Kammer hervorgerufenen Veränderungen. Man erlebt auch nicht immer nach Einspritzung z. B. von physiologischer Kochsalzlösung in Mengen von 0,05—0,1 ccm in den Glaskörper länger als 24 Stunden anhaltende reaktive Druckschwankungen und entsprechende Veränderungen im Augeninnern, worauf ich schon früher hinweisen konnte. — Jedenfalls vermag die Tatsache, dass manchmal nach Einspritzung kleinster Mengen physiologischer NaCl-Lösung in den Glaskörper einige Tage lang an-

haltende Hypotension und im Augeninnern Veränderungen entzündlicher Natur zu beobachten sind — wovon auch ich mich
neuerdings überzeugen konnte — nicht meine früher aufgestellten
Schlussfolgerungen zu erschüttern, dass man nach Einspritzung von
verschiedenen pharmakodynamisch wirksamen Mitteln in den Glaskörper und insbesondere bei Einspritzung einer $^1/_{1000}$ oder $^1/_{100}$
molaren Cyankalilösung eine länger anhaltende und tiefere Drucksenkung beobachten kann als nach Einspritzung derselben Mengen
von physiologischer Kochsalzlösung in den Glaskörper des intakten
Auges! —

Wir gingen bei unseren Untersuchungen daher meist so vor,
dass einige Zeit nach Anwendung der Mittel die Versuchstiere ge-
tötet und die Augen herausgenommen wurden. Sofort nach der Enukleation wurden die Augen halbiert, die eine Hälfte in Formalin gelegt zur pathologisch-anatomischen Untersuchung auf entzündliche
Veränderungen im Auge, die andere Hälfte sofort nach der von
Graeff beschriebenen und von Schaller und mir gleichzeitig in
die Ophthalmologie eingeführten Methode der Gewebszellenoxydasen-
reaktion, der sogenannten Nadireaktion untersucht. Auf die Einzelheiten der Technik kann ich hier nicht eingehen. Ich möchte nur
zur Erhöhung des Verständnisses über den Wert der Nadireaktion
so viel sagen, dass damit Sauerstofforte im Gewebe kenntlich gemacht werden, das sind Orte, wo mit Hilfe von in grösserer Menge
vorhandenen Oxydationsfermenten (Oxydasen, Dehydrasen) eine
beschleunigte Dehydrierung des Farbstoffes (Indophenol)
stattfindet, was nach neuester Anschauung auf gesteigerte Gewebs-
atmung an diesen Stellen hindeutet.

Wir gelangten nun zu folgenden Ergebnissen: Bei der Anstellung der Nadireaktion war nach Einspritzen der verschiedensten Mittel in den Glaskörper fast immer eine mehr oder minder starke
Abschwächung der am gesunden Auge feststellbaren diffusen Blaufärbung und fehlende oder nur ganz feine Körnelung der Ciliarepithelien, des Sphincters und Ciliarmuskels im vorderen Augenabschnitt zu beobachten, im Gegensatz zu der starken Bläuung und
ausgesprochen tiefblauen bis schwarzblauen Granulierung dieser Gewebe im gesunden Auge; nach Einspritzung der verschiedensten
Mittel unter die Bindehaut waren nur manchmal Unterschiede
gegenüber dem Kontrollauge vorhanden, bei dem die entsprechende
Menge physiologischer Kochsalzlösung eingespritzt worden war;
nach Einträufelung der Mittel war nur selten eine deutliche Abschwächung der Blaufärbung oder eine geringere Granulierung des

Ciliarepithels erkennbar. Aus diesen Versuchen darf daher wohl mit aller gebotenen Reserve geschlossen werden, dass die Mittel auf das Ciliarepithel irgendwie schädigend einwirken können, entweder indem sie direkt toxischen Einfluss auf das Ciliarepithel gewinnen oder indem sie über den Umweg einer intraokularen Gefässlähmung und abnormen Gefässwanddurchlässigkeit vielleicht zu einer vorübergehenden mangelhaften Ernährung und Schädigung der Ciliarepithelien führen. Es schien uns, als ob durch Nervocidin, Erythrophlein, Cyankalilösung, Suprarenin und Eserin eine deutlichere Schädigung des Ciliarepithels und der Augenbinnenmuskeln herbeigeführt würde als durch Pilocarpin, Cocain oder gar physiologische Kochsalzlösung! Diese Einwirkung lassen allerdings gerade die Augen schön erkennen, bei denen die Mittel in den Glaskörper gespritzt wurden. Dieses Vorgehen erscheint mir aber weniger beweiskräftig als Einträufeln der Mittel oder ihre Einspritzung unter die Bindehaut, weil wir noch gar nicht die Wirkung der Mittel auf den Glaskörper an sich ermessen können. Trotzdem dürfen wir doch wohl nach wie vor an unserer früheren Schlussfolgerung festhalten, dass durch die verschiedenen pharmakodynamisch wirksamen Mittel ein über die bekannte Kontusionswirkung bei der Einspritzung in den Glaskörper hinausgehendes Moment mittelbar oder unmittelbar zu einer gewissen Schädigung der Ciliarepithelien und damit Hemmung der Kammerwasserneubildung und Herabsetzung des intraokularen Augendruckes zu führen scheint. Ob allerdings diese Pharmaka mehr durch Schädigung des Ciliarepithels und dadurch hemmend auf die Kammerwasserneubildung oder mehr durch Schädigung des intraokularen Kapillarsystems und infolgedessen störend auf das kolloid-osmotische und hydrostatische Gleichgewicht im Auge wirken, ist wohl schwerlich zu entscheiden.

Die pathologisch-anatomische Untersuchung der Versuchsaugen ergab bei genauer Durchmusterung der Serienschnitte, dass sämtliche zur Untersuchung herangezogenen Mittel in der Tat nach Einspritzung in den Glaskörper eine starke entzündliche Reaktion hervorrufen, also eine mehr oder minder starke Hyperämie der Iris und des Strahlenkörpers mit seinen Fortsätzen, venöse Stase bzw. Prästase der intraokularen Kapillaren mit Austritt von weissen und roten Blutkörperchen ins Gewebe, ödematöse Schwellung der Ciliarfortsätze mit gelegentlicher Abhebung des Ciliarepithels von seiner Unterlage (Greeffschen Blasen), Blutungen in die Ciliarfortsätze usf. Auch nach Einspritzung von kleinen Mengen physiologischer Kochsalzlösung in den Glaskörper konnten wir manchmal derartige Veränderungen beobachten. Auf den Ausfall dieser eingreifenden Versuche mit ihrer schwer zu beurteilenden Auswirkung kam es uns aber gar nicht an. Vielmehr interessierte uns die Einwirkung der Mittel bei Anwendung der in der Klinik üblichen Weise und Konzentration. Wir fanden nach subkonjunktivaler Injektion nicht immer und auch dann nur viel leichtere Gewebsveränderungen im Auge; nur nach Einspritzung von 0,3 ccm Suprarenin unter die Bindehaut konnten wir in einem Fall ausser mäßiger Hyperämie der Iris und der Ciliarfortsätze auch zwei Greeffsche Blasen auf einigen Schnitten beobachten. Nach Einträufelung der Mittel in der Konzentration, wie sie in der Klinik üblich ist, aber in gehäufter Folge rasch hintereinander, gewannen wir jedoch mit allen Mitteln fast nur Einfluss auf das Randschlingennetz sowie die benachbarten Partien der Hornhaut, Lederhaut und Bindehaut in Form einer mehr oder minder starken Hyperämie der kleinen Gefässe und Kapillaren, sowie Auswanderung weisser Blutzellen in diesem Bereich. Im Augeninnern dagegen wies das Gewebe auf den Schnitten so gut wie nie Veränderungen entzündlicher Natur auf! Nur in einem Fall waren nach häufiger Eserineinträufelung zwei kleine und in einem anderen Fall nach immerwiederholter Atropineinträufelung eine grössere Greeffsche Blase auf einigen Serienschnitten zu beobachten.

Wir fanden also bei unseren Versuchen schon mehr oder minder starke entzündliche Gewebsveränderungen, aber lange nicht in dem gewaltigen Ausmaß wie andere Untersucher. Das mag daran liegen, dass wir die Mittel nur in der Konzentration gebrauchten, wie sie in der Klinik üblich ist und vor allem daran, dass wir bei Einspritzung der Mittel in den Glaskörper nicht vorher erst eine Punktion der vorderen Kammer vornahmen, wodurch an sich schon sehr schwere Veränderungen entzündlicher Natur im Gewebe des Augeninnern hervorgerufen werden, ferner, dass wir nicht mehr als 0,1 ccm der verschiedensten Mittel in den Glaskörper einspritzten, abgesehen von einigen Versuchen, die nur zur Untersuchung mit der Nadireaktion herangezogen wurden. Nach Einträufelung, vielfach auch nach subkonjunktivaler Injektion der Pharmaka dagegen — und darauf scheint es uns anzukommen — fanden wir in der Iris, im Corpus ciliare und überhaupt im Augeninnern keine, bzw. nur vereinzelt entzündliche Gewebsveränderungen. Es erscheint uns daher zweifelhaft, ob wirklich das wirksame augendrucksenkende Prinzip der verschiedenen Pharmaka,

insbesondere der Miotika, in erster Linie in ihrer kapillartoxischen
Eigenschaft zu erblicken ist. Das erscheint uns schon deshalb zweifelhaft, weil auch die im allgemeinen nichtaugendrucksenkenden Mittel,
wie Atropin, Scopolamin, Homatropin usw. dieselben Gewebsveränderungen entzündlicher Natur im Auge hervorrufen wie z. B. Pilocarpin, Eserin, Suprarenin. Graduelle Verschiedenheiten tun dieser
Überlegung keinen Abbruch! Es ist wohl so, dass die kapillar-
toxische Wirkung der Miotika und anderer augendrucksenkender
Mittel mit dazu beiträgt, den erhöhten intraokularen Druck herabzusetzen, diese Wirkung steht vielleicht sogar bei manchen Mitteln,
wie bei dem Erythrophlein, Nervocidin und Suprarenin (2. Phase)
im Vordergrund! Was die Miotika angeht, scheint uns aber
noch immer ihr pupillomotorischer Effekt die beste Erklärung
für ihre augendruckherabsetzende Wirkung abzugeben; das kann
man ja immer wieder in der Klinik an geeigneten Fällen erleben und tun vor allen Dingen die bekannten Dunkel und
Hellversuche an besonders dafür geeigneten Glaukomaugen überzeugend dar. Inwieweit über den pupillomotorischen Effekt gerade
der Miotika und einen gewissen kapillartoxischen Einfluss aller
Mittel auf die Spannung der Glaukomaugen hinaus noch durch
diese Pharmaka etwa eine Einwirkung auf die Augapfelwandung
oder eine Änderung des Irispotentials erfolgt, ist noch ungeklärt
und bedarf weiterer Untersuchungen, die bisher noch nicht zu
klaren Ergebnissen geführt haben. Beachtenswert erscheint uns
aber noch die Möglichkeit einer direkten oder indirekten Schädigung
des Ciliarepithels als wichtiger Faktor bei dem Erklärungsversuch
der Wirkungsweise der augendrucksenkenden Mittel. Höchstwahrscheinlich sind diese Mittel auf verschiedene Weise gleichzeitig wirksam, das eine Mittel mehr auf die eine, das andere mehr auf die
andere Art.

Aussprache.

Herr Schmelzer (Schlusswort):

Hinweis auf die bereits im Vortrag betonte Einstellung, dass den
Versuchen mit Einspritzungen in den Glaskörper nur mit Vorsicht zu
verwertende Deutung beizumessen ist wegen der allein schon durch die
Einspritzung als solche bedingten Einwirkung auf das Auge. Ausschlaggebend für die Beurteilung der Wirksamkeit wurden nur die Versuche mit
gehäufter Einträuflung und subkonjunktivaler Injektion der verschiedenen
Pharmaka erachtet.

XXXV.

Zur Frage der Farbenasthenopie.

Von

K. Velhagen (Halle a. S.).

Meine Herren! Bei der Untersuchung des Farbensehens ist es sowohl für den Staat als auch für den Untersuchten von entscheidender Wichtigkeit, dass die Frage „Farbentüchtig oder nicht?" wirklich so eindeutig geklärt wird, dass nicht bei späteren Nachuntersuchungen ein anderes Ergebnis herauskommen kann. Die Vermeidung von Widersprüchen ist auch um des ärztlichen Ansehens willen nötig.

Während man ursprünglich vielleicht hoffen mochte, durch Übereinstimmung der Geräte und genaue Gebrauchsanweisungen zu einer Übereinstimmung der Ergebnisse kommen zu können, wurde es mit der Zeit immer klarer, dass auch der jeweilige Zustand des Sehorganes und des Gesamtkörpers eine Rolle spielt.

Von Engelking und Hartung einerseits und W. Trendelenburg und I. Schmidt anderseits wurde, aufbauend auf gewisse ältere Beobachtungen, gezeigt, dass man am Anomaloskop durch einfache Ermüdung des Farbensehens, indem man den Untersuchten längere Zeit hineinschauen lässt, dahin kommen kann, dass er sich verhält wie ein Farbenanomaler. Dieser Vorgang wird von der Engelkingschen Schule als Farbenasthenopie, von der Trendelenburgschen als Umstimmung bezeichnet.

Als zweiter Weg zum gleichen Ziel ist schon lange die Erfahrung bekannt gewesen, dass durch irgendwelche körperliche Überanstrengungen übermüdete Personen mitunter die Untersuchung am Anomaloskop nicht bestehen. Ein Hinweis hierauf findet sich in manchen Vorschriften. Nach sportlichen Leistungen sind auch Zentralskotome von Böhmig beschrieben.

Einen dritten Weg habe ich in einer in diesen Tagen im Archiv für Augenheilkunde erschienenen Arbeit beschrieben. Entzieht man dem Untersuchten Sauerstoff, so wie das in der Unterdruckkammer für die Fliegeruntersuchung geschieht, so tritt bei vielen Personen eine beträchtliche Änderung des Farbensehens am Anomaloskop ein. Ich darf Ihnen kurz zwei Abbildungen in Erinnerung rufen, die zeigen, wie sich in der Höhenatmosphäre die Einstellungsbreite ändert und wie diese Änderung mit steigender Höhe zunimmt und mit sinkender abnimmt. Suchen wir die drei Verfahren, die den gleichen Zustand herbeiführen, auf einen Nenner zu bringen, so dürfen wir vielleicht sagen, dass eine besondere Ermüdbarkeit des Farbensehens vorliegt, die manchmal isoliert ist, in anderen Fällen aber eine allgemeine Ermüdung oder Erschöpfung zur Voraussetzung hat. Selbstverständlich kann man den hypoxämischen Zustand nicht einfach mit Ermüdung gleichsetzen. Die Ähnlichkeit vieler Erscheinungen ist aber gross.

Bringt somit der Zustand des Untersuchten schon verschiedene Unsicherheitsfaktoren mit sich, so kann es ferner keinem Zweifel unterliegen, dass die Ergebnisse unterschiedlich ausfallen werden, je nachdem ob der Untersucher nach Farbenasthenopie fahndet oder nicht. Die Untersuchung am Anomaloskop wird „strenger" sein, mehr Anomale ergeben, als die bei einer nur mit Pigmentproben oder Blinklampen ausgestatteten Untersuchungsstelle. Hier liegt eine Quelle für sachliche und oft als Ungerechtigkeit empfundene Differenzen.

Die amtlichen Stellen verlangen von uns Auskunft über folgende Punkte:

1. Ist der Farbenasthenope im praktischen Betrieb, vor allem im Verkehr unzuverlassiger als der Farbennormale?

2. Kann ein mit gewöhnlichen Mitteln als farbentüchtig befundener Prüfling einen von ihm durch Signalverwechslung gemachten Fehler damit entschuldigen, dass er im Zustande der Übermüdung nicht mehr farbentüchtig gewesen wäre?

3. Soll man Anwärter zu den Berufen, wo Farbentüchtigkeit verlangt wird, also ablehnen, wenn sie farbenasthenop sind?

4. Soll man derartige Leute, wenn sie sich im Berufe schon bewährt haben, ausschalten?

Über das Verhalten Farbenasthenoper im praktischen Verkehr und bei praktischen Prüfungen liegen meines Wissens Untersuchungen nicht vor. Auch ein entsprechender Unglücksfall ist wohl noch nicht bekannt geworden.

Auf dem Gebiete des Luftverkehrs hatte ich nun Gelegenheit eine Feststellung zu machen, die wegen der Ähnlichkeit der Signale auch für die anderen Verkehrszweige von Bedeutung sein dürfte. Es handelte sich um einen seit 20 Jahren ununterbrochen in der vielseitigsten Flugpraxis stehenden Flieger. Er war an anderer Stelle, als er sehr übermüdet war, mit Pigmenttafeln untersucht. Dabei hatte er bei den Stillingschen und Ishiharaschen Tafeln je zwei nicht näher bezeichnete Fehler gemacht. Am Anomaloskop wurde er nicht untersucht. Er galt nun als farbenuntüchtig und war in gewissem Sinne stolz, durch seine praktische Bewährung die Lebensfremdheit und Spitzfindigkeit unserer Untersuchung bewiesen zu haben.

Bei der Nachuntersuchung, die übrigens stattfand, unmittelbar nachdem er von einem längeren Fluge zurückgekehrt war, las er bei künstlichem Licht die Ishiharaschen Tafeln richtig und hatte vorher bei Tageslicht die 19. Auflage der Stillingschen ebenfalls richtig gelesen. Am Anomaloskop nahm er zunächst nur die Normalengleichungen an, nach längerem Hinsehen, d. h. etwa 10 Sekunden vorübergehend die Deuteranomalengleichung, lehnte sie aber sofort spontan wieder ab, wenn er nur einen Augenblick fortgeblickt hatte. Gesteigerten Farbkontrast hatte er nicht. Es bot sich Gelegenheit bei ihm eine ausführliche praktische Prüfung vorzunehmen, wie ich sie kürzlich in den Klin. Mbl. Augenheilk. **96**, 442 (1936) beschrieben habe. Er erkannte fehlerlos 75 farbige Leuchtkugeln in den verschiedensten Zusammenstellungen und 30 verschiedene Kombinationen von Landelichtern, was ich ihm übrigens vorausgesagt hatte. Alle zugleich untersuchten Farbenuntüchtigen, auch die ganz schwach Deuteranomalen, versagten hingegen ganz offenbar, trotzdem sie eine ähnliche Berufserfahrung mit den Signalen hatten.

Der Fall spricht dafür, dass man die praktische Bedeutung der Farbenasthenopie nicht überschätzen soll. Im gleichen Sinne spricht der Umstand, dass in der Praxis wohl nur sehr selten die Vorbedingungen für eine solche Umstimmung wie am Anomaloskop eintreten können. In der Regel haben die Leichtasthenopen selbst das Gefühl einer gewissen Unsicherheit bei ihren Fehlgleichungen am Anomaloskop, blicken selbst einen Augenblick zur Seite und lehnen sie dann wieder ab. Anderseits müssen wir fürchten, dass ihre Störung unter ungünstigen Umständen schlimmer wird.

Da die Zahl der Farbenasthenopen nicht gering ist, wie Engelking und Hartung gezeigt haben, und wie ich auch bestätigen kann, so dürfte schon aus diesem Grunde eine unbedingte Ausschaltung aller untunlich sein. Sie scheint aber auch sachlich ebensowenig gerechtfertigt zu sein wie eine unbedingte Zulassung aller. Es sind dies eben Fälle, bei denen eine einfache schematische Entscheidung, so erwünscht sie verwaltungstechnisch auch ist, unmöglich ist, und wo der Arzt unter sorgfältiger Abwägung der verschiedenen Verfahren und ihrer Ergebnisse und des Verhaltens des Prüflings eben letzten Endes doch subjektiv entscheiden muss. Auch Hartung ist für die Zulassung der leichteren Fälle eingetreten.

Gewisse gemeinsame Grundsätze wären dabei wünschenswert und wohl auch denkbar.

Abzulehnen sind meines Erachtens erstens alle Fälle mit gesteigertem Farbkontrast, zweitens alle solche, deren Einstellungen noch wesentlich über die sogenannten Anomalengleichungen hinausgehen (es dürften dies zugleich die sein, bei denen die Umstimmungszeit kaum die zwei Sekundengrenze überschreitet), drittens alle, die auch wirkliche grobe oder viele kleine Fehler bei den Pigmentproben machen, und viertens alle, die sich bei ihren Fehleinstellungen offensichtlich ganz sicher fühlen.

Zuzulassen sind also Farbenasthenope, wenn ihre Einstellungsbreite innerhalb der bezeichneten Grenzen bleibt und die zwei Sekundengrenze wesentlich überschritten wird, besonders dann, wenn sie unaufgefordert nach kurzer Ruhe die Gleichungen wieder ablehnen und richtig benennen, und wenn sie mehrere verschiedene Pigmentproben wirklich bestehen, wobei natürlich die bekannten Mängel jeder Tafelsammlung (z. B. 22 bei Stilling, 5 bei Ishihara und B 2 bei Nagel-Vierling) zu berücksichtigen sind.

Schon im Dienst befindliche Personen sollte man nur in ganz krassen Fällen von Farbenasthenopie ausschliessen. Eine einfache Abstellung des Verfahrens auf die Umstimmungszeit, indem nur solche Gleichungen bewertet werden, die binnen höchstens 2 Sekunden angenommen werden, ist kaum durchführbar. Die Dissimulation wäre dann doch sehr einfach, indem der Prüfling nur grundsätzlich immer ein wenig zu zögern brauchte.

Was die Frage der Umstimmung durch allgemeine Ermüdung oder Erschöpfung angeht, so haben meine Untersuchungen gezeigt, dass mindestens die hypoxämische Farbenasthenopie noch bei Personen eintreten kann, bei denen eine einfache nach blosser Verlängerung der Beobachtungszeit nicht auftrat. Wir werden also auch dann, wenn wir durch gewöhnliche Mittel keine Umstimmung erreichen können, immer noch mit der Möglichkeit rechnen müssen, dass durch abnorme allgemeine Bedingungen eine solche herbeigeführt oder begünstigt werden könnte.

Für forensische Fälle ergibt sich daraus, dass es in erster Linie darauf ankommt, festzustellen, ob solche Bedingungen tatsächlich vorgelegen haben, wie Übermüdung, Sauerstoffmangel beim Höhenflug oder vielleicht auch im Unterseeboot.

Es wird zu fragen sein, inwieweit der Betreffende vielleicht an ihrer Herbeiführung selbst die Schuld trägt, z. B. durch Nichtbenutzung des Sauerstoffgerätes als Flieger, durch Alkoholmissbrauch usw. Ferner wird man zu fragen haben, ob die Verwechselung in der fraglichen Form überhaupt möglich oder wahrscheinlich ist. Da die Fälle mit maximaler Farbenasthenopie in einem genau voruntersuchten Berufskreis doch sehr selten sein dürften, so werden Verwechselungen zwischen Rot und Grün noch wesentlich unwahrscheinlicher sein als solche dieser Farben mit Gelb.

Der Unterdruckkammerversuch könnte insofern eine diagnostische Hilfe sein, als man hier einen gewissen, einigermaßen dosierbaren Erschöpfungszustand künstlich hervorrufen kann, bei dem Störungen in systematischer Weise eintreten. In gewissen Fällen könnte man Anhaltspunkte für die Glaubhaftigkeit des Untersuchten gewinnen.

Je mehr wir aber Möglichkeiten erkennen, durch die das normale Farbensehen verändert werden kann, durch die also latente Farbensinnstörungen manifest und schon bestehende vorübergehend verschlimmert werden können, desto mehr müssen wir als Augenärzte an der Zweckmäßigkeit des Farbensignalsystems zweifeln. Wenn es aber, wie die Techniker immer wieder versichern, da, wo es nun einmal besteht, schon wirklich nicht beseitigt werden kann, so müssen wir uns wenigstens gegen jede neue Anwendung dieses Prinzipes in der Technik wenden.

XXXVI.

Das angeborene Lymphangiom der Orbita und des Gesichtes in verschiedenen Lebensaltern.

Von

Adolf Jess (Leipzig).

Mit 8 Abbildungen im Text.

Das Lymphangiom der Orbita ist eine ausserordentlich seltene Erscheinung. Im Graefe-Saemisch-Hess betont Birch-Hirschfeld (IX., Bd. I., XIII., S. 691), dass nur 15 Fälle in der Literatur (bis 1911) niedergelegt seien und dass auch der Umstand, dass in der Leipziger Klinik bis dahin nicht ein einziger Fall beobachtet werden konnte, für die grosse Seltenheit dieser Affektion spricht. Im kurzen Handbuch von Brückner-Schieck hebt

Birch-Hirschfeld hervor, dass das Lymphangiom bis 1925 zwanzigmal beschrieben wurde, dass seine klinischen Erscheinungen mit denjenigen des kavernösen Angioms weitgehend übereinstimmen, dass die Geschwulst mehrmals kurz nach der Geburt beobachtet wurde, sich in den verschiedensten Teilen der Augenhöhle entwickelt, sehr langsam wächst, um nach längerer Zeit plötzlich Fortschritte zu machen. In den letzten 10 Jahren sind dann noch vereinzelte Fälle mitgeteilt, die, in ausländischen Zeitschriften erschienen, mir nur in Referaten zugänglich sind, so von Franklin und Cordes (A case of orbital lymphangioma. Transact. of the sect. on ophth. of the am. med. ass. 1924, S. 110. Ref. C. Bl. 14, S. 881 (1925), ferner von Smith (A case of lymphangioma of the orbita. Transact. of the americ. ophth. soc. 23, 240 (1925). Ref. C. Bl. 16, 828 (1926) und von Ohno (Über einen Fall von Lymphangioma cavernosum congenitum der Lider, der Orbita und der Schläfengegend. Acta soc. ophth. jap. **39**, 590. Ref. C. Bl. 34, 390 (1935).

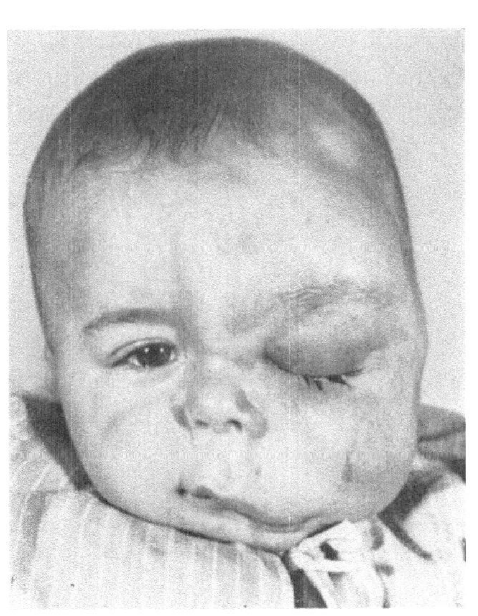

Abb. 1.

Diese ausgesprochene Seltenheit rechtfertigt es wohl, hier über drei neue Fälle zu berichten und das Krankheitsbild unter Beifügung der Bilder kurz zu besprechen, zumal ich in der Lage bin, je einen Fall aus dem ersten, zweiten und dritten Jahrzehnt zu demonstrieren, von denen der erste aus meinem Giessener Material, die beiden anderen aus der Leipziger Klinik stammen.

Fall 1. Kind. H. O. Kr. G. 532/33 (Giessen).

Der am 25. Mai 1933 geborene Knabe wurde am 31. Oktober 1933 in die Klinik aufgenommen. Die Eltern gaben an, dass von Geburt an die linke Gesichtshälfte von einer weichen, eindrückbaren Schwellung von der Stirn über die Lider bis zur Wange und Oberlippe besetzt sei. Zeitweise Rückgang der Schwellung nach Umschlägen. Seit vier Tagen Zunahme unter entzündlicher Verdickung der Lider, die nicht mehr geöffnet werden konnten (s. Abb. 1). Es fand sich eine teigige Schwellung der ganzen linken Stirn und Gesichtsseite

mit Conjunctivalchemosis und mäßiger Injektion. In der Wange
härtere und druckempfindliche Schwellung. Die Augäpfel selbst
erscheinen normal. Die Eltern lehnten zunächst den Vorschlag, Teile
der geschwulstartigen Verdickungen, besonders an der Stirn, entfernen zu lassen, ab. Eine Probeexcision aus der chemotischen
Bindehaut der oberen Übergangsfalte ergab nur ein kernreiches
Granulationsgewebe. Erst ein Jahr später entschlossen sich die Eltern,
die Entstellung durch teilweise Exstirpation des als linksseitiges
Gesichtslymphangiom diagnostizierten Tumorgewebes nach Möglichkeit verringern zu lassen, und es wurden nun in den Jahren 1934,

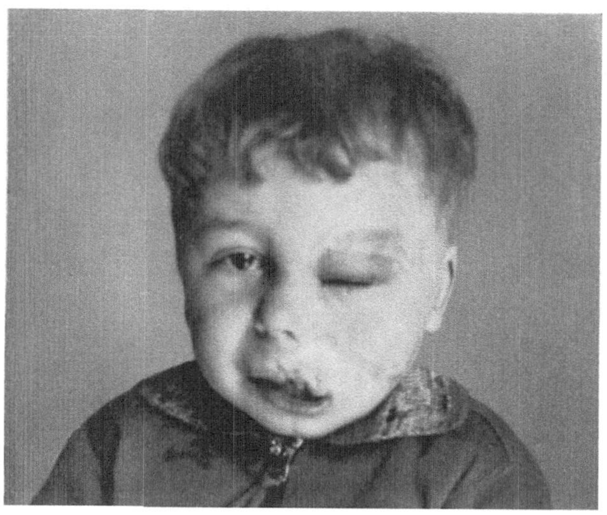

Abb. 2.

1935, 1936 drei Operationen durch Herrn Kollegen Fischer,
Direktor der chirurgischen Universitätsklinik in Giessen, vorgenommen, die grosse Teile des Lamphangioms aus Stirn, Wange, Oberlid
und Oberlippe entfernten, wodurch ein zweifelloser kosmetischer
Erfolg bereits erzielt wurde (s. Abb. 2). Das Gewebe war hart und
zeigte „grosse Saftlücken, aus denen sich wässerige Flüssigkeit entleerte". Die histologische Untersuchung bestätigte die
Diagnose. Der weitere Verlauf wird mit Interesse zu verfolgen sein,
insbesondere die Zukunft des linken Bulbus, angesichts der lymphangiomatösen Bedrängung durch die in die Orbita reichenden
Tumorteile.

Fall 2. H. Sch. Kr. G. 4/1923 (Leipzig).

Der Knabe wurde zuerst im Jahre 1923 im Alter von $1^3/_4$ Jahren
in die Klinik gebracht. Damals wurde die Diagnose: „Elephanti-

asis congenita lymphangiectata faciei" gestellt. Nach Angabe der Mutter bestand seit der Geburt über dem linken Auge und in der linken Wange eine gleichartige Geschwulst, die in der Grösse wechselte, ohne dass die Ursache dafür feststellbar war. Jedenfalls erfolgte beim Schreien keine Zunahme. Im übrigen entwickelte sich das Kind normal.

Befund: Rechtes Auge und rechte Gesichtshälfte normal.

Linke Gesichtshälfte: Makromelie, der Mundwinkel ist wenig nach unten und medial verdrängt. Die Wange fühlt sich weich an. Flache, unscharf begrenzte Verdickung, die sich nicht merklich durch Druck verkleinern lässt. Haut normal, nicht abhebbar, über dem linken Auge etwa walnussgrosse, geschwulstartige Verdickung gleicher Beschaffenheit, die bis zur Mittellinie reicht und das Oberlid nach unten verdrängt, so dass die Lidspalte bei geöffnetem Lid nur 4 mm hoch ist. Bulbus normal.

Ausser einer kleinen Excision über der linken Augenbraue verweigerten die Eltern jeden Eingriff. Eine histologische Diagnose fehlt.

8 Monate später bei Erkrankung an Keuchhusten Blaufärbung des linken Oberlides, strichförmige Blutungen der Conjunctiva, ektatische Gefässe im inneren Lidwinkel.

7 Jahre später nasal kleine blutende Granulationsgeschwulst der Conjunctiva.

12 Jahre später nach Stossverletzung stärkere Lidschwellung und blutige Absonderung aus dem Conjunctivalsack.

Wegen dieser Erscheinung am 31. Dezember 1935 erneute Aufnahme in die Klinik.

Befund: Rechte Gesichtshälfte normal. Rechtes Auge desgleichen. Sehvermögen = 5/5.

Linke Gesichtshälfte von einer teigigen Geschwulst besetzt, die von der Stirn über Orbita und Wange bis in die Oberlippe und an den Unterkiefer reicht. Nase nach rechts verdrängt, linker Mundwinkel verzogen und nach unten gedrückt, so dass starke Gesichtsasymmetrie vorliegt (s. Abb. 3). Starke Lidschwellung, besonders des Oberlides, Ptosis, aktives Öffnen der fast geschlossenen Lidspalte unmöglich. Auffallende kleine gelbliche Cysten am Ober- und Unterlidrand, ovale, glasige Cyste mit klarem Inhalt im Bereich der unteren Übergangsfalte, Lymphgefässektasien epibulbär im nasalen Lidwinkel, zum Teil mit Blut gefüllt. Bindehaut stellenweise durchblutet, blutig seröse Flüssigkeit im Bindehautsack. Protrusio bulbi von 5 mm, leichte Divergenz, Doppelbilder, Sehvermögen = 0,4

mit $+ 2{,}0$ Ds comb $+ 1{,}5$ cyl Axe $160^0 = 0{,}5$. Inneres Auge normal.
Gesichtsfeld von oben leicht eingeengt. Probeexcision der Cysten
am Lidrand und an der Übergangsfalte ergaben das typische Bild
des Lymphangioms. Bemerkenswert ist weiter, dass die linke
Wangenschleimhaut wulstartig bis in die Oberlippe verdickt und von
zahllosen traubig zusammenliegenden kleineren und grösseren
Lymphcysten besetzt ist, dass ebenso der harte und weiche Gaumen
links bis zur Mittellinie verdickt und von den gleichen, stellenweise
maulbeerartig angeordneten, zum Teil auch blutig imbibierten
Geschwülstchen bedeckt ist (s. Abb. 4).

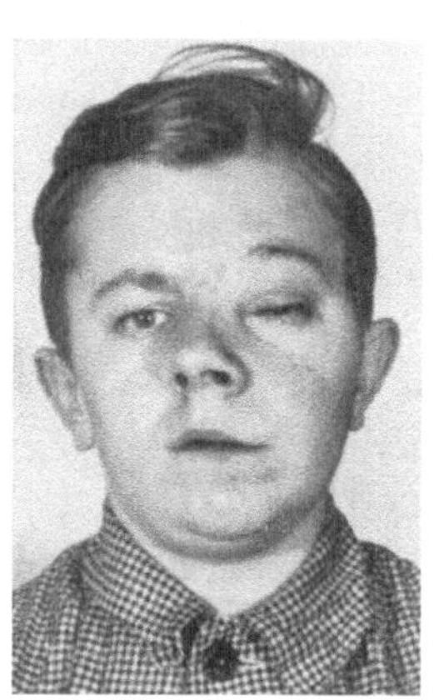

Abb. 3.

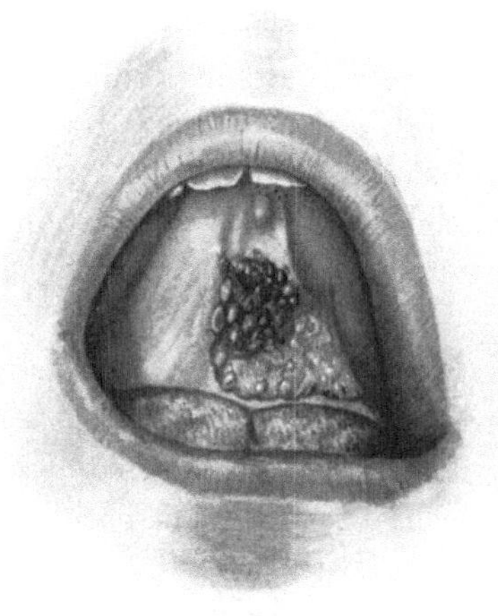

Abb. 4.

Es handelte sich demnach um ein auf angeborener Grundlage
beruhendes Lymphangiom der linken Gesichtshälfte und der linken
Orbita, bei dem durch einen Stoss es zu Blutungen in die Lymphräume und nach aussen in den Conjunctivalsack gekommen war.

Das Röntgenbild zeigte leichte Verschattung der linken Gesichts-
hälfte infolge der Weichteilschwellung, Verkleinerung der linken
Kieferhöhle und Fehlen der linken Stirnhöhle, leichte allgemeine
Vergrösserung der Orbita.

Unter entsprechender Behandlung (Ruhe, Umschläge) kam es
zur Aufsaugung der Blutungen und Abnahme der Lidschwellungen,
auch bildete sich der Exophthalmus um 1,5 mm zurück.

Bei der Entlassung erhielt der Knabe ein Attest, das ihn vom
Turnen befreite, auch wurde er angewiesen, nach Möglichkeit jede
Verletzung der linken Gesichtshälfte und Blutandrang zum Kopf

zu vermeiden, um neue Gefässzerreissungen oder Blutergüsse in die lymphangiomatösen Partien zu verhindern.

Fall 3. Camilla L. Kr. G. 1140/35, 30 Jahre, Arbeiterin.

Von Geburt an besteht eine deutliche Asymmetrie des Gesichtes, die linke Seite erschien geschwollen von der Stirn über die Lider und die Wange bis zum Kinn. Der linke Augapfel war vorgetrieben, der linke Mundwinkel gesenkt. Die Schwellungen wechselten in ihrem Umfang. Seit zwei Jahren trat das linke Auge immer weiter hervor. Tränenträufeln und Reizzustände der Bindehaut belästigten die Patientin. Auch bildete sich in der linken Wange allmählich ein festerer umschriebener Tumor.

Befund: Die ganze linke Gesichtshälfte erheblich vergrössert durch teigige, ziemlich pralle Anschwellung, die in der Wange eine

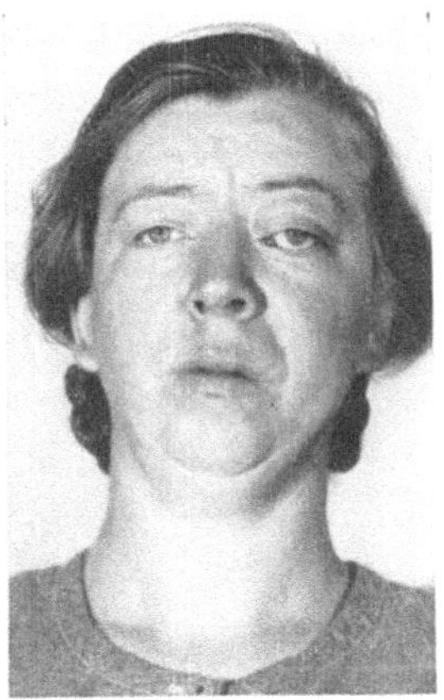

Abb. 5.

fast apfelgrosse, umschriebene Verdickung abtasten lässt (s. Abb. 5). Linker Bulbus um 7 mm vorgetrieben, Conjunctiva gereizt. Über ihm fühlt man in der Tiefe der Orbita einen höckerigen Tumor.

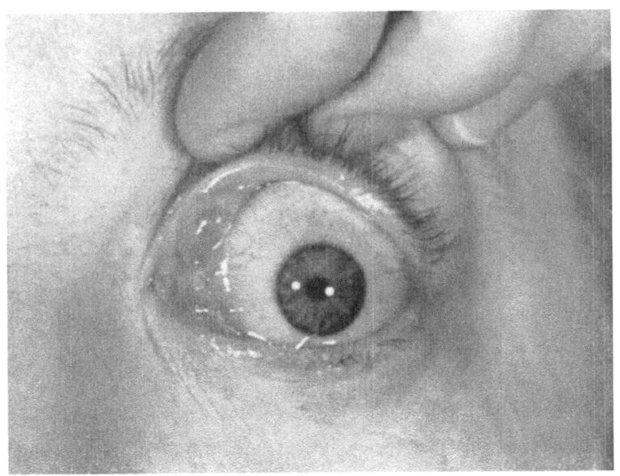

Abb. 6.

Conjunctiva der Übergangsfalte geschwollen, beim forcierten Ektropionieren wölbt sich nasal eine mit heller Flüssigkeit gefüllte Blase hervor (s. Abb. 6). Carunkel stark geschwollen. Inneres Auge beiderseits normal. Sehvermögen = 5/5. Gesichtsfelder normal. Druck beiderseits 20 mm Hg. Auch hier zeigt die Schleimhaut der

linken Wange, das Zahnfleisch, der harte und weiche Gaumen
ähnliche höckerige und gewulstete, stellenweise von wasserhellen
Cystchen besetzte Verdickungen, wie sie der zweite Fall erkennen
liess (s. Abb. 7).   Im Röntgenbild deutliche Verkleinerung der
linken Kieferhöhle. Exstirpationen aus den Lidern, der Conjunctiva,
dem Gaumen ergaben vielkammerige Lymphangiome (s. Abb. 8),
während der umschriebene Wangentumor als ein kavernöses
Hämangiom diagnostiziert wurde, das als „pflaumengrosser, prall-
elastischer Tumor, sich aus bläulichrotschimmernden Cysten zusammensetzt und mit der Umgebung durch Bindegewebsstränge

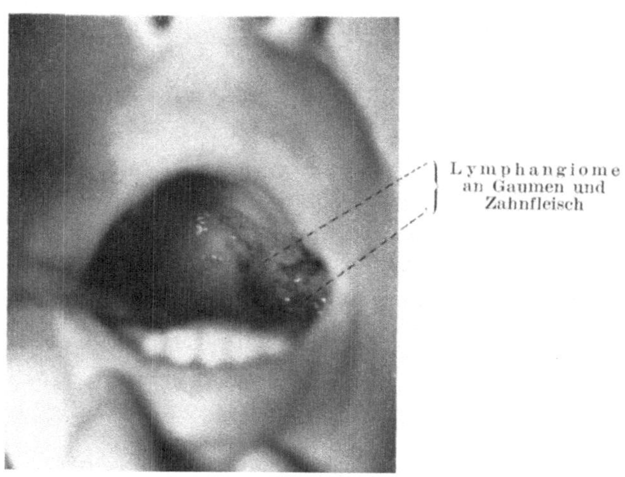

Abb. 7.

ziemlich fest verwachsen ist". Offenbar handelte es sich aber hier
um sekundäre Blutungen in die gewucherten Lymphräume.

Während der bisherigen, allerdings erst sieben Monate langen
Beobachtung traten keine wesentlichen Veränderungen sämtlicher
Erscheinungen auf. Man wird aber den weiteren Verlauf, ebenso
wie in den beiden anderen Fällen, sorgfältig zu verfolgen haben, um
durch erneute Excision weitere Vergrösserungen, die besonders in der
Orbita durch stärkere Protrusio bulbi und Druck auf den Sehnerven
gefährlich werden könnten, nach Möglichkeit zu verhindern und um
Narbengewebe an Stelle der wuchernden und leicht verletzlichen
grösseren und kleineren Lymphangiome zu erhalten.

Da bei der ausserordentlichen Seltenheit dieser, auf angeborener
Fehlbildung beruhenden, im späteren Leben zunehmenden und
unter Umständen den Bestand des Auges bedrohenden, wenn auch

an sich nicht bösartigen Geschwülste, Fehldiagnosen leicht gestellt werden können, hielt ich es für nützlich, die farbigen Photographien hier zu demonstrieren.

Von den bisher bekannten 23 Fällen hebe ich zwei von Hirsch berg vor 30 Jahren (Z. Augenheilk. **30**, 2) veröffentlichte besonders hervor, die in jeder Beziehung den unsrigen gleichen. Der eine Fall konnte 16, der andere 20 Jahre hindurch verfolgt werden. Bei beiden war die „Operation, die in teilweiser Ausschneidung bestand, ziemlich

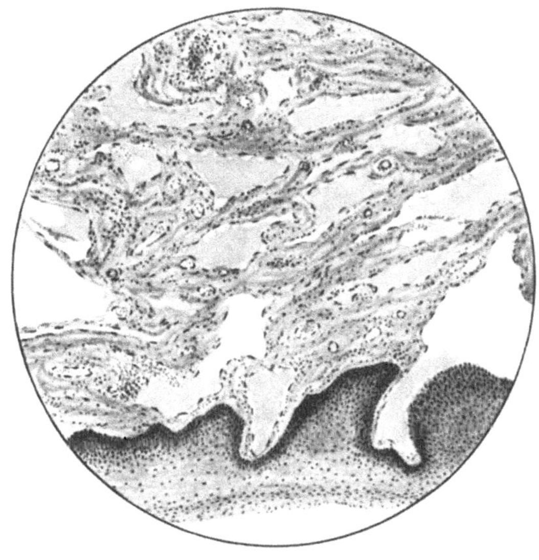

Abb. 8.

erfolgreich". Da der erste, obgleich bereits vor 62 Jahren (1874) einmal veröffentlicht, in der augenärztlichen Literatur unbeachtet geblieben war, gibt Hirschberg nochmals eine genaue Beschreibung unter Ergänzung durch inzwischen gemachte weitere Beobachtungen. Es handelte sich um ein zweijähriges Mädchen, das eine kugelige, walnussgrosse Anschwellung des rechten Oberlides aufwies, die zusammendrückbar war. Die wiedergegebene Skizze ähnelt einem der später von Weldige-Cremer (Z. Augenheilk. **44**, Taf. III) ab- gebildeten Fälle. Eine zweite, gleiche Geschwulst sass in Halb- bohnengrösse zwischen innerem Lidwinkel und Nasenrücken, die, in die Orbita hineinreichend, die Beweglichkeit des Bulbus nach oben beeinträchtigte. Ein zierliches Netz gestauter Lymphgefässe trat unter der Conjunctiva bulbi hervor und wird als bisher noch nicht beschriebenes diagnostisches Zeichen genannt. In unserem zweiten

Fall fand ich eine ähnliche, aber weniger ausgedehnte Lymph-
angiektasie auf der Sklera.

Der zweite Fall von Hirschberg betraf ein fünfjähriges Mädchen,
dessen Bild in auffallender Weise unseren Fällen gleicht: Hochgradige
linksseitige Gesichtshypertrophie mit Protrusio bulbi, Lymphgefäss-
stränge auf dem Augapfel, prall-elastische Erhebung zwischen Lidwinkel und Nase, kleiner weicher Auswuchs in der Mitte des unteren
Lidrandes, grössere am Zahnfleisch auf der linken, erkrankten Seite.
Also hier die gleichen Mundschleimhautveränderungen wie in
unserem zweiten und dritten Fall. Es wurde eine Excision vorgenommen. Im 12. Lebensjahr trat eine starke Spontanblutung
in die Augapfelbindehaut unter die Lidhaut auf, sie wiederholte
sich im nächsten Jahr, in welchem dann auch noch „eine Geschwulst
in der Gegend des linken Wangenbeins entstanden war, von der
Grösse und Konsistenz einer Pflaume". Also genau die gleiche
Erscheinung wie bei unserem dritten Fall. Im 15. Lebensjahre
wiederum Spontanblutung in das Oberlid und die Carunkel. Der
Sehnerv des linken, protrudierten Auges war inzwischen atrophisch
geworden. Wiederum Excision. Im 16. Lebensjahre erneute ausgedehnte Blutung unter die Bindehaut innen-unten, das gleiche im
20. Lebensjahre, wo der „nach der Nasenseite zu gelegene Teil der
Augapfelbindehaut in einen mit Blut gefüllten Sack verwandelt ist".
Wiederum Excisionen, die ein kosmetisch günstiges Resultat ergaben.
„Die Auswüchse des Zahnfleisches sind noch unverändert. In der
Mittelebene des harten Gaumens sitzt ein tiefgreifendes Geschwür,
das übrigens bald verheilt."

Im 21. Lebensjahre nochmals Excisionen aus dem linken Oberlid.
Im 23. Jahre erneute tiefere Blutung in das Unterlid. In diesem
Jahre traten psychische Störungen auf, die vielleicht als Gehirn-
schädigungen durch das inzwischen auch cerebralwärts sich vor-
drängende Lymphangiom erklärt werden müssen. Bei erneuter
Anschwellung der Lider und Vordrängung des Augapfels wurde eine
entsprechende entspannende Operation von Greeff ausgeführt. Die
Wiedergabe der histologischen Schnitte ergab einwandfrei das Bild
vielkammeriger, bis unter die Epidermis reichender Lymphangiome.

Das hier an drei neuen Fällen demonstrierte Krankheitsbild
lässt sich wie folgt kurz zusammenfassen: Auf Grund einer angeborenen Fehlbildung zeigt sich schon bei der Geburt eine deutliche
Hypertrophie einer, meist der linken Seite des Gesichtes, die bedingt
ist durch abnorme Lymphgefässbildung. Das Orbitalgewebe ist

beteiligt und bedingt durch seine Volumenvermehrung Protrusio bulbi. Lider und Conjunktiva zeigen grosse und kleine, als helle Cysten unter der Haut und Schleimhaut sich abhebende Lymphangiome, unter der Conjunctiva bulbi können Lymphangiektasien netzförmig sichtbar werden. In einem Fall wurden ähnliche Gebilde auch an der Iris bemerkt. Die Lymphgefässgeschwulst breitet sich über die Stirn aus, mit der Mittellinie abschneidend, sie setzt sich in die Wange, die Lippen und in das Unterhautzellgewebe bis zum Kinn fort, die Nase zur Seite und den Mundwinkel nach unten drängend. Die Schleimhaut der Wange, das Zahnfleisch, der harte und weiche Gaumen können durch lymphangiomatöse Wucherungen verdickt, von zahlreichen kleinen Lymphbläschen besetzt sein. Im Laufe des Lebens kommt es, in Perioden sich wiederholend, zu Vergrösserungen, die durch Druck auf Bulbus und Opticus zur Sehnervenschädigung und zum Exophthalmus mit Doppelbildern führen, Verdickungen der Lippen, Stirn, Wange hervorrufen, die dann durch sekundäre Blutungen aus dünnwandigen Gefässen in die Lymphräume weiter an Umfang zunehmen. Traumen können dies verstärken und durch Platzen oberflächlicher durchbluteter Lymphräume auch Blutungen nach aussen in den Cunjunctivalsack und in die Mundhöhle verursachen. Inwieweit auch Hämangiombildung sich beteiligt, ist noch unklar. Es muss aber darauf hingewiesen werden, dass durch die sekundären Blutungen in die Lymphräume im klinischen und histologischen Bild Hämangiome vorgetäuscht werden können.

Die einzig mögliche Therapie besteht in frühzeitigen, nacheinander erfolgenden Excisionen, wobei der lymphangiomatöse Charakter sich schon durch die Entleerung wasserheller Flüssigkeit aus dem Gewebe zu erkennen gibt. Durch Schaffung fester Narben können vorübergehende Anschwellung und Druckschädigung wichtiger Organe, insbesondere des Auges, ebenso sekundäre Blutungen vielleicht verringert werden. Ob ausser diesen mehr passiven Vergrösserungen auch geschwulstartiges Wachstum der Lymphangiome vorkommt, ist noch nicht sicher, aber erscheint durchaus möglich. Die an dieser kongenitalen Fehlbildung Leidenden müssen Verletzungen der erkrankten Kopfseite, allgemeine körperliche Erschütterungen (Sport) und starken Blutandrang zum Kopf nach Möglichkeit vermeiden, um nicht durch sekundäre Blutungen das Krankheitsbild zu verschlimmern.

XXXVII.

Klinisches über die Gefässweite am Augenhintergrund.

Von

E. Lobeck (Jena).

Vor zwei Jahren hatte ich Gelegenheit, Ihnen hier einen von mir angegebenen Apparat im Modell zu zeigen, mit dem man in einfacher Weise und kurzer Zeit (1 bis 2 Minuten) bei enger Pupille die Breite der Netzhautgefässe und gleichzeitig und bei derselben optischen Einstellung auch den Papillendurchmesser messen kann. In der Zwischenzeit habe ich den Apparat, den die Firma Carl Zeiss (Jena) jetzt in endgültiger Form fertiggestellt hat, klinisch anwenden können und möchte Ihnen heute über die Resultate, die ich damit bei Messungen der Netzhautgefässe gewonnen habe, berichten.

Die Messung erfolgt dabei — wenn ich daran kurz erinnern darf — nach dem Prinzip der Verdoppelung, dem sogenannten Heliometerprinzip. Sie liefert zunächst keine absoluten, sondern nur relative Werte, die durch die Anzahl der am Apparat abgelesenen Skalenteilstriche ausgedrückt werden. Dadurch aber, dass stets gleichzeitig und bei derselben optischen Einstellung der Papillendurchmesser als relativer Wert mitbestimmt wird, kann man sich aus den relativen Werten und dem Verhältnis Gefässbreite zu Papillendurchmesser leicht absolute Werte errechnen, indem man für den Papillendurchmesser, der ja konstant etwa 1,5 mm beträgt (unabhängig von der Refraktion des Auges), den absoluten Wert von 1,5 mm zugrunde legt und in das Verhältnis Papillendurchmesser zu Gefässbreite einführt. Praktisch ist es aber — wie meine Untersuchungen gezeigt haben — gar nicht nötig diese Umrechnung vorzunehmen, da man einfach mit den relativen Werten, die man auf den relativen Wert des konstanten Papillendurchmessers bezieht, arbeiten kann.

Meine Aufgabe war zunächst, mich durch Untersuchungen an Gesunden über das physiologische Verhältnis von Netzhautarterie zu Papillendurchmesser und von Netzhautarterie zu Netzhautvene zu orientieren und dann zu beobachten, welche Abweichungen von diesen „Normalzahlen‟ bei pathologischen Fällen vorkommen. Drittens wollte ich versuchen, ob man mit der angegebenen Methode die Wirkung pharmakologischer Mittel auf die Gefässe, besonders die

Präcapillaren, untersuchen und durch Messung der Netzhautgefässe in Zahlen zum Ausdruck bringen könnte, was mir auch vom allgemeinmedizinischen Standpunkt wichtig erschien, da wir ja nur am Augenhintergrund diese Präcapillaren am Lebenden direkt beobachten können.

Um gut miteinander vergleichbare Werte zu erhalten, sind wir bei den Messungen stets folgendermaßen vorgegangen:

Zunächst wurde regelmäßig die Grösse des horizontalen Papillendurchmessers als relativer Wert in Skalenteilstrichen festgestellt und dann die relativen Werte der Durchmesser der Hauptäste der Zentralarterie und Zentralvene am Papillenrand bestimmt. Die gefundenen relativen Werte für die Gefässdurchmesser wurden dann miteinander und zu dem relativen Wert des Papillendurchmessers in Beziehung gesetzt, wodurch sich Verhältniszahlen ergaben, aus denen man auf eine etwaige Verbreiterung oder Verengerung der Gefässe schliessen konnte.

Der Einheitlichkeit halber haben wir die Verhältniszahlen so umgerechnet, dass der Wert der Arterie als 1 angesetzt wurde. Fanden wir also z. B. für den Papillendurchmesser den Wert 180 Skalenteilstriche und für die Arterienbreite 12 Skalenteilstriche und für die Vene 15 Skalenteilstriche, so wurde notiert:

$$\text{Arterie zu Papille} = 12:180 = 1:15,0$$
$$\text{Arterie zu Vene} \ \ = 12:15 = 1:1,25.$$

In dieser Weise sind an der Jenaer Universitäts-Augenklinik eine grössere Anzahl normaler Fälle gemessen worden, meist Studenten oder Patienten, die die Klinik wegen geringfügiger äusserer Augenkrankheiten oder Refraktionsfehler aufsuchten.

Bei den Gesunden ergab sich für das Verhältnis von Netzhautarterie zu Netzhautvene hinsichtlich des Durchmessers ein Wert von 1:1 bis 1:1,4, d. h. die Arterie war entweder ebenso gross wie die Vene oder wenig enger. Werte von 2:3 und 3:4 wie sie Leber auf Grund anatomischer Untersuchungen für das Verhältnis von Netzhautarterie zu Netzhautvene feststellte, können somit auch nach unseren Messungen noch als normal bezeichnet werden, da sie nach unserer Schreibweise Werten von 1:1,5 und 1:1,3 entsprechen. Verhältniszahlen von 1:1,6, 1:1,8 oder gar 1:2 sind dagegen sicher als pathologisch anzusehen. Denn solche Zahlen fanden wir auch bei älteren gesunden Menschen nicht. (Das Lebensalter hatte bei Gesunden übrigens auf das Verhältnis von Netzhautarterie zu Netzhautvene keinen nennenswerten Einfluss.)

Was das Verhältnis von Arterienbreite zu Papillendurchmesser betrifft, so zeigten sich hierfür bei Gesunden Werte von 1:11 bis 1:17. Errechnet man daraus unter Einsetzen des absoluten Wertes von 1,5 mm für den Papillendurchmesser die absoluten Werte für die Breite der Netzhautarterien, so ergeben sich Zahlen von 0,14 bis 0,09 mm[1] für den Durchmesser der Hauptäste der Arteria centralis retinae am Papillenrand, Werte, die mit denen anderer Autoren (z. B. v. Hess) gut übereinstimmen.

Unsere pathologischen Fälle betrafen einerseits Kranke mit lokalen Gefässveränderungen am Auge (Spasmen, Thrombose, Angiomatosis retinae), andererseits Kranke mit Allgemeinleiden, die mit Gefäßstörungen einhergehen (Arteriosklerose, Nephrosklerose, Retinitis albuminurica).

Bei den pathologischen Fällen, von denen wir ebenfalls eine grössere Zahl untersuchen konnten, änderte sich gegenüber den „Normalzahlen" entweder das Verhältnis von Arterie zu Vene oder das von Arterie zu Papille oder beides.

So fand sich bei Fällen mit Migräne und Gefäßspasmen der Netzhautarterien sowohl das Verhältnis von Arterie zu Vene geändert, das 1:2, 1:2,6, 1:5,6, ja 1:9 betrug, wie auch das von Arterie zu Papillendurchmesser, wobei sich Werte von 1:20, 1:29, 1:60, an einzelnen Ästen sogar 1:97 zeigten gegenüber 1:17 als normalem Grenzwert. Die Arterien waren also mitunter bis auf etwa $\frac{1}{5}$ der Norm verengt.

Auch bei Fällen mit Thrombose eines Astes der Zentralvene änderte sich das Verhältnis von Arterie zu Vene (bei dem thrombosierten Ast) auf 1:1,5 gegenüber 1:1,167 bei den nichtthrombosierten Venenästen derselben Retina. Das Verhältnis von Arterie zu Papille aber hatte den normalen Wert von 1:13. In einem anderen solchen Fall betrug das Verhältnis Arterie zu Vene 1:1,8 bei ebenfalls normalem Verhältnis Arterie zu Papille von 1:16,5. Hieraus ergab sich, dass die Änderung des Verhältnisses Arterie zu Vene bei diesen Fällen nicht auf einer Verengerung der Arterie, sondern auf einer Verbreiterung der Vene beruhte.

---

[1] Die hier angegebenen Zahlen von 0,14—0,09 mm für den absoluten Wert des Durchmessers der Hauptäste der Arteria centralis retinae am Papillenrande bei Gesunden sind etwas niedriger als die früher von mir mitgeteilten [0,15—0,14 mm; vgl. Ber. über d. 50. Zusammenkunft d. dtsch. ophthalm. Ges. in Heidelberg 1934, S. 109 und v. Graefes Arch. **133,** 155 (1934)]. Die jetzigen Werte (0,14—0,09 mm) kommen der Wirklichkeit jedoch näher, da sie auf einer grösseren Anzahl von Untersuchungen beruhen.

Bei einem Fall von Angiomatosis retinae hingegen blieb auch bei den zum Angiom gehörenden Gefässen das Verhältnis von Arterie zu Vene mit 1:1,24 normal. Das Verhältnis Arterie zu Papille aber änderte sich auf 1:5,6 gegenüber dem Normalwert von 1:11 bis 1:17, den die anderen Gefässe des Augenhintergrundes auch in diesem Fall (1:14,9; 1:16,1) hatten. Daraus folgt, dass die Arterie und Vene des Angioms auf etwa das Dreifache der Norm verbreitert waren.

Nach diesen Untersuchungen an Augenkranken gingen wir dazu über, Messungen der Netzhautgefässe bei Patienten mit allgemeinen Gefäßstörungen vorzunehmen. Dies schien uns besonders wichtig, weil die Netzhaut bekanntlich gewissermaßen ein vorgeschobener Gehirnteil ist, so dass wir aus den Veränderungen an den Netzhautgefässen schliessen können, dass ganz ähnliche Veränderungen sich auch an den Gefässen des Gehirns finden, und ferner weil der Augenhintergrund die einzige Stelle des menschlichen Körpers ist, wo wir die kleinen Gefässe (Präcapillaren und Arteriolen), deren Weite für die Beurteilung und für die Erkenntnis der Pathogenese dieser Allgemeinerkrankungen z. B. Nierenerkrankungen, blasser und roter Hochdruck, in der inneren Medizin eine grosse Rolle spielt, direkt am Lebenden sehen können.

Unsere Messungen bei Allgemeinerkrankungen mit Gefässstörungen erstrecken sich bis jetzt auf Arteriosklerose, chronische Nephritis und Schrumpfniere bzw. Nephrosklerose.

Bei Arteriosklerose fanden wir an den Netzhautgefässen bei demselben Patienten normale Werte neben pathologischen. So betrug das Verhältnis der einander entsprechenden Netzhautarterie zur Netzhautvene z. B. an einer Stelle 1:1,25, lag also im Bereich des Normalen, an anderen aber 1:1,71 oder sogar 1:2,3. In der gleichen Weise hatte das Verhältnis Arterie zu Papille an der einen Stelle den normalen Wert 1:15,5, an anderen 1:22,4 bis 1:31,0, was einer Verengerung der Arterie auf etwa ½ der Norm entspricht. Verfolgte man dieselbe Arterie in ihrem Verlauf, so wandelte sich das Verhältnis von Arterie zu Vene mitunter von 1:1,17 auf 1:2,3, worin die bekannten Kaliberschwankungen arteriosklerotischer Gefässe ihren zahlenmäßigen Ausdruck finden.

Bei Nephrosklerose betrug das Verhältnis von Arterie zu Vene 1:1,8 bis 1:2,33, lag also überall ausserhalb des Normalen. Auch das Verhältnis Arterie zu Papille hatte, und zwar überall, pathologische Werte von beispielsweise 1:21 bis 1:30,8. Die Arterien waren also auf etwa die Hälfte der Norm verengt.

Bei Retinitis albuminurica infolge chronischer Nephritis waren die Werte zum Teil noch stärker verändert. Das Verhältnis Arterie zu Vene lag zwischen 1:2,7 und 1:3,67, also weit ausserhalb der Normalgrenzen, und der Wert des Verhältnisses Arterie zu Papille betrug z. B. 1:45 bzw. 1:58 gegenüber dem normalen Grenzwert von 1:17, d. h. es war eine Verengerung der Arterien auf etwa $^1/_3$ der Norm vorhanden.

Diese Resultate unserer Messungen an Netzhautgefässen von Nierenkranken entsprechen den bekannten Ergebnissen der pathologischen Anatomie der Gefässveränderungen bei Nierenerkrankungen, sie sind aber nicht am Leichenmaterial, sondern am lebenden Patienten gewonnen, was uns für die Beurteilung der ganzen Frage der Pathologie der Nierenkrankheiten von grosser Bedeutung zu sein scheint.

Von besonderem Interesse war es uns nun noch, die Wirkung gefässerweiternder Mittel durch Messungen der Netzhautgefässe zu beobachten. Diese Untersuchungen wurden mit Amylnitrit und Acetylcholin vorgenommen; die Messungen erfolgten bei nicht erweiterter Pupille, was für die Beurteilung der pharmakologischen Wirkung von Vorteil ist, da jede störende andere Gefässwirkung (etwa durch Homatropin) vermieden wird.

Dabei trat bei Gesunden von 20 bis 30 Jahren 2 bis 3 Minuten nach der Einatmung des Amylnitrits eine Änderung des Verhältnisses Arterie zu Vene ein von 1:1,3 auf 1:1,5 und von 1:1,4 auf 1:1,7 und von 1:1,17 auf 1:1,6. Nach 8 Minuten waren wieder die normalen Ausgangswerte erreicht. Da das Verhältnis Arterie zu Papille während dieser Zeit nur unwesentlich um den normalen Anfangswert schwankte, so würde aus diesen Messungen auf eine Erweiterung der Netzhautvenen bei Amylnitritwirkung geschlossen werden können. Natürlich müssen diese Untersuchungen noch in grösseren Reihen wiederholt werden, bevor man weitergehende Schlüsse zieht.

Auf Acetylcholin, wovon unsere Patienten mit Gefäßspasmen 20 subcutane Injektionen zu 0,1 g erhielten, änderte sich in einem Teil der Fälle während oder nach dieser Kur das Verhältnis Arterie zu Vene z. B. von 1:5,7 auf 1:1,75, bzw. von 1:2,33 auf 1:1,5 und das Verhältnis Arterie zu Papille, das an einer Stelle vor der Behandlung 1:60,0 bzw. 1:31,2 betrug, erreichte nach derselben einen schon bald normalen Wert von 1:22,2, woraus die gefässerweiternde Wirkung von Acetylcholin ohne weiteres hervorgeht. Durch die Messung können wir so den Erfolg unserer Behandlung objektiv kontrollieren und Anhaltspunkte für die Indikationsstellung zur weiteren Behandlung gewinnen.

In gleicher Weise trat bei Anwendung von Euphyllin und Cholin bei Patienten mit Gefässkrämpfen der Netzhautarterien eine Besserung des Verhältnisses Arterie zu Vene von 1:9 auf 1:4 und eine Änderung des Verhältnisses Arterie zu Papille von 1:97,5 auf 1:55,3 ein, wodurch auch bei diesen beiden Mitteln ihre gefässerweiternde Wirkung bewiesen wird.

Auch mit Coffein haben wir mehrere Untersuchungen bei gesunden Menschen im Alter von 22 bis 30 Jahren vorgenommen, die wir starken Bohnenkaffee trinken liessen. Dabei zeigte sich, dass die Dinge anscheinend doch etwas komplizierter liegen, als man bisher glaubte. Wenn unsere Untersuchungen hierüber auch noch zu wenig umfangreich sind, um endgültige Schlüsse zu erlauben, so lässt sich doch bereits sagen, dass Coffein keineswegs immer zu einer Erweiterung der Netzhautarterien, sondern vielleicht eher der Venen führt, was für eine ganze Reihe von Fragen von Wichtigkeit ist.

Fassen wir zusammen, so ist das Ergebnis meiner Untersuchungen, dass wir bei der Beurteilung der Gefässweite am Augenhintergrund jetzt nicht mehr auf eine blosse Schätzung angewiesen sind, sondern genaue Messungen, die in kurzer Zeit (1 bis 2 Minuten) und bei nicht erweiterter Pupille ausführbar sind, am Lebenden vornehmen können. Dies ist nicht nur für uns Ophthalmologen von Bedeutung, da wir hierdurch die Möglichkeit haben, den Erfolg einer Behandlung bei Gefäßstörungen im Auge objektiv zu kontrollieren, sondern auch für den Neurologen, der aus der Beschaffenheit der Gefässe am Augenhintergrund Schlüsse auf das Gehirngefässsystem seiner Patienten ziehen will, und vor allem für die innere Medizin, wo die Diskussion über die Breite der Präcapillaren und Arteriolen, die wir mit der neuen Methode jetzt auch am Lebenden messen können, für die Klärung einer Reihe wichtiger Fragen (ich erinnere nur an die verschiedenen Nierenerkrankungen, den blassen und roten Hochdruck usw.) bekanntlich eine grosse Rolle spielt.

(Die Resultate wurden an Hand einer Tabelle erläutert.)

XXXVIII.

Periarteriitis nodosa (tuberculosa) der Netzhaut.

Von

Werner Kyrieleis (Hamburg).

Vor einigen Jahren teilte ich einen Fall mit, bei dem sich im Anschluss an eine tuberkulöse Iridocyclitis nach Aufklaren der brechenden Mittel an den Netzhautarterien höchst eigenartige umschriebene Veränderungen zeigten, welche ich ihrem Aussehen nach Periarteriitis „nodosa" tuberculosa nannte [Arch. Augenheilk. **107**, 182 (1933)]. Ich glaubte zunächst einen ganz ungewöhnlichen Einzelfall vor mir zu haben; aber schon bald nach dem Erscheinen meiner Mitteilung wurde ich auf eine Abbildung in einer Arbeit von H. Peters [Klin. Mbl. Augenheilk. **83**, 25 (1929)] über „Metastase nach Schweinerotlauf am Auge" aufmerksam gemacht, auf der die Arterien ganz entsprechende Veränderungen aufwiesen wie in meinem Falle. Vergleicht man die Krankengeschichten im einzelnen, so wird die Ähnlichkeit noch grösser: auch bei Peters zunächst Glaskörpertrübungen, dann Iritis mit Descemetbeschlägen und erst nach Aufklärung der brechenden Mittel das Sichtbarwerden der Periarteriitis und eines leicht prominenten Herdes in der Makulagegend, Zentralskotom — nur dass die ganzen Erscheinungen eben als die Auswirkung einer Schweinerotlaufinfektion an der Hand aufgefasst werden, welche dem Auftreten der Augenerkrankung kurz voraufgegangen war.

Im vergangenen Jahr beobachtete dann Asayama dieselben umschriebenen Arterienveränderungen bei einem 37jährigen Mann — ebenfalls nach dem Zurückgehen der exsudativen Erscheinungen einer „idiopathischen Panuveitis", die er anscheinend zur Haradaschen Krankheit rechnet. Der Erreger dieser Krankheit ist noch unbekannt. Beziehungen zur Tuberkulose werden im allgemeinen abgelehnt, auch in dem einzigen ausserjapanischen Fall von Haradascher Krankheit, den Salus beschrieben hat. Immerhin ist es bemerkenswert, dass in diesem Fall auch zahlreiche Descemetbeschläge bestanden, die sonst nicht zum Krankheitsbilde gehören und dass bei einer in ähnlicher Weise erkrankten Schwester der Patientin die Tuberkulinprobe positiv war und im Röntgenbild Kalkherde am Hilus sichtbar waren.

Nachdem ich kürzlich selbst Gelegenheit hatte, einen zweiten Fall zu verfolgen, dessen Verlauf wiederum bis in Einzelheiten mit dem früher beschriebenen übereinstimmte, möchte ich glauben, dass es sich hier doch nicht um einen seltenen Zufall handelt, sondern um ein ziemlich wohl umschriebenes Krankheitsbild. Auf Grund von vier fast gleichartig verlaufenden Krankheitsfällen sollte es auch schon möglich sein, einigen Einblick in den ursächlichen Zusammenhang des Krankheitsgeschehens zu gewinnen.

In meinem neuen Fall betraf die Erkrankung ein 25jähriges Mädchen, dessen Krankheit sechs Wochen vor der Untersuchung in unserer Klinik begonnen hatte. Herr Dr. R. Beselin, Augenarzt in Hamburg, der die Patientin acht Tage nach Krankheitsbeginn als erster sah, war so freundlich, mir seine Aufzeichnungen zur Verfügung zu stellen. Danach hatte anfangs eine Iritis mit zahlreichen frischen Beschlägen und Kammerwassertrübung bestanden. Ausserdem war eine mittelgrosse Glaskörperflocke vorhanden und die Papille erschien unscharf begrenzt. Das Sehvermögen betrug 4/10 und es bestand ein Zentralskotom, das für Grün absolut, für Rot relativ war. Örtliche und Allgemeinbehandlung (Atropin, Wärme, Schwitzen) waren zunächst anscheinend ohne Einfluss. Etwa am zehnten Tage der Beobachtung wurden ein Aderhautherd temporal oben und Veränderungen an der Arteria nasalis superior sichtbar, welche offenbar mit den später noch deutlicher zutagetretenden wesensgleich waren.

Bei der klinischen Aufnahme befand sich der Krankheitsprozess am vorderen Augenabschnitt im Rückgang, war aber noch deutlich ausgeprägt. An der Hornhauthinterfläche des rechten Auges fanden sich eine Anzahl feiner und mittelgrosser älterer Präzipitate. Vorderkammer und Regenbogenhaut liessen keine Entzündungserscheinungen mehr erkennen. Der vordere Glaskörper erschien eigentümlich homogen wie getrübtes Kammerwasser und wies eine Anzahl beweglicher Trübungen mit bräunlichen Punkteinlagerungen auf. In den tieferen Glaskörperabschnitten grobe flottierende Trübungen.

Augenhintergrund: Papille infolge der Glaskörpertrübungen nicht ganz scharf zu sehen. An fast allen Arterien finden sich abschnittsweise ringförmige, hellweisse Wandveränderungen, die an einzelnen Stellen breiter sind und ein manschettartiges Aussehen haben. Diese Veränderungen beginnen an der Arteria nasalis superior nahe am Papillenrande und reichen etwa 2½ P. D. in die Peripherie; an der nasalis inferior ebenfalls vom Papillenrand etwa 2 P. D.

nach aussen; an der temporalis inferior mit kurzen Unterbrechungen 5 bis 6 P. D. in die Peripherie. An der Arteria temporalis superior beginnen die Ringherde etwa 1½ P. D. vom Papillenrande entfernt und reichen bis zu einem etwas prominenten und im oberen Teil am Rande pigmentierten Aderhaut-Netzhautherd, welcher etwa 4 P. D. oberhalb der Papille liegt. An den Venen sind keinerlei Veränderungen sichtbar, ebensowenig Blutungen oder sonstige Herde. Die peripheren Hintergrundsabschnitte sind, soweit zu übersehen, frei von krankhaften Veränderungen.

Das Sehvermögen betrug bei der Klinikaufnahme bereits wieder 6/6, doch bestand noch ein Zentralskotom für Farben, und zwar für Grün absolut, für Rot und Blau relativ.

Der Allgemeinbefund war ohne bemerkenswerte Besonderheiten. Die Lungenuntersuchung ergab keinen Anhalt für eine aktive Tuberkulose, doch wies das Röntgenbild dichte Hili auf und die Pirquetsche Hautprobe war ungewöhnlich stark positiv. Zeichen einer Periarteriitis nodosa oder Endangitis obliterans waren am übrigen Körper nicht zu finden.

Unter einer Partigenkur gingen die Erscheinungen langsam zurück. Die Präcipitate und Glaskörpertrübungen verschwanden bis auf geringe Reste und die Arterienherde nahmen an Zahl und Grösse langsam ab, bis bei der letzten Untersuchung nur noch ganz vereinzelte helle Stellen sichtbar waren. Beiläufig sei erwähnt, dass auf den Hintergrundphotos später immer etwas mehr Herde zu sehen waren als mit dem Augenspiegel erkannt wurden, wohl ein Zeichen dafür, dass an den erkrankten Gefässwandstellen eine für das Auge nicht wahrnehmbare Änderung der Lichtreflexion noch längere Zeit zurückbleibt.

Das Gemeinsame der verschiedenen Beobachtungen ist unverkennbar: In allen vier Fällen handelte es sich zunächst um bakterielle, metastatische Entzündungen der Uvea, bei Peters Fall durch Schweinerotlaufbacillen, bei Asayamas Fall durch den noch unbekannten Erreger der Haradaschen Krankheit und in meinen beiden Fällen höchstwahrscheinlich durch Tuberkelbacillen. Nach 3 bis 5 Wochen sind die anfänglichen Exsudationserscheinungen zurückgegangen und jetzt wird in allen vier Fällen eine Veränderung der Arterienwand sichtbar, die mehr oder weniger zahlreiche Äste der Zentralarterie in grösserer Ausdehnung abschnittsweise in Mitleidenschaft zieht und, wie ein Vergleich der Abbildungen der einzelnen Arbeiten zeigt, augenscheinlich bei allen wesensgleich ist. Der Name Periarteriitis nodosa kennzeichnet das klinische Bild recht gut und ich möchte ihn beibehalten, obgleich er in der Pathologie eigentlich schon vergeben ist. Die bisher allgemein bekannte Periarteriitis nodosa (Kussmaul-Mayer) ist eine schwere Allgemeininfektion, bei der die Arterienerkrankung in ausgedehnten Körperprovinzen auftritt. Ihre Prognose ist ungünstig, die Diagnose bei Lebzeiten oft nicht zu stellen. Demgegenüber ist die Periarteriitis nodosa retinae eine umschriebene Organerkrankung, mit nach den bisherigen vier Beobachtungen offenbar günstiger Heilungsvorhersage. Der Berührungspunkt zwischen beiden Leiden und damit die Berechtigung zu gleichlautender Krankheitsbezeichnung liegt darin, dass auch die Kussmaul-Mayersche Krankheit nicht durch einen bestimmten spezifischen Erreger hervorgerufen wird, sondern dass man die Arterienveränderungen bei ihr als eine besondere Reaktionsweise auf unter Umständen verschiedenartige Keime aufgefasst hat (S. B. Gruber). Die Anschauung Grubers, dass an den erkrankenden Stellen der Gefässwand in einem früheren Zeitpunkt der Infektion eine bestimmte örtliche Umstimmung stattgefunden habe, die bei erneuter Berührung mit dem Erreger oder seinen Giften zu der „hyperergischen" Reaktion führe, hatte ich zur Erklärung meines ersten Falles angenommen und einer Prellung, die das Auge getroffen hatte, dabei eine richtunggebende Bedeutung für die Ansiedlung der Erkrankung zugeschrieben. Auch für die drei anderen Fälle wäre diese Erklärung an sich anwendbar, nur müsste man bei Fehlen eines Traumas die Uveitis selbst als „richtunggebend" betrachten. Es ist aber nicht wahrscheinlich, dass die Uveaerkrankung nur in dieser Weise wirksam ist und der Gedanke an eine ursächliche Verknüpfung der Arterienerkrankung mit ihr liegt näher. Es ist mir nach Kenntnis der fremden Fälle und meines zweiten Falles zweifelhaft geworden, ob die Arterienerkrankung mit der Uveitis gleichzeitig erfolgt, wie ich es zunächst angenommen hatte, denn bei allen drei deutschen Fällen ist bei der ersten augenärztlichen Untersuchung, die stattfand, ehe die Zunahme der Exsudation den Einblick erschwerte oder völlig unmöglich machte, von den später so auffälligen perarteriitischen Herden nichts bemerkt. Ihr Auftreten ist also wohl doch der Erkrankung der Uvea nachgefolgt. Wie lange vor dem Sichtbarwerden die Knötchen in der Arterienwand entstanden sind, entzieht sich bei drei Fällen der Beurteilung. In dem hier demonstrierten Falle wurden die ersten Arterienveränderungen am zehnten Tage der Beobachtung durch die Medientrübungen sichtbar, ohne dass der Augenhintergrund je vollständig dem Einblick entzogen gewesen wäre. Sie dürften also zu diesem

Zeitpunkt auch etwa entstanden sein, d. h. etwa 18 Tage nach Krankheitsbeginn.

Dass die Uveitis in allen vier Fällen metastatisch entstanden ist, darf man wohl als sicher ansehen. Wenn es aber bei einer Metastasierung auf dem Blutwege nicht zu einer allgemeinen Aussaat kommt, so ist die Voraussetzung dafür eine verhältnismäßig hohe Abwehrfähigkeit des Blutes, wie auch der meisten Gewebe ausser den Organen, in denen die Entzündung angeht, in unserem Falle also der Uvea.

Unter dieser Voraussetzung würde man sich folgende Vorstellung vom Nacheinander der Krankheitsperioden machen können: Die primäre Entzündung entsteht in der Uvea, d. h. einem Gewebe innerhalb des Augapfels aber ausserhalb der Netzhaut. Die Giftstoffe dieser Entzündung bzw. der sie verursachenden Krankheitskeime diffundieren durch den gefässlosen Glaskörper, vielleicht auch durch die Glaslamelle der Aderhaut und erreichen zu einem bestimmten Zeitpunkt die Netzhautgefässe, deren Wand sie durchdringen. Innerhalb der Gefässwand werden nun die diffundierenden antigenreichen Stoffe auf die vom Gefässinneren vordringenden Antikörper stossen und damit eine Antigen-Antikörperreaktion zur Auslösung bringen, als deren sichtbarer Ausdruck die Trübung der Gefässwand eintritt. Dass die Venen nicht in gleicher Weise erkranken, dürfte in der grossen Verschiedenheit des Wandaufbaus beider Gefässarten seinen Grund haben, zumal nur grössere und mittelgrosse Arterien die Veränderungen aufweisen. Da die Giftstoffe bei ihrer Diffusion zum hinteren Augenpol die Gefässwand nicht überall zu gleicher Zeit erreichen, ist es auch verständlich, dass die Arterien nicht in ganzer Ausdehnung erkranken. Vielleicht ist auch für das Zustandekommen der Reaktion und der sie anzeigenden Wandtrübung ein ganz bestimmtes Verhältnis von Antigen-Antikörper erforderlich, das bei der angenommenen Verlaufsweise immer nur abschnittsweise erreicht wird, analog etwa den „rhythmischen Fällungen" der Kolloidchemie, wie sie in anderer Weise auch aus der menschlichen Pathologie bekannt sind.

Mit dieser Anschauungsweise würde es gut in Einklang stehen, dass im Falle Asayamas nur verhältnismäßig wenige arteriitische Herde vorhanden waren; denn hier war schon im ersten Stadium nicht nur die Aderhaut in grosser Ausdehnung, sondern schon die Netzhaut selbst in Gestalt einer Periphlebitis miterkrankt, sodass in weiten Abschnitten der Netzhaut schon ein gewisses Gleichgewicht zwischen Giftstoffen und Antikörpern, also eine Art Immunität, erreicht gewesen sein dürfte. Im Gegensatz dazu waren in den drei deutschen Fällen die Arterienknötchen zahlreich, während die primäre Entzündung ausser je einem vereinzelten Aderhautherd ganz vorwiegend im Strahlenkörper und in der Regenbogenhaut sich entwickelt hatte.

Auch das Zentralskotom für Farben und die Störung des zentralen Sehens, die sich in meinen beiden Fällen übrigens vollständig zurückbildeten, lässt sich ohne Zwang auf eine Giftschädigung der Macula durch die diffundierenden Krankheitsstoffe beziehen. Ähnliche Beobachtungen bei Iridocyclitis sind ja durchaus bekannt.

Da es sich bei dem hier angenommenen Krankheitsverlauf nur um eine Reaktionsform handeln würde, ist es nicht von entscheidender Bedeutung, welche Art von Erregern dabei beteiligt sind. Wenn für meine beiden Fälle die tuberkulöse Ursache bei Ausschluss anderer Infektionen als ziemlich gesichert gelten kann, so mag ebensogut bei Arayamas Kranken ein unbekanntes Virus und bei Peters Fall der Schweinerotlaufbacillus verantwortlich sein.

Nicht gehaltene Vorträge.

XXXIX.

Das Glaukom der Jugendlichen.
Von
Alfonso Motolese (Florenz).
Mit 1 Abbildung im Text.

Es ist wohl wahr, dass das Glaukom eine Krankheit des höheren Alters ist; doch kommt es auch unter Jugendlichen vor. Es tritt nämlich auch bei Menschen auf, die erst seit kurzer Zeit das Pubertätsalter erreicht oder überschritten haben, und unterscheidet sich wesentlich vom infantilen Glaukom oder Buphthalmus, ausser durch das Alter, auch wegen der äusseren Erscheinungen. In diesem letzteren finden wir, ausser der beträchtlichen Zunahme des Augendruckes, die besondere Erscheinung einer beträchtlichen Zunahme des Durchmessers des Auges, die besonders seitens der Cornea und Sklera in die Augen springt.

Im sogenannten Glaukom der Jugendlichen hingegen zeigt das Auge keine Veränderungen seiner äusseren Form und die Zunahme der Tension bewegt sich in beträchtlichen Schwankungen über der Grenze des Normalen, so dass wir es unter die Fälle von Glaucoma chronicum simplex rechnen können.

Ich konnte 17 solcher Fälle in der Klinik von Florenz beobachten. Es handelt sich um Patienten von 10 bis 40 Jahren. In diesen Grenzen glaube ich das „jugendliche" Alter fixieren zu dürfen, weil man, wie Wertheimer ganz richtig bemerkt, wenn man die Statistiken der Glaukomkranken auf den Prozentsatz jedes Lebensdezenniums hin prüft, den grössten Unterschied nicht zwischen dem dritten und vierten, sondern zwischen dem vierten und fünften Dezennium findet.

Diese Tatsache wird auch andererseits durch die Statistik der Glaukomkranken unserer Klinik bezeugt, die wir nach den verschiedenen Lebensdezennien einteilten.

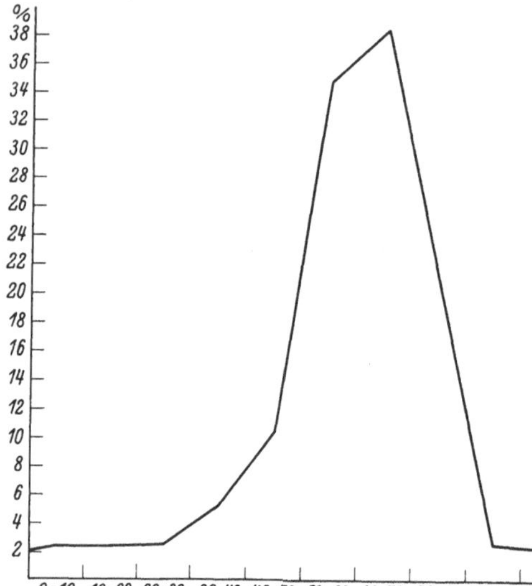

Abb. 1. Frequenz des Glaukoms in verschiedenem Alter, festgestellt bei 1225 Fällen der Augenklinik Florenz.

Gewiss darf man diese Grenzen nicht als absolut ansehen, weil man in der Literatur auch Fälle von Glaucoma juvenile unter 10 Jahren findet, von Glaucoma infantile jenseits dieses Alters, wie wir auch unter den Erwachsenen oft Fälle finden, die wir mit grosser Wahrscheinlichkeit für Glaucoma juvenile gehalten hätten, wenn wir die Patienten nicht schon früher hätten beobachten können.

Bezüglich des Geschlechtes können wir sagen, dass das männliche gegenüber dem weiblichen überwiegt (12:5) und, betreffs der Refraktion, habe ich in zehn Augen Hypermetropie gefunden, in sieben Emmetropie und in elf leichte Myopie (von —1 bis —4,50 D), die, wie wir wissen, die höchste Zunahme der Refraktion im Gefolge einer Zunahme der Tension darstellen kann. Überdies zeigten vier Augen hohe Myopie (von —10 bis —17); es handelt sich um Fälle, in denen die Refraktionsanomalie sicher schon vor der Druckerhöhung existierte und das Glaukom vielleicht Folge davon war. Ich habe sie aber angeführt, weil in einem der Fälle erbliche Belastung vorlag und im anderen Lues.

In den von mir beobachteten Fällen von Glaucoma juvenile nehmen, was Häufigkeit betrifft, die Formen von Glaucoma chronicum simplex und Glaucoma acutum den ersten Platz ein; besonders das letztere war bei weiblichen Personen zu beobachten, vielleicht wegen der mannigfalten prädisponierenden Bedingungen dieses Geschlechtes, gleich wie schon seit langem von verschiedenen Autoren festgestellt worden war.

In 14 von 17 Fällen waren beide Augen betroffen.

Was die Ätiologie anbelangt, fand ich in fünf Fällen Vererbung (Fälle 50, 55, 5, 13, 15): es waren Patienten, deren einer oder anderer Elternteil schon vom Glaukom betroffen war.

In zwei Fällen fand ich Lues, die durch den positiven Ausfall der spezifischen Reaktionen bewiesen wurde (Beobachtung 9 und 14): in einem der Fälle (9) waren auch offensichtliche Zeichen von Heredolues vorhanden (Sattelnase, Hutchinsonsche Zähne, Anzeichen überstandener Keratitis (parenchymatosa); im anderen (14) fand ich im Augenhintergrund auch Herde von Chorioretinitis paramacularis. In einem dritten Fall bestand Lues väterlicherseits; die spezifischen Reaktionen fielen aber negativ aus, es handelte sich um eine Patientin, bei der wegen einer Cyste die subtotale Ovariektomie gemacht worden war, und die erzählte, dass ihre Beschwerden nach der Operation aufgetreten waren. Im Zeitalter der Endocrinologie könnte man dazu neigen, die mangelhafte Funktion des Ovariums als Ursache des Glaukoms anzusehen. Ich hingegen bin der Ansicht, dass man die Heredolues als erste Ursache des Glaukoms in Betracht ziehen müsste, während die teilweise Entfernung des Ovariums die auslösende Gelegenheit zum Auftreten der Krankheit darstellte; um so mehr als die Patientin überdies hohe Myopie aufwies, mit Veränderungen am Fundus (grossen temporalen Conus, beträchtliche Dystrophie usw.).

Eine Störung der inneren Sekretion können wir vielleicht als Ursache im Falle 6 heranziehen; indem die Anfälle von Glaukom offensichtlich gleich nach Entfernung der Ovarien auftraten und die Patientin absolut nichts in der persönlichen und familiären Anamnese aufwies.

Man darf aber auch in diesem Falle nicht einseitig sein und die Insuffizienz der Ovarien für die alleinige Ursache des Glaukoms halten. Man muss vielmehr in allen solchen Fällen geneigt sein zu glauben, dass eine gewisse Prädisposition immer vorhanden sei und dass die wirkliche Krankheit erst ausbricht, wenn der eine oder andere auslösende Faktor dazutritt.

Eine besondere Beobachtung verdient auch Fall 10a, in dem man einen beträchtlichen Entwicklungsrückstand, verbunden mit beiderseitiger Ptosis des Oberlides und Dystrophie der Zähne, die vom Internisten wahrscheinlich heredoluetischer Natur gehalten wurde, festzustellen war. Die spezifischen Reaktionen waren aber negativ.

Von Bedeutung ist die Tatsache, dass zwei Geschwister des Patienten, die von mir untersucht wurden, blühendes Äusseres und keine erbliche Belastung zeigten. Muss man in diesem Falle an die Möglichkeit angeborener Anomalien des Filtrationswinkels zwischen Iris und Cornea denken, oder an Heredolues.

In zwei Fällen (Beobachtung 2 und 16) fand ich auch fortgeschrittene Prozesse spezifischer Natur. Diesen können wir nur im Wahrscheinlichkeitssinne eine gewisse Bedeutung als mitbestimmende Momente in der Genese des juvenilen Glaukoms zuschreiben, insofern als sie Ausdruck einer tuberkulösen Infektion waren.

Bei den anderen Fällen, in denen es nicht möglich war, irgendein ätiologisches Moment zu finden, bleibt uns nichts anderes übrig, als an Faktoren zu denken, die unserem aufmerksamen Studium entgehen.

Ein Fall (Beobachtung 17), ist besonders interessant in dieser Hinsicht, weil es mir möglich war, den Ausbruch eines hypertensiven Anfalls in einem anscheinend ganz normalen Auge zu beobachten, das bisher nicht das geringste Zeichen von Überdruck gegeben hatte.

Es handelte sich um einen jungen Mann, bei dem am linken Auge wegen akutem Glaukom eine Skleroiridektomie nach Graefe gemacht worden war; wiederholte, vor Eingriff gemachte Prüfungen (Visus, Gesichtsfeld, Tonometrie, Photometrie, Akkommodation) hatten mich von dem vollkommen normalen Zustand des anderen Auges überzeugt.

Es genügte die Aufregung wegen der Operation, um den Habitus glaucomatosus dieses Auges zu offenbaren.

Das ist ein nicht gewöhnlicher Beweis für eine Prädisposition zum Glaukom, weil es nunmehr sichergestellt ist, dass eine psychische Störung einen Glaukomanfall wohl begünstigen, aber nicht auslösen kann (Duke Elder).

Sicher ist, dass das Problem der Ätiologie des juvenilen Glaukoms noch in Dunkel gehüllt ist. Ich hatte nicht die Absicht es zu lösen, sondern wollte nur einen bescheidenen Beitrag zur Arbeit aller leisten, um seiner Lösung näher zu kommen.

Nichtsdestoweniger glaube ich, dass die Vererbung die grösste Rolle spielt, und dass, in zweiter Linie, die luetische Infektion, sei sie erworben oder vererbt, mehr als jede andere Krankheit als ausschlaggebender Faktor im Auftreten des Glaukoms, besonders bei jugendlichen Leuten in Betracht gezogen werden muss.

Man muss deshalb in jedem Falle alle anderen Glieder der Familie untersuchen und systematisch die Wassermannreaktion machen lassen.

Die Behandlung kann nur chirurgisch sein, wenn man das unausbleibliche Fortschreiten der Krankheit aufhalten will; ohne natürlich die Behandlung ausser acht zu lassen, die in jedem besonderen Falle durch das ätiologische Moment angezeigt ist.

Die Erfolge sind glänzend, wie wir täglich konstatieren können. In der Tat, wenn die Patienten regelmäßig zu uns kommen um sich untersuchen zu lassen, können wir feststellen, dass die ausgeführte Operation (Graefe, Lagrange, Elliot) konstant von bestem Erfolg begleitet ist, indem sie die vorhandene Sehschärfe erhält, sie manchmal auch verbessert und fast immer das Gesichtsfeld erweitert.

XL.

Erfahrungen mit der Konservierung der Augentropfen durch die Ester der p-Oxybenzoesäure.

Von

F. Bock (Giessen).

Die Ester der p-Oxybenzoesäure, die im Handel unter dem Namen „Nipa-Substanzen" gehen, sind chemisch neutrale, geruch- und geschmacklose Verbindungen, die in ähnlicher Form im Pflanzenreich weit verbreitet sind. Sie werden von Mensch und Tier mit der Nahrung aufgenommen und an Glykokoll gebunden als Hippursäure im Harn ausgeschieden. Es ist verständlich, dass diese zum regelmäßigen Stoffwechsel gehörenden Substanzen für den höheren Organismus gut verträglich sind.

Dem gegenüber sind sie für die Mikroorganismen ausserordentlich giftig und wirken schon in geringer Konzentration wachstumhemmend.

Beides macht sie zu einem brauchbaren Konservierungsmittel und hat ihnen ein ausgedehntes Verwendungsgebiet vor allem in der Nahrungsmittelindustrie und in der Apotheke verschafft.

Es lag nahe, auch die leicht zersetzlichen Augentropfen durch die Derivate der Benzoesäure haltbar zu machen, was bereits durch einen Zusatz von nur 0,08% erreicht werden soll. Von verschiedener Seite wurde berichtet, dass nach dieser Methode konservierte Lösungen selbst nach langem Gebrauch im poliklinischen Betrieb bei der bakteriologischen Untersuchung völlig keimfrei geblieben sind.

Hierdurch wäre die Möglichkeit gegeben, die Augentropfen bis zum letzten Rest aufzubrauchen, ohne eine Beeinträchtigung ihrer Wirksamkeit durch bakterielle Zersetzung befürchten zu müssen. Weiter würde eine Sterilisation der Lösungen durch Kochen überflüssig werden, da infolge des wachstumhemmenden Zusatzes Bakterien nicht mehr gedeihen können.

Wie in anderen Augenkliniken werden auch in Giessen seit etwa einem Jahr die Ester der p-Oxybenzoesäure benutzt. Eigene Erfahrungen haben jedoch ergeben, dass bei der üblichen Konzentration von 0,08% doch vereinzelte Keime im Kulturverfahren nachgewiesen werden konnten. Und zwar waren es vorwiegend apathogene Sporenbildner der Vulgatusart. Diese sind allerdings besonders resistent und vermögen selbst Temperaturen von 100° C zu überstehen. Daneben fanden sich noch einige Hefezellen und weisse Staphylokokken. Die Untersuchungen wurden an Lösungen vorgenommen, die bis zu einem Vierteljahr in der Poliklinik benutzt worden waren.

Wenn auch der vorliegende Bakterienbefund den Erfolg einer intraokularen Operation kaum gefährdet, da mit der allgemeinen Abwehrkraft des Organismus wohl immer gerechnet werden kann, so muss doch von einer zuverlässigen Konservierungsmethode eine in allen Fällen einwandfreie Sterilität gefordert werden.

Der einstweilige Mangel scheint jedoch nicht im Charakter der Nipa-Substanzen zu liegen, sondern vielmehr eine Frage der Konzentration zu sein. Eine Erhöhung der angegebenen Prozentzahl um einige Hundertstel würde von der Bindehaut noch gut vertragen werden, anderseits aber die bacterciden Eigenschaften wesentlich steigern, so dass zu hoffen ist, dass die Ester der p-Oxybenzoesäure auf Grund ihrer einfachen Anwendung und einwandfrei konservierenden Wirkung die umständliche Form der Sterilisierung der Augentropfen durch wiederholtes Kochen zu verdrängen vermögen.

XLI.

Über Cirrositas vasorum retinae.

Von

Bücklers (Tübingen).

Mit 2 Abbildungen im Text.

Im Gegensatz zur Tortuositas vasorum, der angeborenen, abnormen Schlängelung der grösseren Netzhautgefässe hat Leber mit Cirrositas jene feinen Anastomosen bezeichnet, wie sie bei Zirkulationsstörungen, insbesondere nach Venenverschlüssen als sogenannte Wundernetze beobachtet werden.

Ich habe diese Bezeichnung für eine seltene Veränderung der Netzhaut übernommen, bei der neben Miliaraneurysmen allerfeinste, lockenhaar(cirrus)-ähnliche isolierte Capillarschlingen des periphersten Gefässabschnittes zum Vorschein kamen.

Es handelt sich um einen 28jährigen Mann, der im Herbst 1935 plötzlich mit beiden Augen alles verschwommen sah. Der zuerst konsultierte Arzt konnte nichts Krankhaftes finden und verschrieb ihm eine Brille. Da das Sehen aber nicht besser wurde, ging er nach sechs Wochen zu Dr. Ostenried in Pforzheim, der zahlreiche punktförmige Blutungen entdeckte und uns den Patienten wegen der seltenen Erkrankung freundlicherweise zuschickte.

Bei der Aufnahme gab der etwas blasse, aber sonst gesund aussehende junge Mann an, dass zwei Wochen vorher plötzlich ein umschriebener schwarzer Schleier aufgetreten sei, der bald auf dem rechten, bald auf dem linken Auge dichter wurde. Wir dachten deshalb zunächst an juvenile Glaskörperblutungen bei Periphlebitis retinae.

Äusserlich boten die Augen, insbesondere auch die Bindehäute nichts besonderes. Die brechenden Medien waren bis auf vereinzelte punktförmige Glaskörpertrübungen klar. Im umgekehrten Bild sah man im vorderen Fundusabschnitt kleine rote Fleckchen, die man für winzige Blutaustritte halten konnte. Im aufrechten Bild erkannte man, dass es Miliaraneurysmen waren, die an und zwischen den kleinen Gefäßstämmen und insbesondere den Venen sassen (Abb. 1).

Die Arterien schienen nicht verändert. Dagegen sah man an den Venen Kaliberschwankungen, die stellenweise zu dem Bilde der „Kettenwurst" geführt hatten. Einscheidungen waren nirgends vorhanden.

Über beiden Netzhäuten lag ein zarter diffuser Schleier, aus dem bei intensiver fokaler Beleuchtung[1] zahlreiche Capillarschlingen auftauchten (Abb. 2). An diesen konnte man hier und da ein verbreitertes Schaltstück mit einem haarfeinen zu- und abführenden Schenkel erkennen. Am deutlichsten traten diese Schlingen bei indirekt seitlicher Beleuchtung und im rotfreien Licht hervor, während sie am grossen Gullstrandschen Ophthalmoskop fast unsichtbar waren.

Diese Zirrositäten und Teleangiektasien waren vor allem in einer mittleren Zone und dann noch an der Papille in Gestalt eines richtigen Wundernetzes sichtbar. Sie erinnerten an die Bilder, die Bajardi 1892 an der Conjunctiva bulbi beobachtet hat.

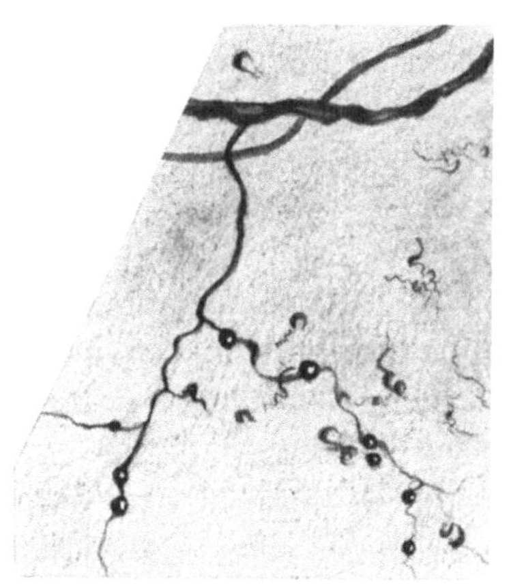

Abb. 1. 28jähr. Mann. Rechtes Auge. Fundusperipherie. Miliaraneurysmen. Zirrositäten. Spastische Einschnürungen an einer Vene („Kettenwurst").

Beide Netzhäute waren leicht ödematös. Das kam neben der diffusen Verschleierung auch in einer Verwaschenheit der Papillengrenzen und in einer cystoiden Veränderung der Macula lutea zum Ausdruck. Aus dem gleichen Grunde war die Nervenfaserzeichnung grossenteils aufgehoben.

Die Sehschärfe betrug rechts 5/10, links 5/15. Tension, Gesichtsfelder, Farbensinn und Adaptation waren normal. Die innere und neurologische Untersuchung ergab keine krankhaften Veränderungen[2]. Blutbild o. B. Kein Anhalt für Lues oder Tuberkulose. Auch der mikroskopische Befund an den Blutcapillaren war völlig normal.

Als der Patient nach drei Monaten wieder kam, hatte sich der Zustand insofern verändert, als das Ödem der Retina zurückgegangen und die Bienenwabenmacula nur noch angedeutet war. Infolge-

---

[1] Hierzu eignet sich besonders der Combergsche Augenspiegel ohne Vorsatzlinse.

[2] Auch nicht im Hinblick auf eine Thrombangiitis obliterans.

dessen hatte sich die Sehschärfe rechts auf 5/5, links auf 5/7 gehoben. Dagegen war nun rechts an der Vena tempor. infer. eine fahnenförmige Blutung aufgetreten, die sich etwas in den Glaskörper erstreckte. Auch am linken Auge sah man nasal von der Papille eine frische Hämorrhagie. Nirgends waren aber Einscheidungen oder weissliche Herde an den Venen nach Art einer Periphlebitis sichtbar.

Wenn ich Ihnen heute über diesen Krankheitsfall berichte, so geschieht es deshalb, weil wir hier zum erstenmal das Frühstadium

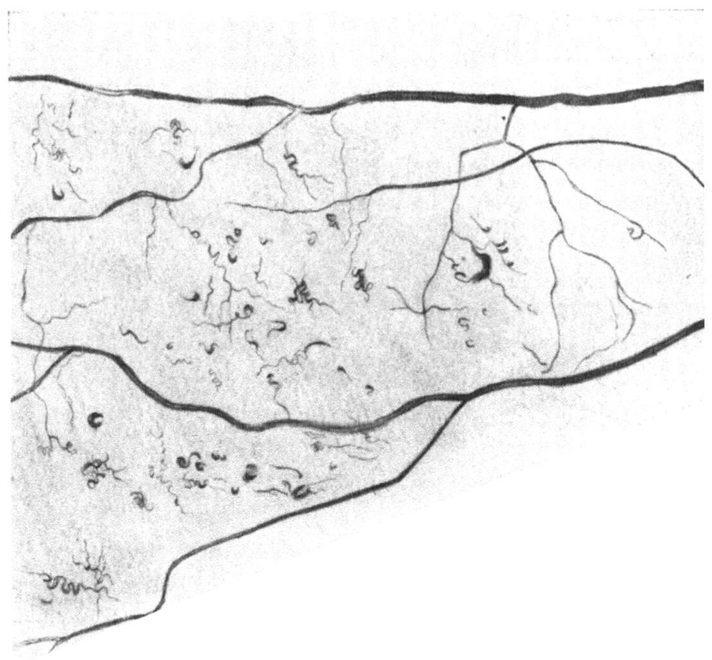

Abb. 2. Rechtes Auge. Temporaler Fundusabschnitt. Zirrositäten und Teleangiektasien.

jenes Augenleidens vor uns haben dürften, das Leber 1912 als Netzhautinfiltration mit Miliaraneurysmen beschrieben und von der Retinitis exsudativa Coats abgetrennt hat.

Diese Krankheit, die ähnlich wie die Periphlebitis retinae fast ausschliesslich junge Männer befällt, ist selten. Scheerer hat bis zum Jahre 1925 nur fünf weitere Fälle finden können, von denen einer in Holland, die anderen in Amerika und Japan beobachtet wurden. Inzwischen ist die Aufmerksamkeit vor allem durch die Arbeiten von Junius (1929 und 1934) wieder mehr auf dieses Leiden gelenkt worden. Junius hält die „Retinitis exsudativa hämorrhagica mit multiplen Aneurysmen" für die Grundform der Retinitis exsudativa Coats. Letztere führt er wie Serr auf eine kongenitale Anlage zurück. Erbliche Einflüsse waren in unserem Fall bisher nicht nachzuweisen.

Bei den meisten Patienten — wie auch bei Zinsser (1929) und Serr (1935) — war die Erkrankung einseitig und hatte schon zur Netzhautablösung geführt.

Über die Ursache können auch wir nur Vermutungen äussern. Die Veränderungen an den Netzhautcapillaren erinnern an die Bilder, wie wir sie beim spastisch-atonischen Symptomenkomplex an den Capillaren der Haut und Schleimhaut finden.

Professor Otfried Müller, dem ich die Bilder zeigen konnte, gab der Meinung Ausdruck, dass wir es hier vielleicht mit einer Lenkungsstörung im feinsten Gefässapparat zu tun haben, die zunächst nur auf die Netzhäute beider Augen beschränkt ist. Ob es sich dabei um eine Störung der Gefässinnervation im Sinne der peristatischen Hyperämie Rickers oder auch um eine Störung des Säure-Basengleichgewichts handelt, ob ferner allergische oder endokrine (evtl. hypophysäre) Einflüsse dabei eine Rolle spielen, das alles sind Möglichkeiten, die man erwägen muss.

Zusammenfassend möchte ich sagen, dass wir bei dem jungen Manne das Frühstadium einer „Angiopathia retinae juvenilis" vor uns sehen und es als Ausdruck einer ernsten, wenn auch zunächst an beiden Augen streng lokalisierten Vasoneurose auffassen. Die Zukunft wird lehren, ob diese Störungen im periphersten Gefässabschnitt der Netzhaut, die bereits zu organischen Veränderungen (Ödem, Blutungen) geführt haben, den Beginn einer Retinitis exsudativa Coats im Sinne von Junius darstellen.

Demonstrations-Sitzung.
Dienstag, den 7. Juli 1936, nachmittags 3 Uhr
Vorsitzender: Herr Riehm (Giessen)

I.

Herr H. Hartinger (Jena): Neuerungen im Perimeterbau (Projektionsperimeter nach L. Maggiore).
Mit 6 Abbildungen im Text.

Das von den Zeisswerken in Jena herausgebrachte Projektionsperimeter nach L. Maggiore zeigt eine ganze Reihe bemerkenswerter Neuerungen, über die kurz berichtet werden soll.

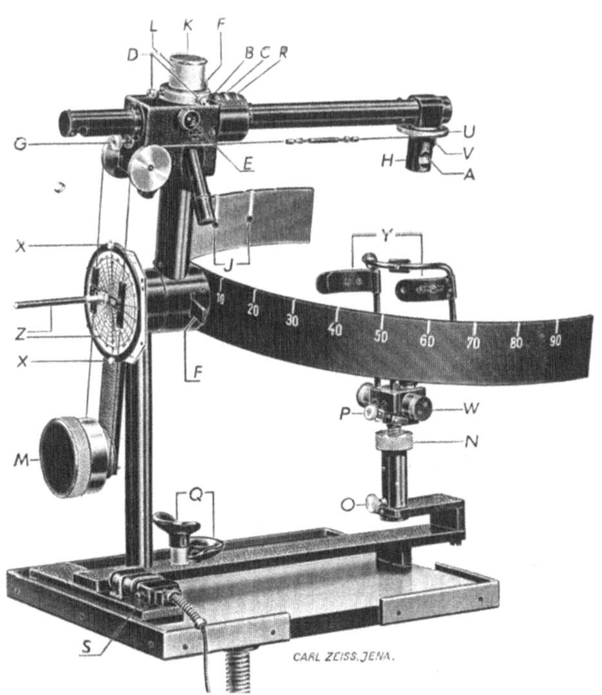

Abb. 1. Das Projektionsperimeter nach Maggiore.

Der grundlegende Gedanke für diese Neukonstruktion stammt von dem italienischen Augenarzte Professor Luigi Maggiore, der vor etwa zwölf Jahren den Zeisswerken die Anregung gab, in Grösse, Farbe und Helligkeit veränderliche Prüfzeichen mittels eines kleinen, schwenkbaren Projektionsgerätes auf den Perimeterbogen zu werfen.

Das Projektionsgerät muss gleichzeitig mit dem Perimeterbogen schwenkbar sein und die Drehachse des Bildwerfers muss natürlich mit der (Zylinder-) Achse des Perimeterbogens zusammenfallen. Nach einer Reihe von Versuchskonstruktionen sind wir jedoch von einer mechanischen Schwenkung des Bildwerfers zu einer optischen übergegangen. Die Abb. 1 und 2 zeigen eine seitliche Ansicht des Perimeters und zwei Konstruktionsschnitte durch das Gerät. Eine kleine Glühlampe L von hoher Leuchtdichte bildet die Lichtquelle des Bildwerfers, der in einem waagerechten Rohr untergebracht ist.

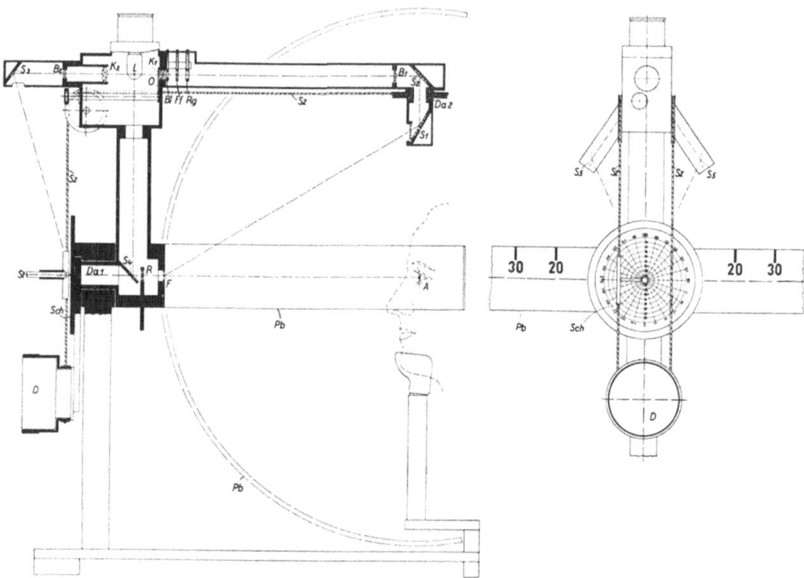

Abb. 2. Schnitte durch das Perimeter.

Mit Hilfe eines Kondensors K_1, einer Bildwerferlinse B_1 und zweier Planspiegel S_2 und S_1 werden die ausgeleuchteten Öffnungen einer Recosscheibe Bl auf den Perimeterbogen abgebildet. Der schräggestellte Spiegel S_1 kann mittels eines Seilzuges Sz um eine lotrechte Achse gedreht werden. Auf diese Weise wird der Bildwerfer optisch geschwenkt und das Prüfzeichen wandert auf dem Perimeterbogen, der einen gegen Verbiegung äusserst widerstandsfähigen Kreis zylindermantel von etwa 8 cm Höhe und 333 mm Krümmungshalbmesser darstellt. Die dem Prüflingsauge zugekehrte Innenfläche des Perimeterbogens ist matt grau gelackt (Weissgehalt etwa 35 %). Der Messbereich erstreckt sich von einem mittleren kreuzförmigen Prüfzeichen aus 100° nach rechts und links. Die Prüfzeichen weichen kaum merklich von der Kreisform ab (sie sind streng genommen elliptisch) und haben mittlere Durchmesser von etwa 10, 5, 3 und 1 mm. Dem Prüflingsauge erscheinen sie demnach unter Winkeln von 10/333, 5/333, 3/333 und 1/333 oder unter $1,7^0$, $0,9^0$, $0,5^0$ und $0,2^0$. Eine zweite Recosscheibe Ff enthält neben einer freien Öffnung vier farbige Glasfilter; man kann also die Prüfzeichen auch in roter, gelber, grüner und blauer Farbe darbieten. Die Farben entsprechen etwa den sogenannten Heidelberger Perimeterfarben. Eine dritte Recosscheibe Rg besitzt neben einer freien Öffnung drei platinierte Rauchgläser mit den Durchlässigkeiten 1/4, 1/16 und 1/64. Mit Hilfe dieser drei Recosscheiben ist es also möglich, die Grösse, Farbe und Helligkeit der Prüfzeichen rasch und meßbar zu verändern.

Die Beleuchtung des Fixierkreuzes in der Mitte des Perimeterbogens geschieht gleichfalls durch die Glühlampe L über den mattweissen Reflektor S_4. Die Helligkeit dieses Prüfzeichens kann durch Vorschaltung eines Grauglases R auf den 64. Teil herabgesetzt werden, da-

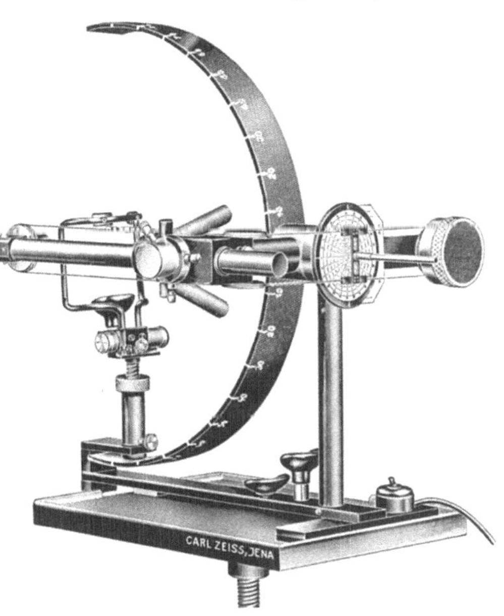

Abb. 3. Der Perimeterbogen in der 90^0-Stellung.

mit es bei der Prüfung dunkeladaptierter Augen nicht störend wirkt.

Durch Drehen am Handrad M können also die Prüfzeichen vollkommen geräuschlos über den ganzen Perimeterbogen hinweggeführt werden. Dabei genügt eine einzige Handbewegung, um das Zeichen von dem einen Ende nach dem andern Ende des Bogens zu bringen.

Eine weitere vorteilhafte Neuerung stellt die vorhandene Blinkmöglichkeit dar. Um das Prüfzeichen in rascher Folge verschwinden und wieder erscheinen zu lassen, braucht man nur den Knopf G in entsprechender Weise zu drehen; die beim Kondensor K_1 befindliche Abdeckblende O unterbricht dann in gewollter Weise den Lichtstrom des Bildwerfers.

Die Drehung des Planspiegels S_1 mittels eines Seilzuges ermöglichte den Bau einer einfachen und zuverlässig wirkenden Anzeichenvorrichtung. Das für die Aufzeichnung des Gesichtsfeldes bestimmte Schema ist in einem Halterahmen befestigt und bleibt bei der Drehung des Perimeterbogens und des Bildwerfers unverändert stehen, wie aus Abb. 3 ersichtlich ist. Die über das Schema hinweggehenden Seilzüge geben also eindeutig die Richtung der jeweiligen Messebene an. Ein gleichlaufend mit den Seilzügen geführter Zeichenstift Z ermöglicht die genaue Anzeichnung des Ortes des Prüfzeichens. Die Orte gleicher Gesichtsfeldwinkel ergeben mittenrichtige Kreise von gleichmäßigen Abständen. Das Gesichtsfeldschema entspricht

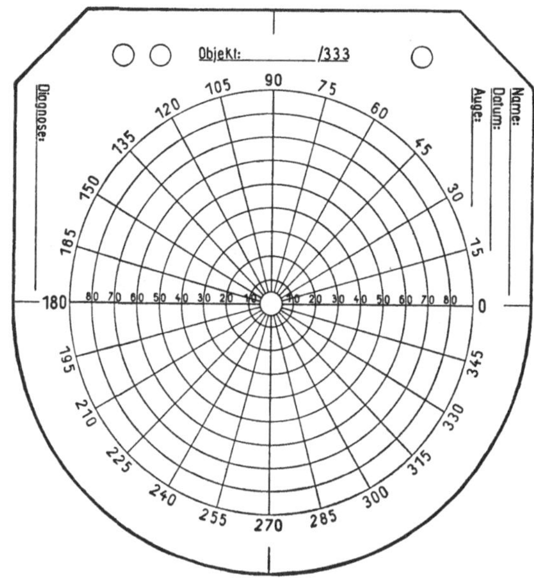

Abb. 4. Das Gesichtsfeldschema zum Projektionsperimeter nach Maggiore.

demnach der genauen „äquidistanten polaren Projektion" nach Förster. Die Parallelkreise sind von 10 zu 10° eingezeichnet und haben etwa 6 mm Abstand (Abb. 4). Es ist das auf dem Internationalen Madrider Ophthalmologenkongress im Jahre 1933 eingeführte internationale Schema gewählt worden: Die Kreisteilung entspricht dem Ocaschema und die Aufzeichnung geschieht so, als ob der Arzt von der konvexen Seite der Halbkugel das eingezeichnete Gesichtsfeld betrachten würde.

Als Vorteil ist wohl auch zu werten, dass dieses Gesichtsfeldschema wiederum durch die einzige Lichtquelle L mittels der Linsen K_2, B_2 und des Spiegels S_3 gleichmäßig hell beleuchtet wird. Man kann also auch in vollkommen dunklem Raum das Gesichtsfeldschema betrachten. Der Prüfling nimmt diese Beleuchtung überhaupt nicht wahr.

Besondere Sorgfalt ist bei dem Bau dieses Perimeters auf alle Einrichtungen verwendet worden, die der richtigen Einstellung des Prüflingsauges dienen. Kinn- und Stirnstütze lassen sich durch Drehen am Rändelring W in der Höhe verstellen und nach Lösen der Klemmschraube O um die lotrechte Achse schwenken. Eine ausreichende seitliche Verstellmöglichkeit der Kinn- und Stirnstütze ermöglicht das Prüflingsauge zum Mittelpunkt des Perimeterbogens auszurichten und rasch von der Prüfung des einen Auges zu der des anderen überzugehen. Die Neigung der Stirnstütze und damit der Abstand des Prüflingsauges vom Perimeterbogen sind veränderlich. Überdies sind drei verschieden hohe Kinnauflagen vorgesehen. Für die Ausschaltung des nichtuntersuchten Auges dienen zwei an der Stirnstütze befestigte zungenförmige Abdeckblenden, die um den lotrechten Stirnbügelteil schwenkbar und in der Höhe verschiebbar sind.

Als wesentliche Neuerung ist schliesslich noch die optische Ausrichtung für das Prüflingsauge zu bezeichnen. In zwei vom Lampengehäuse schräg nach unten führenden Röhren sind Bildwerfer untergebracht, deren gemeinsame Lichtquelle wiederum die kleine Glühlampe L ist. Von zwei räumlich getrennten

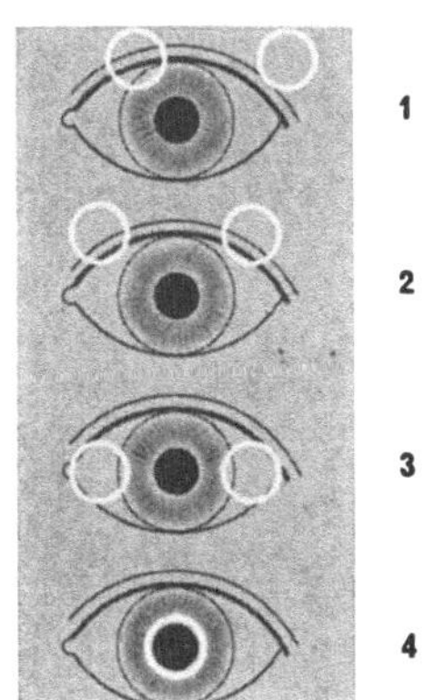

Abb. 5. Das Einstellen der Lichtringe auf dem Patientenauge.

Stellen aus werden mittels der ebenen Spiegel $S_5 S_5$ zwei leuchtende Ringmarken auf dem Prüflingsauge entworfen. Befinden sich die beiden Ringmarken in Deckung und konzentrisch zur Pupille, so befindet sich das Auge genau im Mittelpunkt des Perimeterbogens. Durch Drehen am Rändelring E schaltet man diese Einrichtung aus (Abb. 5).

Der Arzt ist imstande, die Einstellung des Prüflingsauges, die Bestimmung des Gesichtsfeldes sowie die Beobachtung des Gesichtsfeldschemas und des Patienten von einer Stelle aus durchzuführen (Abb. 6). Die Helligkeit der Prüfzeichen bleibt während der ganzen Prüfung unverändert, und man ist imstande, jederzeit diese Helligkeit und die Farben praktisch genau wieder herzustellen. Damit werden die Messergebnisse zu verschiedenen Zeiten und an verschiedenen Orten vergleichbar. Farbe, Helligkeit und Grösse der Prüfzeichen können rasch und für den Prüfling unauffällig verändert werden. Von besonderer Bedeutung ist schliesslich, dass die optisch erzeugten Prüfzeichen vollkommen geräuschlos bewegt werden und

damit dem Prüfling keinerlei Anhaltspunkte bieten, die seine Angaben in ungewollter Weise beeinflussen oder verfälschen könnten.
Man darf somit behaupten, dass mit dem Zeiss-Projektionsperimeter

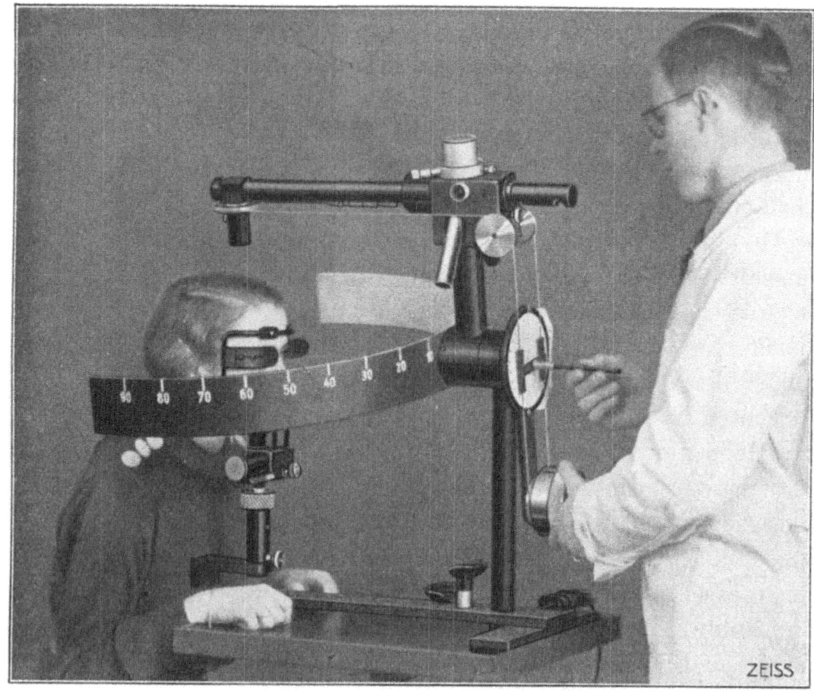

Abb. 6. Das Perimeter im Gebrauch.

nach L. Maggiore ein wesentlicher Fortschritt im Bau von Peri-
metergeräten erzielt wurde.

Zum Schluss möchte ich dankbar erwähnen, dass ich bei der
Entwicklung und Erprobung des Gerätes durch die Herren Professoren Best, Seidel und Serr wirksam unterstützt worden bin.

II.

Herr Ludwig Paul (Lüneburg): Die jetzige Form des Apparates zur Messung der Augachsenstellung beim
Nahsehen.

In den klinischen Monatsblättern **93**, 528 (1934) — dort auch
Abbildung des Apparates — wurde ein Apparat beschrieben, mit
dessen Hilfe eine schnelle und bequeme Messung der Einstellung
der Gesichtslinien beim Nahsehen ermöglicht wird. Der Apparat

beruht auf einer Ausschaltung des binokularen Sehens, dadurch, dass das dem führenden Auge dargebotene Sehbild durch ein vor das geführte Auge vorgesetztes dunkelrotes Glas diesem unsichtbar gemacht wird. Das geführte Auge vermag dann nur einen hell-leuchtenden roten Lichtpunkt wahrzunehmen, der auf Grund einer geeigneten Blendenvorrichtung von dem führenden Auge nicht gesehen wird. Dieser Leuchtpunkt wird dann in dem Sehfeld des führenden Auges an die korrespondierende Stelle hinprojiziert. Aus der Lage dieser Stelle, die der Untersuchte anzugeben vermag, wird mit Hilfe einer Gradeinteilung die seitliche und Höhenab-weichung des geführten Auges abgelesen. Ebenso lassen sich Rollungen feststellen und messen. Fusionsbewegungen bei Leseanstrengungen sind erkennbar und leicht zu verfolgen.

Dieser Apparat, der in den letzten zwei Jahren besonders bei Patienten mit asthenopischen Klagen ganz regelmäßig mit Vorteil verwendet wurde, ist technisch durch verschiedene Änderungen erheblich verbessert worden. Besonders zeigte sich, dass die Be-nutzung einer feststehenden Sehprobe genau ebenso genaue Resultate ergab wie die ursprünglich verwendete bewegliche Sehprobe. Der Untersuchte braucht jetzt nur mit dem Finger oder einem kleinen Zeigeinstrument die Stelle zu zeigen, an der er den nur von dem geführten Auge wahrgenommenen roten Punkt erblickt.

Selbst ein schwerfälliger Patient versteht und befolgt erfahrungs-gemäß eine solche einfache Aufforderung ganz leicht, so dass sich eine für die Beurteilung und Behandlung eines Falles oft bedeutungs-volle Untersuchung meist in wenigen Sekunden erledigen lässt.

Der Apparat wird von Wurach (Berlin) hergestellt.

III.

Herr H. Harms (Berlin): Ein neuer Pupillenabstandsmesser.

Das Instrument, das ich erläutern möchte, ist weniger als Pupillenabstands- sondern als Drehpunktsabstandsmesser gedacht. Es ist üblich, den Abstand der Blicklinien, der für die Brillen-verordnung und für den Gebrauch stereoskopischer Vorrichtungen eine wesentliche Rolle spielt, dem Pupillenabstand gleichzusetzen. Das hat seine Ursache darin, dass die Abstandsmessung der Blick-linien, oder, was damit gleichbedeutend ist, der Drehpunkte der Augen notgedrungen ein subjektives Verfahren sein muss, während der Augenarzt das raschere Verfahren der Pupillenabstandsmessung unabhängig von den Angaben des Patienten vorzieht. Da jedoch die Blicklinien häufig keineswegs die Pupillenmitte schneiden, genaue Drehpunktsabstandsmessungen jedoch oft wünschenswert sind, habe ich versucht, ein Instrument zu bauen, dem das subjektive Verfahren zugrunde liegt, das aber gleichzeitig eine bequeme Verständigung mit dem Untersuchten zulässt.

Es beruht auf der Überlegung, dass zwei parallele Rohre dann um den Betrag des Drehpunktabstandes voneinander entfernt sind, wenn die Blicklinie jedes beobachtenden Auges mit der Seelenachse des Rohres zusammenfällt. Dabei ist es gar nicht notwendig, dass beide Augen gleichzeitig beobachten; bei gut fixiertem Kopf kann die Einstellung sehr wohl nacheinander erfolgen.

Beschreibung.

Das Gerät besteht aus zwei Rohren von 20 cm Länge, die parallel zueinander laufen und deren Abstand voneinander durch Verschieben des linken Rohres mittels einer Triebschraube geändert werden kann. Am augennahen Rohrende können sphärische Gläser der üblichen Grösse vorgeschaltet werden. Das augenferne Ende trägt eine lotrechte Nadel, die links auf der oberen, rechts auf der unteren Rohrwand steht und mit der Spitze fast bis in die Rohrmitte, also an die Seelenachse reicht. 7 cm vor der Nadel befindet sich eine Blende von Schlüssellochform; ihr Kreisteil liegt konzentrisch zur Rohrachse, ihr Längsschlitz steht entsprechend der zugehörigen Nadel nach oben oder nach unten. Zur besseren Verständigung sind den Blenden durchsichtige farbige Folien vorgeklebt. Die Nadellänge ist so gewählt, dass die Nadelspitze für ein Auge, dessen Drehpunkt auf der Rohrachse liegt, gerade den Übergang vom Längsschlitz der Blende zum Kreisteil berührt. Ragt sie in den Kreisteil hinein oder reicht sie nicht bis an den Kreisteil heran, so befindet sich der Augendrehpunkt über oder unter der Rohrachse. — Es ist ausserdem die Möglichkeit gegeben, jedes Rohr völlig zu verschliessen oder ganz aufzublenden.

Der Abstand der Rohre ist an einem Maßstab abzulesen. Ein Gelenk erlaubt es, das ganze auf einem Stativ ruhende Instrument um die saggitale Achse zu neigen und den Neigungswinkel festzustellen. Die Nasenwurzel des Untersuchten kann durch eine verschiebliche Visiereinrichtung von dem Arzt anvisiert werden. Ihr Abstand vom Drehpunkt des rechten Auges ist gleichfalls am Maßstab abzulesen.

Gebrauch.

Der Untersuchungsvorgang vollzieht sich folgendermaßen: Der Patient fixiert den Kopf gut mit Hilfe einer Zeissschen Kinn- und Stirnstütze. Vor die Rohre wird ein sphärisches Glas geschaltet, das die Nadel in den Fernpunkt der korrigierten Augen verlagert, also beim Emmetropen $+5{,}0$ sphärisch. Eingestellt wird am besten vor einem gleichmäßig beleuchteten Hintergrund. Zunächst muss der Patient das Gerät so vor sich verschieben, dass die rechte Nadel genau in der Mitte des in leichten Zerstreuungskreisen gesehenen Blendenschlitzes steht. Dann wird durch Verstellen des Triebes das linke Rohr in gleicher Weise eingestellt. Erscheinen beide Nadeln nicht gleich lang, so ist dies ohne weiteres durch vorsichtiges Höher- oder Tieferstellen der Kinnstütze zu erreichen. Nun ist der Dreh- punktsabstand in der Horizontalen ablesbar. Wenn jedoch, was oft vorkommt, die Verbindungslinie der beiden Drehpunkte, die so- genannte Basallinie, nicht waagerecht verläuft, sondern schräg, so erscheinen die Nadeln zu lang, d. h. sie reichen in den Kreisteil hinein oder zu kurz, d. h. sie füllen den Blendenschlitz nicht der Länge nach aus. Durch vorsichtiges Neigen des Apparates nach der entsprechenden Seite erhalten die Nadeln die vorgeschriebene Länge. Die Neigung der Basallinie zur Waagerechten ist in Winkelgeraden ablesbar.

Reicht die Intelligenz des Patienten oder die Geduld des Arztes zu der subjektiven Prüfung nicht aus, so ist das Gerät auch als Pupillenabstandsmesser verwertbar. Die Rohre werden voll auf- geblendet, das Gerät wird umgedreht und so vor den fixierten Kopf des Patienten geschoben, dass die rechte Nadelspitze vor der Mitte der linken Patientenpupille liegt. Der untersuchende Arzt verschiebt nun das linke Rohr so lange, bis die linke Nadel vor der Mitte der rechten Patientenpupille liegt und liest dann den Abstand der Pupillenmitten am Maßstab ab.

IV.

Herr W. Kyrieleis (Hamburg): Ein Verfahren zur fortlaufenden Aufzeichnung der Dunkelanpassung.

Mit 2 Abbildungen im Text.

Bei der bisher allgemein üblichen Art der Aufzeichnung des Dunkelanpassungsverlaufes ist es von Nachteil, dass infolge des Arbeitens in vollständiger Dunkelheit das Aufschreiben der jeweiligen Reizwerte einige Schwierigkeiten macht und nur in grösseren Abständen von bestenfalls 1 bis ½ Minuten erfolgen kann, falls eine Hilfskraft zur Verfügung steht. Durch die Grösse der Prüfungsabstände erfährt die Dunkelanpassungskurve besonders in ihrem ersten Teil eine Vergröberung, in der persönliche Eigenarten nur dann zum Ausdruck kommen können, wenn sie recht erheblichen Ausmaßes sind. Da nun bekanntlich die Dunkelanpassung in den ersten 10 bis 15 Minuten sehr schnell fortschreitet, war es dringend erwünscht, die Prüfungsabstände möglichst zu verkürzen. Geradezu unerlässlich ist eine solche Prüfungsart, wenn man die Nachwirkung kurzdauernder Blendungen messend verfolgen will.

Die geforderten Bedingungen werden recht zufriedenstellend erfüllt durch die im folgenden beschriebene Versuchsanordnung:

Auf die Welle zum Öffnen und Schliessen der Aubertblende wurde bei dem in der Klinik benutzten Engelking-Hartungschen Adaptometer[1] ein Zahnrad aufgesetzt. Dieses Zahnrad wirkt auf eine Zahnleiste, deren Verlängerung über das hintere Ende des Adaptometers hinausragt und an diesem Ende eine Schreibvorrichtung trägt. Zahnstange und Schreibvorrichtung bewegen sich bei Drehung der Stellschraube in festen Lagern zwangsläufig hin und her. Hinter dem Adaptometer steht ein langsam laufendes Kymographion (etwa 45′ Umdrehungszeit), auf dessen waagerecht gestellter Trommel die Schreibvorrichtung schleift. Bei jedem Öffnen und Schliessen der Aubertblende entsteht auf dem berussten Papier der Trommel eine Zacke, deren Höhe der Blendenöffnung entspricht. Am oberen Rande der Trommel wird durch einen elektrischen Zeitschreiber die Zeit geschrieben. Nach Abschluss des Versuches werden die Zehnerstufen der Skala auf das Kurvenpapier aufgezeichnet. Es ist dann leicht, an der fixierten Kurve die Höhe der einzelnen Zacken abzulesen und aus der Tabelle die entsprechenden Empfindlichkeitswerte aufzusuchen.

---

[1] Eine entsprechende Vorrichtung lässt sich auch am Nagelschen Adaptometer leicht anbringen.

Auf diese Weise gelingt es bequem, bis zu zehn Einzelbestim-
mungen je Minute auszuführen.

Man kann auch so vorgehen, dass man zunächst nach dem
ersten Auftauchen der Scheibe den Verschwindwert bestimmt, dann
die Blende unverändert lässt, bis die Scheibe wieder erkannt wird
(Auftauchwert), dann wieder verschwinden lässt, usf. So entsteht
eine treppenförmige Kurve, bei deren Stufen jeweils die obere Ecke
den Auftauchwert, die untere den Verschwindwert angibt. Bei

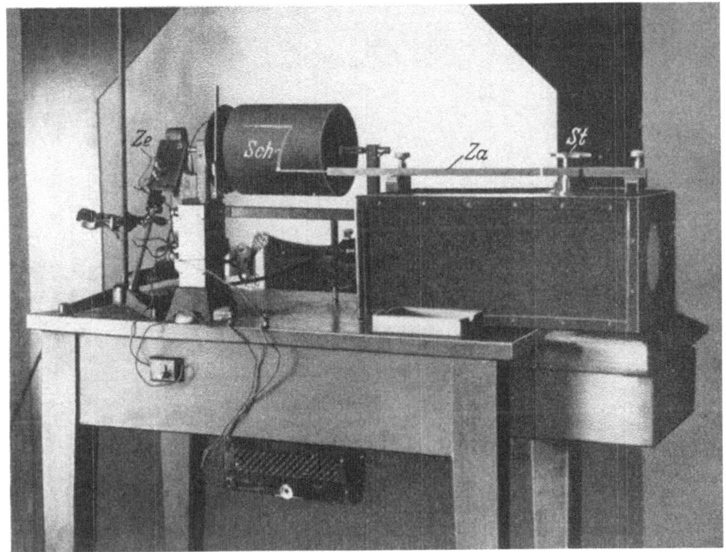

Abb. 1. Übersicht über die Versuchsanordnung. — Im Vordergrunde das Adaptometer,
dessen Stellschraube (St) mittels der Zahnstange (Za) die Schreibvorrichtung (Sch) auf
der Trommel des Kymographions hin und her bewegt (im Bilde sind gerade zwei Zacken
geschrieben). Ze = Zeitschreibegerät. — Hinter dem Tisch ist der „Ausbleicher" aufgestellt, der beim Versuch so seitlich von der Versuchsperson steht, dass diese sich bei einer
Wendung um 90° gegenüber der Frontscheibe des Adaptometers befindet.

dieser Prüfungsart machen sich aber zwei Fehler geltend: Erstens
ist bei Dauerreizen, wie sie hier für die Auftauchwerte vorliegen,
die jeweils geringste wahrnehmbare Helligkeit etwas geringer als
bei den Moment-Auftauchreizen der anderen Prüfungsart. Zweitens
wird durch die bekannten technischen Schwierigkeiten (weitere
Verkleinerung der Blende, während die Versuchsperson urteilt und
äussert, dass der Reiz nicht mehr wahrgenommen werde) der Verschwindwert ebenfalls zu niedrig (gemessene Empfindlichkeit zu
hoch) ausfallen, so dass das ganze Kurvenpaar, das den Raum der
mittleren Höchstempfindlichkeit gewissermaßen einschliesst, gegenüber der anderen Aufzeichnungsart etwas zu hoch verläuft. Ausser-

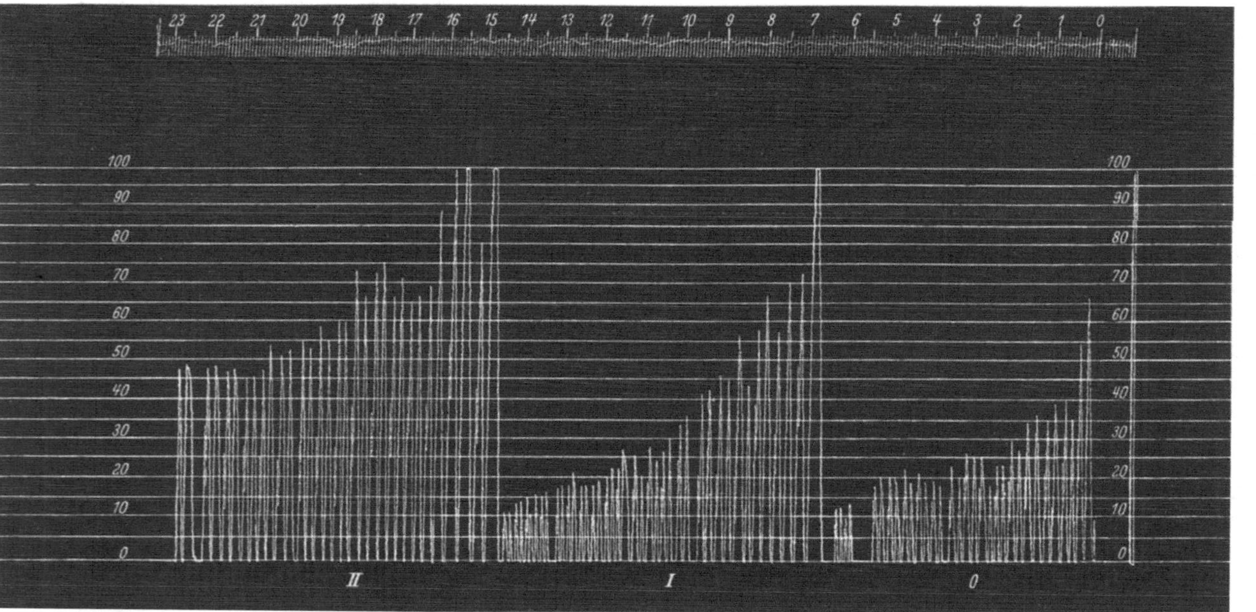

Abb. 2. Rohkurve, wie sie beim Versuch auf die Trommel des Kymographions aufgezeichnet wird. (Die Wiedergabe der umgerechneten und in das Koordinatenschema von Engelking eingetragenen Kurve ist aus Gründen der Raumersparnis unterblieben.) Oben die Zeitschreibung (je 5 Sekunden); seitlich die Zahlen der Blendenöffnung der Aubertblende. Bei 0 (unten) sind alle 3 Schieber des Adaptometers herausgezogen, bei 1 einer, bei 2 zwei hineingeschoben.

Der abgebildete Versuch betraf zwei eineiige Zwillinge, die abwechselnd geprüft wurden. Die Werte für den zweiten Zwilling sind durch eine zweite kleine Zacke im absteigenden Schenkel der Hauptzacke gekennzeichnet. — Durchschnittlich fünf Schwellenwertbestimmungen je Minute.

dem sind Fehlurteile bei der zweiten Methode gar nicht auffindbar, während bei der ersten eine sicher fehlerhafte Bestimmung zwischen den vorhergehenden und nachfolgenden Zacken ohne weiteres auffällt.

Man könnte einwenden, dass durch die schnelle Aufeinanderfolge der Reize, zumal durch die absolut verhältnismäßig hellen Reizlichter im ersten Teil des Versuches der Eintritt der Dunkelanpassung verzögert würde. Das ist aber tatsächlich keineswegs der Fall. Wenn man bei einäugiger Bestimmung das eine Auge fortlaufend prüft und bei dem anderen, inzwischen lichtdicht verdeckten Auge etwa alle Minute eine (selbstverständlich auch monokuläre) Bestimmung macht, so verteilen sich die Werte für das seltener gereizte Auge während des ganzen Verlaufs des Versuches innerhalb der Fehlergrenzen dicht oberhalb und unterhalb der Kurve des Auges, welches den häufigen Reizen ausgesetzt war.

Um die Feinheiten des Kurvenverlaufes auch bei der endgültigen Aufzeichnung in dem Engelkingschen Schema hervortreten zu lassen, wurde dessen Zeitmaßstab durch Aneinanderkleben mehrerer Blätter verzehnfacht.

Eine Anzahl der in dieser Weise gewonnenen Kurven möchte ich Ihnen hier vorführen. Es ist daraus bisher folgendes zu ersehen:

Bei allen Versuchspersonen stellt die Dunkelanpassungskurve nicht eine mehr oder weniger gerade Linie dar, sondern eine Aneinanderreihung stärker und schwächer nach oben konvexer Bogen, d. h. das stetige Ansteigen der Empfindlichkeit wird unterbrochen durch plötzliche, sprungweise Anstiege und zeitweise Stillstände, während deren unter Umständen minutenlang derselbe oder ganz wenig abweichende Werte eingestellt werden. Ein einzelner, die Hauptrichtung der Kurve grundsätzlich ändernder „Knick" bzw. eine „Umschlagstelle" kommen nur unter bestimmten Versuchsbedingungen zum Ausdruck.

Unter gleichen Versuchsbedingungen zeigt der Kurvenverlauf beim einzelnen Menschen zu verschiedenen Zeiten eine weitgehende Ähnlichkeit. Auch in zwei Versuchen mit eineiigen Zwillingen ergab sich eine sehr auffallende Ähnlichkeit der Kurven jedes Zwillingspaares.

Die Wiederanpassung des nach vollendeter Dunkelanpassung kurz geblendeten Auges scheint in ihrem Ablauf in Beziehung zu stehen zu der Ablaufsart der primären Adaptation.

Bei einäugiger oder Halbseitenblendung ergaben sich bemerkenswerte Verschiedenheiten in dem Kurvenverlauf der geblendeten und nicht geblendeten Augen bzw. Gesichtsfeldabschnitte.

Eine ausführliche Veröffentlichung der Versuchsergebnisse soll später erfolgen.

V.

Herr A. Meesmann (Kiel): Eine einfache Ergänzung zum Combergschen Augenspiegel, Modell 1, zur fokalen Untersuchung des Augenhintergrundes im umgekehrten und aufrechten Bild.

Mit 1 Abbildung im Text.

Die fokale Beleuchtung des Augenhintergrundes ist für die Macula lutea von grosser Bedeutung, aber auch für andere Augenhintergrundsveränderungen ausserordentlich empfehlenswert, vorzüglich z. B. beim Studium der Netzhautablösung, hier vor allem für die Suche nach Netzhautcysten und -rissen (Demonstration eigener instruktiver Abbildungen). Das grosse Ophthalmoskop von Thorner, seinerzeit auf klinische Anregung des Verfassers von Thorner ausgebaut, leistet hierin vorzügliches. Neben den Kosten bleiben aber die Schwerfälligkeit eines Stativaugenspiegels, die Notwendigkeit maximaler Pupillenerweiterung und die Schwierigkeit der Untersuchung peripherer Augenabschnitte. Die abgebildete Zusatzeinrichtung hilft für die Untersuchung am Patienten diesem Übelstand weitgehend ab. Die obere Hälfte des Beleuchtungsrohres ist abschraubbar und wird durch ein neues Rohr gleicher Grösse ersetzt, das in Höhe der Kollektorlinse eine kleine Irisblende enthält. Diese ist durch einen Knopf, in der späteren Ausführung durch einen Rändelring, in ihrem Durchmesser zu verstellen. Da beabsichtigt ist, die Blende namentlich in stark verengter Stellung auf dem Augenhintergrund scharf abzubilden, ist weiter die äussere Zylinderhülse mitsamt der Irisblende nach oben und

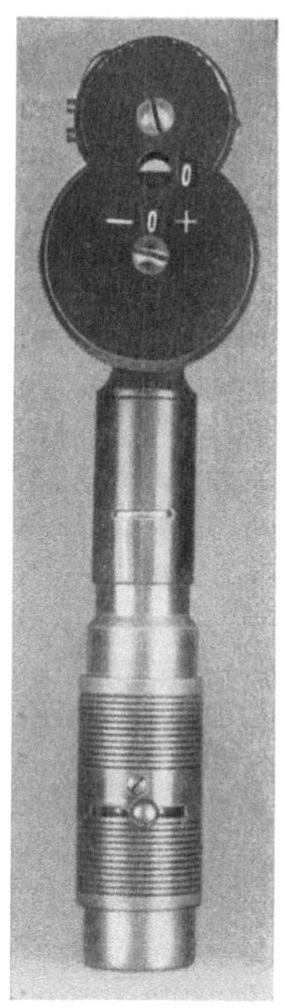

Abb. 1.

unten verschiebbar, sodass eine scharfe Einstellung von stärkster Hyperopie bis zu Myopien von etwa 10 bis 12 dptr gewährleistet ist. Die Anwendung ist im umgekehrten wie im aufrechten Bild möglich, erleichtert daher die Untersuchung besonders am Krankenbett und Operationstisch.

VI.

Herr K. Lindner (Wien): Das abgewinkelte Mikroskop zur
Untersuchung des Glaskörpers und des Augenhintergrundes im Lichtbüschel der Spaltlampe.

Mit 2 Abbildungen im Text.

Das Instrument, das ich Ihnen hier zeige, ist ein einfaches
gewinkeltes Mikroskop, das auf das Stativ der Spaltlampe aufgesetzt werden kann. Und zwar eignet sich dazu das gewöhnliche
Spaltlampenmodell am besten. Auf dem ursprünglichen Modell liess

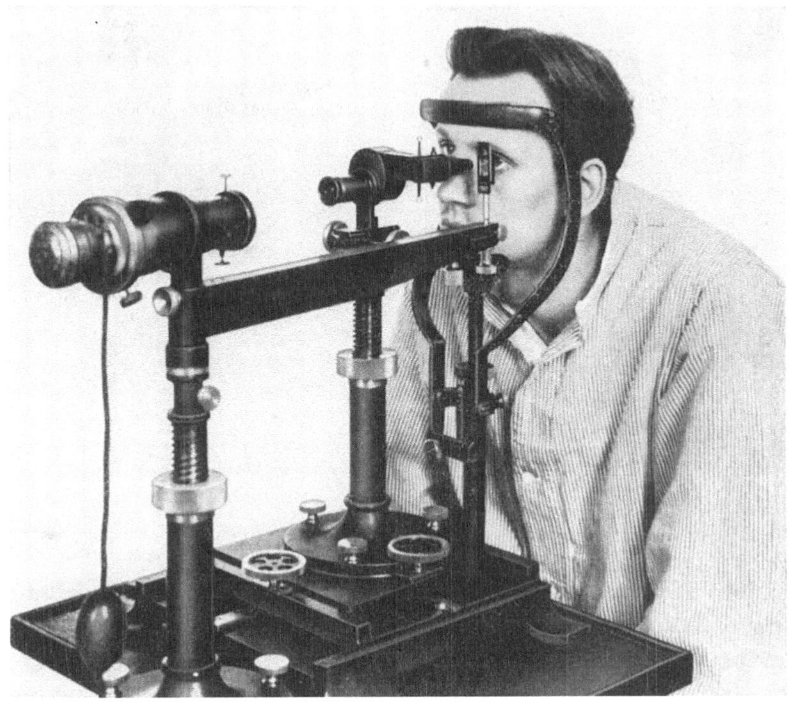

Abb. 1.

ich oben ein Visier anbringen (Abb. 1). In diesem neuen Zeissschen
Modell (Abb. 2) geht jedoch die Visierung durch ein Fenster des
Instrumentes, ein Gedanke der Firma Zeiss. Die starke Aus-
ladung des Instrumentes ist deshalb notwendig, weil manche Ärzte
nur mit dem einen Auge arbeiten. Am Spaltlampenarm muss
ausserdem die Linse verschmälert werden und soll einen kürzeren

Fokus haben als die normale Spaltlampenlinse. Es hat dies den
Zweck, dass man mit dem Beobachtungssystem möglichst nahe an
das Beleuchtungsbüschel heranrücken kann.

Als Kontaktglas habe ich selbst ein Planglas mit 15 mm Plan-
flächendurchmesser vorgezogen. Für manche Augen ist es aber zu
gross, so dass man zu einem kleineren Planglas von 12 mm Durchmesser greifen muss. Ich erwähne jedoch, dass die Firma Zeiss im
Begriffe ist, Kontaktgläser für den vorliegenden Zweck mit einer
geringen Krümmung herzustellen, sodass dadurch das Kontaktglas

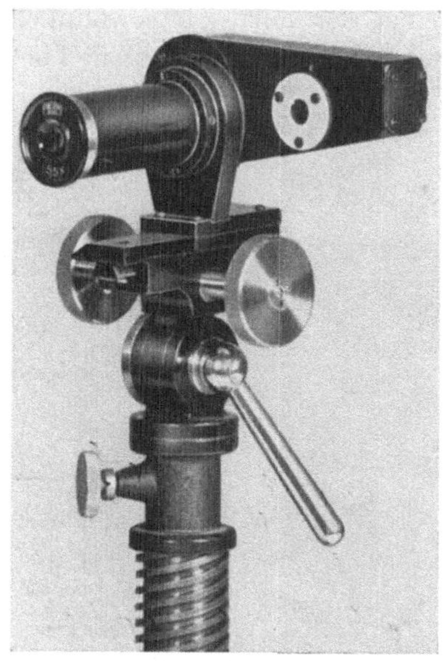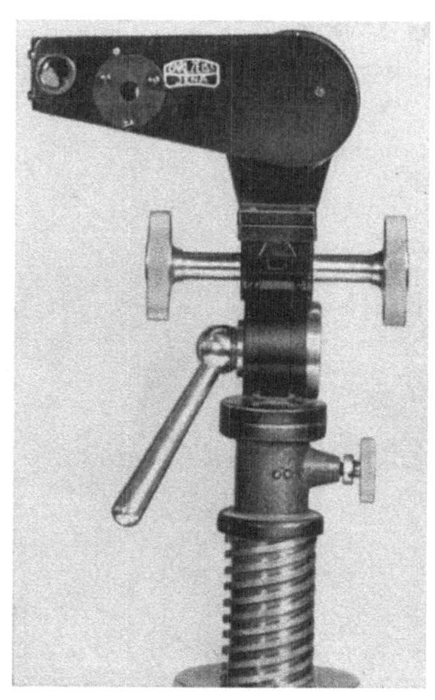

a   b

Abb. 2.

leichter wird und auch das Untersuchungsgebiet ausgedehnter.
Welche Krümmung dabei noch eine Spaltlampenuntersuchung des
Fundus für die meisten Fälle gestattet, werden wir erst durch
Erproben feststellen, doch würde schon ein Krümmungsradius von
20 mm einen gewissen Vorteil bedeuten.

Die Untersuchung mit diesem Gerät erfordert eine gewisse
Übung. Wer die Spaltlampentechnik nicht beherrscht, kann natürlich nicht erwarten, dass er mit diesem Instrumentarium gut zurecht
kommt. Folgende Einzelheiten sind zu beachten: Beim derzeitigen
Kontaktglas mit der Planfläche von 15 mm muss ein Assistent mit
dem Unterlid das schwere Glas während der Untersuchung etwas
heben. Ausserdem ist es vorteilhaft, die plane Fläche vor der Unter-

suchung mit einem in destilliertes Wasser getauchten Wattepinsel von der physiologischen Kochsalzlösung zu reinigen.

Mit diesen Behelfen kann man nicht nur den Glaskörper im Spaltbüschel genau durchmustern, sondern auch die Netzhaut, allerdings nur in einem umgrenzten Bezirk. Besonders möchte ich aufmerksam machen, dass auch die Untersuchung im rotfreien Licht mit dieser Einrichtung ganz besonders schöne Bilder ergibt. Man braucht dazu allerdings die Gleichstrombogenlampe als Lichtquelle. Das maculare Gelb tritt in solcher Schönheit hervor, wie dies wohl mit keiner anderen Untersuchungsart stattfindet. Doch auch bei dieser Spaltlampeneinrichtung ist es notwendig, die Linse des Armes ganz schmal zu gestalten.

Wie sie sehen ist diese Apparatur eine ausserordentlich einfache, trotzdem glaube ich, dass wir derselben wesentliche Fortschritte in der Diagnostik von Glaskörper- und Fundusveränderungen verdanken werden. Schon jetzt ist sie uns für die Feststellung der Glaskörperabhebung ein ganz unentbehrlicher Behelf geworden.

VII.

Herr H. Rönne (Kopenhagen): Das Kolloidometer, ein Spaltlampenzusatzgerät zur Ermittlung der Helligkeitsveränderungen des Vorderkammerlichtweges.

Die Neukonstruktion, die ich Kolloidometer genannt habe und die vom Zeisswerk hergestellt ist, ermöglicht den bei einer Regenbogenhautentzündung wechselnden Eiweissgehalt des Kammerwassers zu bestimmen und dadurch den Verlauf und Heilung der Erkrankung zu verfolgen.

Das Lichtbündel der Gullstrandschen Spaltlampe erzeugt bei seinem Durchgang durch die Hornhaut und das Kammerwasser einen Lichtweg, dessen Leuchtdichte in der Hornhaut wesentlich stärker ist als in dem mehr oder weniger eiweisshaltigen Kammerwasser. Dieser Lichtweg ist durch den Tyndalleffekt hervorgerufen und im Kammerwasser gibt seine Stärke einigermaßen ein Ausdruck für den Eiweissgehalt.

Das Kolloidometer ist eine mit Graugläsern verschiedener Lichtabsorption versehene Recoßscheibe, die vor der Gullstrandschen Spaltlampe angebracht ist.

Die Graugläser werden abwechselnd vor den Lampenspalt gebracht, wo sie $^4/_5$ des Spaltes abdecken und $^1/_5$ frei lassen. Dadurch wird das Lichtbündel in zwei übereinander liegende Teile zerlegt und man dreht jetzt die Recoßscheibe so lange, bis das Grauglas gefunden ist, bei dem die Leuchtdichte des durch das Grauglas gedämpften Lichtbündels in der Hornhaut gleich ist der Leuchtdichte des ungeschwächt hindurchgelassenen, aber in dem eiweißhaltigen Kammerwasser viel weniger hellen Lichtweges. Es wird also eine Gleichung zwischen Hornhautlichtweg und Kammerlichtweg gemacht.

Die Graugläser haben zwölf verschiedene Absorptionsstärken in logarithmischer Durchlässigkeitsabstufung. Auf dem Kolloidometer kann der Dämpfungswert des verwendeten Grauglases einfach abgelesen werden; er ist ein Maß für die Lichtwegintensität des Kammerwassers.

Während des Verlaufes einer Regenbogenhautentzündung werden die Lichtwegwerten eine Kurve geben, die den Verlauf der Erkrankung wiedergibt, ganz wie die Temperaturkurve dem Verlauf einer Infektionskrankheit entspricht.

Regenbogenhautentzündungen verschiedener Ätiologie scheinen nicht gleich grosse Lichtwegintensitäten zu ergeben. Bei der rheumatischen Iritis ist der Lichtweg fast immer stark, bei der tuberkulösen verhältnismäßig schwach.

Die Messung des Eiweissgehalts beansprucht, nachdem der Patient an der Spaltlampe in der üblichen Weise untersucht worden ist, nur noch 25 bis 30 Sekunden. Den Lampenspalt stelle man möglichst schmal ein, weil bei einem schmalen Lichtbündel die unvermeidlichen Strukturunterschiede der Lichtwege in der Hornhaut und im Kammerwasser zurücktreten. Der Hornhautreflex des Lichtbündels ist dadurch zu vermeiden, dass man das Lichtbündel schräg durch die Hornhaut einfallen und auf der Vorderfläche der Augenlinse entstehen lässt und mit dem Mikroskop radial zur Hornhaut beobachtet; nötigenfalls ändert man die Beleuchtungsrichtung ein wenig.

Eine dreijährige regelmäßige Verwendung dieser Methode hat mir so viel Zutrauen zu der klinischen Anwendbarkeit derselben gegeben, dass ich ohne Bedenken meinen Fachkollegen empfehlen kann, diese Methode zum Gebrauch und zur Kontrolluntersuchung aufzunehmen.

VIII.

Herr H. Harms (Berlin): Demonstration eines Cyclophoro-
meters.

Zahlreiche Fälle asthenopischer Beschwerden bleiben in ihren
Ursachen ungeklärt, weil nicht an alle Entstehungsmöglichkeiten
gedacht wird. Im allgemeinen begnügt man sich in diesen Fällen
mit dem genauen Ausgleich von Brechungsfehlern, mit der Kontrolle
des richtigen Brillensitzes und mit der Prüfung der Ruhelage der
Augen hinsichtlich Seiten- und Höhenabweichungen. Die Untersuchung der Frage, ob nicht etwa eine Verrollung der Augen gegeneinander, eine sogenannte Cyclophorie, Ursache der asthenopischen
Beschwerden ist, wird wegen ihrer Umständlichkeit nicht durchgeführt, obwohl eine geringe Auswärtsrollung der Augen schon die
Regel ist. Allgemeine Beachtung und breiteres Interesse für diese
Störungen ist natürlich nur zu erwarten, wenn es gelingt, ihren
Nachweis denkbar einfach und möglichst wenig zeitraubend zu
gestalten. Dieser Aufgabe soll ein neues Gerät dienen, das ich jetzt
kurz beschreiben möchte, und das von der Firma Sydow in Berlin
nach meinen Angaben hergestellt wird.

Beschreibung.

Es handelt sich um eine stereoskopische Vorrichtung, die aus
zwei drehbaren Armen besteht. Jeder dieser Arme trägt augennah
eine Blende, hinter die sphärische Gläser der üblichen Grösse geschaltet werden können, augenfern eine Objektscheibe. Die eine
Objektscheibe ist feststehend und besteht aus Millimeterpapier,
dessen Striche waagerecht und lotrecht verlaufen; sie hat die Form
eines Quadrates von 3 cm Seitenlänge und befindet sich 6,7 cm vor
dem Auge des Patienten. Die zweite Scheibe trägt einen roten
geraden Strich, der durch den Mittelpunkt läuft, und ist drehbar.
Diese Scheibe hat vom Patientenauge 33,3 cm Abstand und ist bei
einem Durchmesser von 15,0 cm kreisrund. Die Neigung des Rot-
striches zur Lotrechten ist an der Scheibenrückseite ablesbar.

Der Abstand der Drehpunkte der beiden Stereoskoparme kann
geändert werden. Die Drehung der Arme zur Verbindungslinie der
Drehpunkte ist ablesbar. Durch eine bajonettförmige Abknickung
der Dreharme wurde erreicht, dass ihre Drehpunkte senkrecht unter
den Drehpunkten der Augen liegen. Eine quere Führungsschiene
sichert eine verwindungsfreie Beweglichkeit der Stereoskoparme.

Gebrauch.

Vor der Anwendung des Gerätes muss der Brechungszustand des Patienten und sein Pupillenabstand bekannt sein. Dem letzteren gleich wird der Drehpunktsabstand der Stereoskoparme eingestellt. Hinter die Blenden werden unter Berücksichtigung der Refraktion derartige sphärische Gläser geschaltet, dass jede Objektscheibe im Fernpunkt des beobachtenden Auges liegt. Das bedeutet also, dass z. B. bei einem Emmetropen auf der Seite des nahen Objektes $+15,0$ dptr, auf der Seite des ferneren $+3,0$ einzusetzen sind. Werden die Objektscheiben jetzt scharf gesehen, so sind die Augen akkommodationslos. Laufen gleichzeitig die Stereoskoparme parallel, mithin also auch die Blicklinien der Augen, so entspricht der nun erreichte Zustand völlig dem Blick in die Ferne, ohne Akkommodation und Konvergenz. Um Störungen durch Heterophorien der Höhe und Breite nach zu vermeiden, ist es zweckmäßig, beiden Objektscheiben einen Kreis einzuzeichnen, der gleich gross erscheint und beidäugig einfach gesehen werden muss. Sieht der Patient in das Stereoskop hinein, so scheint die rote Linie der ferneren Objektscheibe in der Ebene des Millimeterpapiers zu liegen. Durch Drehung an der Scheibe wird sie so eingestellt, dass sie parallel mit dessen lotrechten Strichen verläuft. Die Neigung der roten Linie zu den Lotrechten des Millimeterpapieres entspricht nun derjenigen Neigung, die die korrespondierenden Meridiane beider Netzhäute zueinander haben.

Soll die Verrollung beim Nahesehen geprüft werden, so schwächt man das vorgesetzte sphärische Glas um so viel Dioptrien ab, als Akkommodation erzwungen werden soll. Die Stereoskoparme werden einwärts gedreht, bis sie sich im gewünschten Abstand kreuzen und damit der Konvergenzstellung der Blicklinien entsprechen. Nun wird die rote Gerade abermals parallel eingestellt.

Es können auch in gewissen Grenzen der Einfluss der Akkommodation oder der Konvergenz auf die Verrollung gesondert untersucht werden. Ebenso ist es möglich, ein Auge die gesamte Konvergenz übernehmen zu lassen, während das andere im Blick geradeaus verharrt.

Schliesslich sei noch auf die Möglichkeit hingewiesen, die Verrollung bei einer nach Winkelgraden festgelegten Seitwärtswendung der Augen zu messen, wenn der Kopf des Untersuchten fixiert ist. Für die Diagnose von Augenmuskellähmungen sowie für die Kontrolle ihres Heilungsverlaufes ist diese zahlenmäßige Festlegung der Verrollung häufig von Wert.

Alles in allem scheint dieses kleine Gerät geeignet, dem Augenarzt in der Praxis durch Einfachheit des Baues und der Handhabung
bei der Untersuchung der Bewegungsstörungen des Auges rasch und
zuverlässig weiter zu helfen.

IX.

Herr W. Comberg (Rostock): Ein Gerät zur Übung des zentralen
Sehens bei funktioneller Schwachsichtigkeit.

Mit 1 Abbildung im Text.

Die Konstruktion des Gerätes, das ich Ihnen heute zeige, ist
aus dem Wunsche nach einer Hilfe für das schwachsichtige Schielauge entstanden; diese Hilfe sollte dem einfachen Verbinden des
guten Auges überlegen sein, denn es wird mit diesem Gerät trotz
exzentrischer Fixation des schwachsichtigen Auges zwangsläufig
die Maculagegend zur Übung herangezogen.

Wir wissen aus den Arbeiten Sattlers und aus den vortrefflichen Erfolgen, die bei Schielkindern ein Dauerverband des guten
Auges haben kann, dass der Dauerverband geeignet ist, bei jugendlichen Individuen und nicht zu lange bestehendem Schielen die
Sehschärfe so zu heben, dass mit völliger Sicherheit ein maculares
Sehen wieder hergestellt sein muss. Jeder, der damit Versuche
gemacht hat, weiss aber, dass uns dabei Grenzen gesteckt sind und
dass es in vielen Fällen, namentlich bei älteren Menschen, nicht
gelingt, die Sehschärfe wieder so weit zu bessern. Es ist so, als ob
die Bahnen, die zum scharfen Sehen benutzt werden müssen, alsdann
weitgehend ausgeschaltet sind und mit den bisher angewendeten
Mitteln nicht mehr erschlossen werden können.

Es fragt sich nun, ob man mutlos die Hände in den Schoss
legen soll, wenn ein einseitig stark schwachsichtiger Schielender das
gute Auge durch Unfall verloren hat und wir dabei für alle Zeit an
den Grenzen unseres Könnens angelangt sind, oder ob man nicht
doch noch andere Wege finden kann. Jedenfalls sind mehrere Gründe
vorhanden, die uns ermutigen sollten, alle Möglichkeiten restlos zu
erschöpfen. Als solche Gründe sind zu nennen: Erstens die enorme
Bedeutung, die die Frage für solche Menschen besitzt; zweitens die
Tatsache, dass durch suggestive oder rein neurotische Einflüsse
Bahnen völlig gesperrt werden können, die sich doch, auch nach
langer Zeit, wie durch einen Zauberschlag wieder öffnen; drittens

die Erfahrung, dass gelegentlich auch bei lange bestehendem Schielen nach Verlust des guten Auges und dadurch erzwungener völliger Umstellung auf das Sehen des Schielauges selbst starke Schwachsichtigkeit wieder einer guten Sehschärfe Platz machen kann. Ich habe das an einem erwachsenen Patienten der Nachkriegszeit höchst eindrucksvoll miterlebt.

Diese Gedanken und die harte Notwendigkeit, bei Verlust des guten Auges durch Unfall irgendwie helfen zu müssen, sind es, die mich ermutigt haben, ein Prinzip anzuwenden, mit welchem trotz exzentrischer Fixation das Schielauge gezwungen wird, während der Übungen intensive Anstrengungen zum makularen Sehen zu machen. Es ist durchaus denkbar, dass manche Augen ihre Schwachsichtigkeit auch bei ausschliesslichem Gebrauch des Auges deshalb nicht mehr

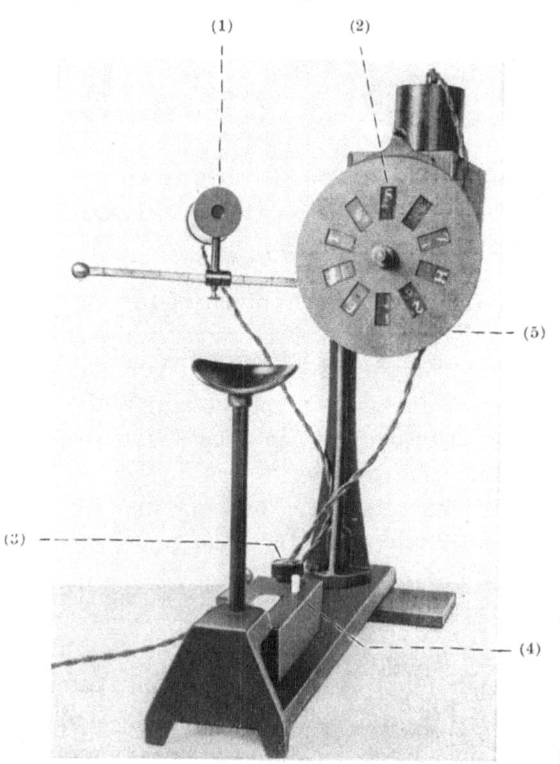

Die Abbildung zeigt das Gerät zur Übung des zentralen Sehens mit exzentrisch fixierendem Auge. Der am Kreisbogen einstellbare Fixierpunkt (1) wird so plaziert, dass bei exzentrischer Fixation dieses durch eine elektrische Birne rot leuchtenden Punktes die Maculagegend des gleichen Auges ein Bild des auf der Drehscheibe oben entstehenden Sehzeichens (2) erhält. Die mit Knopf (4) auf Leuchten eingestellte Lampe des Fixierpunktes erlischt bei Druck auf den zweiten Knopf (3), und für eine kurze — durch die Dauer des Druckes bestimmte — Zeit leuchtet das Sehzeichen (bei 2) hell auf. Die Übungen werden im Dunkelzimmer vorgenommen, um alle anderen Eindrücke auszuschalten. Der Übende stellt sich mit der Roulettescheibe durch Drehen bei 5 in unbewusstem Verfahren jedesmal ein anderes Zeichen ein.

verlieren, weil der Blickpunkt der Aufmerksamkeit für dieses Auge eben nicht mehr der Macula entspricht, sondern schon allzu feste Beziehungen zu einer neuen Netzhautstelle bekommen hat. Das Auge wird auch bei dauerndem, ausschliesslichem Gebrauch, immer nur exzentrisch fixieren, wenn nicht die Maculagegend zwangsläufig herangezogen wird. Die Bedingungen hierfür sind bei dem neuen

Gerät erfüllt: Ein rotleuchtender Fixierpunkt wird so eingestellt, dass bei exzentrischer Fixation des Punktes die Maculagegend dem zur Übung verwandten Sehzeichen sich möglichst genau gegenüber befindet. Durch Druck auf einen Knopf gelangt das Sehzeichen dann für einen Augenblick zu hellem Aufleuchten, während sich der Fixierpunkt von da ab verdunkelt. Die Übung wird im Dunkelzimmer vorgenommen, so dass der Patient alsdann nur die in der Maculagegend gezeigten Sehzeichen aufnehmen und psychisch verarbeiten und damit die Sehschärfe üben kann.

Mit Hilfe einer Drehscheibe stellt sich der Übende in unbewusstem Verfahren stets neue Zeichen ein. Durch Verschieben der Drehscheibe lassen sich Sehzeichen aus zwei verschiedenen Grössenordnungen wechselweise benutzen. Die hier gezeigten grösseren Sehzeichen entsprechen bei einem Übungsabstand von 25 cm (entsprechend der Kinnstützen-Entfernung) einer Sehschärfe von 1/30, die kleineren einer Sehschärfe von 1/20 des Normalen. Die Scheibe lässt sich gegen andere auswechseln. Soviel ich weiss, dürfte in dem Apparat die erste Verwirklichung dieses Prinzipes vorliegen; ich möchte dieses Verfahren, das ich selbst bisher nur an einem geeigneten Patienten erproben konnte, bekanntgeben und auch anderen Augenärzten zu Versuchen empfehlen.

X.

Herr M. Bücklers (Tübingen): Vereinfachte Röntgenapparatur für die Fremdkörperlokalisation nach Comberg.

Mit 3 Abbildungen im Text.

Die von Comberg 1927 angegebene Methode zur Ortsbestimmung von Fremdkörpern am Augapfel ist auch heute noch das vielseitigste und beste Verfahren. Seit 1930 haben wir nahezu 50 Splitter auf diese Weise entfernen können. Erst kürzlich gelang es, im letzten Auge einen winzigen Kupferspahn so genau zu lokalisieren, dass er beim Einschnitt in die Sklera sofort auftauchte und mit der Pinzette leicht herausgezogen werden konnte.

Eine derartige Sicherheit ist aber für den Operateur nur dann gegeben, wenn die Aufnahmen fehlerfrei sind. Neben der richtigen Lagerung des Kopfes sind es vor allem die Beziehungen zwischen Röntgenröhre, Auge und Film, die auf das genaueste stimmen müssen. Bei den früheren Aufnahmen konnten Fehler unterlaufen durch Verschiebung der Röntgenröhre gegen die Platte, des Fixierspiegelchens gegen die Kassette, der Kassette gegen den Tisch und des Tisches wiederum gegen die Röntgenröhre.

Herr Ingenieur H o l y der Siemens-Reiniger-Werke hat deshalb in Zusammenarbeit mit uns eine Apparatur konstruiert, bei der alle

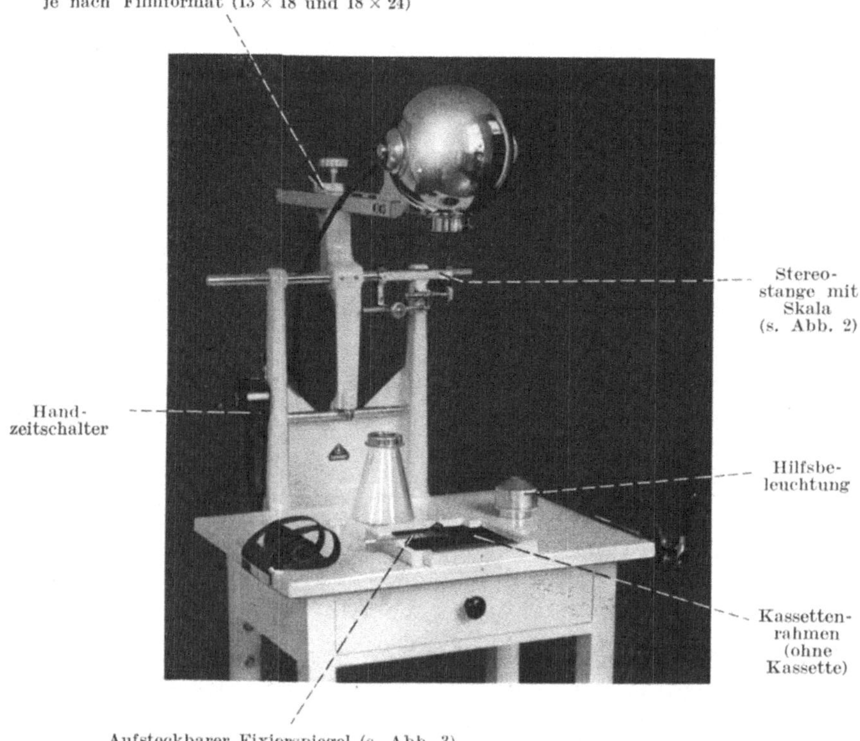

Abb. 1. Übersichtsbild.

Bedingungen, die zur exakten Aufnahme erfüllt sein müssen, durch einfache Handgriffe festgelegt werden.

Die hochspannungs- und strahlensichere kleine R ö n t g e n k u g e l von Siemens wurde zu diesem Zwecke an einem Buckystativ älterer Konstruktion angebracht und dieses wiederum m i t e i n e m T i s c h so v e r b u n d e n, d a s s d i e E n t f e r n u n g Röhrenmittelpunkt— Röntgenplatte s t e t s 60 cm beträgt (Abb. 1). (Der Röhrenmittelpunkt befindet sich etwa 6 cm unterhalb der Kugelmitte.)

Die K a s s e t t e wird in einem H o l z r a h m e n eingelassen, der durch zwei Stifte fest in d e m T i s c h v e r a n k e r t ist. Die Kassetten können im Quer- und Hochformat eingelegt werden. (Der Zwischenraum wird für die Kinnauflage jeweils mit einem passenden Holzstab ausgefüllt.)

Der Kugeltragarm ist so angebracht, dass er senkrecht zum Stativ verschieblich ist und dem Plattenformat entsprechend in zwei Stellungen arretiert werden kann: zur Combergaufnahme auf Marke 13 × 18 und zur Schädelaufnahme auf Marke 18 × 24.

Ist die an der Stereostange angebrachte Millimeterskala (Abb. 2) auf 0 eingestellt, dann geht der Zentralstrahl genau durch den Mittelpunkt der Platte.

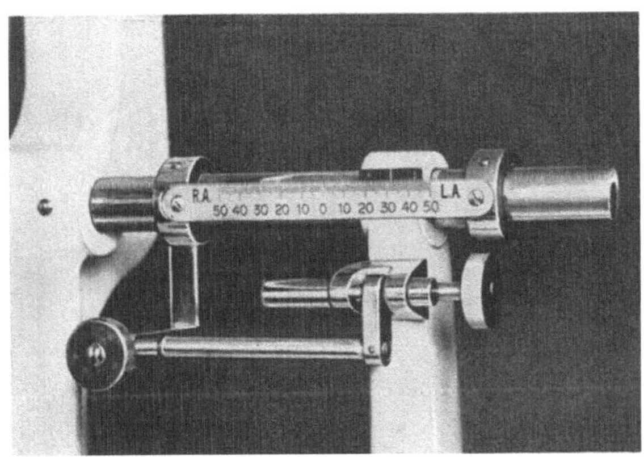

Abb. 2. Stereostange und Millimeterskala mit Feineinstellung. [Die Marke zeigt auf 32, d. h. der Mittelpunkt der Röntgenröhre ist um 32 mm von der Plattenmitte nach der Seite des linken Auges (L. A.) verschoben.]

Bei der ersten Aufnahme wird der Kopf des Patienten in Nasen-Kinnlage auf die Kassettenmitte gelegt. Sieht das verletzte Auge noch, dann wird die Millimeterskala des aufsteckbaren Fixierspiegels (Abb. 3) um die Hälfte des Augenabstandes aus dem Mittelpunkt der Platte nach der verletzten Seite verschoben. Bewegt man jetzt die Stereostange (mit der Röntgenkugel) um den gleichen Betrag in der gleichen Richtung, dann steht der Zentralstrahl genau auf Spiegelmitte.

Da mit dem Kathodenlicht nicht zu zentrieren ist, haben wir uns eine Hilfsbeleuchtung (Abb. 1) konstruiert, die in den Bajonettverschluss der Tubusfassung passt. Das Metallgehäuse enthält eine kleine Taschenbatterie, die ein 4-Volt-Lämpchen speist. Dieses sitzt genau in der Richtung des Zentralstrahles.

Die von Comberg angegebene Maddoxeinstellung wurde bisher von Hand bedient. Später soll sie mit dem Apparat so verbunden werden, dass der Nullpunkt auf einen Meter Entfernung als Fixierpunkt feststeht. Die Maddoxskala muss dann jeweils um den Betrag der Spiegelstellung verschoben werden, so dass der Abstand immer einen Meter beträgt. Wenn der Patient fixiert, dann fällt ohne weiteres die optische Achse mit dem Zentralstrahl zusammen.

Falls der Kranke mit dem verletzten Auge nicht mehr genügend sieht, werden der Fixierspiegel und die Stereostange (samt Kugel und Zentrierlampe) um den halben Pupillenabstand nach der gesunden Seite verschoben. Nach Festlegung des Fixierpunktes am Maddox, wird die Kugel nunmehr um den ganzen

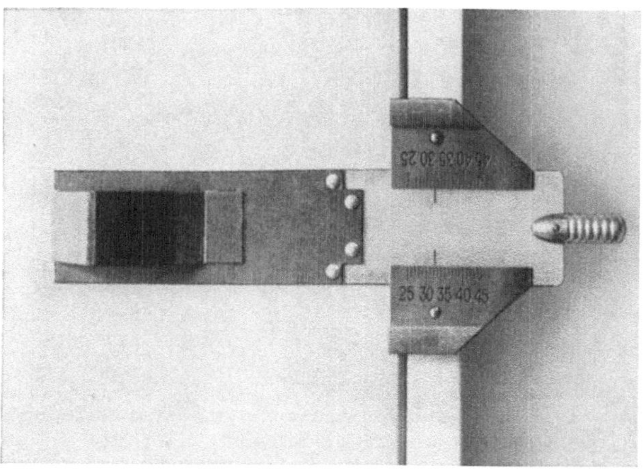

Abb. 3. Der Fixierspiegel ist mit einem Schieber aus Leichtmetall verbunden, der mit seiner Einstellmarke an einer Millimeterskala vorbeigleitet. Dieser Metallteil wird auf den Kassettenrahmen aufgesteckt. (Die Marke zeigt auf 32, d. h. die Mitte des Spiegels ist 32 mm von der Plattenmitte entfernt.)

Pupillenabstand nach der kranken Seite verschoben. Dann bilden Zentralstrahl und optische Achse des verletzten Auges eine Linie.

Der Kopf kann mit einem Gurtkompressorium befestigt werden. Dieses ist seitlich gefenstert, damit die Lichtquelle am Maddoxstab sichtbar bleibt.

Die Belichtungszeit (bei Rubrafolie etwa 7 Sekunden) wird am Handzeitschalter (Abb. 1) eingestellt und der Strom durch Niederdrücken des Auslöseknopfes eingeschaltet. Nach Ablauf der eingestellten Zeit schaltet er sich selbsttätig wieder aus.

Bei der Seitenaufnahme wird die Millimeterskala der Stereostange auf Null gestellt. Dann befindet sich der Zentralstrahl ohne weiteres in Plattenmitte und geht bei richtiger Lagerung des Kopfes durch die Limbusebenen.

Alle Aufnahmen wurden bisher im Sitzen vorgenommen. Da aber besonders ältere Patienten bei der Seitenaufnahme den Kopf nur mühsam neigen können, soll noch ein Liegetisch mit dem Aufnahmetisch fest in Verbindung gebracht werden. Dieser Liegetisch wird um Schulterhöhe tiefer und in der Höhe verstellbar sein.

Selbstverständlich können auch alle anderen Schädelaufnahmen mit diesem Apparat ausgeführt werden. Zur stereoskopischen Wiedergabe muss nur ein auswechselbarer Kassettentunnel angebracht werden.

Der Apparat kann bei den Siemens-Reiniger-Werken A.-G., Berlin NW 7, Karlstrasse 31, bezogen werden.

XI.

Herr R. Braun (Rostock): Pressluftverletzungen des Auges ohne äusserlich sichtbare Erscheinungen.

Stumpfe Traumen können auf verschiedene Weise zur Schädigung des Sehnerven führen. Einmal kann eine mehr oder weniger schwere Verletzung des Schädels durch Bruch des knöchernen Kanals oder durch fortgeleitete Basisblutung den Opticus zerstören. Dann aber gibt es die grosse Gruppe der Kontusionsverletzungen des Augapfels bzw. seiner Umgebung, die eine Beteiligung des Sehnerven durch Contrecoup, durch Orbitalhämatom und dergleichen bewirken. Fast immer wird man bei dieser zweiten Gruppe irgendwelche Erscheinungen an den Bedeckungen des Auges, im vorderen Bulbusabschnitt, an der Linse, im Glaskörper, am Fundus oder dergleichen finden, die ohne weiteres einen unmittelbaren Zusammenhang zwischen Prellung und Schädigung des Sehnerven herstellen lassen.

Dass aber auch ohne irgendwelche Veränderungen der sonstigen Teile des Augapfels, insbesondere seines vorderen Abschnitts ein stumpfes Trauma zu einer Sehnervenveränderung führen kann, zeigten zwei Beobachtungen, über die ich kurz berichten will:

Beide Male handelte es sich um die Einwirkung eines schlagartigen Traumas. Dem ersten Patienten war der Verschluss eines unter Druckluft stehenden Schlauches gegen das Auge geflogen; dem zweiten der Schlauch selbst, der ebenfalls noch unter Druck stand.

Der erste Patient kam mit einer Störung des Sehvermögens zur Aufnahme, die sich in einem relativen zentralen Skotom für alle

Farben von 2 bis 6⁰ Ausdehnung dokumentierte. Der objektive Augenbefund war bis auf eine noch zu besprechende Pupillendifferenz in allen Teilen sowohl des vorderen Augenabschnittes wie des Augenhintergrundes vollkommen normal. Bei einer gutachtlichen Nachuntersuchung nach etwa 5 Monaten wurde die gleiche Funktionsstörung bei wiederum vollkommen normalem Zustand der brechenden Medien wie des Fundus vorgefunden. Es bestand auch keine temporale Abblassung, wie man sie beim Vorliegen einer zentralen Sehstörung etwa hätte erwarten dürfen.

Natürlich lag es nahe, an einen Täuschungsversuch zu denken. Eine genaue Pupillenprüfung ergab aber, dass die Pupille des verletzten Auges etwas weiter war als die des anderen, und dass sie auf genau zentral einfallende Belichtung etwas unausgiebiger als die andere reagierte. Auch war die Reaktion bei seitlich einfallender Belichtung ausgiebiger als bei zentraler. Dadurch war eine objektive Bestätigung des Zentralskotoms erlangt. Das gab für uns den Ausschlag, die Sehstörung als tatsächlich vorhanden und nach Lage der Dinge auch als unfallbedingt anzuerkennen. Wir nahmen eine Sehnervenscheidenblutung geringen Ausmaßes an.

Wenn es zunächst auch durchaus merkwürdig erschien, dass eine solche Sehnervenschädigung durch Kontusion des Augapfels entstehen sollte, ohne dass auch nur die geringsten Veränderungen am vorderen Augenabschnitt, etwa in Form wenigstens einiger zirkulierender Punkte vorlagen, so brachte der zweite ähnliche Fall Hinweise für das Vorliegen einer solchen Möglichkeit.

Hier kam der Patient mit der Angabe, dass er etwa eine halbe Stunde lang, nachdem ihm der Schlauch gegen das Auge geschlagen war, nicht habe sehen können. Bei unserer Untersuchung fand sich nicht die geringste Veränderung am vorderen Augenabschnitt. Das Sehvermögen war bereits wieder normal; auch bestand keinerlei nachweisbares Skotom. Dagegen war hier die Papille des verletzten Auges von einem ausgesprochenen Schleier ödematöser Natur überzogen. Am Gullstrandschen Ophthalmoskop war die Differenz gegenüber dem anderen Auge absolut eindeutig. Leider war aus äusseren Gründen eine spätere Nachuntersuchung nicht möglich.

Im zweiten Fall hat vermutlich nur eine commotioartige Schädigung des Sehnerven vorübergehender Natur vorgelegen. Der Fall scheint mir aber geeignet, die für den ersten Patienten getroffene Annahme einer Opticusschädigung auch ohne Mitbeteiligung des übrigen Augapfels zu erhärten. Vielleicht ist gerade die scharfe, ruckartige Art des Traumas mit durch Pressluft geschleuderten Schläuchen das ausschlaggebende Moment.

XII.

Herr Rolf Schmidt (Freiburg i. B.): Ungewöhnliche Folgen
einer Verletzung durch konzentriertes Tränengas.

Ende November 1935 wurde uns ein 40jähriger Patient ein-
geliefert. Zwei Stunden vorher war ihm aus nächster Entfernung
eine Patrone mit konzentriertem Tränengas ins rechte Auge ge-
schossen worden. Die Patrone enthielt Bn.-Stoff (Brommethyläthyl-
keton). Bei der Aufnahme bestand bereits eine starke Schwellung
der rechten Gesichtshälfte und eine streifenförmige Verätzung der
Gesichtshaut. Die Lider des rechten Auges waren prall geschwollen
und blutunterlaufen, so dass sogar die passive Öffnung der Lider
Schwierigkeiten bereitete. Der Augapfel war vollständig zerfetzt
und ausgelaufen, während das linke Auge von der Verletzung
verschont geblieben war.

Gleich nach der Aufnahme wurde der rechte Augapfel in
Evipannarkose entfernt. Hierbei entwich dem Gewebe ein stark
reizendes Gas, das heftiges Tränenlaufen verursachte, so dass es
kaum möglich war, die Operation zu Ende zu führen. Wider
Erwarten trat in den folgenden Tagen eine weitere Zunahme der
Lidschwellung und ein starkes Vordrängen des Conjunctivalsackes
auf. Dabei entwickelte sich bei heftiger jauchiger Sekretion eine
immer weiter um sich greifende Nekrose des zurückgebliebenen
Orbitalinhaltes und der Lider, die sich dann in Fetzen abzustossen
begannen. Am 20. Tag nach der Verletzung wurde deshalb die Ausräumung der Augenhöhle, bei der aus der Spitze der Orbita einige
Glassplitter zutage gefördert wurden, die von der Kapsel herrührten,
in der das flüssige Tränengas in der Patrone enthalten war, vorgenommen. Auch hier wirkte wieder das aus dem Gewebe entweichende
Gas äusserst störend. Nach der Exenteration trat immer noch kein
Stillstand der Prozesse ein. Es begann sich jetzt das Periost der
Orbita an verschiedenen Stellen abzustossen. Die Nekrose schritt
weiter fort. Sie ging jetzt auf die benachbarte Gesichtshaut und die
Gesichtsknochen über. So begann der Jochfortsatz des Stirnbeins
nicht von innen, also von der Orbita her, sondern von aussen zu
zerfallen. Erst jetzt stellte sich eine äusserst langsam fortschreitende
Granulation der grossen Wundfläche von der nasalen Orbitalwand
her ein. Ende Mai, also ein halbes Jahr nach der Verletzung, kam
es dann endlich zu einem Stillstand der Nekrosen.

Die histologische Untersuchung des bei der Exenteratio orbitae gewonnenen Präparates zeigte bei heftiger entzündlicher Reaktion eine ausgedehnte Nekrose des Gewebes.

Das Bemerkenswerte an dem Fall ist, dass das Tränengas, das allgemein als harmlos gilt und nur vorübergehende Reizerscheinungen hervorrufen soll, dann, wenn es in konzentrierter Form ins Gewebe gelangt, zu hochgradigen Zerstörungen und Dauerschäden führt.

Der kürzlich von Heinsius im „Militärarzt" beschriebene Fall der Berliner Klinik, wies auch schwerste Verätzungen auf, doch spielten sich hier die Nekrosen auf der Oberfläche ab. Es kam nicht, wie bei unserem Patienten, zu den schweren, immer weiter um sich greifenden Nekrosen in der Tiefe des Gewebes.

Ich habe den Fall mitgeteilt, da sich bei der häufigen Verwendung des Tränengases in unserer Zeit durch unvorsichtige Anwendung ähnliche Verletzungen jederzeit wiederholen können.

XIII.

Herr H. Rieger (Wien): Über das Aussehen der sogenannten
Grubenbildung der Papille bei Betrachtung mit
dem gewinkelten Mikroskop nach K. Lindner.
Mit 2 Abbildungen im Text.

Während meiner Untersuchungen über die Glaskörperablösung traf ich auf einen 60jährigen Taubstummen, der am linken Auge ausser einer senilen Glaskörperabhebung von der Art der vollständigen hinteren Glaskörperabhebung auch den kennzeichnenden Befund der sogenannten partiellen Grubenbildung der Papille darbot.

Die Grube fand sich an der temporalen Seite, erschien stehendeiförmig und grünlichgrau; an ihrem inneren-unteren Rande traten ein grösseres venöses Gefäss und zwei kleinere arterielle Gefässäste hervor. Das Sehvermögen des Auges betrug 6/6, Jg. 1.

Bei der Untersuchung der Papille mit der Lindnerschen Vorrichtung liess sich nun zu unserer Überraschung feststellen, dass das ausgehöhlte Gebiet der Papille von einem ganz zarten Häutchen überwölbt schien, innerhalb dessen auch der Verlauf der Gefässe nachweisbar war (Abb. 1).

Durch Zufall konnte ich kurze Zeit später einen ähnlichen Befund bei einem 20jährigen Medizinstudenten erheben, bei welchem am rechten Auge eine zwar höhergradige, aber gleichartige Missbildung der Papille bestand als im ersten Falle. Das klinische Bild erinnerte einigermaßen an die im Kurzen Handbuch enthaltene Abbildung des von Niels Hoeg beobachteten Falles. Das innere-untere Viertel der Papille weist ein weissliches, etwa einem Conus inferior entsprechendes Aussehen auf, während die Grubenbildung das ganze äussere-untere Viertel einnimmt; über den unteren Rand der Grube tritt ein arterieller Gefässast. Die Äste der Zentralgefässe sind annähernd in einer waagerechten Geraden zwischen oberer und unterer Hälfte der Papille angeordnet. Das Sehvermögen des Auges beträgt 2/60.

Schon bei der Untersuchung im verkehrten Bilde erschien die Grube leicht verschleiert. Bei der Untersuchung im aufrechten

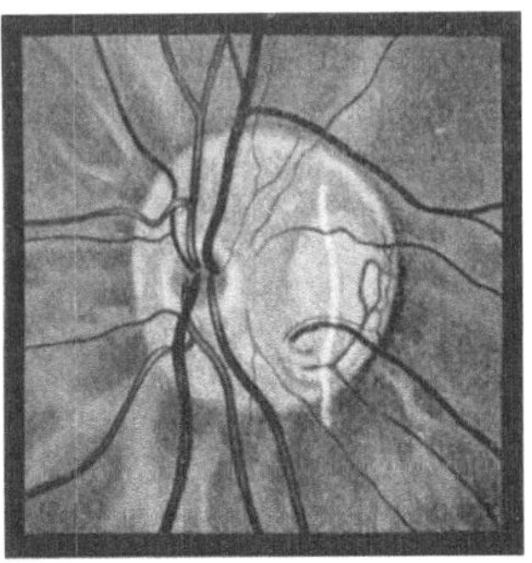

Abb. 1.

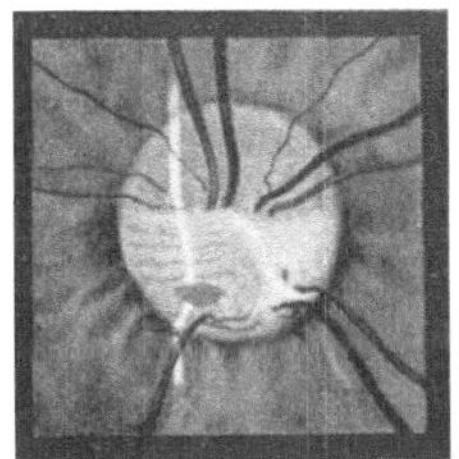

Abb. 2.

Bilde konnte man erkennen, dass über der Grube eine zarte Membran ausgespannt war, in welche von temporal her feinste Gefässästchen einstrahlten und die an einer Stelle eine starke Verdünnung auf-wies. Besonders schön aber war jene die Grube zur Höhle ab-schliessende Membran mit der Lindnerschen Vorrichtung nach-zuweisen: Die Membran erscheint hier deutlich vorgebuckelt und dürfte an der genannten Stelle eine Lochbildung aufweisen (Abb. 2).

Die beiden eben mitgeteilten Befunde bilden gewiss noch keinen Beweis dafür, dass in allen Fällen von sogenannter Grubenbildung der Papille in Wirklichkeit eine Höhle innerhalb des Papillengewebes besteht. Doch sprechen sie wohl im Sinne der von v. Szily (1913, 1920) für diesen Zustand gegebenen Erklärung: Nach v. Szily liegt hier eine typische Missbildung der Papillenanlage vor, die durch das Bestehenbleiben von Lücken im Bereiche des sogenannten Schaltstückes zustandekommen dürfte.

XIV.

Herr Vogelsang (Berlin): Beitrag zur Pathologie des Auges bei eineiigen Zwillingen. Demonstration von zwei Augenhintergrundszeichnungen und einer Photographie der Zwillinge.

Zwillingspaar Gerhard und Arno Sch. 8 Jahre alt.

Gerhard: Rechts scharf begrenztes Maculakolobom mit reichlich Pigment.

Arno: Rechts pigmentiertes scharfrandiges Maculakolobom mit Ausläufer von weisslich-gräulicher Farbe temporal.

Befund der Erbpathologischen Abteilung der I. Medizinischen Klinik der Charité (Prof. Dr. Curtius): Es handelt sich mit Bestimmtheit um eineiig-erbgleiche Zwillinge mit zum Teil spiegelbildlich asymmetrischen Merkmalen.

Bernhard Sch., 38 Jahre (Vater): Pupillen gering entrundet. Beiderseits ausgesprochene physiologische Exkavation, rechts mehr als links, Macula intakt.

Gertrud Sch., 38 Jahre (Mutter): Das rechte Auge ist seit 19 Jahren krank. Rechts Tortuositas vasorum, tiefe randständige Exkavation, Tension 67 mm Hg, Lichtschein. Links flache Papille, Venenpulsation, Tension 38 mm. Juveniles Glaukom?

WaR. bei Kindern und Eltern negativ.

Es handelt sich um rechtsseitiges Maculakolobom bei eineiigen Zwillingen. Die Konfiguration des Koloboms ist fast völlig übereinstimmend. Es wird auf die Bedeutung dieses klinischen Befundes hinsichtlich hereditärer und gutachtlicher Fragen hingewiesen. Erbpathologisch ergeben sich Beziehungen zum Symmetrieproblem und zur Kolobombildung in Korrelation mit anderen Missbildungen.

XV.

Herr W. Rohrschneider (Köln): Primäres Gliom der Orbita.
Mit 4 Abbildungen im Text.

Nach den im Schrifttum niedergelegten Beobachtungen über Orbitalgewächse ist das primäre Gliom der Orbita sehr selten. So konnte Peters noch im Jahre 1931 äussern: „Einen primären Tumor von der Art eines Glioms bzw. Gliosarkoms habe ich in der Literatur nicht verzeichnet gefunden." Dieser Satz ist natürlich

nicht anzuwenden auf die sekundären Gliome, die sich in der Orbita
nach Durchbruch eines Glioma retinae ausbreiten; er gilt auch nicht
für das Gliom des Nervus opticus, auf dessen Häufigkeit Scheerer
im Jahre 1920 in unserer Gesellschaft hingewiesen hat. Gemeint
sind vielmehr solche Gewächse, die vom orbitalen Gewebe selbst
ausgegangen sind.

Vor kurzem haben wir in der Augenklinik Köln einen Fall
beobachtet, bei dem die Gliomnatur sichergestellt ist und bei dem

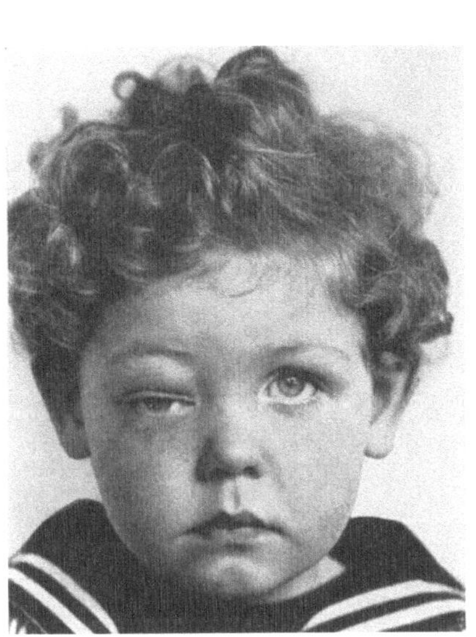

Abb. 1.

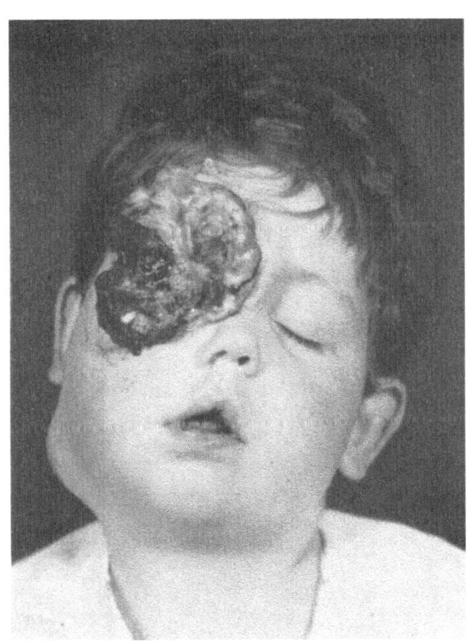

Abb. 2.

die Aufarbeitung der exenterierten Orbita ergeben hat, dass es sich
um ein primäres Gliom der Orbita handelt. Der 3½jährige Herbert L.
erkrankte drei Wochen vor der Aufnahme in die Klinik mit rasch
zunehmender Schwellung am rechten Oberlid, geringem Exophthalmus und Verdrängung des Bulbus nach unten. Unter dem Oberlid
war eine fluktuierende Geschwulst tastbar. Es bestand eine geringe
Beweglichkeitsbeschränkung des Bulbus nach oben. Sonst normaler
Befund, keine Stauungspapille (Abb. 1). Nach einer Probeexcision
schnelle Zunahme der Schwellung, daher Exenteratio orbitae. Im
Verlaufe eines Jahres wurden mehrfach Rezidive zum Teil unter
Mitnahme des knöchernen Orbitaldaches (Prof. Güttich, Ohren-
klinik der Universität Köln) entfernt. Trotzdem gelang es nicht,

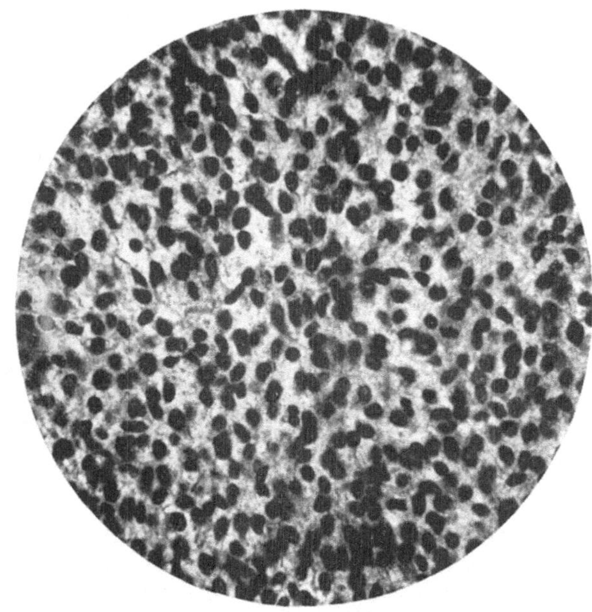

Abb. 3.

die Geschwulst vollständig zu beseitigen. Den zur Zeit bestehenden
Befund gibt Abb. 2 wieder: flache, etwa handtellergrosse aus der
rechten Orbita hervorwachsende Geschwulst, deren Oberfläche

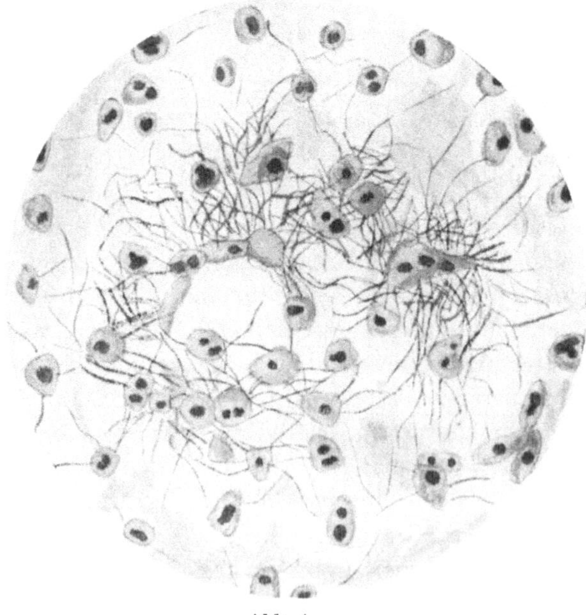

Abb. 4.

schmutzig eitrig belegt ist. Am rechten Kieferwinkel eine weiche fluktuierende Geschwulst, offenbar eine Drüsenmetastase. Das Kind ist durch häufigen Blutverlust anämisch, weist aber keine Hirndrucksymptome auf. Linkes Auge völlig normal, keine Stauungspapille.

Der klinische Befund und Verlauf ist bezeichnend für ein Sarkom der Orbita. Die histologische Untersuchung zeigt einige Besonderheiten. Makroskopisch fiel an der Orbitalgeschwulst, ihren Rezidiven und der Drüsenmetastase die weiche, zerfliessliche Beschaffenheit auf, die immer wieder den Gedanken nahelegte, die Geschwulst durch Punktion anzugehen. Bei der histologischen Untersuchung musste man auf den ersten Blick an ein fibroblastisches Sarkom mit myxomatösem Charakter denken (Abb. 3). Manche Abschnitte sind zellreich, andere weisen ein faseriges Grundgewebe mit eingelagerten grösseren und kleineren Zellkernen auf. Schleim liess sich in den Präparaten färberisch nicht nachweisen. Professor Guillery vom Pathologischen Institut der Universität Köln machte darauf aufmerksam, dass es sich wahrscheinlich um ein Gliom handele. In der Tat liessen sich durch die Gliafärbung nach Holzer einwandfrei Gliafasern in der Geschwulst nachweisen (Abb. 4). Es handelt sich demnach histologisch um ein Glioma sarcomatodes. Die Geschwulst lag in der Orbita oberhalb des Musc. levator palpebr. sup. Der Sehnerv selbst zeigte bei der mikroskopischen Untersuchung keine krankhaften Veränderungen. Die Entstehung einer solchen Geschwulst in der Orbita dürfte auf Keimverlagerung von der embryonalen Gehirnanlage aus zurückzuführen sein, wie das auch für die Gliome der Nase angenommen wird. Auf die Frage, ob vielleicht manche als Myxosarkom der Orbita beschriebene Gewächse zu dem gleichen Typus des Glioma sarcomatodes zu rechnen sind, kann aus Zeitmangel hier nicht eingegangen werden.

Nachtrag bei der Korrektur: Inzwischen ist das Kind gestorben. Die Sektion ergab ausser der Orbitalgeschwulst und der Drüsenmetastase keine weitere Geschwulstbildung. Ausführliche Beschreibung erfolgt in einer Dissertation von Heumann.

XVI.

Herr K. vom Hofe (Greifswald): Eine eigenartige angeborene Störung der Pigmentverteilung im Augenhintergrund.

Mit 3 Abbildungen im Text.

Ein 24jähriger Kandidat der Medizin wurde von der Kölner Nervenklinik überwiesen, weil er einen Suicidversuch mit Veramon unternommen hatte. Grund des Suicidversuchs: In einem Spiegelkurs, in dem sich die Studenten selbst spiegelten, will er gehört haben, dass man bei ihm von einer Retinitis pigmentosa sprach.

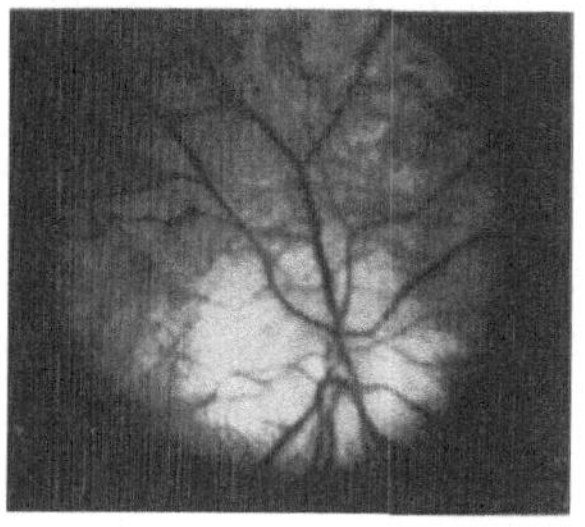

Abb. 1.

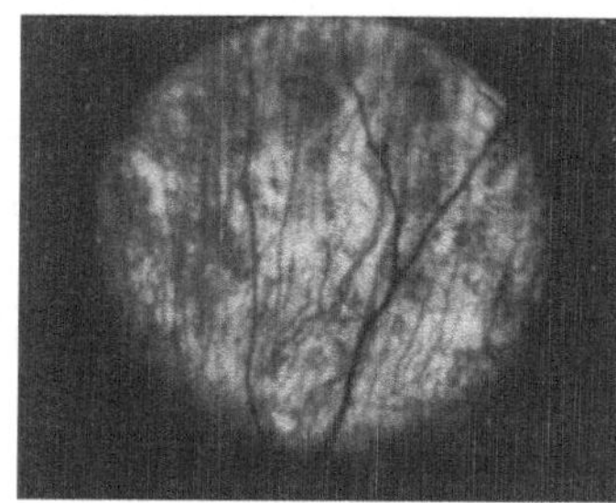

Abb. 2.

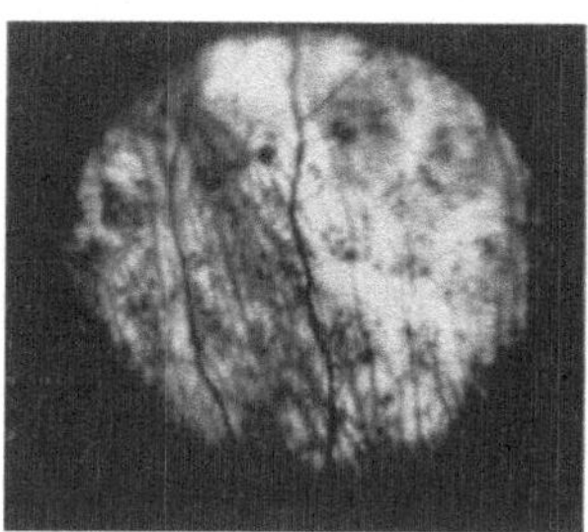

Abb. 3.

Befund: Vorderer Augenabschnitt ohne Besonderheiten. Linsen und Glaskörper klar. Hintergrund: Breite peripapilläre Aufhellung (Abb. 1). Der grösste Teil des Augenhintergrundes, Maculagegend und Umgebung der Papille ausgenommen, zeigt massenhaft, meist schollenförmige Pigmentansammlungen, über die die Netzhautgefässe hinwegziehen (Abb. 2). Nur vereinzeltes, mehr punktförmiges Pigment in den vorderen Netzhautschichten. Zwischen den pigmentierten Stellen solche ohne jedes Pigment, die an Kolobome erinnern und in denen man keine bzw. nur vereinzelte Aderhautgefässe erkennt (Abb. 3).

Sehschärfe beiderseits 5/4. Akkommodation intakt. Gesichtsfeld normal für Weiss und Blau. Farbensinn: Deuteranomalie. Dunkeladaptation: Verlauf und Endwert regelrecht, deutlicher Knick nach 5 Minuten.

Die Familienanamnese ergab, dass eine Tante in den 40er Jahren aus unbekannter Ursache blind geworden war und die Tochter eines Vetters, der eine Kusine geheiratet hat, einen Albinismus haben soll. Eine Schwester des Patienten konnte ich untersuchen. Sie bot einen normalen Augenbefund. Im übrigen war eine objektive Nachprüfung der anamnestischen Angaben nicht möglich, da die Verwandten in einer ganz anderen Gegend wohnten.

Angesichts der in jeder Richtung ungestörten Funktion, des Fehlens subjektiver Erscheinungen sowie im Hinblick auf die Familienanamnese liegt der Schluss nahe, dass es sich bei den beschriebenen Veränderungen, die man am besten als Scheckung des Augenhintergrundes bezeichnet, um eine kongenitale hereditär bedingte Anomalie handelt. Eine typische sogenannte „gruppierte Pigmentierung" (Niels Höeg u. a.) kommt nicht in Frage, weil die Anordnung des Pigments nicht „gruppiert" war. Wahrscheinlich bestehen aber doch gewisse Beziehungen zu dieser und anderen Pigmentanomalien, wie sie von Jacobi, Kraupa u. a. beschrieben worden sind.

XVII.

Herr H. Gasteiger (Frankfurt a. M.): Über eine seltene Form von Mitbewegung.

Unter Mitbewegung verstehen wir die abnorme Beteiligung eines Muskels bzw. einer Muskelgruppe bei der Tätigkeit einer andern. Solche Veränderungen treten im allgemeinen angeboren auf. Die wenigen mitgeteilten Fälle von erworbener Mitbewegung halten einer Nachprüfung meist nicht Stand. Deshalb möchte ich mir erlauben einen Fall von zweifellos erworbener Mitbewegung im Filme vorzuführen.

Es handelt sich um einen 41jährigen Mann, der im September 1916 durch einen Granatsplitter, der ihn vor dem rechten Ohre traf, verletzt wurde. Im Anschluss daran war er zweimal operiert worden, wobei Geschoßsplitter entfernt wurden. Er klagt über Sehstörung am rechten Auge, Kopfschmerzen, Schwindelanfälle und über Schmerzen im rechten Unterschenkel und der rechten Schulter. Er stand deshalb im hiesigen Hirnverletztenheim in Behandlung, wo verschiedene Reflex- und Sensibilitätsstörungen auf der rechten Seite festgestellt wurden.

Der Augenbefund war folgender: Die Lidspalte war rechts verengt. Es bestand ein geringer Enophthalmus (2 mm). Die Beweglichkeit des rechten Auges nach aussen war aufgehoben, nach allen übrigen Richtungen frei. Bei Rotdifferenzierung konnten entsprechende Doppelbilder ausgelöst werden. Bei leichtem Reiben der Zähne gegeneinander traten Bewegungen nach Art eines horizontalen, einseitigen Nystagmusses rechts auf, die sich bei starken Kaubewegungen wesentlich verstärkten. Diese Bewegungen hören sofort auf, wenn die Tätigkeit der Kaumuskeln eingestellt wurde. Gleichzeitig mit diesen Bewegungen des Augapfels kam es auch zu pulsationsartigen Bewegungen im Bereiche der, vor dem rechten Ohre sichtbaren, strahligen, leicht eingezogenen Einschussnarbe, die ebenso wie die Bulbusbewegungen von der Heftigkeit und der Dauer der Kaubewegungen abhängig waren.

Der Augapfel zeigt eine von unten gegen das Hornhautzentrum reichende Narbe, einzelne bläuliche, punktförmige Linsentrübungen und normalen Augenhintergrund. Die Pupillenreaktionen waren regelrecht und die Bestimmung der pupillomotorischen Unterschiedsempfindlichkeit ergab normale Werte. Die Sehschärfe von 5/24 entsprach dem Befunde. Die Gesichtsfeldprüfung ergab eine mäßige Einengung von oben bei normalen Verhältnissen in den zentralen Gesichtsfeldteilen. Die Hornhautsensibilität war vermindert.

Das linke Auge war in allen Teilen normal und hatte volle Sehschärfe.

Als Ursache der geschilderten Mitbewegung ist mit Sicherheit eine periphere Schädigung anzusprechen. Durch die Einschussöffnung sind narbige Verbindungen zwischen dem gelähmten Rectus lateralis und der Kaumuskulatur eingetreten, die zur Folge haben, dass jede Kontraktion der letzteren einen Zug auf den Aussenwender des rechten Auges ausübt und so die Mitbewegungen hervorruft. Dass diese Erklärung zutrifft, beweisen die gleichzeitigen Bewegungen im Bereiche der Narbe und die Röntgenbilder, die den Knochendefekt erkennen lassen und ausserdem Geschossreste im Bereiche der Orbita zeigen.

XVIII.

Herr E. Seidel (Jena): Zur Biologie der Aderhautsarkome.
Mit 6 Abbildungen im Text.

Zur Biologie der Aderhautsarkome möchte ich eine klinische Beobachtung mitteilen und farbige Aufnahmen von mikroskopischen Präparaten demonstrieren, die sich auf eine 29jährige Landwirtsfrau beziehen, die etwa ½ Jahr, bevor sie in meine Beobachtung trat, Sehstörungen bemerkte und deshalb augenärztliche Hilfe in Anspruch nahm. Die vor mir von sehr erfahrener Seite vorgenommene klinische Untersuchung ergab am rechten Auge eine Herabsetzung der Sehschärfe auf ¹/₇ der Norm. Die Vorderkammmer war temporal etwas flacher als nasal. Mit dem Augenspiegel sah man eine flache Ablatio der unteren Hälfte, vor allem aber beim Blick nach temporal dicht hinter der Linse einen grossen Tumor in Form eines Ellipsoides, dessen grosse Achse vertikal stand und das etwa 1 cm lang war. Die Oberfläche des Tumors erschien glatt und hatte im reflektierten Licht ein braun, graugrünes Aussehen. Da der Tumor mit der Langeschen Lampe gut durchleuchtbar war, glaubte man, dass es sich nicht um ein Sarkom des Ciliarkörpers handeln könne, sondern vielmehr um eine Cyste in dieser Gegend.

Man versuchte die vermeintliche Cyste operativ zu entfernen. Dabei wurde so vorgegangen, dass man einen Schnitt in die Sklera in der Ciliarkörpergegend über der vermeintlichen Cyste anlegte. In die Wunde stellte sich ein Tumor ein mit dicker Wand, er wurde an seinem Grunde mit einem Catgutfaden umschlungen, abgeschnürt und dann abgetragen, was ohne eine Eröffnung des Tumors gelang. Auf diese Weise wurde ein Gewebsstück von Halbhaselnussgrösse entfernt. Die Skleralwunde wurde daraufhin vernäht, und zwar mit Frauenhaar.

Die histologische Untersuchung ergab nun einen ganz ungewöhnlich gefässreichen Tumor (Abb. 1), also keine Cyste. Die Gefässwand bestand nur aus einer einzigen Endothellage. Zwischen den Gefässen zeigte sich ein zartes eosinophiles Netzwerk, das um einzelne Gefässe breite Mäntel bildete. In dieses Netzwerk waren Zellen eingestreut, deren Grenzen meist nicht zu erkennen waren (Abb. 1).

Die Vermutung, dass es sich um Gliagewebe handeln könne, bestätigte die spezifische Färbung nicht. Vielmehr liessen sich durch die Achucarro-Klarfeld-Methode massenhaft Mesenchymfibrillen

nachweisen. Die Diagnose Angiosarkom und Angiomatosis retinae
wurde abgelehnt und wegen der reichlich vorhandenen Mesenchym-

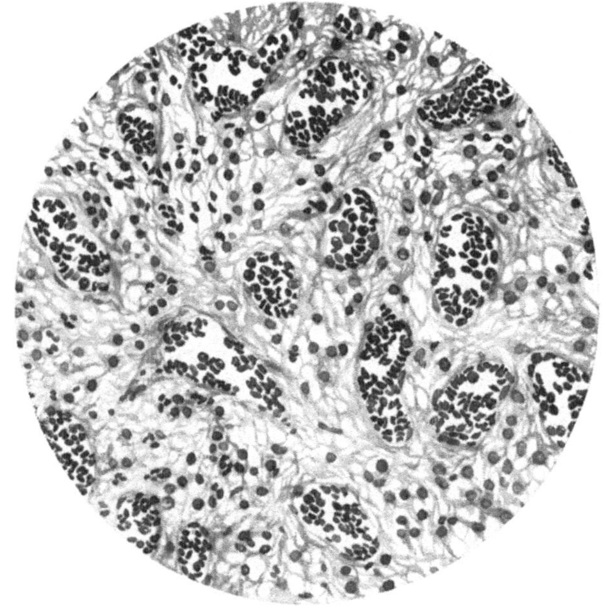

Abb. 1.

fibrillen ein atypisches Hämangiom der Aderhaut als wahrscheinlichste Diagnose angenommen, zumal auch der pathologische

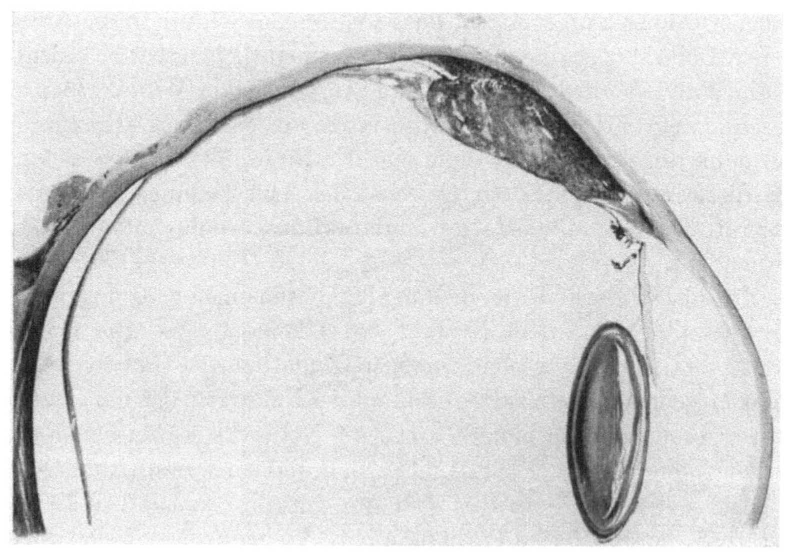

Abb. 2.

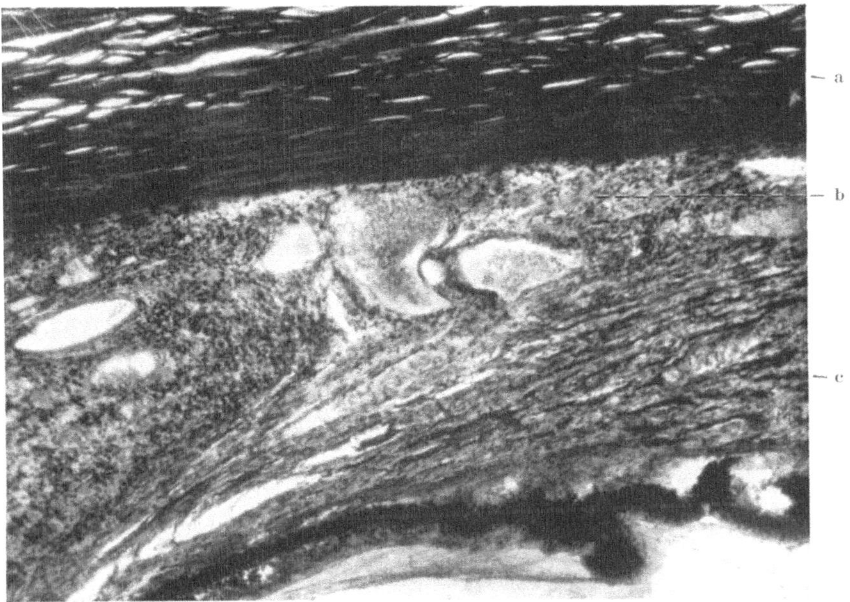

Abb. 3. a = Sklera, b = Vorderer Teil des Sarkoms (mit stark erweiterten Blutgefässen),
c = Ciliarkörper.

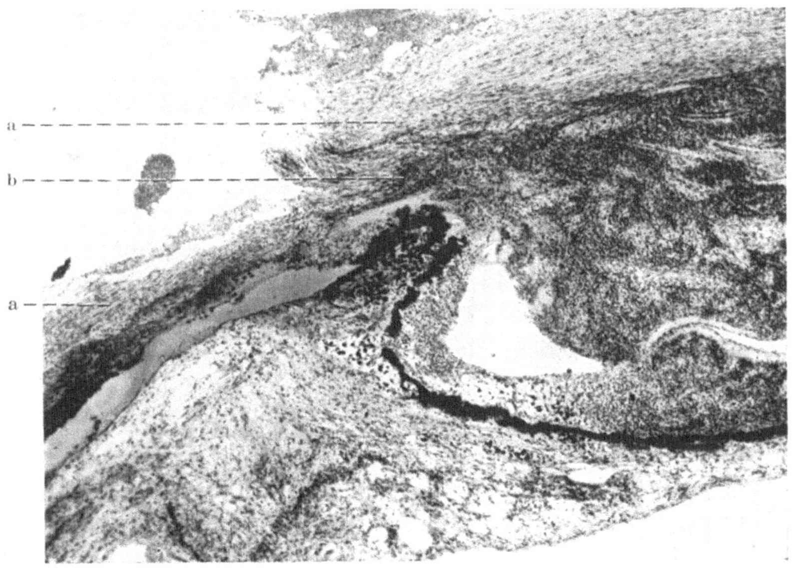

Abb. 4. a = Sklera, b = Tumorgewebe.

Anatom vom Fach nach Ausführung der van Gieson-Färbung, der
Achucarro-Klarfeld-Methode und der Holzerschen Gliafasermethode
besonders wegen des positiven Ausfalls der Färbung der Mesenchymfibrillen dazu neigte, ein capilläres Hämangiom anzunehmen. Allerdings wurde vom Anatom bemerkt, dass ein sicheres Urteil nach den
Schnitten nicht abzugeben sei.

Ich habe die Patientin etwa 4 Monate nach der eben geschilderten von anderer Seite ausgeführten Operation gesehen und

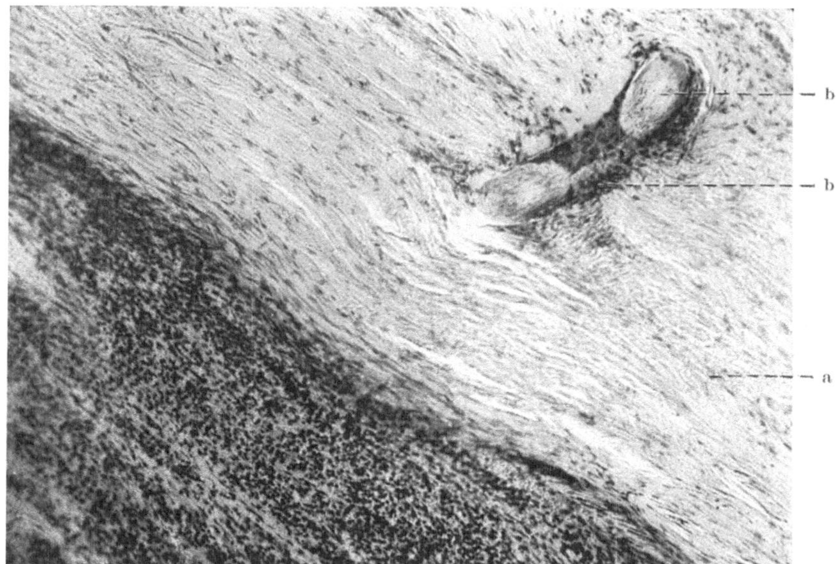

Abb. 5.　a = Sklera, b = Nahtmaterial (Frauenhaar) umgeben von Tumorzellen.

beobachtete sie zunächst noch etwa $3\frac{1}{2}$ Monate. Ich fand bei
der ersten Untersuchung bei der Durchleuchtung des Bulbus
mit der Durchleuchtungslampe nach Lange, wenn man sehr
schwache Lichtintensitäten anwandte, eine deutliche Abschwächung des roten Lichtreflexes aus der Pupille. Obgleich ich die
histologischen Präparate des excidierten Tumorstückes (Abb. 1), die
mir zur Verfügung standen, zunächst auch nicht zu deuten vermochte, so glaubte ich doch aus dem klinischen Befunde die Diagnose: „Sarkom der Aderhaut" stellen zu müssen. Der Ansicht der
Annahme eines Angioms der Aderhaut konnte ich mich aus einer
Reihe von Gründen nicht anschliessen. Obgleich ein merkliches
Wachstum des Tumors während einer dreimonatlichen Beobachtungszeit nicht mit voller Sicherheit feststellbar war, entschloss ich mich
doch 3 Monate nach der ersten Untersuchung zur Enukleation, da

ich den Eindruck hatte, als ob die Basis des Tumors vielleicht etwas
verbreitert wäre und der Tumor vielleicht etwas weiter ins Augeninnere hineinragte.

Der enukleierte Bulbus wurde histologisch untersucht und ergab
folgenden Befund:

In der Ciliarkörpergegend fand sich ein sehr flaches, fast
pigmentfreies 2 mm dickes und 1 cm langes fast bis zum Äquator des
Bulbus reichendes **Spindelzellensarkom** (Abb. 2), das sich

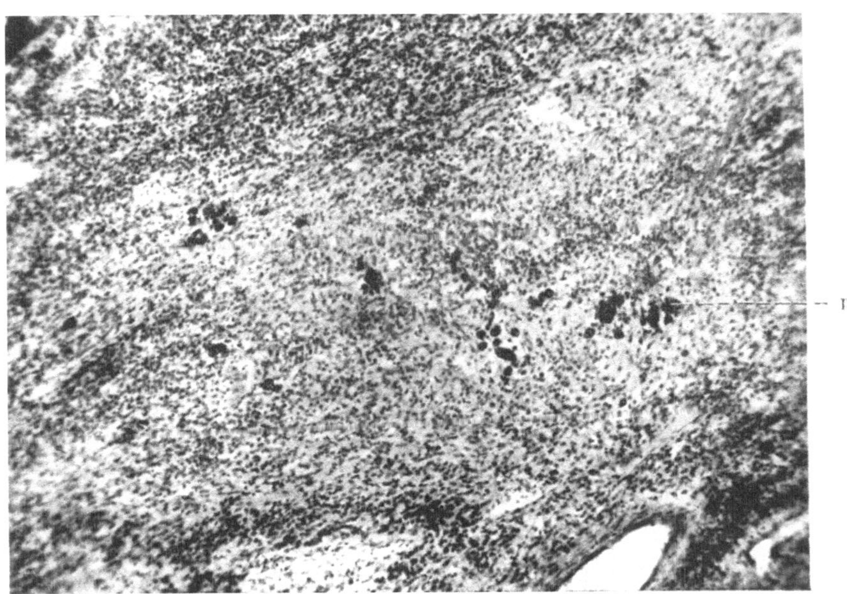

Abb. 6. p = Vereinzelte Pigmentzellen im Tumorgewebe.

zwischen Sklera und Ciliarmuskel bis zum Kammerwinkel hin vorgeschoben hatte, ohne diesen jedoch zu erreichen. Im Vorderteil des
Sarkoms, also in dem dem Kammerwinkel zugewandten Teil, fanden
sich sehr zahlreiche ausgedehnte Blutgefässe, wie das bekanntlich
häufig vorkommt (Abb. 3).

An der Stelle der Sklera, wo die Probeexcision aus dem Tumor
vorgenommen worden war, d. h. an der Stelle der Incisionsnarbe
in der Sklera sah man, wie die Tumorzellen in die Skleralnarbe ein-
gewuchert (Abb. 4) und längs der Nahtkanäle an dem Nahtmaterial
(Frauenhaar) nach aussen vorgedrungen waren (Abb. 5).

Der geringe, fast fehlende Pigmentgehalt des Tumors (Abb. 6)
und die geringe Dicke desselben erklären die gute Durchleuchtbarkeit.

Der Befund beweist aufs neue die Gefährlichkeit von Probeexcisionen bei Sarkomen und zeigt ausserdem die Schwierigkeit anatomischer Diagnosen an excidierten Gewebsstücken, wobei stets die Art und Weise ihrer Gewinnung mit zu berücksichtigen ist.

Das ganz verschiedene mikroskopische Aussehen des excidierten Gewebsstückes (Abb. 1) im Vergleich zu dem intraokularen Sarkom im enukleierten Bulbus habe ich mir so erklärt: Durch das bei der Operation in Anwendung gebrachte durchaus sachgemäße Vorgehen, wobei der Tumor sich zwischen die Schnittränder in die Sklera einstellte und dann an der Basis mit einem Catgutfaden abgeschnürt wurde, war es zu einer Stauung der Blutgefässe und Ausdehnung der Capillaren sowie einer ödematösen Durchtränkung des Gewebes gekommen, so dass in der Tat ein mikroskopisches Bild gefunden wurde, das als ein atypisches capillares Hämangiom gedeutet werden konnte, obgleich es in Wirklichkeit ein durch Stauung artefiziell verändertes Sarkomgewebe darstellte.

(Demonstration von 14 farbigen Mikrophotographien.)

XIX.

Herr Ed. Werdenberg (Davos):

    I. Miliartuberkulose des Auges.

    II. Krankheitsquelle der Augentuberkulose.

I. Miliartuberkulose des Auges.

Klinisch ist die diagnostisch sicherste Form der Augentuberkulose die produktive, herdförmige, terrainmäßig begrenzte. Je mehr man dieselbe sieht, je mehr fällt dabei die Häufigkeit des miliaren Charakters auf, der multiplen miliaren Aussaat als tuberkulöse Gefässerkrankung, hämatogene Äusserung der Generalisation. Die miliare Aussaat zeigt sich vor allem in der Iris, aber auch in der Chorioidea.

1. Miliare Aussaat in der Iris.

Die Aussaat in der Iris kann eine sehr ausgedehnte sein mit zahllosen, sich vorwölbenden Tuberkeln, besonders bei den juvenilen Formen, im ungünstigsten Fall zur Konglobierung neigend, oder eine geringgradige mit nur vereinzelten Knötchen. Die Resorptionstendenz ist bei diesen Formen häufig eine gute. Im späteren Alter treffen wir nicht selten blande, graue, glasige, ins Irisgewebe versenkte Knötchen ohne Neigung zu Progressivität, aber mit sehr langsamer Heiltendenz. Die Heilung wird durch Bildung zuführender Gefässe eingeleitet.

2. Miliare Aussaat in der Chorioidea.

Die miliaren und submiliaren Formen der Aderhauttuberkulose, abgesehen von der Mitbeteiligung der Chorioidea bei akuter Miliartuberkulose, sind nicht selten. Fälle von abgelaufener Chorioiditis disseminata zeigen gelegentlich alte submiliare Zonen.

Nach frischer miliarer Streuung finden wir ebenfalls das typische Bild der Chorioiditis disseminata, wohl bedingt durch Confluenz der Herde und sekundäre, durch Vernarbungsvorgänge und Pigmentalteration bedingte Veränderungen. Die Chorioiditis disseminata darf wohl grösstenteils als hämatogene Streuung, häufig als ursprünglich miliare Aussaat mit sekundären Veränderungen aufgefasst werden.

II. Krankheitsquelle der Augentuberkulose.

An Hand des Demonstrationsmaterials sei auf zwei interessante Tatsachen hingewiesen:

1. auf den Parallelismus zwischen Augen- und intrathorakalem Befund bei der produktiven Krankheitsform,

2. auf die ascendierende Infektion bei Hilusdrüsentuberkulose.

1. Der Parallelismus der produktiven Form zeigt sich deutlich ausgeprägt:

a) als grobe miliare Aussaat sowohl in der Iris als auch in der Lunge,

b) als feine miliare Aussaat sowohl in der Chorioidea als auch in der Lunge.

2. Hilusdrüsentuberkulose und ascendierende Infektion:

Für den Augenarzt besteht die wichtige Tatsache, dass röntgenologisch leichte sowie schwere Hilusdrüsentuberkulose die gleich bösartige Krankheitsquelle der schweren, meist exsudativen Form der Augentuberkulose darstellen kann. Aus Parallelismus oder scheinbaren Antogonismus kann deshalb kein sicherer Schluss in bezug auf die Schwere der Augentuberkulose gezogen werden. Dies erklärt, warum die Beurteilung der Internisten für den Ophthamologen irreführend sein kann, wenn allein auf dem Befund eines oft noch ungenügenden Röntgenbildes abgestellt wird.

a) Nachweis bösartiger tuberkulöser Iridocyclitis bei tuberkulösem Hilusdrüsentumor und röntgenologisch geringgradigem intrathorakalem Befund, wobei in beiden Krankheitsfällen die Krankheitsquelle gleich schwere Metastasen am Auge verursachte, dieselben also gleich bösartigen Charakter hatten.

b) Nachweis der ascendierenden intrathorakalen Infektion von den Hilusdrüsen nach den Paratrachealdrüsen mit breitem parasternalem Schatten. Gleichzeitig mit der Resorption des Schattens, also der Ausheilung der Krankheitsquelle erfolgt die Ausheilung der bösartigen Iridocyclitis.

Handelt es sich hier um eine röntgenologisch aufgedeckte ascendierende Infektion, so muss in einer grossen Zahl der Fälle mit geringem intrathorakalem Befund bei bösartiger Augentuberkulose die Krankheitsquelle als röntgenologisch unaufgedeckt angenommen werden. Ich erinnere hier an die Krückmannschen Sektionsergebnisse bei Augentuberkulose. Maßgebend in diesen Fällen für die Beurteilung ist der Charakter der Augen- und Gesamterkrankung.

XX.

Herr W. Reichling (Berlin): Ein Fall von angeborener Blindheit mit angeborener Aniridie.

Mit 4 Abbildungen im Text.

Die der Demonstration zugrunde liegenden Bilder stammen von zwei Augäpfeln eines 12 Wochen alten Knaben, der an otitischer Sepsis zugrunde ging. Bei der Sektion wurden multiple Missbildungen gefunden: ausser der Aniridie lagen Hypoplasie der Thymusdrüse in Form zweier Halsthymusanlagen, eine rechtsseitige Kuchenniere mit Verdoppelung des Nierenbeckens und des oberen Ureterenstückes vor.

Die klinischen Daten verdanke ich Herrn Professor Löhlein, der das Kind selbst, den Vater, die Mutter und eine 1½ Jahre alte Schwester untersuchte.

Die Untersuchung des Knaben mit der Aniridie ergab, dass ein mäßiger Nystagmus vorlag, dass bei Belichtung weder Bewegungen der Augen oder des Kopfes zur Lichtquelle hin, noch auch Schliessen oder besonderes Öffnen der Augen oder tiefes Atmen konstatierbar waren. Von der Iris war beiderseits nichts zu sehen, peripher gelegene Reste konnten wegen der Unruhe des Kindes nicht ganz

sicher ausgeschlossen werden. Der Augenhintergrund war beiderseits auffallend pigmentarm, die Papillen waren ohne grobe Veränderungen. Die Maculagegend war bei der Unruhe des Kindes
nicht sicher zu beurteilen. Sonst waren beide Bulbi normal.

Bei der Untersuchung der Verwandten wies nur der Vater
einen anormalen Papillenbefund auf: der Opticus zeigte eine ovale
Grubenbildung, in der ein oberes Gefäss verschwand. Am Aussen-
rand der Grube trat ein Gefäss hervor und zog zur Macula. Ob ein
Zusammenhang zwischen eintretendem und austretendem Gefäss
bestand, war nicht sicher erkennbar.

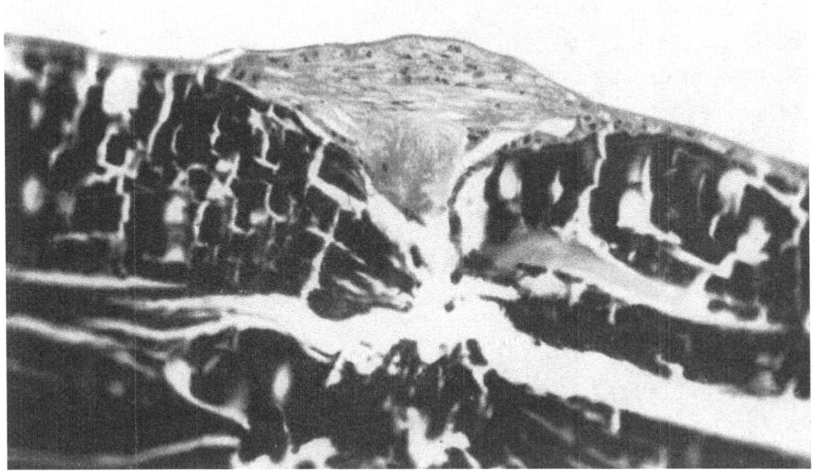

Abb. 1. Rechtes Auge. Bulbus 874. Vorderer Polstar.

Die folgenden Befunde wurden an dem Mittelblock der beiden
Bulbi erhoben. Die Abtragung der oberen und der unteren Kalotte
erfolgte so, dass der obere und untere Schnittrand des übrigbleibenden
Mittelblockes hinten die äussere Begrenzung der duralen Sehnervenscheide traf. Die Beschreibung der abnormen histologischen Befunde
erfolgt in der Richtung von vorn nach hinten.

Im Bulbus 874, rechtes Auge, und Bulbus 875, linkes Auge,
wies die Linse einen vorderen Polstar auf (874 Schnitt 20 bis 60;
875 Schnitt 238 bis 250) (Abb. 1, 874).

Von der Iris ist in beiden Augen ein stattliches Rudiment
erhalten. Sowohl bei Bulbus 874 als auch bei Bulbus 875 besteht ein
stark ausgeprägtes Ectropium uveae. Das Stroma der Iris ist
beiderseits reich an Kernen und relativ arm an Gefässen, die Länge
der Irides — namentlich in weit auseinanderliegenden Schnitten —

30*

ist in den untersuchten Mittelblocks beider Augen sehr verschieden, ebenso ihre Breite.

In der Literatur wird des öfteren das völlige Fehlen von Sphincter und Dilatator betont. Diese Defektbildung liegt bei den beiden Augäpfeln nicht vor (Abb. 2). Allerdings lassen sich Dilatator und Sphincter nicht an allen Schnitten nachweisen, auch ist ihre Ausdehnung nicht die normale.

Höchst eigenartig liegen die Verhältnisse im Kammerwinkel (Abb. 3). In vielen Schnitten ist von einem Kammerwinkel im

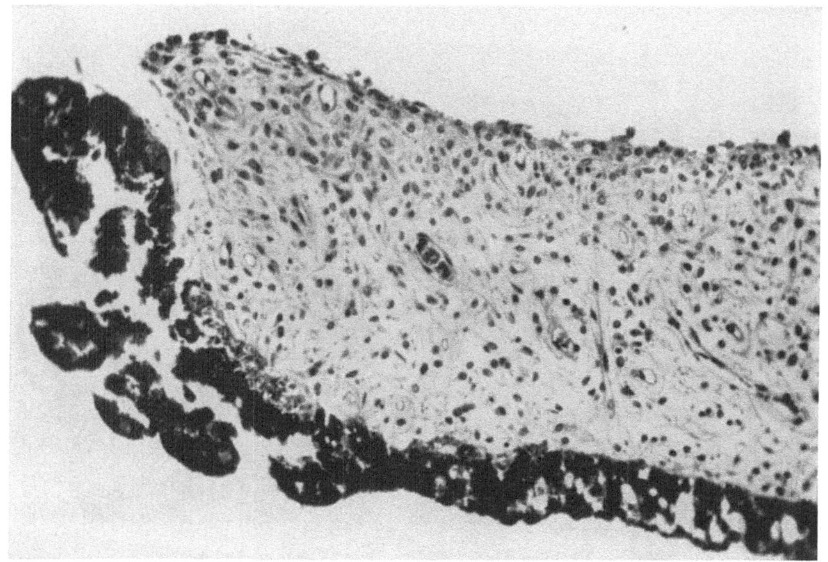

Abb. 2. Rechtes Auge. Bulbus 874. Der Sphincter iridis ist in der Nähe des Pupillar-
randes rudimentär ausgebildet.

eigentlichen Sinne nicht die Rede. Zunächst ist auffallend, dass der Kammerwinkel nicht spitzwinkelig wie im normalen Auge, sondern überall rechtwinkelig oder nahezu rechtwinkelig ist. Man hat den Eindruck, dass die Iris in ihrer Entwicklung eine bestimmte Drehung in Richtung der späteren Lage der Pupille des normalen Auges nicht vollzogen hat. Dort, wo im normalen Zustand das uveale Gerüstwerk den Kammerwinkel bildet, liegt an vielen Stellen in den vorliegenden Präparaten ein deutlich ausgeprägter Wulst des Stromagewebes der Iris. Dieser Stromawulst teilt den uvealen Anteil des Gerüstwerkes an vielen Stellen in zwei Teile, einen vorderen und einen hinteren. Der hintere Anteil liegt teilweise so, als wäre er in das stromale Gewebe der Iris eingesenkt, teilweise verläuft er aber annähernd parallel der Augapfeloberfläche nach hinten in Richtung der Stelle, wo das Pigmentepithel der Iris auf die Ciliarfortsätze übergeht. Durch diesen hinteren Anteil des uvealen Gerüstwerkes wird das basale Irisstroma in dem grössten Teil seiner Breite vom skleralen Gerüstwerk wie durch einen Kanal getrennt.

Als weitere Anomalie des Kammerwinkels ist ein ausserordentlich weites Übergreifen des uvealen Gerüstwerkes nach vorn auf die hintere Hornhautfläche zu bezeichnen (Beispiel: 875 Schnitt 3

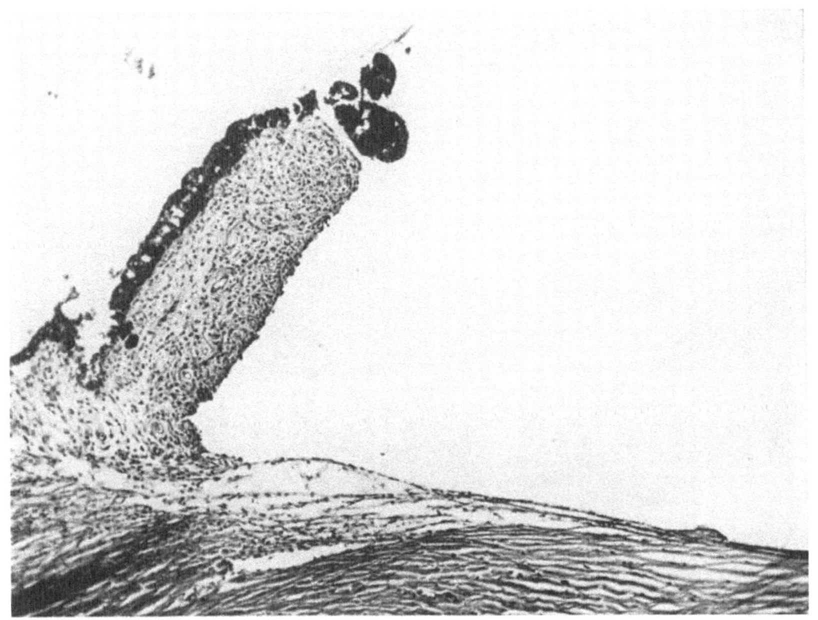

Abb. 3. Linkes Auge. Bulbus 875. Irisstromawulst im Kammerwinkel. Ausgedehntes Übergreifen des uvealen Gerüstwerkes auf die Hinterfläche der Hornhaut.

bis 109, siehe hierzu Abb. 3). In den erwähnten Schnitten endet das uveale Gerüstwerk vorn in einem aus grobbalkigem Gewebe bestehenden Wulst an der Hinterfläche der Hornhaut.

Der Zwischenraum zwischen Netzhaut und Chorioidea im Gebiet der Langeschen Falte ist angefüllt mit unregelmäßig verstreutem Material teilweise zerstörter Stäbchen- und Zapfenzellen, mit Krümeln und Flocken einer eiweissreichen, geronnenen Flüssigkeit, spärlichen Pigmentzellen und Pigmentkörnchen aus zerfallenen Pigmentzellen.

In unmittelbarer Nachbarschaft der Langeschen Falte, rückwärts von ihr, liegt ein völliger Defekt der Stäbchen- und Zapfen-

schicht in einer gewissen Ausdehnung vor (Abb. 4). Ebensolche Defekte
der Stäbchen- und Zapfenschicht sind noch an zahlreichen Stellen in
der gesamten Ausdehnung zwischen Ora serrata und Papille in beiden
Augäpfeln nachweisbar. Der Defekt ist an diesen Stellen nicht überall vollständig; manchmal sind die Stäbchen und Zapfen rudimentär
ausgebildet; an anderen Stellen aber reichen die Körner der hinteren
Körnerschicht unmittelbar an das Pigmentepithel heran.

Erwähnenswert ist in diesem Zusammenhang eine Verlagerung
von einzelnen Körnern bzw. Körnergruppen in die Stäbchen- und
Zapfenschicht hinein.

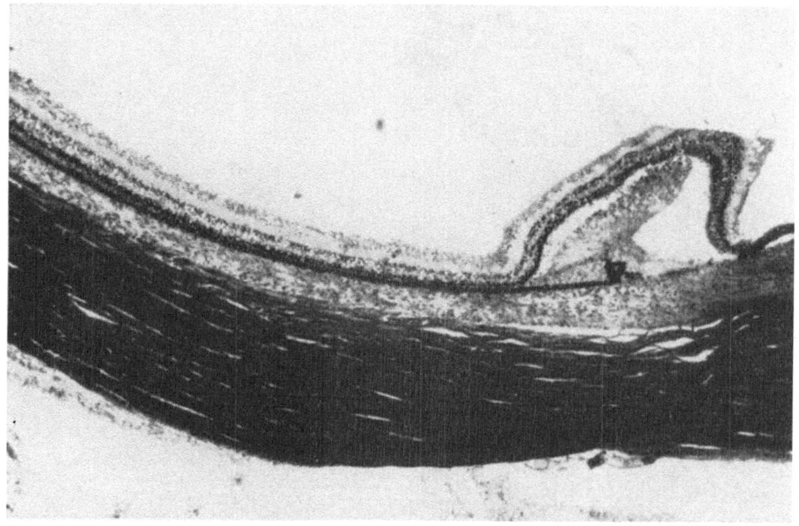

Abb. 4. Linkes Auge. Bulbus 875. Defekt der Stäbchen- und Zapfenschicht in der
Gegend der Lange schen Falte.

Dem beschriebenen Defekt der Stäbchen- und Zapfenschicht
tritt als Befund von gleicher Wichtigkeit das Fehlen der Area
centralis an die Seite. Dieser Befund ist zum erstenmal von Seefelder 1909 im Archiv für Ophthalmologie beschrieben worden.
Leider waren die Netzhäute der hier beschriebenen Bulbi nicht in
einem so guten Zustande, wie in dem von Seefelder veröffentlichten
Fall: eine schon beim Aufschneiden der beiden Bulbi konstatierbare,
im ganzen Bereich der Netzhäute vorhandene Fältelung erschwerte
die genaue Erforschung der Maculae genau so wie die postmortalen
Veränderungen. Infolgedessen können nicht so präzise Angaben
gemacht werden wie im Fall Seefelders. Zwei Dinge aber können
mit Sicherheit behauptet werden:

1. dass von der Ausbildung einer Fovea centralis nicht gesprochen werden kann;

2. dass am Bulbus 875 (links) in der der Macula entsprechenden Gegend in einer Reihe von Schnitten eine Verdünnung der hinteren Körnerschicht bis zur völligen Aufhebung an einzelnen Stellen vorliegt. Die hintere Körnerschicht liegt übrigens auch hier dem Pigmentepithel unmittelbar an.

Auch diese Befunde der Netzhaut liefern einen weiteren Beitrag zur Erklärung der in den meisten Fällen von Aniridie beobachteten, weitgehenden Herabsetzung der Sehschärfe; in dem vorliegenden Fall lag, wie vorher schon erwähnt, sogar vollständige Amaurose vor.

Am Schluss ist noch zu erwähnen, dass beiderseits ein Rest der Arteria hyaloidea nachweisbar ist, der der Papille unmittelbar aufsitzt; er reicht im rechten Auge von Schnitt 48 bis Schnitt 74, am linken Auge von Schnitt II/106 bis Schnitt II/113. Sowohl der Kapselstar als auch der Rest der Arteria hyaloidea sind demnach am rechten Auge beträchtlich grösser als am linken. Hier ist angesichts der rechtsseitigen Kuchennieren mit Verdoppelung des Nierenbeckens und des oberen Uretheranteiles daran zu denken, dass die gesamte rechte Körperhälfte der Missbildung stärker unterworfen war, als die linke.

XXI.

Herr W. Reichling (Berlin): Augenmetastase eines Chorionepithelioms beim Manne.

Mit 2 Abbildungen im Text.

Der Pathologe unterscheidet zwischen dem echten Chorionepitheliom, dem Pseudochorionepitheliom und dem malignen Chorionepitheliom in Teratomen der Keimdrüsen.

Das echte Chorionepitheliom ist eine destruierende, sehr maligne, äusserst blutreiche Geschwulst der Placenta fetalis. Sie entsteht in der Weise, dass das vom Fötus gelieferte Epithel der Chorionzotte anfängt zu wuchern und infiltrierend in das mütterliche Gewebe, besonders die mütterlichen Blutgefässe hineinzuwachsen. Metastasenbildung auf dem Blutweg, besonders in die Lunge, schliesst sich an. Im histologischen Bild spielen die Syncytien und die Zellen der Langhansschen Zellschicht die Hauptrolle. Die balkigen syncytialen Massen bestehen aus körnigem, grob vacuolären, fett-

haltigen Protoplasma mit eingelagerten vielgestaltigen, chromatin-
reichen Kernen. Die Langhansschen Zellen sind hell, blasig,
vacuolär, ihre hellen rundlichen Kerne teilen sich mitotisch. Mit
Vorliebe wachsen die malignen Chorionepithelien intravasculär.

Beim Pseudochorionepitheliom — der atypischen Form des
Chorionepithelioms — ist der Gegensatz zwischen Syncytien und
Langhansschen Zellen verwischt. Pseudochorionepitheliome
sind beschrieben worden mit dem Sitz im Hoden, im Ovarium, im
Magen, in der Leber und an anderen Orten.

Über die malignen Chorionepitheliome in Teratomen der Keimdrüsen gibt es verschiedene Auffassungen. Sie werden teils als
Eihautderivate, teils als Differenzierungsprodukte der ektodermalen

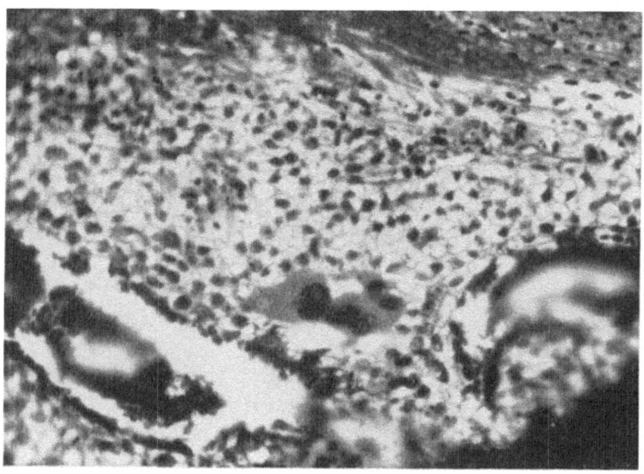

Abb. 1. Lockeres, reticuläres Gewebe mit eingelagertem Syncytium.

Teratomkomponenten in dem Sinne gedeutet, dass die ektodermalen
Anteile des Teratoblastoms besonders stark zur Entfaltung gelangt
sind und die Entwicklung der von den übrigen Keimblättern
stammenden Gewebe unterdrückt haben.

Nach dem Sektionsbefund des Pathologischen Institutes der
Charité hat es sich im vorliegenden Fall um einen Fall der Gruppe 3
gehandelt. Die Sektionsdiagnose lautete: Mischtumor des Hodens
mit chorionepitheliomatösen Stellen, ausgedehnte Metastasierung
in der Lunge, Pleuren, Leber, Haut, Harnblasenschleimhaut,
Knochen, Nieren, Lymphdrüsen in der Bifurkation, Peritoneum,
Darmschleimhaut, Schädeldach, Schilddrüse, Herzmuskel, Mamma,
Prostata, Nebennieren, Knochenmark, Gehirn und Fettgewebe der
Augenhöhlen.

Kurzer Abriss der Krankengeschichte: Der Patient wurde im
März 1936 wegen des Verdachtes auf Chorioidealsarkom des rechten
Auges ennukleiert. Kurze Zeit nach der Ennukleation zeigte sich
unter der Haut über dem rechten Deltoideus ein haselnussgrosser
Knoten, der in der Chirurgischen Klinik der Charité exstirpiert
wurde. Hier wurde auch ein rechtsseitiger Hodentumor festgestellt.
Die histologische Untersuchung des exstirpierten Knotens über dem

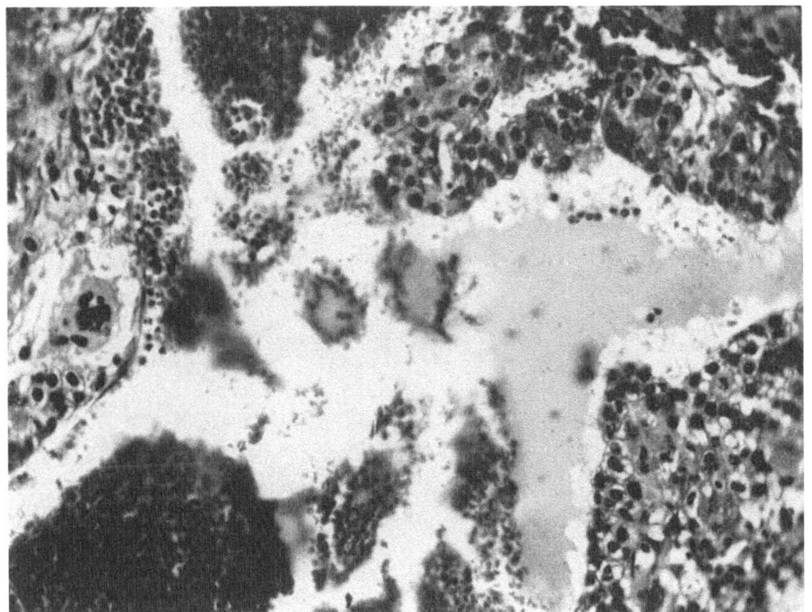

Abb. 2.

rechten Deltoideus erfolgte im Pathologischen Institut der Charité.
Sie ergab die Diagnose: Chorionepitheliom. Die Weiterbehandlung
des Patienten erfolgte in der Ca.-Baracke der Charité. Hier wurde
festgestellt, dass Gynäkomastie vorlag und dass der Aschheim-
Zondek positiv war. Anfang Mai Exitus.

Die histologische Untersuchung des ennukleierten rechten
Auges ergab das Vorliegen einer grossen Aderhautmetastase, deren
Aufbau annähernd gleich dem des Hodentumors war. Grosse Teile
der Geschwulst bestehen aus einem lockeren retikulären Gewebe,
das stark an embryonales Bindegewebe erinnert. Wie die Abb. 1
zeigt, sind in diese Bezirke stellenweise regelrechte Syncytien ein-
gelagert. An anderen Stellen finden sich Zusammenlagerungen von
Langhansschen Zellen mit vielfachen mitotischen Kernteilungen.

Vielfach finden sich Hohlräume verschiedener Grösse (Abb. 2), die zum Teil mit einschichtigem kubischem Epithel ausgekleidet und vielfach mit Blutkörperchen und mit Serum ausgefüllt sind. Auch intravasculäres Wachstum scheint stellenweise vorzuliegen. Die Metastase hat die Grenze zur Netzhaut durchbrochen und eine hochgradige hämorrhagische Netzhautabhebung verursacht. Hämorrhagische Zonen durchsetzen auch das gesamte Gebiet des Tumors selbst. Die Chorioidea ist ebenso wie der Ciliarkörper auf der Seite des Tumors (der nasalen) teils hämorrhagisch abgehoben, teils ist ihr Gewebe durch hämorrhagische Ergüsse so zerdehnt, dass die Aderhaut stellenweise um das drei- bis vierfache ihrer normalen Dicke verbreitert ist. Bemerkenswert ist auch die reaktive Blutüberfüllung sämtlicher Blutgefässe des inneren Auges; besonders deutlich zeigt sich diese in den Gefässen der Ciliarfortsätze und den Gefässen auf der temporalen Seite der Chorioidea.

XXII.

Herr A. Meesmann (Kiel): Krystallablagerungen an der Rückfläche der Hornhaut und der Vorderfläche der Linse im sonst gesunden Auge.

(Auf eine Wiedergabe der demonstrierten Abbildungen ist verzichtet, da sie nur farbig von Interesse wären und auch nach der Beschreibung ohne weiteres verständlich sind.)

Kr. 66 Jahre alter Patient, steht seit mehreren Jahren in Beobachtung der Universitäts-Augenklinik Kiel. Schon vor zwei Jahren wurde eine Abbildung an der Spaltlampe hergestellt. Kr. suchte damals die Klinik wegen einer perforierenden Hornhautverletzung rechts auf, die mit Netzhautablösung abheilte und mit den abgebildeten Veränderungen nicht in Zusammenhang zu bringen ist, da sie in gleicher Form und Menge auch am ganz normalen linken Auge bestehen. Der Patient leidet ausserdem an einer ziemlich schweren perniziösen Anämie, deren ursächlicher Zusammenhang mit der Krystallablagerung immerhin möglich ist, da bei dieser Krankheit eine Störung des Fettstoffwechsels unter der Bezeichnung Steatosis toxica bekannt ist. Dass bei der grossen Häufigkeit der perniziösen Anämie etwas Ähnliches nie beschrieben worden ist, spricht zunächst nicht dagegen, da Sehbeschwerden fehlen. An beiden Augen ist die Rückfläche der Hornhaut bei ziemlich gleichmäßiger Verteilung dicht besät mit kleinsten Krystallen grünlicher bis rötlicher Farbe. Auch die peripheren Teile der Rückfläche sind nicht ausgenommen, der Endothelspiegel ist nicht verändert, auch die Hornhautsubstanz ist vollkommen normal, kein Arcus lipoides. Die gleichen Krystalle finden sich, wenn auch wesentlich geringer an Zahl, auf der Linsenvorderfläche, während auf der Iris trotz eifrigen Suchens nichts davon zu finden war. Die wiederholt vorgenommene Lipoidbestimmung im Blut ergab völlig normale Werte, auch in dem am rechten Auge entnommenen Kammerwasser konnten nur Spuren von Cholesterin nachgewiesen werden. Weitere Untersuchungen über die Zusammensetzung des Kammerwassers sind aus begreiflichen Gründen nicht möglich. Ein ähnlicher Fall ist bisher nicht beschrieben, auch im Atlas von Vogt sind hiermit übereinstimmende Befunde nicht festgelegt. Legen wir die Annahme, dass es sich um Cholesterinkrystalle handelt als wahrscheinlich zugrunde, so wäre eine Erklärung für den Befund vielleicht durch chemische Veränderungen des Kammerwassers zu geben, die eine Ausfällung der Cholesterinkrystalle eventuell auch anderer Krystallarten bedingten.

XXIII.

Herr W. Grüter (Marburg): Das normale und pathologische Bild des Binnenapparates der Epithelzelle.

Es wird in mehreren Bildern sowie unter Beifügung von Originalmikrophotogrammen der normale und pathologisch veränderte Binnenapparat (Apparato reticulare interno nach der Bezeichnung von Golgi) vorgeführt.

Zunächst das Bild des normalen Hornhautepithels nach Osmiumfärbung mit der Methode von Kopsch-Kolatschew und Nassonow. In dem netzförmigen dreidimensionalen Apparat heben sich an den Kernpolen die tiefschwarzen Zentrosomen ab. In den nächsten Bildern wird die entzündliche Reaktion des Binnenapparates unter der Einwirkung von:

1. Diphtherietoxin, 2. Staphylokokkentoxin, 3. Oleum sinapis und 4. von Herpesvirus vorgeführt.

Es zeigt sich die entzündliche Reaktion in Gestalt einer starken Blähung und zunehmenden Verdichtung des die Kernzone umgebenden kranzförmigen Golgiapparates, sowie in einer entzündlichen Schwellung und Teilung der Zentrosomen. Besonders auffällig ist die starke Teilung der sphärischen Golgigebilde um die beiden Kernpole, wodurch sich grosse, aus vielen sphärischen Einzelstücken bestehende Hauben gebildet haben. In diesen zeigen sich stark vermehrte bzw. in Teilung befindliche, durch intensive Schwarzfärbung auffallende Körperchen. Auch das periphere Golgigerüst im Bereiche des peripheren Cytoplasma zeigt, kenntlich an der intensiven Schwarzfärbung, eine herdförmige Vermehrung und Teilung der dreidimensionalen Gerüstzone, sowie der eingeschlossenen Körperchen.

Zusammenfassung: Die Golgireaktion der Epithelzelle der Hornhaut bei Anwendung unbelebter toxischer oder chemischer Reagentien ist eine graduell verschieden gestufte, aber im Prinzip nach einheitlichen Gesichtspunkten ablaufende Abwehr- bzw. Verjüngungsreaktion, wobei sich je nach der Eigenart des angewandten Mittels die Reaktion mehr diffus oder mehr herdförmig im Cytoplasma ausprägt. Besonders charakteristisch ist die Bildung grosser aus einzelnen sphärischen Teilstücken bestehenden Hauben, die zahlreiche, durch Teilung vermehrte Körperchen enthalten.

XXIV.

Herr W. Wegner (Freiburg i. Br.): Über die Verwendungsmöglichkeit des Obliquus superior als Einwärtswender.

Operationen an den Obliqui sind nicht gerade etwas Alltägliches und den Obliquus superior hat man meines Wissens bisher nur ganz ausserordentlich selten angegriffen. In der Operationslehre von Czermak-Elschnig wird angegeben, dass die Durchschneidung der Sehne des Trochlearis von der Bindehaut aus nach Ablösung des Rectus superior ausführbar ist. Mit Recht nennt aber Elschnig einen solchen Eingriff „kaum empfehlenswert" und er sagt weiter, dass an kompensatorische Tenotomie des oberen Schrägen überhaupt nicht gedacht werden kann. Ein solches Vorgehen ist jedenfalls ganz unübersichtlich und kann unerwünschte Nebenverletzungen nach sich ziehen. Axenfeld hat in einem Fall, in dem er die Wirkung des Obliquus superior schwächen wollte, die Trochlea exstirpiert. Eine Verstärkung des Obliquus superior und seine Verwendung an Stelle des Internus ist, soweit ich aus dem Schrifttum entnehmen konnte, bisher nur einmal von einem amerikanischen Augenarzt namens Peter durchgeführt worden.

Im Laufe des letzten Jahres stand ich vor der Aufgabe, bei zwei kleinen Mädchen im Alter von 8 und 9 Jahren ein stark entstellendes Lähmungsschielen nach Möglichkeit zu beheben. Bei beiden trat im zweiten Lebensjahr starkes Schielen auf, bei der einen im Anschluss an einen Sturz aus dem Kinderwagen, bei der zweiten ohne ersichtlichen äusseren Anlass. Die eine hatte eine rechtsseitige Oculomotoriusparese mit ausgesprochener Contractur des Externus, die andere eine linksseitige Oculomotoriusparese mit ausgesprochener Ptosis. Das gelähmte Auge war bei beiden stark amblyop, so dass auf den binokularen Sehakt keine Rücksicht genommen werden brauchte. Bei beiden kam nur eine kosmetische Verbesserung in Frage.

Ich ging folgendermaßen vor: Zunächst wurde der Externus tenotomiert; der Erfolg war minimal. Eine Vorlagerung des Internus versprach keinen Erfolg, da der Muskel in beiden Fällen völlig atrophisch und in einen feinen bindegewebigen Strang verwandelt war. Ich entschloss mich deshalb zur Vorlagerung des Obliquus superior an die Ansatzstelle des Internus. Nachdem ich an der Leiche die Technik erprobt hatte, wandte ich folgendes Verfahren an: Über der Trochlea wird eine kleine Incision in das Oberlid gemacht und stumpf die Rolle freigelegt. Darauf wird die schräg nach rückwärts verlaufende Sehnenabschnitt ebenfalls stumpf blosgelegt und, nachdem man ihn mit der Pinzette gut gefasst hat, von seiner Ansatzstelle am Bulbus abgetragen. Darauf wird die Sehne sorgfältig scharf aus der Rolle herausgelöst und mit einem Faden angeschlungen. Nunmehr muss eine kleine Öffnung in der Tenonschen Kapsel über dem Internus angelegt werden, durch die der Obliquus superior am Faden nach vorn durchgezogen wird. Jetzt wird der Sehnenteil abgetragen und der Muskel an die Ansatzstelle des Internus genäht. Als letzter Akt erfolgt die Naht der Hautwunde, von der nach 14 Tagen nichts mehr zu sehen ist. Bei dem Ptosiskind führte ich dann noch die Heßsche Operation durch.

Wie Sie sich jetzt überzeugen wollen, ist immerhin eine ganz wesentliche Verschönerung gelungen. Darüber hinaus kann das gelähmte Auge mit Hilfe des an die Stelle des Internus getretenen Obliquus superior eine, wenn auch nicht sehr erhebliche Einwärtswendung ausführen.

XXV.

Herr G. Jancke (Giessen): Verwendung von Lippenschleim-
haut bei der Totischen Operation.

Die Tränenwegoperation nach Toti ist oft ohne Erfolg in
Fällen, bei denen durch Schrumpfung des Tränensackes nicht genügend Schleimhaut zur Auskleidung des neugeschaffenen Abfluss-
weges zur Verfügung steht, so dass durch Bindegewebsschrumpfung
der Weg schnell wieder verlegt wird.

Es wurde daher bei zwei Fällen der Versuch gemacht, die
fehlende Epithelauskleidung durch Transplantation von Mundschleimhaut zu ersetzen. Im ersten Fall handelte es sich um einen
Patienten, bei dem es nach einer Toti-Operation zum Rezidiv gekommen war. Nach Ausräumung der Verwachsungen einschliesslich
der erheblich gewucherten Nasenschleimhaut im Bereich des
Knochenloches stand keine Schleimhaut zur Verfügung und vom
Tränensack fand sich nur ein ganz geringer Rest. Es wurden daher
etwa zwei Drittel des epithelfreien Bezirkes zwischen Tränensack-
rest und Nasenschleimhaut mit einem Mundschleimhautlappen ausgekleidet. Der nach aussen liegende Rand des Lappens wurde mit
Seidennähten fixiert, ausserdem erfolgte Vernähung des Tränen-
sackrestes mit dem Schleimhautlappen. Die Heilung verlief glatt.
Die Transplantation ist als gelungen zu betrachten, nachdem jetzt
drei Monate lang die Tränenwege ohne nachträgliche Sondierung
leicht durchspülbar blieben. Im zweiten Falle war der Tränensack
nach wiederholten Phlegmonen hochgradig geschrumpft und nur
noch ein kleines, etwa 2—3 mm grosses Schleimhautstückchen um
die Mündung des Tränenröhrchens herum erhalten geblieben. Auch
hier wurde Mundschleimhaut transplantiert und der winzige Tränen-
sackrest in eine keilförmige Lücke des überpflanzten Lappens sorgfältig eingenäht. Die Abflusswege blieben ebenfalls gut durchgängig.

In beiden Fällen wurde der Mundschleimhautlappen ausgiebig
mit ganz feinen Seidennähten fixiert, da er die Tendenz zeigt sich
zusammenzurollen und gute Lage in der Nähe der Mündung des
Tränenrohres erforderlich ist. Der nach der Nase zu liegende Rand
lässt sich durch Tampon festlegen.

Auf Grund dieser beiden Versuche kann angenommen werden,
dass die Mundschleimhaut sicher einheilt und zu Epithelisierung
von Wundflächen bei der Toti-Operation ohne Schwierigkeit zu

verwenden ist. Für alle Fälle von stark geschrumpftem Tränensack, die wohl die Mehrzahl der Misserfolge nach Toti-Operation ausmachen, empfiehlt sich daher die Transplantation von Mundschleimhaut, und auch die Nachoperation undurchgängig gewordener Tränenwege nach Toti-Operation verspricht Erfolg, vorausgesetzt jedoch, dass im Bereich der Mündung des Tränenrohres noch ein kleiner Schleimhautbezirk erhalten geblieben ist, damit der Anschluss an den transplantierten Lappen hergestellt werden kann.

XXVI.

Herr E. Seidel (Jena): Zum Unterricht in der Augenheilkunde (Filmvorführung).

Es wird mit Recht seit langem schon für richtig und erforderlich gehalten, dass die Studierenden klassische Operationen, worunter auch die Staroperation gehört, durch eigene Anschauungen kennenlernen. Durch den zur Zeit starken Besuch unserer Hörsäle ist die Erfüllung dieser Forderung immer schwieriger geworden, zumal auch an einer Reihe von Universitäten, wie z. B. Jena, seit einiger Zeit ständig auch während des Semesters Ärztefortbildungskurse abgehalten werden, deren Teilnehmer ebenfalls den Wunsch äussern, den Verlauf von Augenoperationen durch eigene Anschauung kennenzulernen, wobei der beschränkten Zeit der Kursteilnehmer Rechnung zu tragen ist.

Ich habe mich deshalb seit einiger Zeit zur Demonstration der Staroperation der Vorführung kinematographischer Filme in der Vorlesung bedient, was sich sehr bewährt hat, da dadurch eine befriedigende naturgetreue, auch den zeitlichen Ablauf der Vorgänge richtig wiedergebende Anschauung vermittelt wird.

Ich weiss natürlich, dass Filmaufnahmen von Augenoperationen nichts Neues sind. Wenn ich mir erlaube, den Film einer Staroperation, den ich vor etwa einem halben Jahr anfertigen liess, hier vorzuführen, so tue ich es deshalb, um Ihnen zu zeigen, was die moderne Filmtechnik bezüglich Wiedergabe von Augenoperationen jetzt zu leisten vermag.

Ich zeige die Form der extrakapsulären Staroperation mit runder Pupille, wie ich sie seit zwei Jahren ausführe, worüber ich kürzlich in Graefes Arch. **135**, 159 (1936) berichtet habe.

Ich bemerke, dass in der Sekunde 25 Aufnahmen stattfanden, und dass keinerlei Änderungen, etwa Ausschnitte usw. vorgenommen wurden.

XXVII.

Herr K. Velhagen (Halle a. d. S.): Ein Lehrfilm über Augenmuskelstörungen.

Meine Herren! Der Film, aus dem ich einen Ausschnitt zeige, ist eine Erweiterung des von mir vor einem Jahr in der Gesellschaft Mitteldeutscher Augenärzte gezeigten Films. Er ist auf Schmalfilm in der Klinik aufgenommen und bringt eine lose Zusammenstellung verschiedener Störungen der Stellung und Motilität des Auges und ihrer Untersuchung. Selbstverständlich ist ein solcher Film ein Mosaik. Eine allgemein befriedigende Systematik ist nicht möglich, da man die gleichen Dinge ja unter den verschiedensten Gesichtspunkten betrachten kann. Deshalb sehe ich auch immer mehr ein, dass man die Titel möglichst kürzen soll, um die Erklärung dem vorführenden Dozenten zu überlassen.

Interessenten können Kopien von der Reichsstelle für Lehrfilm, Berlin W 35, Potsdamer Privatstr. 12 E zum Preise von etwa 30 *RM*. erhalten. Selbstverständlich ist es in jedem Institut möglich, den Film nach eigenem Geschmack zu unterteilen und Stücke aus eigenen Aufnahmen hinzuzufügen.

Es werden behandelt: Exophorie, Esophorie, Einstellbewegungen, Lähmungen verschiedener gerader Muskeln, Einstellbewegungen dabei, primärer und sekundärer Schielwinkel, Zwangshaltungen, Ptosis, Facialiscontractur, Pseudograefe, Facialislähmung, Bellsches Phänomen, Beweglichkeitsstörung bei Orbitalgeschwulst, Radkranzphänomen, Blicklähmung, Schauanfälle, hysterischer Blepharospasmus, Tic bei Lähmungen, Augenrucken bei Amblyopie, Druckphosphene und Amaurose, gut und schlecht bewegliche Glasaugen.

In einem weiteren Film werden Sehstörungen und ihre richtige und falsche Korrektur gezeigt.

Schlusswort.

Nach Erledigung der Tagesordnung nimmt der Vorsitzende des Vorstandes, Herr Löhlein (Berlin), das Wort:

Am Schluss unserer diesjährigen Tagung möchte ich die Gelegenheit wahrnehmen, namens der Deutschen Ophthalmologischen Gesellschaft herzlichen Dank zu sagen:

der Stadt Heidelberg für die Überlassung der Tagungsräume,

der Firma Carl Zeiss, die uns ihre modernen Projektionsapparate zur Verfügung stellte sowie

Herrn Hofheinz, der sie unermüdlich bediente,

den ausstellenden Firmen, die uns die Möglichkeit boten, wertvolle Neuerungen an Instrumenten und Apparaten kennenzulernen,

den Sekretärinnen, die diesmal eine besonders umfangreiche Arbeit mit grosser Geduld bewältigten,

sowie dem gesamten Personal, das uns hier während unserer Tagung die Arbeit erleichterte.

Vor allem aber danke ich allen denen, die uns in Referaten, Vorträgen und Demonstrationen einen Einblick in ihre wissenschaftliche und ärztliche Gedankenwelt ermöglichten. Ich glaube sagen zu dürfen, dass wir eine sehr inhaltreiche, wissenschaftlich anregende und menschlich harmonische Tagung miteinander verlebt haben und dass wir alle uns schon jetzt auf die Zusammenkunft im Jahre 1938 freuen.

Mitgliederversammlung
der Deutschen Ophthalmologischen Gesellschaft
am Dienstag, den 7. Juli 1936, um 12³/₄ Uhr im Ballsaal der Stadthalle zu Heidelberg.

Vorsitzender: Herr Löhlein (Berlin).

Die einzelnen Punkte werden vorgetragen von dem Schriftführer, Herrn Wagenmann (Heidelberg).

Anwesend: 97 Mitglieder.

I. Mitteilungen.

Mitgeteilt wird, dass verschiedene Begrüssungen der Versammlung eingegangen sind, von Herrn Vogt in Zürich, Herrn Krusius in Helsingfors, den Herren Forney und Henry George aus Middle-town Penna (Amerika). Ein Schreiben des Herrn v. Hippel (Göttingen), in dem er mitteilt, dass er das erstemal seit 1892 bei einer Versammlung zu fehlen gezwungen sei, und in dem er der Versammlung besten Verlauf wünscht, wird verlesen.

Hinsichtlich der Theodor-Axenfeld-Gedächtnisstiftung wird mitgeteilt, dass am 1. Juli 1936 der zur Verfügung stehende Zinsertrag 3918.44 $\mathcal{RM}$ betrug. Bewilligt wurden: für Herrn Marchesani (München) zur Beschaffung eines Capillarmikroskopes 625.— $\mathcal{RM}$, für Herrn Rauh (Leipzig) 300.— $\mathcal{RM}$ zur Fortsetzung seiner Untersuchungen über die medikamentöse Verhinderung von Linsentrübungen, für Herrn Müller (z. Z. Basel), vom 1. September ab Oberarzt an der Berliner Universitäts-Augenklinik, zur Fortsetzung seiner Untersuchungen über die chemischen Vorgänge in der Linse 1500.— $\mathcal{RM}$, für den Bericht 1200.— $\mathcal{RM}$ und für den Verein blinder Akademiker 200.— $\mathcal{RM}$.

Der Mitgliederversammlung wird mitgeteilt, dass die Stadt Heidelberg den Ballsaal der Stadthalle nebst Nebenräumen und die für die Ausstellung erforderlichen Teile des Balkons des grossen Saales ohne Gebührenberechnung und lediglich gegen Erstattung der Kosten für Reinigung und Beleuchtung zur Verfügung gestellt hat. Desgleichen wird auf die Einlass- und Garderobegebühr für sämtliche Teilnehmer an der Tagung verzichtet. Nur die ausstellenden Firmen zahlen eine Platzmiete an die Stadt. Der Schriftführer wird beauftragt, dem Oberbürgermeister der Stadt den Dank der Gesellschaft auszusprechen.

Die Firma Carl Zeiss (Jena) hat moderne Projektionsapparate unentgeltlich zur Verfügung gestellt. Der Schriftführer wird beauftragt, dem Geschäftsausschuss der Firma Carl Zeiss den Dank der Gesellschaft zu übermitteln.

Dem Reichsministerium des Inneren wurde nach Schluss der letzten Versammlung mitgeteilt, dass die vom Reichsministerium des Inneren auf Grund der mündlichen Besprechung vom März 1934 gewünschte Satzungsänderung zu § 3 einstimmig angenommen war, und dass in der Vorstandssitzung vom 7. August 1934 Herr Löhlein (Berlin) zum Vorsitzenden und Herr Jung (Köln) zum stellvertretenden Vorsitzenden gewählt wurden. Die erbetene Genehmigung der Wahl wurde erteilt. Vom Präsidium des Reichsgesundheitsamtes ging am 10. Oktober 1934 ein Rundschreiben an die deutschen wissenschaftlichen Gesellschaften ein, in dem gewisse Grundsätze ausgesprochen wurden und betont wurde, dass es keineswegs beabsichtigt sei, in das Eigenleben der Gesellschaften und Vereine einzugreifen. Eine direkte Anweisung über eine etwaige weitere Satzungsänderung ist bisher von keiner Stelle eingegangen. Die Eintragung der Satzungsänderung zu § 3 der Satzungen und der Wahl des Herrn Löhlein (Berlin) zum Vorsitzenden und des Herrn Jung (Köln) zum stellvertretenden Vorsitzenden wurde, nach erfolgter Genehmigung der Wahl durch den Herrn Reichsminister des Inneren, beim Amtsgericht Heidelberg, Abt. Handelsregister, in die Wege geleitet und ist seitdem vollzogen worden.

Betreffs der staatlichen Sammlung ärztlicher Lehrmittel in Berlin hat Herr Professor Adam im Schreiben vom 14. Januar 1935 uns benachrichtigt, dass die Firma Zeiss (Jena), die seiner Zeit dem okulistisch-optischen Museum überwiesene Sammlung nach Berlin gesandt hat, wie in der Mitgliederversammlung 1934 beschlossen war. Die Sammlung wurde in der staatlichen Sammlung ärztlicher Lehrmittel, Sektion Ophthalmologie, im Kaiserin Friedrich-Haus würdig in Schaukästen aufgestellt und als Eigentum der Deutschen Ophthalmologischen Gesellschaft bezeichnet. Es erging dann eine Einladung zur Einweihung der augenärztlichen Abteilung der medikohistorischen Sammlung am Donnerstag, den 20. Februar 1936. Die Sammlung ist durch Herrn Geheimrat Professor Dr. R. Greeff in Berlin neu aufgebaut worden. Unser Vorsitzender, Herr Löhlein (Berlin), hat an der Einweihung teilgenommen. Ein Besuch der schönen, interessanten Sammlung im Kaiserin Friedrich-Haus,

Berlin NW 7, Robert-Koch-Platz 7, kann allen Augenärzten nur dringend empfohlen werden.

Die Zuerkennung der Graefe-Medaille hat durch Wahl bei der nächsten Versammlung zu erfolgen. Die letzte Zuerkennung der Graefe-Medaille an Gullstrand fand 1927 und die Übergabe 1928 statt. Nach den Satzungen soll die vorzunehmende Wahl jedesmal bei der vorhergehenden Versammlung angekündigt und diese Ankündigung in das Protokoll aufgenommen und mit demselben veröffentlicht werden. Auch soll bei der Einladung zur Zusammenkunft die Wahl in Erinnerung gebracht werden.

Die 94. Versammlung deutscher Naturforscher und Ärzte findet vom 20. bis 23. September 1936 in Dresden statt. Es ist gebeten, die Teilnahme unseren Mitgliedern zu empfehlen.

Der Internationale Rat für Ophthalmologie hat am 3. April 1935 in London eine Sitzung abgehalten. Das deutsche Mitglied des Internationalen Rates, Herr Wagenmann, konnte an der Sitzung nicht teilnehmen, da vom Landesfinanzamt Karlsruhe die erbetenen Devisen nicht bewilligt waren. Bei der Tagung des Rates wurden über den 15. internationalen Ophthalmologenkongress in Kairo nähere Beschlüsse gefasst. Die Sitzungen sollen vom 8. bis 14. Dezember 1937 in Kairo stattfinden. Die zwei Hauptthemata, 1. arterielle Hypertension der Retina, 2. Indokrinologie und Auge, wurden endgültig festgesetzt und die Referenten bestimmt. Im Anschluss an die Sitzung des Rates fanden auch Sitzungen der Internationalen Liga zur Bekämpfung des Trachoms und der Internationalen Liga zur Blindheitsverhütung statt. Bei der Sitzung der Liga zur Blindheitsverhütung waren Herr von Szily und Herr Fleischer anwesend. Letzterer hat den deutschen Standpunkt vertreten. Eine weitere Sitzung des Internationalen Rates für Ophthalmologie fand am 11. Mai 1936 in Paris statt. Das deutsche Mitglied, Herr Wagenmann, nahm an der Sitzung teil. Die Einladungen zum 15. internationalen Ophthalmologenkongress in Kairo wurden in sechs Sprachen versandt. Das ägyptische Komitee hat den Plan, die Kongressteilnehmer mit einem Schiff von Genua bis Alexandrien fahren zu lassen. Baldige Anmeldung der Teilnahme wird vom Komitee gewünscht, damit es eine ungefähre Übersicht über die Zahl der Teilnehmer gewinnt und dann weitere Schritte unternehmen kann. Gleichzeitig mit dem Internationalen Rat tagten in Paris wieder die Liga zur Bekämpfung des Trachoms und die Liga für Blindheitsverhütung. Der Vorsitz der Internationalen Liga zur Trachombekämpfung ist von Herrn von Groß (Budapest) auf Herrn Mac Callan in London übergegangen. Ein engeres Zusammenarbeiten der beiden Vereinigungen mit dem Internationalen Rat ist in Aussicht genommen. Vorbedingung ist, dass die beiden Präsidenten der Vereinigungen Mitglieder des Internationalen Rates werden, was dem internationalen Kongress zur Beschlussfassung vorgelegt werden soll. Man hofft, dass die politischen Verhältnisse im Orient die Abhaltung des internationalen Kongresses nicht stören. Der Beitrag der Deutschen Ophthalmologischen Gesellschaft für den Internationalen Rat wurde im Betrag von $128\frac{1}{2}$ Schweizer Franken an den Rechnungsführer, Herrn Pflüger (Bern), überwiesen.

In Berlin findet vom 27. bis 31. Juli 1936 ein internationaler Sportärztekongress statt. Eine Einladung dazu ist an uns ergangen. Der Vorstand empfiehlt unseren Mitgliedern die Teilnahme.

II. Bericht über den Mitgliederbestand und
Neuaufnahmen.

Die Zahl der Mitglieder betrug am 1. Juli 1936: 724. Die Gesellschaft hat folgende Mitglieder durch den Tod verloren.

1. Professor Dr. Åsk in Lund.
2. Professor Dr. Wilhelm Reis in Bonn.
3. Oberstabsarzt Dr. Maillard in Soltau.
4. Dr. Ferge in Weimar.
5. Sanitätsrat Dr. Paul Schneider in Magdeburg.
6. Dr. Alex Vossius in Darmstadt.
7. Professor Dr. Gonin in Lausanne.
8. Professor Dr. Wilbrand in Hamburg.
9. Professor Dr. Deutschmann in Hamburg.
10. Dr. Ransohoff in Frankfurt a. M.
11. Dr. Guzmann in Wien.
12. Professor Dr. Barkan sen. in San Franzisco.
13. Dr. G. J. Brukker in Groningen.
14. Professor Dr. Groenholm in Helsingfors.
15. Dr. M. Sundqvist in Göteborg.

Mit tiefer Wehmut gedenken wir der Dahingeschiedenen, unter denen sich drei unserer ältesten Kollegen und so viele um unsere Wissenschaft hochverdiente Männer, liebe Freunde und eifrige Besucher unserer Versammlungen befinden. Ganz besonders schmerzlich berührt sind wir durch den Tod von Herrn Gonin, der ja durch seine Arbeiten über Netzhautablösung und ihre Behandlung zum Wohltäter der Menschheit geworden ist. Wir versichern, dass wir allen Dahingeschiedenen ein treues Andenken bewahren werden. Zur Ehrung der Verstorbenen haben sich die Anwesenden von ihren Plätzen erhoben.

Freiwillig ausgetreten sind:

1. Dr. Peltesohn in Hamburg.
2. Dr. Reichert in Berlin.
3. Dr. Baum in Dortmund.
4. Dr. Holth in Oslo.
5. Dr. Arnheim in Prag.
6. Dr. Bär in Meran.
7. Sanitätsrat Dr. Schneider in Regensburg.
8. Dr. Stransky in Brünn.
9. Dr. Bachmann in Bad Mergentheim.
10. Sanitätsrat Dr. Pincus in Köln.
11. Dr. Meyerhof in Kairo.
12. Dr. Herrmann in Worms.
13. Dr. Eppenstein in Berlin.
14. Dr. Carl Hamburger in Berlin.
15. Dr. Evers in Reichenbach.
16. Professor Dr. Kühl in Jena.
17. Dr. med. Feilchenfeld in Rom.
18. Frau Dr. med. Steinert in Oberstein.

Neu aufgenommen sind folgende Damen und Herren:

1. Frl. Dr. med. R. Kühn, Augenärztin in Bad Wiessee, München, Ritter-v.-Epp-Platz 13 I.
2. Dr. med. Helmut Schley, Assistent an der Universitäts-Augenklinik in Frankfurt a. M.
3. Dr. med. Gerhard Hiller, Assistent an der Universitäts-Augenklinik in Frankfurt a. M.
4. Dr. med. Edmund v. Göldner, Assistent an der Universitäts-Augenklinik in Frankfurt a. M.
5. Dr. med. habil. Reinhard Braun, Oberarzt an der Universitäts-Augenklinik in Rostock, Doberanstr. 140.
6. Dr. med. Henrik Sjörgen in Jönköping (Schweden).
7. Dr. med. Herscheler, Augenarzt in Stuttgart, Uhlandstr. 16a.
8. Dr. med. Fritz Bock, Oberarzt an der Universitäts-Augenklinik in Giessen.

9. Dr. med. Gerhard Jancke, Assistenzarzt an der Universitäts-Augenklinik in Giessen.

10. Dr. med. Julius Feldhaus, Assistenzarzt an der Universitäts-Augenklinik in Giessen.

11. Dr. med. Georg Ruffmann, Volontärassistent an der Universitäts Augenklinik in Giessen.

12. Dr. med. Karl Koll, Volontärassistent an der Universitäts-Augenklinik in Giessen.

13. Dr. med. Alfonso Motolese, Assistent an der Universitäts-Augenklinik Florenz, Via Lorenzo il Magnifico 3.

14. Dr. med. Rudolf Hoffmann, Leiter der Augenklinik des Landkrankenhauses Braunschweig.

15. Dr. med. Julius Manger, Augenarzt, Bayreuth, Friedrichstr. 11.

16. Dr. med. Hans Reinhard, Augenarzt in Weiden (Oberpfalz).

17. Dr. med. Johann Karsch, Universitäts-Augenklinik in Leipzig, Liebigstr. 14.

18. Dr. med. Helmut Hummelsheim, Universitäts-Augenklinik Leipzig.

19. Dr. med. Max Kasper, Universitäts-Augenklinik Leipzig.

20. Frl. Dr. med. Irmgard Vopel, Universitäts-Augenklinik Leipzig.

21. Dr. med. Johannes Doelle, Universitäts-Augenklinik Leipzig.

22. Approb. Arzt Friedrich Mehlmack, Universitäts-Augenklinik Leipzig.

23. Approb. Arzt Heinrich Rose, Universitäts-Augenklinik Leipzig.

24. Approb. Arzt Manfred Haustein, Universitäts-Augenklinik Leipzig.

25. Dr. phil. Noteboom, Rathenow, Fr.-Lange-Str. 12a.

26. Dr. med. Kokott, Oberarzt der Universitäts-Augenklinik Heidelberg.

27. Dr. med. K. Lindemann, Augenarzt, Pirna, Adolf-Hitler-Str. 39.

28. Dozent Dr. med. Bunge, Kiel, Universitäts-Augenklinik.

29. Dr. med. Franz Rothe, Kiel, Universitäts-Augenklinik.

30. Dr. med. Karl Huck, Kiel, Universitäts-Augenklinik.
31. Dr. med. Fritz Wilke, Kiel, Universitäts-Augenklinik.
32. Dr. med. H. Gauß, Augenarzt, Stuttgart, Paulinen-
    strasse 32.
33. Dr. med. Johannes Protzer, Augenarzt, Darmstadt.
34. Dr. med. Leo Schmitt, Augenarzt, Bamberg.
35. Frl. Dr. med. Luise Esser, Augenärztin, Krefeld,
    Ostwall 40.
36. Dr. med. Balzer, Assistent der Universitäts-Augen-
    klinik Berlin N 24, Ziegelstr. 5/9.
37. Dr. med. Krause, Assistent der Universitäts-Augen-
    klinik Berlin N 24, Ziegelstr. 5/9.
38. Dr. med. Harms, Assistent der Universitäts-Augen-
    klinik Berlin N 24, Ziegelstr. 5/9.
39. Dr. med. Eilers, Assistent der Universitäts-Augen-
    klinik Berlin N 24, Ziegelstr. 5/9.
40. Dr. med. Großgebauer, Assistent der Universitäts-
    Augenklinik Berlin N 24, Ziegelstr. 5/9.
41. Marinestabsarzt Dr. med. Heinsius, Universitäts-
    Augenklinik Berlin N 24, Ziegelstr. 5/9.
42. Dr. med. Smitmans, Universitäts-Augenklinik Berlin
    N 24, Ziegelstr. 5/9.
43. Dr. med. Wolfgang Pflugbeil, Augenarzt, Dresden
    N., Leipziger Str. 97.
44. Marine-Oberstabsarzt Dr. med. Hugo Caanitz, Kiel,
    Marine-Augenlazarett.
45. Dr. med. Dietrich Lehners, Augenarzt, Berlin-
    Neukölln, Bergstr. 12 II.
46. Dr. med. Wolfgang Brugger, Augenarzt, Singen-
    Hoh., Hindenburgstr. 10.
47. Dr. med. Erich Gscheidel, Assistent an der Uni-
    versitäts-Augenklinik Tübingen.
48. Dr. med. Ernst Schmid, Assistent an der Universi-
    täts-Augenklinik Tübingen.
49. Dr. med. Fritz Springob, Assistent an der Universi-
    täts-Augenklinik Tübingen.
50. Dr. med. Wilhelm Mildenberger, Assistent an der
    Universitäts-Augenklinik Tübingen.
51. Dr. med. Hilari Brons, Assistent an der Universitäts-
    Augenklinik Tübingen.

52. Dr. med. Rolf Schmidt, Freiburg i. Br., Universitäts-Augenklinik, Albertstr. 11.

53. Dr. med. Gless, Oberarzt der Universitäts-Augenklinik in Greifswald.

III. Kassenbericht.

Abrechnung über die Einnahmen und Ausgaben der Deutschen Ophthalmologischen Gesellschaft

für die Zeit vom 1. August 1934 bis 1. Juli 1936.

A. Einnahmen:

1. Bestand der laufenden Rechnung am 1. August 1934 . . . . *RM* 2453.67
2. Mitgliedsbeiträge . . . . ,, 2919.36
3. Rückvergütung für zuviel berechnete Spesen der Bank . . . . ,, 38.35
4. Vergütung vom wirtschaftlichen Verband der Deutschen Augenärzte . . . . ,, 415.90
5. Verschiedene Zinseingänge (Bankspesen abgerechnet) . . . . ,, 43.47
6. Vergütung von der Th.-Axenfeld-Gedächtnisstiftung . . . . ,, 1000.—
7. Verloste Wertpapiere der Schneider-von Welz-Stiftung auf der Ausgabenseite wieder beschafft ,, 102.13

RM 6972.88

B. Ausgaben:

1. Drucksachen (Hörning, Pfeffer usw.) . . . . *RM* 167.20
2. Ausgaben für den Kongress (Stadthalle) . . . . ,, 191.10
3. Mitgliedsbeiträge an den internationalen Rat Bern . . . . . ,, 211.65
4. Aufwandsentschädigung Geh. Rat Wagenmann . . . . ,, 1000.—
5. Aufwandsentschädigung H. Buhmann . . . . ,, 400.—
6. Überweisungen Verlag Springer, Berlin . . . . ,, 2253.85
7. Verschiedene kleinere Spesen der Bank . . . . ,, 23.12

RM 4246.92

Übertrag: *ℛℳ* 4246.92

8. Depotgebühren . . . . *ℛℳ* 32.—
9. Übertrag auf ein neu errichtetes
   Sparkonto . . . . ,, 2000.—
10. Portis für Einladungen . . . . ,, 60.57
11. Rückvergütung für nicht einge-
    gangene Devisen . . . . ,, 40.—
12. Wiederbeschaffung der verlosten
    Wertpapiere der Schneider-von
    Welz-Stiftung . . . . ,, 104.19
13. Spesen *ℛℳ* 4.78 abzüglich Zinsen
    ℛℳ 2.63 Abschluss der Rechnung
    der Bank vom 1.1. bis 30. 6. 1936 ,, 2.15 *ℛℳ* 6485.83

Somit ergibt sich ein Bestand zugunsten der Gesellschaft auf der laufenden Rechnung bei der Deutschen
Bank und Disconto-Gesellschaft, Filiale Heidelberg *ℛℳ* 487.05

**Entzifferung des Gesamtaufwandes an Verlag
Springer, Berlin:**

Mitgliederexemplare 50. Bericht 31. Dezember 1934 . *ℛℳ* 7231.—
Abbildungskosten . . . . ,, 1683.—

ℛℳ 8914.—

Diese Schuld wurde gedeckt mit:

Vorschüsse für Bericht 1934
    Überweisung 12. Juli 1934 . . . . *ℛℳ* 4500.—
    ,, 20. Juli 1934 . . . . ,, 2000.—
ausgewiesen auf der Ausgabenseite der
letzten Abrechnung vom 1. Aug. 1934.
Skontobeträge für die voraus ge-
zahlten *ℛℳ* 6500.— . . . . ,, 195.—
Restzahlung siehe Ausgabenseite vom
1. Juli 1936 . . . . ,, 2219.— ,, 8914.—

ℛℳ —.—

Vermögensbestand
der Deutschen Ophthalmologischen Gesellschaft
am 1. Juli 1936.

Bankguthaben bei der Deutschen Bank und Disconto-
Gesellschaft, Filiale Heidelberg:
   1. Laufende Rechnung . . . . *ℛℳ* 487.05

2. **Konto Sammel-Stiftung:**
Kündigungsgeld-Konto Nr. 3124;
Bestand am 1. August 1934 . . $\mathcal{RM}$ 368.95
+ aufgelaufene Zinsen . . . . „ 23.88 $\mathcal{RM}$ 392.83

3. **v. Welzscher Graefe-Preis:**
Kündigungsgeld-Konto Nr. 3124;
Bestand am 1. August 1934 . . $\mathcal{RM}$ 1796.60
+ aufgelaufene Zinsen . . . . „ 116.50 „ 1913.10

4. **Schweizerische Kreditanstalt, Basel:**
Depositensparheft B. Nr. 9815;
Bestand am 1. August 1934 . . sfrcs. 1602.—
+ Zinsen etwa . . . . „ 80.— sfrcs. 1682.—
Buch im Safe liegend.

5. **Sparkonto Nr. 2071 (Sparbuch):**
Abzweigung von der laufenden Rechnung
zwecks besserer Verzinsung . . $\mathcal{RM}$ 2000.—
+ aufgelaufene Zinsen . . . . „ 78.20 $\mathcal{RM}$ 2078.20

Wertpapiere:

1. **Depot bei der Deutschen Bank und Disconto-Gesellschaft, Filiale Heidelberg:**
Deutsche Reichsanleihe-
ablösungsschuld . . . . $\mathcal{RM}$ 175.—
dergl. Auslosungsscheine . . . . „ 175.—

2. **Schuldbucheintrag bei der Reichsschuldenverwaltung, Berlin:**
Deutsche Reichsanleihe-
ablösungsschuld . . . . $\mathcal{RM}$ 750.—
dergl. Auslosungsscheine . . . . „ 750.—

3. **Depot bei der Deutschen Bank
u. Disc.-Ges., Fil. Heidelberg:**
Dr. Jos. Schneider-v. Welz-Stiftung:
Deutsche Reichsanleihe-
ablösungsschuld . . . . $\mathcal{RM}$ 150.—
dergl. Auslosungsscheine . . . . „ 150.—
$5\frac{1}{2}\%/4\frac{1}{2}\%$ Rheinische Hypotheken-
bank Liq.-Goldpfandbriefe . . . „ 150.—

Vermögens-Bestand
der Deutschen Ophthalmologischen Gesellschaft
Theodor-Axenfeld-Gedächtnis-Stiftung
am 1. Juli 1936.

A. Deutsche Bank und Disconto-Gesellschaft,
Filiale Heidelberg:
Spar-Konto Nr. 46850
Bestand am 1. August 1934 . . . . ℛℳ 3955.25
Bankzinsen und getrennte Zinsscheine . . . . . „ 3235.21

ℛℳ 7190.46

Depotgebühren und Spesen aus Um-
tausch verloster Wertpapiere . . . ℛℳ 41.06
Vergütungen an:
    Herr Dr. Baurmann . . . . . „ 775.—
    Herr Dr. Wiedersheim . . . . „ 700.—
    Verein blinder Akademiker . . . „ 200.—
    Beschaffung von Photo-Nystagmo-
    graph inkl. Spesen . . . . . . „ 1959.97
    Laufende Rechnung der Deutschen
    Ophthalmologischen Gesellschaft „ 1000.— ℛℳ 4676.03

Neuer Bestand am 1. Juli 1936 . . . . ℛℳ 2514.43

B. Städtische Sparkasse, Heidelberg:
Spar-Konto Nr. 8934 (Einlage-
    Kapital ℛℳ 8600.—)
Bestand am 1. August 1934 . . . . ℛℳ 9356.60
Zinsen . . . . „ 647.41

Neuer Bestand am 1. Juli 1936 . . . . ℛℳ 10004.01

C. Deutsche Bank und Disconto-Gesellschaft,
Filiale Heidelberg:
Wertpapier-Depot
    4½% Rheinische Hypothekenbank Gold-
    Pfandbriefe . . . . ℛℳ 9000.—
    1 Sparbuch der Städtischen Sparkasse Heidel-
    berg für Spar-Konto Nr. 8934; unter B. aus-
    gewiesen . . . . Stück 1

D. Reichsschuldenverwaltung Berlin:
Schuldbucheintrag über:
    1948er ehemalige 6, jetzt 4½% Reichsschuld-
    buchforderung . . . . ℛℳ 17000.—

IV. Wahl von Vorstandsmitgliedern.

Satzungsgemäß scheiden 1936 aus: Herr Elschnig als Ersatzmann für Herrn Fuchs und Herrn Jung als Ersatzmann für
Herrn Stülp.

Gewählt werden muss ein Ersatzmann für Herrn von Hippel,
der seinen Austritt aus dem Vorstand erklärt hat. Da die Amtszeit
des Schriftführers, Herrn Wagenmann, mit Ende des Jahres
1937 abläuft, so hat der Vorstand der Mitgliederversammlung
einen Vorschlag über die Wahl des Schriftführers zu machen.
Hierauf ergriff der Vorsitzende Herr Löhlein das Wort.

Meine Damen und Herren! Wie Sie gehört haben, scheiden
satzungsgemäß die Herren Jung und Elschnig aus dem Vorstand aus und Herr v. Hippel hat gebeten, aus Gesundheitsrück-
sichten vor Ablauf seiner Amtszeit ebenfalls ausscheiden zu dürfen.

Herr Kollege Jung, der dem Vorstand als Vertreter der praktischen Augenärzte und als stellvertretender Vorsitzender angehört,
ist in diesem Amt erst im Anschluss an unsere vorige Sitzung vom
Herrn Reichsminister des Innern bestätigt worden, und ich möchte
deshalb den Vorschlag machen, ihn durch Akklamation wieder-
zuwählen. Ich stelle fest, dass dies geschehen ist.

Herr Kollege Elschnig (Prag), vertritt in unserem Vorstand
die Deutschen Ophthalmologen des nicht reichsdeutschen Gebietes.
Auch ihn schlage ich zur Wiederwahl für die neue Amtszeit vor.
Ich stelle fest, dass Sie auch diesen Vorschlag durch Akklamation
angenommen haben.

Als Nachfolger des Herrn v. Hippel möchte ich Ihnen empfehlen, Herrn Schieck (Würzburg), in den Vorstand aufzunehmen.
Auch dies findet allgemeine Zustimmung. Ich möchte Sie aber aus
diesem Anlass um den Auftrag bitten, Herrn v. Hippel, einem
unserer ältesten und treuesten Mitglieder, der seit 1892 bis jetzt
keiner einzigen Sitzung unserer Gesellschaft fern geblieben ist, die
Grüsse der Gesellschaft zu übermitteln und ihm baldige Genesung
zu wünschen.

Nachdem die Amtszeit des Herrn Geh. Rat Wagenmann als
Schriftführer 1937 abläuft und er eine Wiederwahl ablehnt, hat der
Vorstand den Satzungen entsprechend die Aufgabe, Ihnen einen
Nachfolger im Schriftführeramt vorzuschlagen. Wir schlagen vor
den Amtsnachfolger des Herrn Wagenmann im Heidelberger
Ordinariat, Herrn Engelking, mit dieser Aufgabe zu betrauen.
Der Vorschlag wird einstimmig angenommen.

Im Anschluss daran erlauben Sie mir ein paar Worte:

Ich möchte den Übergang des wichtigen Amtes des Schriftführers unserer Gesellschaft in neue Hände nicht vorübergehen lassen, ohne unserem verehrten bisherigen Schriftführer, Herrn Geh. Rat Wagenmann, der 40 Jahre lang dies arbeitsreiche Amt in ausserordentlicher Gewissenhaftigkeit und Pflichttreue erfüllt hat, den herzlichen Dank der Gesellschaft auszusprechen. Ich habe mir früher keine Vorstellung davon gemacht, welche Fülle sorgfältiger Vorarbeit dem Schriftführer bei der Vorbereitung unserer Tagungen zufällt. Nachdem ich diesmal diese Vorarbeit zusammen mit dem Herrn Schriftführer durchzuführen hatte, weiss ich, welch dornenvolles Amt er eine lange Reihe von Jahren hindurch zum Besten der Gesellschaft innehatte. Ich möchte Sie bitten, den Dank, den ich hiermit in unserer aller Namen für diese aufopferungsvolle Arbeit ausspreche, auch nach aussen hin zum Ausdruck zu bringen, indem wir Herrn Geh. Rat Wagenmann zum Ehrenmitglied unserer Gesellschaft wählen. Ich stelle fest, dass Sie auch diese Wahl einstimmig vollzogen haben.

V. Beschlussfassung über die nächste Versammlung.

Der Vorstand schlägt der Mitgliederversammlung vor, die nächste Versammlung 1938 in Heidelberg abzuhalten und die nähere Festsetzung der Zeit dem Vorstand zu überlassen. Der Vorschlag des Vorstandes wird einstimmig angenommen.

Auf die Frage, ob nach Abschluss der Tagesordnung noch jemand etwas vorzubringen habe, meldet sich Herr Lindner (Wien), zum Wort und schlägt vor, dass den ausländischen Kongressteilnehmern nach Schluss unserer Zusammenkunft Gelegenheit gegeben wird, zwei deutsche Universitäts-Augenkliniken zu besuchen. Die Angelegenheit wird dem Vorstand zur Beratung überwiesen.

Schluss der Mitgliederversammlung 13^{05} Uhr.

Satzungen
der Ophthalmologischen Gesellschaft[1]
beschlossen in der Sitzung vom 15. September 1903.

§ 1.
Der unter dem Namen: „Ophthalmologische Gesellschaft"[1] bestehende Verein bezweckt die Förderung der Ophthalmologie und hat seinen Sitz in Heidelberg. Der Verein soll in das vom Amtsgericht zu Heidelberg geführte Vereinsregister eingetragen werden.

§ 2.
Der Vorstand des Vereins besteht aus acht von der Mitgliederversammlung frei gewählten Vereinsmitgliedern und aus einem Schriftführer, welcher auf Vorschlag der übrigen acht Vorstandsmitglieder auf 8 Jahre von der Mitgliederversammlung gewählt wird. Von den acht ersten Vorstandsmitgliedern scheiden alle zwei Jahre je zwei Mitglieder aus, und zwar diejenigen, welche seit ihrer Wahl, beziehungsweise Wiederwahl, dem Vorstand am längsten angehört haben.

Wenn in einem Jahre, in dem der Austritt und die Neuwahl zweier Mitglieder zu erfolgen hätte, keine Mitgliederversammlung stattfindet, werden Austritt und Neuwahl der Vorstandsmitglieder auf das nächste Jahr verschoben.

Die austretenden Vorstandsmitglieder sind wieder wählbar.

Bei eintretenden Lücken in der Zahl der Mitglieder des Vorstandes werden in der nächsten Mitgliederversammlung Ersatzmänner gewählt.

§ 3.
Der Vorstand wählt aus seiner Mitte einen Vorsitzenden und einen Stellvertreter desselben, die bis zu ihrem satzungsmäßigen Ausscheiden aus dem Vorstand ihr Amt behalten. Die Wahl des Vorsitzenden und des stellvertretenden Vorsitzenden bedarf der Bestätigung des Reichsministers des Innern[2].

§ 4.
Der Vorstand fasst seine Beschlüsse durch mündliche Abstimmung in einer vom Vorsitzenden unter Angabe der Tages-

---

[1] Durch Beschluss der Mitgliederversammlung vom 6. August 1920 soll der Name jetzt lauten: „Deutsche Ophthalmologische Gesellschaft".

[2] Der letzte Absatz ist im Einvernehmen mit dem Reichsministerium des Innern durch Beschluss der Mitgliederversammlung vom 7. August 1934 aufgenommen worden.

ordnung einzuberufenden Vorstandssitzung oder durch schriftliche Abstimmung vermittels eines vom Vorsitzenden ausgehenden, bei allen Mitgliedern des Vorstandes umlaufenden und wieder zum Vorsitzenden zurückkehrenden Anschreibens. In beiden Fällen ist zur Beschlussfassung einfache Mehrheit der abgegebenen Stimmen notwendig und genügend.

Über die Beschlüsse in einer Vorstandssitzung wird ein vom Vorsitzenden zu unterzeichnendes Protokoll geführt.

§ 5.

Der Vorstand sorgt sowohl in der Zwischenzeit als auch während der Dauer der Versammlung für die Interessen des Vereins. Er ladet zu den wissenschaftlichen Sitzungen und zu der Mitgliederversammlung ein, trifft die Vorbereitungen dazu, bestimmt die Reihenfolge der Vorträge, besorgt die Herausgabe der Sitzungsberichte und die Kassenführung. Die Einladung zu den Versammlungen erfolgt durch ein vom Vorsitzenden und Schriftführer unterzeichnetes, gedrucktes Zirkular mit Angabe der Tagesordnung, das an alle Mitglieder zu versenden ist.

§ 6.

Der Vorsitzende oder in dessen Verhinderung sein Stellvertreter vertritt den Verein nach aussen, sowohl gerichtlich als auch aussergerichtlich. Ist eine Willenserklärung gegenüber dem Verein abzugeben, so genügt die Abgabe gegenüber einem Mitgliede des Vorstandes.

§ 7.

Der Schriftführer hat die Korrespondenz des Vereins, den Druck und die Versendung der Zirkulare zu besorgen, die Protokolle zu führen und die Sitzungsberichte zu redigieren.

§ 8.

Die wissenschaftlichen Sitzungen und die Mitgliederversammlung finden in der Regel einmal jährlich in Heidelberg statt.

Die wissenschaftlichen Sitzungen sind öffentlich. Ihre Eröffnung geschieht durch ein Mitglied des Vorstandes. Die Vorsitzenden der einzelnen Sitzungen werden auf Vorschlag des Vorstandes von den anwesenden Mitgliedern gewählt.

In der Mitgliederversammlung werden die Angelegenheiten des Vereins beraten, Beschlüsse darüber gefasst und die Wahlen vorgenommen. Bei den Abstimmungen entscheidet einfache

Majorität. Über die Beschlüsse der Mitgliederversammlung wird ein vom Vorsitzenden und Schriftführer zu unterzeichnendes Protokoll geführt.

§ 9.

Wer Mitglied der Ophthalmologischen Gesellschaft werden will, wendet sich durch Vermittelung des Schriftführers an den Vorstand, der über die Aufnahme durch einen nach § 4 zu fassenden Beschluss entscheidet.

Der Austritt erfolgt durch Anzeige an den Schriftführer. Auch gilt als ausgetreten, wer zwei Jahre seinen Mitgliedsbeitrag nicht entrichtet hat.

Ein Mitglied kann aus der Gesellschaft ausgeschlossen werden, wenn es sich durch die Art seiner Berufsausübung zu den Grundsätzen der Gesellschaft dauernd in erheblichen Widerspruch setzt oder wenn seine fernere Mitgliedschaft aus sonstigen, in seiner Person liegenden, wichtigen Gründen mit dem gedeihlichen Bestand der Gesellschaft unvereinbar erscheint. Die Ausschliessung erfolgt auf Antrag des Vorstandes durch einen mit $2/3$ Mehrheit der Erschienenen gefassten Beschluss der Mitgliederversammlung, nachdem dem Auszuschliessenden vorher Gelegenheit zu schriftlicher Äusserung gegeben worden ist. Eine Anfechtung des formgerecht ergangenen Ausschliessungsbeschlusses findet nicht statt[1].

§ 10.

Jedes Mitglied zahlt für jedes Kalenderjahr einen Beitrag, dessen Höhe jährlich durch Beschlussfassung des Vorstandes mit $2/3$ Majorität festgesetzt wird. Der Beitrag ist nach Aufforderung an die Deutsche Bank und Diskontogesellschaft, Filiale Heidelberg (Postscheckkonto Nr. 519, Karlsruhe i. B.) mit dem ausdrücklichen Vermerk: „Für die Deutsche Ophthalmologische Gesellschaft" zu überweisen. Die 3 Monate nach der Zahlungsaufforderung nicht eingegangenen Beiträge werden durch Nachnahme eingezogen[2].

§ 11.

Vorstehende Satzung ist am 15. September 1903 durch Beschluss der Mitgliederversammlung errichtet worden.

---

[1] Der letzte Absatz ist durch Beschluss der Mitgliederversammlung vom 6. August 1918 aufgenommen worden.

[2] Diese Fassung des § 10 wurde in der Mitgliederversammlung 1932 beschlossen.

Bestimmungen
für die Erteilung des von Prof. Dr. von Welz gestifteten „von Graefeschen Preises".

Die Stiftungsurkunde lautet folgendermaßen:

Hochverehrte Ophthalmologische Gesellschaft!

Im treuen Andenken meines unvergesslichen Freundes und Lehrers, des am 19. Juli 1870 verstorbenen Professors der Ophthalmologie in Berlin, Dr. Albrecht von Graefe, und im dankbaren Gefühl für alles, was ich seiner Lehre und seinem Beispiel schulde, glaube ich ganz in dessen Sinn zu handeln, wenn ich eine Bestimmung ins Leben rufe, welche den Zweck hat, hervorragenden Leistungen in der Ophthalmologie eine besondere Anerkennung zu zollen, sowie es hinwiederum ein Bedürfnis meines Innern ist, hierfür den Namen „des von Graefeschen Preises" zu wählen.

Zu diesem Behufe übergab ich der von mir gegründeten „Marienstiftung für Heilung von armen Augenkranken in Würzburg", die als juristische Person von allerhöchster Stelle anerkannt ist, 10 Stück Prioritäts-Obligationen der Vereinigten südösterreichisch-lombardisch- und central-italienischen Eisenbahn-Gesellschaft à 500 Fr. im Nominalwert von 5000 Fr. mit den betreffenden Coupons vom 1. April 1874 bis 1. April 1886, deren jährliche Zinsen 150 Fr. = 120 Mark betragen, wobei eine allenfallsige Vermehrung des Kapitals vorbehalten ist[1].

Es soll nun der „von Graefesche Preis" mit 450 Fr. = 360 Mark alle 3 Jahre von der Ophthalmologischen Gesellschaft, die in der Regel jährlich in Heidelberg tagt, der besten Arbeit zuerkannt werden, welche in den dreien, dem Verteilungsjahr um ein Jahr vorausgehenden Jahrgängen in deutscher Sprache im „Archiv für Ophthalmologie" erschienen ist[2].

Nachdem sowohl das „Archiv für Ophthalmologie" als die Ophthalmologische Gesellschaft in Heidelberg von

---

[1] Da das Kapital der Stiftung durch die Folgen des Weltkrieges entwertet ist, wurde durch Beschluss der Mitgliederversammlung am 4. August 1925 aus den Ersparnissen der Gesellschaft ein Kapital abgezweigt und ein Sparkonto errichtet, aus dessen Zinsertrag die weitere Zuerkennung des v. Graefe-Preises erfolgen kann.

[2] Wissenschaftliche Arbeiten der Preisrichter selbst können auch noch bei der nächsten Verteilung des Preises rückwirkend in Betracht kommen.

A. von Graefe ins Leben gerufen worden, so erschien es mir vor
allem als ein Akt der Pietät, diesen Preis, dem sein Name erst
die rechte Weihe geben soll, mit diesen seinen beiden Lieblings-
schöpfungen in Verbindung zu bringen.

Preisrichter, deren im ganzen fünf sein sollen, sind deshalb in
erster Reihe die Mitglieder des Ausschusses der Ophthalmologischen
Gesellschaft in der Art, dass immer zwei aus demselben, durch
den Ausschuss selbst hierzu bestimmt, die übrigen drei aber in der
betreffenden Sitzung aus sechs von dem Ausschuss vorgeschlagenen
Gesellschaftsmitgliedern durch einfache Majorität gewählt werden.
Unter Umständen können hierzu auch Nichtmitglieder ernannt
werden. Über die Vorschläge selbst entscheidet die Majorität der
Preisrichter. Die Bekanntmachung des zuerkannten Preises geschieht dann stets in der ersten Sitzung der Ophthalmologischen
Gesellschaft des betreffenden Jahres, zum ersten Male 1876, und
hat der Sekretär des Ausschusses, durch das Sitzungsprotokoll
gehörig legitimiert, von der „Marienstiftung“ die betreffende Summe
zu erheben, die Übergabe des Preises in geeigneter Form zu übermitteln, eventuell auch an die Erben, und die Bekanntmachung desselben im „Archiv für Ophthalmologie“ zu veranlassen.

Unbenommen bleibt es den genannten Preisrichtern im Fall
der Zweckdienlichkeit, den „von Graefeschen Preis“ einmal für
die glückliche Lösung einer Preisaufgabe zu bestimmen, welche Arbeit
aber dann nach Erteilung des Preises im Archiv erscheinen muss.

Sollte das „Archiv für Ophthalmologie“ als solches zu erscheinen aufhören oder seinen Charakter wesentlich verändern,
oder in dem angegebenen Zeitraum gerade keine preiswürdige Arbeit
enthalten, so würde, solange die Ophthalmologische Gesellschaft in
ihrer jetzigen Verfassung besteht, der Ausschuss an der Stelle des
Archivs ein anderes in deutscher Sprache erscheinendes Journal
ophthalmologischen Inhalts zu setzen haben, in welchem Fall auch
Monographien zuzulassen, grössere Werke aber auszuschliessen sind.

Sollte nun aber die zur Zeit bestehende Ophthalmologische
Gesellschaft sich einmal auflösen, so wird die „Marienstiftung“
das Ersuchen der Preiszuerkennung an die medizinische Fakultät
in Würzburg stellen, und diese dann dieselbe ihrerseits unter Beobachtung obiger Modalitäten betätigen, nachdem sie vorher noch das
Gutachten dreier ordentlicher Professoren der Ophthalmologie einer
deutschen Universität eingeholt hat.

Solange der Unterzeichnete am Leben ist, kann eine Änderung
dieser Bestimmungen nur mit seiner Einwilligung stattfinden;

nach dessen Tode müssen, bei den Wandlungen der Zeit, solange
es möglich ist, immer nachstehende Gesichtspunkte festgehalten
werden:

1. soll, um das Andenken von Graefes zu ehren, stets der
   Name „von Graefescher Preis" erhalten bleiben;
2. soll damit immer der wissenschaftliche Fortschritt in der
   Ophthalmologie gefördert und anerkannt werden.

Würzburg, den 6. August 1874.

Dr. Robert Ritter von Welz,

öffentl. ordentl. Professor der Ophthalmologie an
der Universität zu Würzburg.

Statut
betreffend die Zuerkennung und Verleihung der Graefe - Medaille.

1. Die Graefe-Medaille soll alle 10 Jahre demjenigen zuerkannt werden, der sich unter den Zeitgenossen — ohne Unterschied
der Nationalität — die grössten Verdienste um die Förderung der
Ophthalmologie erworben hat.   Niemals soll die Medaille zweimal
derselben Person verliehen werden.

2. Die Zuerkennung des Preises erfolgt durch direkte Wahl,
mit absoluter Mehrheit der gültigen Stimmen der stimmfähigen
anwesenden Mitglieder.

3. Stimmberechtigt sind alle diejenigen, welche bis einschliesslich der letzten Versammlung als Mitglieder aufgenommen und als
solche in dem letzten offiziellen Mitgliederverzeichnis aufgeführt sind.

4. Am Ende der Sitzung des ersten Sitzungstages hat die
erste freie Abstimmung mit geschlossenen Zetteln stattzufinden.
Das Resultat wird sofort festgestellt und bekanntgemacht.   Ist
dabei eine absolute Majorität erreicht, so erfolgt unmittelbar die
Proklamation.   Andernfalls erfolgt sofort Stichwahl zwischen den
zwei Personen, die bei der ersten Abstimmung die meisten Stimmen
erhielten.   Bei Stimmengleichheit werden beide proklamiert und
es wird beiden die Medaille ausgehändigt werden.

Vom Ausfall der Abstimmung wird dem Gewählten sofort
Mitteilung gemacht.

5. Am Schluss der Sitzung des nächsten Jahres wird die
Ehrenmünze dem Erwählten durch den Präsidenten in feierlicher
Weise mit einer Ansprache überreicht, in welcher die unsterblichen

Verdienste Albrecht von Graefes in Erinnerung gebracht und der Gewählte als würdiger Nachfolger geehrt wird. Im Falle der Abwesenheit des Gewählten wird demselben die Medaille zugeschickt und eine entsprechende Ansprache an die Versammlung gerichtet werden.

6. Die vorzunehmende Wahl soll jedesmal im Jahre vorher angekündigt und diese Ankündigung in das Protokoll aufgenommen und mit demselben veröffentlicht werden. Auch soll bei der Einladung zur Zusammenkunft die Wahl in Erinnerung gebracht werden.

7. Im Falle der Auflösung der Ophthalmologischen Gesellschaft soll das vorhandene Kapital der Heidelberger Medizinischen Fakultät zur ferneren Zuerkennung der Graefe-Medaille übergeben und derselben überlassen werden, bei der Zuerkennung den ihr zweckmäßigst scheinenden Modus zu befolgen.

Bestimmungen

der Dr. Joseph Schneider-von Welz-Stiftung zur Förderung der Augenheilkunde.

Die Stiftungsurkunde lautet folgendermaßen:

Milwaukee, 15. April 1913.

In dankbarer Erinnerung an meinen väterlichen Freund und Lehrer, den 1878 verstorbenen Dr. Robert Ritter von Welz, ordentlicher Professor der Augenheilkunde an der Universität Würzburg, übergebe ich der Ophthalmologischen Gesellschaft zu Heidelberg, die als juristische Person von Allerhöchster Stelle anerkannt ist, die Summe von Dreißigtausend Mark zum Zwecke einer Stiftung unter dem Namen „Dr. Joseph Schneider-von Welz-Stiftung", zur Förderung der Augenheilkunde, mit folgenden Bestimmungen:

Erstens: Das Stiftungskapital soll in sicheren zinstragenden Werten angelegt und im Depositorium der Gesellschaft aufbewahrt werden.

Zweitens: Die Einkünfte der Stiftung sollen dazu verwandt werden, Augenärzte, welche sich darum bewerben, zur Förderung von wissenschaftlichen Arbeiten auf dem Gebiete der Augenheilkunde, zu Reisestipendien behufs Studien an fremden Anstalten und ähnlichen Zwecken durch nach dem jemaligen Verdienst und den Bedürfnissen zu bemessende Beiträge zu unterstützen. Arbeiten über sympathische Ophthalmie und Trachom sollen, solange die Kenntnis dieser Krankheiten noch dringend der Förderung bedarf, besonders berücksichtigt werden.

Drittens: Die Bewerbungen sind immer bis zu einem vom Vorstand der Gesellschaft zu bestimmenden Termin, welcher in den Versammlungsberichten bekanntgegeben werden soll, dem Schriftführer einzureichen.

Viertens: Über die Zuerkennung von Bewilligungen hat der Vorstand zu entscheiden.

Fünftens: Werden die Einkünfte eines Jahres nicht vollständig oder gar nicht verwandt, so können dieselben in einem der nächsten 3 Jahre zur Verwendung kommen; nach dieser Zeit sollen dieselben dann aber zum Kapital geschlagen werden.

Sechstens: Die Bestimmungen der Stiftung, sowie Berichte über gemachte Bewilligungen sollen im Jahresbericht der Ophthalmologischen Gesellschaft im Druck veröffentlicht werden.

Siebentens: Die unterstützten Arbeiten sollen in „v. Graefes Archiv für Ophthalmologie" veröffentlicht werden. Sollte dieses jedoch eingehen oder seinen Charakter als Organ für Augenheilkunde wesentlich verändern, so kann, solange die Ophthalmologische Gesellschaft in ihrer jetzigen Verfassung besteht, der Vorstand der Gesellschaft an Stelle des Archivs ein anderes, in deutscher Sprache erscheinendes Journal ophthalmologischen Charakters zur Veröffentlichung benutzen.

Achtens: Sollte die Ophthalmologische Gesellschaft in Heidelberg sich auflösen, so soll das Stiftungskapital und Ausführung des Stiftungszweckes der Medizinischen Fakultät der Universität Heidelberg übertragen werden.

Neuntens: Zu Lebzeiten des Stifters kann eine Änderung der Stiftungsbedingungen nicht ohne seine Einwilligung stattfinden; nach seinem Tode sollen, solange es bei den Wandlungen der Zeit möglich ist, folgende Bestimmungen gehalten werden:

    a) der Name „Dr. Joseph Schneider-von Welz-Stiftung",
    b) soll damit immer dem wissenschaftlichen Fortschritt der Augenheilkunde gedient werden.

gez. Dr. Joseph Schneider.

Bestimmungen

der Theodor Axenfeld-Gedächtnis-Stiftung des Deutschen Vereins für Sanitätshunde E. V., Schirmherr weiland Grossherzog Friedrich August von Oldenburg.

In dankbarer Erinnerung an den grossen Ophthalmologen und gütigen Förderer der Bestrebungen des Deutschen Vereins für Sanitätshunde, Theodor Axenfeld, übergibt der Deutsche Verein für Sanitätshunde der Deutschen Ophthalmologischen Gesellschaft zu Heidelberg die Summe von Vierundzwanzigtausend Mark zum Zweck einer Stiftung unter dem Namen „Theodor Axenfeld-Gedächtnis-Stiftung" mit folgenden Bedingungen:

1. Das Stiftungskapital soll in sicheren zinstragenden Werten angelegt werden.

2. Die Einkünfte der Stiftung sollen dazu verwandt werden, Dozenten der Augenheilkunde, sowie Assistenten der Augenkliniken zur Förderung von wissenschaftlichen Arbeiten zu unterstützen, auch ihnen Reisestipendien zwecks Studien an in- und ausländischen Anstalten zu gewähren.

3. Bewerbungen sind jeweils zu den Tagungen der Ophthalmologischen Gesellschaft einzureichen.

4. Die Zuerkennung von Bewilligungen entscheidet der jeweilige Vorstand der Ophthalmologischen Gesellschaft im Benehmen mit den Herren des Vorstandes des Deutschen Vereins für Sanitätshunde, Geheimer Kommerzienrat Dr. h. c. Stalling, Oldenburg, Oberbürgermeister Dr. Jung, Göttingen, Dr. Paul Noether, Freiburg i. Br.

5. Bei Nichtvergeben von Stipendien wird die Summe zum Kapital geschlagen oder dem Vorstand zu anderen, die Augenheilkunde oder die Augenärzte oder das Blindenwesen fördernde Zwecke zur Verfügung gestellt.

6. Die Bestimmungen der Stiftung, sowie Berichte über gemachte Bewilligungen sollen im Bericht der Ophthalmologischen Gesellschaft im Druck veröffentlicht werden.

7. Die mit dem Stiftungskapital unterstützten Arbeiten sollen in einem der deutschen ophthalmologischen Archive veröffentlicht werden.

8. Bei Auflösung der Deutschen Ophthalmologischen Gesellschaft (Heidelberg) fällt das Stiftungskapital der Deutschen Gesell-

schaft für Naturforscher und Ärzte zu, die an die Stiftungsurkunde gebunden ist.

9. Solange der Deutsche Verein für Sanitätshunde durch seine Vorstandsmitglieder im Gremium der Deutschen Ophthalmologischen Gesellschaft vertreten ist, sollen ohne seine Einwilligung keine Änderungen der Stiftungsbedingungen erfolgen.

Auch für die Zukunft sollen folgende Bestimmungen gehalten werden:

a) der Name Theodor Axenfeld-Gedächtnis-Stiftung,
b) es soll damit immer den wissenschaftlichen Fortschritten der Augenheilkunde gedient werden.

Deutscher Verein für Sanitätshunde:

Der Vorsitzende.

gez. Dr. med. h. c. Stalling, Geh. Kommerzienrat.

gez. Dr. jur. Bruno Jung, Oberbürgermeister in Göttingen,
Beauftragter Dozent an der Georgia-Augusta.

gez. Dr. Paul Noether.

Mitglieder der Deutschen ophthalmologischen Gesellschaft.

Name	Wohnort	Genauere Adresse
*Prof. Adam	Berlin W 15	37 Joachimsthaler Str.
Dr. Agricola	Hannover	46 Heinrichstrasse
Dr. Albrich, Konrad, Privatdozent	Pécs (Ungarn)	Univ.-Augenklinik
Dr. Altland	Duisburg	17 Königstrasse
Prof. Amsler, Marc.	Lausanne (Schweiz)	1 Avenue Marc Dufour
Dr. Andrews, Joseph A.	Santa Barbara, Kalifornien (Amerika)	2155 Mission Ridge
*Dr. Apetz, Wilhelm	Würzburg	5 Eichhornstrasse
Dr. Arens, Paul	Duisburg	58 Mühlheimer Str.
Dr. Arnold, Gottfried	Gronau i. W.	Bahnhofstrasse
Dr. Aron, Rudolf	Breslau X	6 Gneisenauplatz
*Dr. Arruga	Barcelona (Spanien)	3. Pasaje Méndez Vigo
Dr. Ascher, Karl, Privatdozent	Prag II (Tschechoslowakei)	32 A Heinrichsgasse Jindrisska
Dr. Augstein, H.	Freiburg i. Br.	
Prof. Avižonis, Peter	Kowno (Litauen)	21 Maironio g. vé.
Prof. Awerbach, M.	Moskau (U.S.S.R.) W. 2	6 Sretenski Boulv.
Prof. Baas	Karlsruhe i. B.	49 Kriegsstrasse
*Dr. Baege	Merseburg a. S.	Augenklinik
*Dr. Bänziger, Theod.	Zürich (Schweiz)	35 Rigistrasse
Dr. Bär, Arthur	Essen a. d. R.	62 Huyssenallee
Dr. Bahr	Bad Oeynhausen	25 Charlottenstrasse
Dr. Ballaban, Th., Brigade-Generalarzt	Lemberg (Polen)	21 Halicka
Dr. Balzer	Berlin N 24	5/9 Ziegelstr.
Dr. Bamberger, S.	Frankfurt a. M.	8 Hanauer Landstr.
Dr. Barck, C.	St. Louis, M. (Amerika)	3438 Russel Aven.
Dr. Barczinski	Allenstein	9 Kaiserstrasse
Prof. Barkan, Hans	San Francisco (Amerika)	Medico-Dental Building 480 Post Street
*Prof. Bartels	Dortmund	Städt. Augenklinik
*Dr. Basten	Saarbrücken	10 Luisenstrasse
Dr. Batchwarowa, S., Frl.	Tirnowo (Bulgarien)	
Dr. Baumert, O. H.	Jülich	5 Römerstrasse
Dr. Baumgärtner	Schwäbisch Hall	
*Prof. Baurmann	Karlsruhe i. B.	11 Wundtstrasse
*Dr. Bayer, Heinrich	Baden-Baden	Sophienstrasse
Dr. Becker	Naumburg a. S.	
Dr. Bedell, Arthur	Albany (V. St. Amerika)	344 State Street
*Prof. Behr, C.	Hamburg 20	Univ.-Augenklinik, Eppendorf

Name	Wohnort	Genauere Adresse
Dr. Behrend, Walter	Saarbrücken	9 Roonstrasse
*Prof. Berg, Fredrik	Upsala N. (Schweden)	6 Slottsgatan
Dr. Berger, Arthur	Bochum	20 Kortumstrasse
Dr. Bergmeister, Rudolf, Privatdozent	Wien I (Österreich)	12 Landgerichtsstr.
*Dr. Berneaud, George	Wuppertal-Elberfeld	30 Mäuerchen
*Prof. Best, Friedrich	Dresden A, 1.	20 Sidonienstrasse
Dr. Betsch, Alwin	Rottweil a. N.	22 Karlstrasse
Dr. Bieling, Peter	Gelsenkirchen	22 Florastrasse
Prof. Bielschowsky, A.	Breslau XVI	Univ.-Augenklinik, 2 Maxstrasse
Dr. Bielski-Schartenberg, Frau	Essen	61 Lindenallee
Prof. Birch-Hirschfeld	Königsberg i. Pr.	4I Lisztstrasse
Dr. Blaauw, Edmond E.	Buffalo (Amerika)	190 Ashland Ave.
*Dr. Blaickner, Josef	Salzburg (Österreich)	Landesaugenklinik
Prof. v. Blascovics, L.	Budapest IV (Ungarn)	22 Gróf Károlyi-utca
Dr. Blatt, Nicolaus, Privatdozent	Bucuresti I (Rumänien)	18 Caimateistr.
Dr. Bleisch, Joh.	Breslau I	18 Gravestrasse
Prof. Blessig, Ernst	Dorpat (Estland)	56 Teichstrasse
Dr. Bloch, Fritz	New York (Amerika)	345/347 Brodway i. v. Jakobslaz
Dr. Bock, Fritz	Giessen	Univ.-Augenklinik
Dr. Blüthe, Ludwig	Frankfurt a. M.	7 pt Unterlindau
Dr. Blum, Paula, Frl.	Pirmasens (Pfalz)	11 Turnstrasse
Dr. Bodenheimer, Ernst	Frankfurt a. M.	Krankenhaus Rotes Kreuz
Dr. Boeckmann, Egil	St. Paul, Minnesota (Amerika)	444 Building Lowry
Dr. Bögel, Max	Recklinghausen	23 Martinistrasse
Dr. Böhm, Ferdinand	Leitmeritz (Tschecho-slowakei)	
Dr. Böhm, Hans	Heilbronn	82 Friedenstrasse
Dr. Boehm, Karl	Beuthen (Oberschlesien)	39 Tarnowitzer Strasse
Dr. Boehmig, Alfred	Leipzig	71 I Dresdener Strasse
Dr. Bogatsch, Günther	Breslau V	Gartenstrasse 36 hpt (dem Konzerthaus gegenüber)
Dr. Bornemann, Alfred	Blasewitz/Dresden	16 Residenzstrasse
Dr. Boström, C. G., Marine-Oberstabsarzt	Stockholm (Schweden)	11 Götgatan
*Prof. Botteri, Albert	Zagreb (Jugoslawien)	1 ulica Baruna Jelačića
Prof. Bozzoli, Alessandro	Treviso (Italien)	Ospedale oftalmico

Name	Wohnort	Genauere Adresse
*Dr. Brandenburg	Trier	Marienkrankenhaus
Dr. Brandt	Jena	14 Wilhelm-Stade-Str.
*Dr. habil. Braun, Reinhard	Rostock	Univ.-Augenklinik, 140 Doberanstr.
Dr. Brenske, Otto	Hannover	13 Königstrasse
Dr. Brinkhaus, Karl	Rendsburg	
*Dr. Brons	Dortmund	8 Königswall
*Dr. Brons Hilari	Tübingen	Univ.-Augenklinik
Dr. Brown, E. V. L.	Chicago (Amerika)	122 Michingan Boulevard
Prof. Brückner, Arthur	Basel	Univ.-Augenklinik
Dr. Brugger, Wolfgang	Singen-Hoh.	10 Hindenburgstr.
Dr. Bruns	Neumünster	Univ.-Augenklinik
Dr. Bryn, Arne	Drontheim (Norwegen)	38 Kjöbmandsgatan
Dr. Bublitz, Ernst	Stolp	
*Dr Bücklers, Max, Dozent	Tübingen (Württemberg)	48 Waldhäuserstrasse
Dr. Bunge, Dozent	Kiel	Univ.-Augenklinik
Dr. Burgener, L.	Rorschach (Schweiz)	17 Signalstrasse
Dr. Burk	Hamburg	6 Glockengiesserwall
Prof. Busacca, Archimede	Sao Paulo (Brasilien)	87 Aven. Big. Luiz. Antonio
*Dr. Busse, J.	Bremerhaven	
Dr. Butler, J. H.	Hampton-in-Arden (England)	Lyndale Cuttage. Old Station Road
Dr. Butt, Ataullah	Lahore (Indien)	
*Dr. Caanitz, Hugo, Marine-Oberstabsarzt	Kiel	Marine-Augenlazarett
Dr. Calderon, J. L.	Lima (Peru)	273 Apartado
*Dr. Causé, Fritz	Mainz	5 Dominikanerstrasse
Prof. Charlin, Carlos	Santiago (Chile)	300 Av. Salvador
*Prof. Clausen, W.	Halle a. S.	Univ.-Augenklinik
Dr. Cohn, Paul	Mannheim	C. 3. 16
Dr. Colden, Kurt	Breslau XIII	76 Kaiser-Wilhelm-Str.
Prof. Collin	Berlin-Lichterfelde	19 Drakestrasse
*Prof. Comberg	Rostock	Univ.-Augenklinik
Dr. Cremer	Godesberg	2 Kronprinzenstrasse
*Dr. Cremer	Oldenburg	
Dr. de Crignis, Richard	Partenkirchen (Oberbayern)	
Dr. Freih. Cronstedt, Louis	Stockholm (Schweden)	41A. Birger Jarlsgatan
Dr. v. Csapody, Stefan, Privatdozent	Budapest I (Ungarn)	141 Krisztina-Körut
Dr. Cuny, F.	Basel (Schweiz)	20 Klybechstrasse

Name	Wohnort	Genauere Adresse
*Dr. Custodis, Ernst	Düsseldorf	Akademie-Augenklin.
Dr. Dahmann, Franz	Coburg	5 Lossanstrasse
Dr. Dahmann, Kurt	Dinslaken (Rheinland)	
Dr. Dalmer, Max	Bernburg S.	
Dr. Danco, Adolf	Neunkirchen (Saar)	
Dr. Davids, Hermann	Münster i. W.	
*Dr. Decking	Stadtlohn i. Westf.	
Dr. Della Casa	Burgdorf (Schweiz)	
Prof. Denig	New York (Amerika)	56 East 58the Street
Dr. Depène	Breslau VIII	5 p. Klosterstrasse
Dr. Derby, G. S.	Boston Mass. (Amerika)	5 Bay State Road
*Prof. Dieter, Walter	Breslau XVI	Univ.-Augenklinik
Dr. Dimissianos, Basilios	Athen (Griechenland)	73 Patissia
Dr. Döhler	Bremen	4 Hagenauer Strasse
Dr. Doelle, Johannes	Leipzig	Univ.-Augenklinik
Dr. Doerr, Frl., Lotte	Nürnberg	5 Bismarckstrasse
Dr. Dohlmann, G., Privatdozent	Lund (Schweden)	
Dr. Dohme, B.	Potsdam	2 I Blücherplatz
Dr. Dolman, Percival	San Francisco (Kalifornien, Amerika)	Flood Building 490 Post Str.
Dr. Dorff, Harry	Rastatt	7 Bismarckstrasse
Dr. Driver, Robert	München	27 Elisabethstrasse
Dr. Duarte, Plotino	Pelotas (Brasilien)	419 Rua 15 de Novembre
Dr. Dufour, Auguste	Lausanne (Schweiz)	1 Rue du Midi
Dr. Ebeling	Leipzig	7 II Gellertstrasse
Dr. Eilers	Berlin N 24	Univ.-Augenklinik 5/9 Ziegelstr.
Dr. Elkes, G.	Kaunas (Litauen)	6 Kestučio g—vè
*Prof. Elschnig, Anton	Marienbad (Tschechoslowakei)	Richard-Wagnerhaus
Dr. Elschnig, Herm., jun.	Znaim (Tschechoslowakei)	12 Ausstellungsstrasse
Dr. Emanuel, Carl	Frankfurt a. M.	12 Gärtnerweg
*Dr. Engelbrecht, W.	Darmstadt	
Dr. Engelbrecht, Kurt	Erfurt	1 Bahnhofstrasse
*Prof. Engelking	Heidelberg	Univ.-Augenklinik
Dr. Engels, Oberstabsarzt	Marburg a. L.	
Dr. Enroth, Emil	Helsingfors (Finnland)	3 Boulevardsgatan
Dr. Enslin, Eduard	Fürth i. Bayern	
Dr. Enslin	Berlin-Steglitz	5 Arno Holzstrasse
Prof. Erdmann	Hannover	23 Tiergartenstrasse
Dr. Erdmann, Leonhard	Düren (Rhld.)	95 Oberstrasse
Dr. Erdös, Edmund	Budapest (Ungarn)	Ungar.Univ.-Augenkl.

Name	Wohnort	Genauere Adresse
*Prof. Erggelet	Göttingen	Univ.-Augenklinik
*Dr. Esser, Albert	Düsseldorf	12 Florastrasse
*Dr. Esser, Frl., Luise	Krefeld	40 Ostwall
Dr. Etten	Düsseldorf	10 Tonhallenstrasse
Dr. Eversheim, Max	Koblenz	10a Mainzer Strasse
*Dr. Eyer, Alois	Bad Nauheim	
Dr. Faber	Luxemburg	22 Zittastrasse
Dr. Fecht, Wilhelm	Saarbrücken III	23/25 Bahnhofstrasse
Prof. Fehr, Oskar	Berlin W 62	10 Keithstrasse
Dr. Feldhaus, Julius	Giessen	Univ.-Augenklinik
Dr. Fikentscher, Marine-Generaloberarzt	Kiel-Wick	Marinelazarett, Chefarzthaus
Dr. Filbry, Ewald	Altona a. E.	3 König-Ecke Mörkenstrasse
*Dr. Finke, Alois	Köln-Nippes	241 Neusser Strasse
Dr. Fischer, F. P. Privatdozent	Utrecht	Univ.-Augenklinik
Dr. Flamm	Bensheim a. d. B.	17 Hauptstrasse
*Prof. Fleischer, Bruno	Erlangen	Univ.-Augenklinik
Dr. Förster, Willy	Liegnitz i. Schl.	6 I Dovestrasse
Dr. Förtner	Schwerin	
Dr. v. Forster	Nürnberg	35 Aegidienplatz
*Prof. Franceschetti, A.	Genf (Schweiz)	Hospital Cantonal Clinique ophtalmologique
Dr. François, J.	Charleroi (Belgien)	5 Boulev. Defontaine
Dr. Frank, E.	Landau i. Pf.	46 Kirchstrasse
Dr. Frese	Berlin NW 6	41 Luisenstrasse
Dr. Freytag, G. Th.	Leipzig	3 II Königsplatz
*Dr. Frieberg, Torsten	Malmö (Schweden)	Allgem. Krankenhaus
*Dr. Friede, Reinhard	Jägerndorf (Tschechoslowakei)	45 I Hauptstrasse
Prof. Friedenwald, Harry, sen.	Baltimore (Amerika)	1212 Eutaw Place
Dr. Friedenwald, Jonas S.	Baltimore (Amerika)	1212 Eutaw Place
Dr. Fröhlich, Frl., Carrie	Marburg (Lahn)	33 Moltkestrasse
Prof. Fuchs, Adalbert	Wien VIII (Österreich)	13 Skodagasse
*Dr. Fuchs, Robert	Mannheim	L 2, 13
Prof. Gaedertz, Frl., Alma	Berlin-Charlottenburg	17 Königstrasse
*Dr. Gaertner, C.	Coburg	3 Mohrenstrasse
Dr. Galetzki-Olin, Frau, Hanna	Helsingfors (Finnland)	Diakonissenanstalt
Dr. Gallus	Bonn a. Rh.	
Dr. Gamper	Winterthur (Schweiz)	2 Bahnhofsplatz

Name	Wohnort	Genauere Adresse
*Prof. Gasteiger, Hugo	Frankfurt a. M.	Univ.-Augenklinik 14 Eschenbacherstr.
Dr. Gauß, H.	Stuttgart	32 Paulinenstr.
Dr. Geis, Franz	Dresden	3 I Gerokstrasse
Dr. Gelencsér, Maximilian	Budapest VIII (Ungarn)	14 Jozsef-Körut
*Dr. Geller, Karl	Siegen i. W.	29 I Adolf-Hitler-Str.
Dr. Genth	Wiesbaden	
Dr. George, Forney P., jun.	Middletown Penna (Amerika)	19 North Union Street
Dr. George, Harry W., sen.	Middletown P.A. (Amerika)	19 North Union Street
Dr. Gerok	Ludwigsburg	
Dr. Giesecke	Eschweiler (Aachen)	
Dr. Gil, Romulok	Buenos-Aires (Argentinien)	Hospital Nacional de clinicas
*Prof. Gilbert, W.	Hamburg 39	37 Agnesstrasse
Prof. Ginsberg, Siegmund	Berlin SW	148 Uhlandstrasse
Dr. Gjessing, Harald	Drammen (Norwegen)	
Dr. Gless	Greifswald	Univ.-Augenklinik
Dr. Gleue	Minden i. Westf.	
Dr. Gloor, Arthur	Solothurn (Schweiz)	151 Rathausgasse
*Dr. v. Göldner, Edmund	Frankfurt a. M.	Univ.-Augenklinik
Prof. Göring, H.	Wiesbaden	5 Rathausstrasse
Dr. Goerlitz, Martin	Hamburg	40 p. Esplanade
Dr. Goldberg, Hugo	Warnsdorf C.S.R.	
Dr. Goldmann, Hans	Bern (Schweiz)	Univ.-Augenklinik
Prof. Goldschmidt, M.	Leipzig C. 1	13 Hindenburgstr.
Prof. Golowin, S.	Moskau II (Russland)	10 Serpow P.
Dr. Gradle, H. S.	Chicago (Amerika)	58 East Washington Street
*Dr. Grafe, Eduard	Frankfurt a. M.	84 Schifferstrasse
*Dr. phil. Graff, Theobald	Rathenow	5 Berliner Strasse
*Prof. Greeff, Richard	Berlin W 5	8 II Matthaikirchstr.
Dr. Grimm, Reinhold	Halle a. S.	Markt 22 II
Dr. Grossgebauer	Berlin N 24	Univ.-Augenklinik, 5/9 Ziegelstr.
Prof. Groenouw, A.	Breslau XIII	95 Kaiser-Wilhelm-Str.
Dr. Grönval, Hermann	Lund (Schweden)	Univ.-Augenklinik
Dr. Gros, Franz	Giessen	11 Hindenburgwall
Dr. Grossmann	Halle a. S.	29 Gr. Steinstrasse
Prof. v. Grosz, Emil	Budapest VIII (Ungarn)	3 Baross Gasse
Dr. Grube	Köln a. Rh.	6 Gereonstrasse
*Prof. Grüter	Marburg a. d. Lahn	Univ.-Augenklinik
Prof. Grunert, Carl	Bremen	64 Rembertistrasse
*Dr. Gscheidel, Erich	Tübingen	Univ.-Augenklinik

Name	Wohnort	Genauere Adresse
Dr. Günther	Schwerin	5 Augustenstrasse
Prof. Gutmann, Adolf	Berlin W	36 Augsburger Strasse
Dr. Gutzeit, Richard	Neidenburg i. Ostpr.	Johanniter- krankenhaus
Dr. Haab, O.	Zürich (Schweiz)	41 Pelikanstrasse
Dr. de Haan, L. Bierens	Almelo (Holland)	11 Haven Noordzijde
Dr. Haas, H. K. de	Rotterdam (Holland)	37 Witte de Withstraat
Dr. Hack, R.	Hamburg 36	14 I Dammtorstrasse
Dr. Haemmerli, Viktor	Chur (Schweiz)	20 Ottostr. Untere Quader
Dr. Haessig-Beda	St. Gallen (Schweiz)	Kantonspital
Prof. Hagen, S.	Oslo (Norwegen)	15 Piletstraedet
*Dr. Haitz, Ernst	Mainz	28 Kaiserstrasse
*Dr. Halbertsma, K.T.A.	Delft (Holland)	
Prof. Hallauer, O.	Basel (Schweiz)	147 Spalenring
Dr. Hammer, Kurt	Stettin	18 Moltkestrasse
Dr. Hanke, Victor	Wien IX (Österreich)	15 Schwarzpanierstr.
Dr. Hannemann, Erich	Stargard (Pommern)	2 Jägerstrasse
Prof. Hanssen, R.	Hamburg 36	39 p. Esplanade
*Dr. Harms	Berlin N 24	Univ.-Augenklinik, 5/9 Ziegelstr.
Dr. Hartig, Fritz	Leipzig	15 Kronprinzenstrasse
*Dr. phil. Hartinger, H.	Jena	Carl Zeisswerk
Dr. Hartmann, Karl	Emden (Ostfriesl.)	
Dr. Haubach	Hörde	52 Hermannstrasse
Approb. Arzt Haustein, Manfred	Leipzig	Adresse: Würzburg, postlagernd Sander- post, Univ.-Augen- klinik.
Dr. Heerfordt, C. F., Privatdozent	Kopenhagen (Dänemark)	15 Wester Boulevard
Prof. Hegner, Carl Aug.	Luzern (Schweiz)	5 Schlossweg
Dr. Heilbrun	Erfurt	5 a Bahnhofstrasse
Dr. Heimann, Ernst	Berlin W 15	42 Kurfürstendamm
Dr. von Heimburg, Wolfgang	Tübingen	Univ.-Augenklinik
Prof. Heine, L.	Kiel	Rennerstift z. Augen- klinik
Dr. Heinersdorff, H.	Elberfeld	33 Kaiserstrasse
Dr. Heinsius, Marine- Stabsarzt	Berlin N 24	Univ.-Augenklinik, 5/9 Ziegelstr.
Prof. Helbron	Berlin W 15	28 Fasanenstr.
Dr. Helmbold, Privat- dozent	Danzig	Rennerstiftsgasse
Dr. Hentschel, Franz	Breslau I	16 Ohlauer Stadt- graben

Name	Wohnort	Genauere Adresse
Dr. Herford, E.	Königsberg i. Pr.	5 a Tragh. Pulverstr.
Prof. v. Herrenschwand	Innsbruck (Tirol)	Univ.-Augenklinik
*Dr. Herscheler	Stuttgart	16a Uhlandstr.
*Prof. Hertel, E.	Leipzig	55 III Nicolaistrasse
Dr. Herzau	Erfurt	9/10 Schloesserstrasse
*Prof. Herzog, H.	Berlin W 9	134 Potsdamer Str.
Dr. Herzog, Hermann	Blankenburg a. Harz	
Dr. Hessberg, Richard	Essen	24 Hindenburgstrasse
Prof. Heße, Robert	Graz (Österreich)	3 I Schlögelgasse
Prof. Hethey	Berlin-Wilmersdorf	23 Kaiserallee
Dr. v. Heuss, General-oberarzt	München	11 Kaiserplatz o. R.
Dr. von der Heydt, Rob.	Chicago (Amerika)	25 East Washingtonstr. Suite 1721 Marshall-tield Annex Building
Dr. Heykes	Neumünster (Holstein)	24 Kuhberg
Dr. Heyl	Ulm	11 Olgastrasse
Dr. Hildesheimer, S.	Berlin NW	12 Levetzowstrasse
*Dr. Hiller, Gerhard	Frankfurt a. M.	Univ.-Augenklinik
Prof. v. Hippel, E.	Göttingen	23 Düsterer Eichenweg
Dr. Höhl, H.	Memel	Libauer Strasse
Dr. Höhmann	Augsburg	D. 27
*Prof. van der Hoeve	Leiden (Holland)	6 A. Rijnsburgerweg
*Prof. vom Hofe, Karl	Greifswald	Univ.-Augenklinik
Dr. Hoffmann, F. W.	Darmstadt	62 Hochstrasse
*Dr. Hoffmann, Rudolf	Braunschweig	Augenklinik des Land-krankenhauses
Dr. Hoffmann, Victor	Berlin-Charlottenburg V	29 I Schloßstrasse
Prof. Hoffmann, Wolfgang	Königsberg i. Pr.	Univ.-Augenklinik
Dr. v. Homeyer	Halberstadt	27 Hohenzollernstr.
Dr. Holland, Rudolf	Gladbach-Rheydt	12 Vierhausstrasse
Dr. Hollos, Ladislaus	Budapest V	2 Balaton utca
Prof. Horay, Gustav	Budapest VIII (Ungarn)	I. Univ.-Augenklinik, 39 Mariengasse
Dr. Horniker, Ed.	Triest (Italien)	20 Via Carducci
Dr. Horovitz, J.	Frankfurt a. M.	34 Reuterweg
Dr. Huck, Karl	Kiel	Univ.-Augenklinik
Dr. Hummelsheim, Helm.	Leipzig	Univ.-Augenklinik
Dr. Hübener	Dresden N 6	7 Wilhelminenstrasse
Dr. Hübner, W.	Kassel	42 II Königsplatz
*Dr. Huwald, Georg	Pforzheim	1 Kaiser-Wilhelm-Str.
Dr. v. Hymmen, H.	Mainz	19 Lotharstrasse
Dr. Jäger, E.	Bad Oeynhausen	
Dr. Jäger, Ernst	Traunstein (Oberbayern)	14 Oswaldstrasse

Name	Wohnort	Genauere Adresse
*Prof. Jaensch, P. A.	Essen	Städt. Augenklinik 55 Hufelandstr.
*Dr. Jaeschke	Danzig	37 Langgasse
Dr. Jahns, H.	Insterburg	1 Kornstrasse
*Dr. Jancke, Gerhard	Giessen	Univ.-Augenklinik
Dr. v. Jarmersted, Kurt	Elbing i. Pr.	44/45 Heilige Geiststr.
*Dr. Jendralski, Felix	Gleiwitz	8 Reichspräsidenten- platz
*Prof. Jess	Leipzig	Univ.-Augenklinik, Liebigstr. 14
Prof. Igersheimer	Istambul/Aksarail	Cerrah Pasa Hastanesi
Dr. Illig, H.	München	25 Luisenstrasse
Dr. Shintaro Imai	Sendai (Japan)	26 Higashi. Jobanche
*Prof. v. Imre, Jos.	Budapest (Ungarn)	VI. 22 Benczur-utca
Dr. Nobuo Inouye	Tokio (Japan)	Kojimachiku, Naga- tacho Nichome 66
Dr. Tatsuji Inouye	Tokio (Japan)	4 chowe 3 Surugadai Kandai
Dr. Israel, Ch.	Luxemburg	8 Rue Lessing
Dr. Israel, Norma, Frau	Houston (Texas U.S.A.)	1074 Neils Esperson Build.
*Dr. Jung, Jakob	Köln a. Rh.	1 Hunnenrücken
Dr. Junghänel, Kurt	Leipzig C 1	3 Johannisplatz
*Prof. Junius, Paul	Bonn a. Rh.	24 Marienstrasse
Dr. Kalbe, Otto	Eisfeld i. Thüringen	
Dr. Kalbfleisch, W.	Worms a. Rh.	36 p. Renzstrasse
Dr. Kampherstein	Wanne	
Dr. Kanter	Altenburg (Sa.-Thüringen)	
Dr. Karpow, Curd	Cannstatt	17 Wilhelmstrasse
Dr. Karsch, Johann	Leipzig	Univ.-Augenklinik, Liebigstr. 14
Dr. Kasper, Max	Leipzig	Univ.-Augenklinik
Dr. Katz, Augenarzt	Karlsruhe	46 Stefanienstrasse
Dr. Katz, Heinrich	Hamburg	5 Kolonnaden
Dr. Kawakami, Riiti	Tokio (Japan)	Keio-Universität
Dr. Kayser, B.	Stuttgart	17 Lessingstrasse
*Dr. Keiner, G. B. J.	Zwolle (Holland)	1. Burgemeester van Royensingel
Dr. Keller, Friedrich	Reval (Estland)	22 Rataskaewer
*Dr. Keller, Joseph M. K.	St. Louis (Amerika)	416 Metropolitan Bldg.
Dr. Kenel, Charles	La Chaux-de-Fonds (Schweiz)	52 Rue Jaquet Drog
Dr. Kenny, A. L.	Melbourne (Australien)	Collins Street
Dr. Kerf	M.-Gladbach (Rhld.)	46 Bismarckstrasse
Dr. Kertzsch	Quedlinburg	

Name	Wohnort	Genauere Adresse
Dr. Kestenbaum, Alfr.	Wien I	1 Schottenring (Schottengasse 10)
Dr. Kiefer, Helmuth	Saarlautern	
Dr. Kiel	Emden (Ostfriesland)	38 Am Delft
Dr. Killmann, Martin	Berlin-Wilmersdorf	20 Hindenburgstr.
Dr. Kirsch, Robert	Sagan	6 Pestalozziplatz
Dr. Klainguti, Richard	Lugano (Schweiz)	
Dr. Klar, J.	Katovice (Polen)	5th Pisudskiego
Prof. Klein, S.	Wien IX 2 (Österreich)	15 Mariannengasse
*Dr. Klostermann	Mannheim	O. 7. 6
*Prof. Knapp, A.	New York (Amerika)	10 East, 54th Street
Dr. Knapp, P., Priv.-Doz.	Basel (Schweiz)	31 Klingenthalgraben
Dr. Knepper, Walter	Essen-Ruhr	102 Hindenburgstr.
*Dr. Koch, Ernst	Bochum	12 Marienplatz
*Dr. Köhne, W.	Hannover 1 M	5I Andreaestrasse
*Dr. Koenig, F.	Zürich (Schweiz)	1 Sonnenquai (Bellevue)
Dr. Koenig, Georg	Olpe i. W.	
*Dr. Kokott	Heidelberg	Univ.-Augenklinik
Prof. Kolen, A.	Novosibirsk (U.S.S.R.)	Institut für Ärzte-Fortbildung
*Dr. Koll, Carl	Giessen	Univ.-Augenklinik
*Dr. Koll, Clemens	Elberfeld	
Dr. Koller, K.	New York (Amerika)	30 East 58th Street
Dr. Kottenhahn	Nürnberg	12I Frommannstrasse
Dr. Kraemer, Richard, Privatdozent	Wien VIII (Österreich)	25 Kochgasse
Dr. Krailsheimer, Rob.	Stuttgart	24 Neckarstrasse
Dr. Kranz, H. W.	Giessen	
Dr. Kraupa, Ernst	Brünn C.S.R.	12 Parisergasse
Dr. Kraus, Jobst	Nürnberg	9 Kaiserstrasse
Dr. Krause	Lüdenscheid	17 Altenaer Strasse
Dr. Krause, E. H.	Berlin N 24	Univ.-Augenklinik, 5/9 Ziegelstr.
Prof. Krauss, W.	Düsseldorf	13d Steinstrasse
Dr. Krausse, Waldemar	Giessen	Univ.-Augenklinik
Dr. Krebs, H.	Köln	41 Mauritiussteinweg
Prof. Kreiker, Aladar	Debrecen (Ungarn)	Univ.-Augenklinik
Dr. Kreuzfeld	Lübeck	39I Breitestrasse
Dr. Kronfeld, Peter C.	Wien (Österreich) I	Univ.-Augenklinik, 4 Alserstrasse, für längere Zeit: Peiping (China) Union Medical College
Dr. Kronheim, A.	Glatz i. Schlesien	17 Wilhelmstrasse

Name	Wohnort	Genauere Adresse
Dr. Kropp, Ludwig	Unna i. W.	17 Bahnhofstrasse
*Prof. Krückmann, E.	Berlin NW 87	35 I Altonaer Strasse
Dr. Krukenberg	Halle a. d. S.	21 Kirchtor
Dr. Kruse, W.	Hagen i. W.	22 Bahnhofstrasse
Prof. Krusius	Helsingfors (Finnland)	24 Unionsgatan
Prof. Kubik, J.	Prag (Tschechoslowakei)	Deutsche Univ.-Augenklinik
Dr. Kühn, Frl. R.	Bad Wiessee	München, 13 I Ritter von Epp-Platz
*Prof. Kümmell, R.	Hamburg 21	10 Am langen Zug
Dr. Kuhlmann, Oskar	Valparaiso (Chile)	1963 Casilla
Dr. Kunz, Hermann	Altenessen bei Essen (Rheinland)	7 Pielstickerstrasse
Dr. Kurzezunge, Dagobert	Frankfurt a. M.	7 I Kaiserstrasse
*Prof. Kyrieleis, Werner	Hamburg	Univ.-Augenklinik, Eppendorf
Dr. Laas, R.	Frankfurt a. d. O.	
Dr. Landau, Jakob	Czernowitz	
Dr. Landenberger, Fritz	Esslingen (Württemberg)	71 Neckarstrasse
*Prof. Larsson, Sven	Lund (Schweden)	Univ.-Augenklinik
*Dr. Laspeyres, Kurt	Zweibrücken	
*Prof. Lauber, Hans	Warschau (Polen)	8 Aleja Róz
Prof. Leber, Alfred	Java, Malang (Niederl.-Ind.)	5 Tjelaket
Dr. Lederer, Rudolf	Teplitz-Schönau (Böhmen)	37 Frauengasse
Dr. Lehners, Dietrich	Berlin-Neukölln	12 II Bergstr.
Dr. Leimbrock, Wilhelm	Herne i. W.	32 Bochumer Strasse
Dr. Leipprand, Oberstabsarzt	Tübingen	3 I Karlstrasse
Dr. Lembeck, Günther	Magdeburg	6 Kaiser-Otto-Ring
Dr. Lénárd, Emmerich	Budapest VIII (Ungarn)	15 Romanelli ú
Prof. Lenz, Georg	Breslau XIII	4 Hindenburgplatz
Dr. Leser, Oskar	Zeitz (Thüringen)	11 Lindenstrasse
Dr. Levy, A.	London W 1 (England)	149 Harley Street Welbeck 4444
Dr. Levy, Emil	Frankfurt a. M.	83 Bockenh. Landstr.
Dr. Licsko, Andreas	Budapest VIII (Ungarn)	I. Univ.-Augenklinik, 39 Mariengasse
Dr. Lichtwer, M.	Wittenberge	32—34 Schützenstr.
*Dr. Lieb, Albert	Freudenstadt	
*Dr. Liebrecht	Heidelberg	72 Bergstrasse
Dr. Lier, Richard	Halle a. S.	Univ.-Augenklinik
Dr. Limbourg, Ph.	Köln a. Rh.	54 Hohenstaufenring
*Dr. Lindberg, J. G.	Helsingfors (Finnland)	25 Annegatan

33*

Name	Wohnort	Genauere Adresse
Dr. Lindemann, F.	Meiningen	8 Marienstrasse
Dr. Lindemann, K.	Pirna	39 Adolf-Hitler-Str.
*Dr. Lindenmeyer	Frankfurt a. M.	18 Cronstetterstr.
*Prof. Lindner, Karl	Wien I (Österreich)	12. Novemberring 12
Dr. Linksz, Arthur	Budapest V (Ungarn)	9—11 Személynök-u.
Dr. Lins, Marinestabsarzt	Kiel-Wik	
*Dr. Lobeck, Erich, Dozent	Jena i. Thür.	Univ.-Augenklinik
Prof. Lo Cascio, Girolamo	Padua (Italien)	
*Prof. Löhlein, Walter	Berlin N 24	Univ.-Augenklinik, 5/6 Ziegelstr.
Prof. Loewenstein	Prag XII (Tschechoslowakei)	26 Fochova
Prof. Lohmann, W.	Schwelm i. Westf.	15 Untermauerstrasse
Dr. Loose, Franz	Karlsruhe i. B.	215 Kaiserstrasse
Dr. Ludwig, Curt	Leipzig C 1	11 Nicolaistrasse
*Dr. Ludwig, A.	Dresden A ·	1 Mosczinskystrasse (EckePragerStrasse)
Prof. Luedde	St. Louis, Missouri (Amerika)	311—314 Metropolitan Building
*Dr. Lünenborg	Ludwigshafen a. Rh.	1 Ludwigsplatz
Dr. Lundgren, Per Gordon	Umea (Schweden)	
Dr. Lunecke, Hermann	Herford	
Dr. Luntz, Gerhard	Holzminden	
Dr. Mac Callan, A.	London W 1 (England)	33 Welbeck Street
Dr. Märtens	Braunschweig	17 Wilhelmitorwall
Prof. Maggiore, Luigi	Genua (Italien)	Univ.-Augenklinik
Dr. Magnus, Hans	Birmingham 3 (England)	Birmingham a. Midland Eye Hospital
Dr. v. Mandach, Fritz	Bern (Schweiz)	28 Spitalgasse
Dr. Manger, Julius	Bayreuth	11 Friedrichstr.
Prof. Manolescu	Bukarest (Rumänien)	10 Bulevard Domnitie
Dr. Manzutto, Giuseppe	Triest (Italien)	22 Via Roma
*Prof. Marchesani, Oswald	Münster i. W.	Univ.-Augenklinik
Prof. Marquez, Manuel	Madrid (Spanien)	7 Moret (Mencloa)
Dr. Marx, Stabsarzt	Frankfurt a. O.	16 Bahnhofsstrasse
Prof. Marx, E.	Rotterdam (Holland)	188 Heemraadsingel
Dr. Masur, Martin	Gleiwitz	61 Wilhelmstrasse
Dr. Mayer, Eugen, Generaloberarzt a. D.	Lahr (Baden)	12 Lotzbeckstrasse
Dr. Mayweg	Hagen i. Westf.	8 u. 10 Friedrichstr.
Dr. Meerhoff, Arnold, Privatdozent	Montevideo (Uruguay)	1281 Paraguaystrasse
Dr. Meerhoff, Walter, Privatdozent	Montevideo (Uruguay)	1281 Paraguaystrasse

Name	Wohnort	Genauere Adresse
*Prof. Meesmann, Alois	Kiel	7 Düppelstr.
Approb. Arzt Mehlmack, Friedrich	Leipzig	Univ.-Augenklinik
*Prof. Meisner	Köln	Univ.-Augenklinik
Prof. Meller	Wien IX (Österreich)	I. Univ.-Augenklinik, 4 Alserstrasse
Dr. Mende, Erwin	Bern (Schweiz)	50 Marktgasse
*Dr. Merkel, Friedrich	Nürnberg	14 Hindenburgplatz
Dr. Mengelberg, R.	Aachen	25 Wallstrasse
*Dr. Mertens, A.	Bruchsal	
Dr. Mertens, W.	Wiesbaden	25 Bierstadter Strasse
Dr. Merz, Hans	Rosenheim (Oberbayern)	9 Königstrasse
Dr. Messmer	Heidelberg	84 Hauptstrasse
Dr. Metzger, Ernst	Frankfurt a. M.	5 Mainzer Landstrasse
*Dr. Meyer, Helmut	Bremen	
Dr. Meyer-Riemsloh	Castrop-Rauxel	55 Marktstr.
Dr. Meyer-Waldeck, Fritz	Pelotas Estado do Rio Grande do Sul (Brasil.)	Santa Casa
Dr. Meyer, Otto	Breslau XIII	37 I Kaiser-Wilhelm-Strasse
*Dr. Meyer, Waldemar Lothar	Dresden N 6	10 Weintraubenstrasse
Dr. Meyerbach, Friedrich	Shanghai (China)	170 Kiangse Road. Hamilton House
Dr. Michelsen	München	Schlössersche Augen-klinik
Dr. Mildenberger, Wilh.	Tübingen	Univ.-Augenklinik
Dr. Mischell	Opladen	45 Victoriastrasse
Dr. de Moraes, Eduardo Rodriguez	Bahia (Brasilien)	2 Rua Santa Barbara
Dr. Motolese, Alfonso	Florenz (Italien)	Via Lorenzo il Magnifico 3
*Dr. Mügge, E.	Eisleben	
Dr. Mühsam, W.	Berlin W	79 Motzstrasse
Dr. Müller, Fr. Anna	Neugersdorf (Sachsen)	
Dr. Müller, Friedrich	S. Paulo (Brasilien)	Rua Barao de Itape-tininga 10 Sala 717
*Dr. Müller, Hans Carl, Privatdozent	Basel (Schweiz)	Univ.-Augenklinik. Ab 1. IX. 36 Berlin N 24, Ziegelstr. 5/9
Dr. Müller, Max	Frankfurt a. M.	109 Bockenh. Landstr.
Dr. Müller, Otto	München	21 Maximilianstrasse
Dr. Müller, Paul	Magdeburg	4 Himmelreichstrasse
Dr. Mutschler	Posen	4 Wesola

Name	Wohnort	Genauere Adresse
*Prof. Mylius, Carl	Hamburg 33	Allgemeines Kranken- haus Barmbeck
Prof. Nakashima	Kanazawa (Japan)	Univ.-Augenklinik Ikwa-Daigaku, Gankwa-Kyōsitu
*Prof. Napp, Otto	Charlottenburg	41 Bleibtreustrasse
Prof. zur Nedden	Düsseldorf	112 Worringer Strasse
Dr. Nelson	Philadelphia, Fa. U.S.A.	Wills Hospital
Dr. Neubner, Hans	Köln a. Rh.	10 Zeughausstrasse
Dr. Neuburger	Nürnberg	8 Carolinenstrasse
Dr. Neunhöffer, Ferd.	Stuttgart	4 Reinsburgstrasse
Dr. Nicati, A. F.	Neuchâtel (Schweiz)	2 Rue Louis Favre
Dr. Nicolai, C.	Nymwegen (Holland)	
*Dr. Nienhold, Frl. Else	Crailsheim	
Dr. Nižetić, Zdravko	Belgrad (Serbien)	1 II Milosa Velikog
Dr. Nolzen, Frl.	Neheim	St. Johannishospital
Dr. Nonnenmacher	Bautzen	6 Theatergasse
Prof. Nordenson, J. W.	Stockholm (Schweden)	3 Grefgatan
*Dr. phil. Noteboom	Rathenow	12a Fr. Langestr.
Dr. Nussbaum, Friedr. H.	Dessau	12 Antoinettenstrasse
Prof. Oguchi	Nagoya (Japan)	Univ.-Augenklinik
*Prof. Ohm, Johannes	Bottrop i. W.	
*Prof. Oloff	Kiel	37 I Dänische Strasse
*Dr. Onken	Wilhelmshaven	
Dr. Osborne, Alfred	Alexandrien (Ägypten)	21 Rue Nebi Daniel
Dr. Oswald, Adolf	Itzehoe	
Dr. Otto, Oberstabsarzt	Pirna i. S.	
Dr. Paderstein	Berlin NW 87	7 Claudiusstrasse
Dr. Pagenstecher, Adolf H.	Aliner bei Hennef a. d. Sieg	
Dr. Pallesen	Heide i. Holst.	52 Neue Anlage
Dr. Park-Lewis	Buffalo (Amerika)	454 Franklinstreet
Prof. Pascheff, C.	Sofia (Bulgarien)	151 Rue Rakowska
Prof. Passow, Arnold	München	13 Hubertusstrasse
Dr. Paton, Leslie	London W (England)	29 Harley Street
Dr. Patry, A.	Genf (Schweiz)	18 Rue de Candolle
*Dr. Paul, Ludwig	Lüneburg	14 Wandrahmstrasse
Dr. Paulmann, O.	Bremen	98 Am Dobben
Dr. Peerenboom, Frl. Helene	Duisburg	84 Wahnheimerstrasse
Dr. v. Pelláthy, Adalbert	Budapest VIII (Ungarn)	36 Szigony utca
Dr. Penner	Danzig	11 Langgasse
*Dr. Peppmüller, F.	Zittau (Sachsen)	Augenheilanstalt 12 Neue Strasse

Name	Wohnort	Genauere Adresse
Dr. Perlia	Krefeld	12 Karlsplatz
Dr. Perlmann	Iserlohn	14 Treppenstrasse
Prof. Peschel	Frankfurt a. M.	18 Kaiserplatz
Dr. Peters	Buër (Westfalen)	15 Urnenfeldstrasse
Dr. Petres, Josef	Budapest VIII (Ungarn)	36 Lonayai ú
Dr. Pflimlin, Raoul	Basel (Schweiz)	6 Eisengasse
Dr. Pflüger, Ernst	Bern (Schweiz)	12 Taubenstrasse
*Dr. Pflugbeil, Wolfgang	Dresden N	97 Leipziger Strasse
Prof. v. Pflugk	Dresden N 6	9 Querallee
Prof. Pick, Louis	Klaipeda (Litauen)	22g Liepojaus
Dr. Piesbergen	Stuttgart	53 Schloßstrasse
*Prof. Pillat	Graz (Österreich)	Univ.-Augenklinik
Dr. Pilzecker, Alfons	Hänner/Säckingen	
Prof. Pinto, da Gama	Monte Estonil (Portugal)	
*Dr. Pischel, Dohrmann Kaspar	San Franzisco (Amerika)	Medico-Dental Building Post and Mason Str.
*Dr. Plitt, Wilhelm	Nürnberg	76 Königstrasse
Dr. Ploman, K. G., Privatdozent	Stockholm (Schweden)	K. Karolinisches Institut
Dr. Pöllot, Wilhelm	Darmstadt	5 Wilhelminenstrasse
*Dr. Podestà	Torgau a. d. Elbe	2 II Westring
Prof. Poos, Fritz	Münster i. W.	Univ.-Augenklinik
Prof. v. Poppen, A.	Reval (Estland)	N. 3 Wismarstrasse
Dr. Protzer, Johannes	Darmstadt	
Dr. Prumbs	Duisburg	19 Sonnenwall
Dr. Purtscher, A.	Klagenfurt (Österreich)	Augenabteilung Landeskrankenhaus
*Dr. Quint, Karl	Solingen	17 Brüderstrasse
Dr. Qurin	Wiesbaden	30 Wilhelmstrasse
Dr. Raffin, Albert	Herne	5 Heinrichstrasse
*Dr. Rahlson	Frankenthal (Pfalz)	
Dr. Rall, Alfred	Heidenheim a. Br.	4 Bahnhofstrasse
Dr. Rath, Edmund	Nienburg a. W.	
*Dr. Rauh, Walter, Dozent	Leipzig C 1	Univ.-Augenklinik
Dr. Rauh, Fritz	Mittweida	
Dr. Raupp	Friedberg (Hessen)	
*Dr. Reich, H.	Simmern (Hunsrück)	
*Dr. Reichling	Berlin	Augenklinik d. Charité
Dr. Reinhard, Hans	Weiden (Oberpfalz)	
Prof. Reis, Wictor	Lemberg (Polen)	4 ul Fredry
Dr. Reitsch, W.	Hirschberg (Schlesien)	33 Promenade
Dr. Remky, E.	Tilsit	20 Hohe Strasse
Dr. Renedo, Julian Martin, Stabsarzt	Madrid (Spanien)	Hospitalmilitar de Madrid-Carabanchel

Name	Wohnort	Genauere Adresse
Dr. Resak, Cyrill	Bautzen i. Sachsen	18 I Wallstrasse
Dr. Rehsteiner, Karl	St. Gallen (Schweiz)	15 Waisenhausstrasse
*Dr. Prof. Riehm, Wolfgang	Giessen	Univ.-Augenklinik
Dr. Rindfleisch	Weimar	3 Bismarckstrasse
Prof. v. Rohr, M.	Jena	
*Prof. Rohrschneider, Wilh.	Königsberg i. Pr.	Univ.-Augenklinik
Prof. Römer, P.	Bonn a. Rh.	17b Venusbergweg
Dr. Römer, P. C.	Leeuwarden (Holland)	
*Prof. Rönne, Henning	Kopenhagen (Dänemark)	3 Nytoro
Dr. Rössler, Fritz	Gries bei Bozen (Italien)	Sanatorium Grieserhof
Dr. v. Rötth, Andreas, Privatdozent	Budapest IV (Ungarn)	3 Muzeum-Körut
*Dr. Roggenkämper	Mülheim a. d. Ruhr	Hingberg
Dr. Romeick	Magdeburg	29 Walter Rathenaustrasse
*Dr. Roscher, A.	Hamborn	233 Duisburger Str.
Approb. Arzt Rose, Heinr.	Leipzig	Univ.-Augenklinik
Dr. Rosenhauch, Edmund	Krakow (Polen, Galizien)	Ul. Juljusza Lea 10
Dr. Rosenmeyer, L.	Frankfurt a. M.	35 Friedrichstrasse
Dr. Rosenthal	Aschersleben	
Dr. Rothe, Franz	Kiel	Univ.-Augenklinik
Dr. Rübel, Eugen	Kaiserslautern (Pfalz)	20 Theaterstrasse
*Dr. Ruf, Hch.	Pirmasens	
Dr. Ruffmann, Georg	Giessen	Univ.-Augenklinik
Dr. Ruge, S.	Dortmund	34 Olpe
Dr. Ruhwandl, Franz	München	3 I Theresienstrasse
Dr. Rupprecht, J.	Dresden N.	34 II Hauptstrasse
Dr. Rusche, W.	Bremen	60 Fedelhören
Dr. Rust, Theodor	Gera	1 Burgstrasse
Prof. Sachs, Moritz	Wien I (Österreich)	7 Lichtenfelsgasse
Dr. Saeger, Friedrich	Bremen	64 Nordstrasse
Prof. Salus	Prag (Böhmen)	Univ.-Augenklinink
Prof. Salzer, Fritz	München 23	6 Giselastrasse
Prof. Salzmann, M.	Graz (Österreich)	15 Lichtenfelsgasse
Prof. Samojloff, A. J.	Moskau 64 U.S.S.R.	47 Semeljanoi Wal.
Dr. Samuels, Bernard	New York City (Amerika)	57 West 57 th Street
*Dr. Sasse, Carl	Köln-Sülz	13 Einhardstr.
Prof. Sattler, C. H.	Königsberg i. Pr.	10 Münzstrasse
Dr. Saupe, Kurt	Gera (Reuss)	28 Schleizerstrasse
Dr. Schaefer	Chemnitz	10 Königstrasse
Dr. Schaly, G. A.	Arnheim (Holland)	19 Nieuwe Plein
*Prof. Scheerer, Rich.	Bad Canstatt bei Stuttgart	6 Martin Lutherstr.
Dr. Scheffels, O.	Krefeld	19 Südwall
Dr. Schertlin, Georg	Ravensburg (Württ.)	49 Eisenbahnstrasse

Name	Wohnort	Genauere Adresse
*Dr. Scheuermann	Landau (Pfalz)	
*Dr. Scheuermann, W.	Offenbach a. M.	16 Frankfurter Strasse
Prof. Schieck, Fr.	Würzburg	Univ.-Augenklinik
Dr. Schinck, Peter	Marienburg i. Westpreuss.	20 Gerberstrasse
Dr. Schiötz, Ingolf	Oslo (Norwegen)	7 Langesgade
Dr. Schlaefke, W.	Kassel	46 Kölnische Strasse
*Dr. Schlereth, Jens	Mannheim	L. 14. 11
*Dr. Schley, Helmut	Berlin N 54	60 Rosenthaler Str.
Dr. Schlicker, Karl	Augsburg	Domplatz D. 94 Mayersche Augen-heilanstalt
Dr. Schlipp, Rudolf	Wiesbaden	15 Gr. Burgstrasse
*Dr. Schlippe, K.	Darmstadt	29 Bismarckstrasse
Dr. Schlodtmann	Lübeck	13 Pferdemarkt
Prof. Schmeichler	Brünn (Tschechoslowakei)	1a Franz-Josef-Strasse
*Prof. Schmelzer, Hans	Erlangen	Univ.-Augenklinik
*Dr. Schmid, Ernst	Tübingen	Univ.-Augenklinik
Prof. Schmidt, Karl	Bonn	Univ.-Augenklinik
Dr. Schmitt, Leo	Bamberg	
*Dr. Schmidt, Rolf	Freiburg i. Br.	Univ.-Augenklinik, 11 Albertstr.
Dr. Schmitz, Herm.	Hamburg 36	38 Alsterufer
*Prof. Schnaudigel, Otto	Frankfurt a. M.	40 Savignystrasse
*Prof. Schneider, Rudolf	München	13 I Sonnenstrasse
Dr. Schneider, Rudolf	Graz (Österreich)	Univ.-Augenklinik
Dr. Schoeler, Fritz	Berlin NW 52	126 Alt Moabit
Dr. Schönfelder	Bremerhaven	
Dr. Schöninger, Leni, Frl.	Stuttgart	23 Charlottenstrasse
Dr. Schöpfer, Otto	Tübingen	Univ.-Augenklinik
*Dr. Schott, Adolf	Kiel	53 Esmarchstrasse
Dr. Schott, Kurt	Halle a. d. S.	43 Magdeburger Str.
*Prof. Schreiber, L.	Heidelberg	7 b Sophienstrasse
Dr. Schürhoff, Erich	Güstrow (Meckl.)	
Dr. Schüssele, W.	Baden-Baden	16 Langestrasse
Dr. Schultze, Hans	Nürnberg	1 Johannisstrasse
Dr. Schulz, H.	Gütersloh (Westf.)	
*Dr. Schumacher, G.	Mannheim	B. 6, 3.
Dr. Schuster, Erna	Lötzen i. Pr.	
Dr. Schütte, Siegfried	Braunschweig	3 Casparistrasse
Dr. Schwenker, Georg	Harburg-Wilhelmsburg	24 Schloßstrasse
Dr. Secker, Gustav	Hamburg 22	39 Am Markt
Prof. Seefelder	Innsbruck (Tirol)	Univ.-Augenklinik
Dr. v. Seggern	Bremen	31 An der Weide
*Prof. Seidel, E.	Jena i. Thür.	1 Blochmannstrasse

Name	Wohnort	Genauere Adresse
*Dr. Seitz, Rudolf	Neustadt a. H. (Pfalz)	
*Dr. Selle, Gerhard	Werdau (Sachsen)	66e Plauensche Strasse
*Prof. Serr, Hermann	Jena i. Th.	16 Humboldtstr.
*Dr. Sjögren, Henrik	Jönköping (Schweden)	Borgmästaregränd 1 A 2 Tr.
Dr. Sieber, Marinestabsarzt	Wilhelmshaven	
Dr. Siegfried, Constanza	Leipzig C 1	10 Dittrichsring
Prof. Siegrist, A.	Bern (Schweiz)	
Prof. Silva, Rafael	Mexiko (Amerika City Mexiko F. D.)	195 Avenida Insurgentes
Dr. Simm, E.	Herford	9 Göbenstrasse
Dr. Simon, Otto	Magdeburg	15 a Alte Ulrichstrasse
*Dr. Sinner, Albert	Durlach i. Baden	4 Leopoldstrasse
*Dr. Smitmans	Berlin N 24	Univ.-Augenklinik, 5/9 Ziegelstrasse
Dr. Solm, R.	Frankfurt a. M.	8 Feuerbachstrasse
Dr. Sommer, G.	Zittau i. Sachsen	42 Neustadt
*Dr. Sondermann, sen.	Berlin-Lankwitz	2 Charlottenstrasse
Dr. Sondermann, Günther, jun.	Gummersbach (Rhld.)	
Dr. Sonntag, Albrecht	Bad Homburg v. d. H.	67 Kaiser-Friedrich-Promenade
*Dr. Spital, Georg	Münster i. W.	10 Bahnhofstrasse
Dr. Springel, Fritz	Tübingen	Univ.-Augenklinik
Dr. Stähli, J., Privatdozent	Zürich (Schweiz)	16 Börsenstrasse
Dr. Staffier	Naumburg a. S.	
Dr. Stange, B.	Görlitz	35 Jakobstrasse
*Dr. Stanka, Rudolf	Karlsbad (Tschechoslowakei)	Haus „Glaspalast"
Dr. Starke	Prenzlau (Uckermark)	2 Stettiner Strasse
Dr. Steffens, Paul	Oberhausen (Rheinland)	37 Sedanstrasse
Dr. Stein	Brieg (Bez. Breslau)	14 Lindenstrasse
Dr. Stein, Edmund	Paderborn	15 Marienplatz
Dr. Stein, Ludwig	Bad Kreuznach	6 Schloßstrasse
Dr. Stein, Richard Privatdozent	Brünn (Tschechoslowakei)	18 Freiheitsplatz
Dr. Steindorff, Kurt	Berlin W 50	13 Budapester Strasse
Dr. Stengele, Udo	Ulm a. D.	2 Olgastrasse
Dr. Stern, Ernst	Kassel	57 Königsplatz
Dr. Stern, J.	Potsdam	18 Wilhelmsplatz
Dr. Stern-Amstad, H.	Thun (Schweiz)	16 Scherzligweg
Dr. Stiller	Landsberg/Wa.	4 Winzerweg

Name	Wohnort	Genauere Adresse
*Prof. Stock, W.	Tübingen ·	Univ.-Augenklinik
Dr. Stoewer	Breslau XVI	Univ.-Augenklinik, 2 Maxstrasse
Dr. Stocker, Friedrich	Luzern (Schweiz)	2 St. Leodegarstrasse
Dr. Stoll, K. L.	Cincinnati (Amerika)	19 West 7 th Street Vindonissa Building
Dr. Stood, W.	Barmen	Neuenweg
Dr. Straub, Robert	Heinsberg (Rheinl.)	Ostpromenade
Dr. Streiff	Genua (Italien)	13 Corso Solferino
Dr. Streuli, Heinr., Dozent	Thun (Schweiz)	Bahnhofstrasse
*Dr. Stroschein, P.	Dresden	14 Prager Strasse
Dr. Stross, Laura	Alexandrien (Ägypten) (In den Monaten Juli—August St. Gilgen-Salzburg)	P. O. B. 886
*Dr. Studte	Aachen	12 Macheimsallee
*Dr. Stuebel, Frau, Ada	Mainz	9 Fuststrasse
Dr. Stüdemann	Saalfeld (Saale)	1–3 Blankenburg. Str.
Dr. Süssi, Ulrich	Frauenfeld (Schweiz)	
Dr. Sulzer, M.	Neustadt a. d. H.	
Prof. v. Szily, A.	Münster i. W.	28 Roxellerstr.
Dr. Tengroth, S., Stabsarzt	Göteborg (Schweden)	7 Geijersgateen
Dr. Theobald, Paul	Pforzheim	15 Leopoldstrasse
*Prof. Thiel, Rudolf	Frankfurt a. M.	Univ.-Augenklinik
Dr. Thier, Adolf	Aachen	57 Wallstrasse
*Dr. Thies, Oskar	Dessau i. Anhalt	
*Dr. Thomas, Fr.	Hohenstein-Ernstthal	24 Weinkellerstrasse
Dr. Thormählen, Max	Hamburg-Wandsbeck	3 Kolonnaden
Prof. Thorner	Berlin-Zehlendorf	61 Heimat
Dr. Tobias, Georg	Berlin-Biesdorf	128/129 Prinzenstrasse
Dr. Tödten	Hamburg	14 Esplanade
Dr. Traumann, Hans	Schweinfurt a. M.	
Dr. Treutler, B.	Freiberg (Sachsen)	
Dr. Triebenstein, Privatdozent	Rostock	Univ.-Augenklinik
Prof. Tschirkowsky	Leningrad 22 (U.S.S.R.)	Pesochnaja 26 a. W/14
Dr. Überall, Georg	Hof	2 Klosterstrasse
Dr. Uchida, Kozo	Tokio (Japan)	Marunouchi-building
Dr. Uhthoff, Carl August	Limburg a. d. Lahn	
Dr. Utermann, Hans	Witten	Gartenstrasse
Dr. Uudelt, J.	Dorpat (Estland)	Univ.-Augenklinik
Dr. v. Vajda, Géza	Miskolcz (Ungarn)	35 Széchenyigasse
Dr. Veelken, Josef	Osterfeld i. W.	35 Hauptstrasse
Dr. Velhagen, sen.	Chemnitz	21 Brückenstrasse

Name	Wohnort	Genauere Adresse
*Dr. Velhagen, jun., Karl, Dozent	Halle a. S.	Univ.-Augenklinik, Magdeburger Str. 22
Prof. Verderame, F.	Turin (Italien)	31 via Corso oporto
*Dr. Vetter, Martin	Freiberg i. Sachsen	13 Körnerstrasse
*Dr. Vogelsang, Kurd, Dozent	Berlin NW 7	21 Schumannstrasse, Augenklinik-Charité
Prof. Vogt, Alfred	Zürich I (Schweiz)	73 Raemistrasse
Dr. Voigt, Walter	Grimma	65 Leipziger Strasse
Dr. Vollert	Leipzig	12 II Königsplatz
Dr. Volmer, Walter	Krefeld	20 Ostwall
*Dr. Vormann, General-Oberarzt a. D.	Angermünde	
Dr. Vüllers	Aachen	62 Heinrichsallee
*Prof. Wagenmann	Heidelberg	80 Bergstrasse
Dr. Wagner, Emil	Leipzig	33 Burgstrasse
*Dr. Wagner, Paul	Frankfurt a. M.	52 I Mainzer Landstr.
Dr. Walther, Karl	Hof/Saale	43 Altstadt
Dr. Wanner, Ernst	Cannstatt	9 Karlstrasse
Dr. Warschawski, Jacob, Privatdozent	Baku (Russland)	4 Azisbekowstrasse
Dr. Waubke, Hans	Bielefeld	2 Victoriastrasse
*Dr. Weckert	Goslar a. Harz	8 Vitithorwall
*Prof. Wegner, W.	Freiburg i. Br.	Univ.-Augenklinik
*Dr. Weigelin, Siegfried	Stuttgart	11 B Langestrasse
Dr. Weiss, Edwart	Offenbach a. M.	51 Kaiserstrasse
Dr. Weiss, K. E.	Stuttgart	58 Büchsenstrasse
*Dr. Werdenberg, Eduard	Davos-Platz (Schweiz)	
Dr. Werncke, Theodor, Privatdozent	Neuruppin	4 Friedrich-Wilhelm-Strasse
*Dr. Wernicke, Georg	Hersfeld (Hessen-Nassau)	5 Reichsbankstrasse
Dr. Wessel, Albrecht	Lemgo	
Prof. Wessely, Karl	München	16 Georgenstrasse
Prof. Weve, H.	Utrecht (Holland)	Univ.-Augenklinik
Prof. Wick, Willy	Kassel	25 Kronprinzenstrasse
*Dr. Wiedersheim	Saarbrücken	16 Feldmannstrasse
Dr. Wiegmann, Ernst	Hildesheim	30 Zingel
Dr. Wilke, Fritz	Kiel	Univ.-Augenklinik
Dr. Will, Heinz	Hagen i. W.	11 Ruhrstrasse
Dr. Winterstein, Max	Pilsen (Tschechoslowakei)	43 Jungmannstrasse
Dr. Wirth, Max	Bochum i. W.	21 a Alleestrasse
*Prof. Wissmann, R.	Wiesbaden	5 Am Wartturm
Dr. Wittich, Walter	Aschaffenburg	12 I Würzburger Str.
Prof. Wölfflin, E.	Basel (Schweiz)	48 Steinenring

Name	Wohnort	Genauere Adresse
Dr. Wolf, Hans	Passau	3 Johannisgraben
Prof. Wolfrum	Leipzig	5 Kaiser-Wilhelm-Str.
Dr. Wollenberg, Albrecht	Cuxhaven	74 Schillerstrasse
Dr. Wunderlich	Altenburg S.-A.	3 Johannisgraben
Dr. Wygodski	Leningrad (Russland)	21 Newaquai
Dr. Wyss, Adolf	Biel (Schweiz)	
Prof. Zade	Heidelberg	1 Gegenbaurstrasse
Dr. Zahn, Erwin	Stuttgart	14 Stafflenbergstrasse
Prof. Zeeman, W. P. C.	Amsterdam (Holland)	6 Nassaulaan 27
Dr. Zeiss	Würzburg	Univ.-Augenklinik
Dr. Zeller, Otto	Heilbronn	6 Hohestrasse
Dr. Ziaja, Generalarzt	Breslau XVIII	2. Kavall.-Division
Dr. Ziemssen, Stabsarzt	Fürstenwalde, Spree	7/8 Münchebergerstr.
Dr. Zinsser, Fritz	Landshut (Bayern)	18/20 Altstadt

Die mit einem Stern (*) bezeichneten Mitglieder haben an den diesjährigen Sitzungen teilgenommen.

Der Vorstand der Gesellschaft besteht aus folgenden Mitgliedern:

A. Elschnig in Marienbad (Tschechoslowakei), Richard-Wagner-Haus.

E. Engelking, Heidelberg, Univ.-Augenklinik, Schriftführer von 1938 ab.

E. Hertel in Leipzig, Nicolaistr. 55 III.

van der Hoeve in Leiden (Holland), 6 A Rijnsburgerweg.

J. Jung in Köln a. Rh., Hunnenrücken 1, stellvertretender Vorsitzender des Vorstandes.

Löhlein in Berlin N 24, Ziegelstr. 5/9, Univ.-Augenklinik, Vorsitzender des Vorstandes.

Fr. Schieck, Würzburg, Univ.-Augenklinik.

W. Stock in Tübingen, Univ.-Augenklinik.

A. Wagenmann in Heidelberg, Bergstrasse 80, Schriftführer bis Ende des Jahres 1937.

Karl Wessely in München, Georgenstr. 16.

Ehrenmitglied der Deutschen ophthalmologischen Gesellschaft

Prof. Dr. **A. Wagenmann** in Heidelberg, Bergstr. 80.

Namenverzeichnis

der Personen, die vorgetragen oder sich an der Aussprache
beteiligt haben.

(Die Seitenzahlen der Originalvorträge sind halbfett,
die der Aussprachen in gewöhnlichen Typen gesetzt.)

Sachverzeichnis.

Kurzes Handbuch der Ophthalmologie. Bearbeitet von

zahlreichen Fachgelehrten. Herausgegeben von Geheimrat Professor Dr.
F. Schieck, Direktor der Universitäts-Augenklinik in Würzburg, und Professor
Dr. **A. Brückner,** Direktor der Universitäts-Augenklinik in Basel.

In 7 Bänden. Jeder Band ist einzeln käuflich.

Erster Band: **Anatomie, Entwicklung, Missbildungen, Vererbung.**
Bearbeitet von P. Eisler, A. Franceschetti, R. A. Pfeifer, R. See-
felder. Mit 423 zum Teil farbigen Abbildungen. XVI, 882 Seiten. 1930.
RM 178.—; gebunden RM 183.—

Zweiter Band: **Physiologie, Optik, Untersuchungsmethoden, Bak-
teriologie.** Bearbeitet von A. Brückner, W. Comberg, R. Dittler,
H. Erggelet, R. Helmbold, K. vom Hofe, A. Kohlrausch, H. K.
Müller, M. zur Nedden, O. Weiss. Mit 630 zum Teil farbigen Abbildungen. XIV, 1079 Seiten. 1932. RM 188.—; gebunden RM 193.—

Dritter Band: **Orbita, Nebenhöhlen, Lider, Tränenorgane, Augenmuskeln, Auge und Ohr.** Bearbeitet von M. Bartels, A. Birch-Hirschfeld, R. Cords, A. Linck, W. Löhlein, W. Meisner. Mit 454 zum Teil
farbigen Abbildungen. XV, 745 Seiten. 1930. RM 166.—: gebunden RM 171.—

Vierter Band: **Conjunctiva, Cornea, Sclera, Verletzungen, Berufs-
krankheiten, Sympathische Erkrankung, Augendruck, Glaukom.** Bearbeitet von E. Cramer †, H. Köllner †, W. Reis, F. Schieck, R. Thiel.
Mit 463 zum grossen Teil farbigen Abbildungen. XII, 874 Seiten. 1931.
RM 189.—; gebunden RM 194.—

Fünfter Band: **Gefässhaut, Linse, Glaskörper, Netzhaut, Papille
und Opticus.** Bearbeitet von W. Gilbert, A. Jess, H. Rönne, F. Schieck.
Mit 466 meist farbigen Abbildungen. XIV, 774 Seiten. 1930.
RM 293.—; gebunden RM 298.—

Sechster Band: **Auge und Nervensystem.** Bearbeitet von C. Behr,
F. Best, R. Bing, A. Franceschetti, W. Kyrieleis, F. Quensel,
W. Runge, L. W. Weber †, Fr. Wohlwill. Mit 277 zum Teil farbigen
Abbildungen. XV, 878 Seiten. 1931. RM 178.—; gebunden RM 183.—

Siebenter Band: **Auge und Allgemeinleiden, Therapie, Hygiene.**
Bearbeitet von C. Bakker, W. Comberg, H. Dold, E. Frey, J. Igers-
heimer, R. Kümmell, G. Lenz, L. Lichtwitz, W. Lutz, C. H. Sattler,
F. Schieck, H. Steidle, M. Zade, H. Zondek. Mit 263 zum Teil farbigen
Abbildungen. XIV, 978 Seiten. 1932. RM 184.—; gebunden RM 189.—

Mikroskopische Anatomie des Auges. Bearbeitet von

Professor Dr. **W. Kolmer †,** Wien, und Professor Dr. **H. Lauber,** Warschau.
Mit 475 zum Teil farbigen Abbildungen. VIII, 782 Seiten. 1936.
RM 150.—; gebunden RM 158.—

(Bildet Band III/2 des „Handbuch der mikroskopischen Anatomie des Menschen")

Dieser Teilband ist einzeln käuflich.

Inhaltsübersicht: I. Vorwort und allgemeiner Bauplan. — II. Die Horn-
haut (Cornea). — III. Die Lederhaut (Sklera). — IV. Die Aderhaut (Chorioidea). —
V. Der Strahlenkörper (Corpus ciliare). — VI. Die Regenbogenhaut (Iris). —
VII. Die Augenkammern und die Kammerbucht. — VIII. Die Linse (Lens cristil-
lina). — IX. Das Strahlenbändchen (Zonula). — X. Die Netzhaut (Retina). —
XI. Der Sehnerv (Nervus opticus). — XII. Der Glaskörper (Corpus vitreum). —
XIII. Die Bindehaut (Conjunctiva). — XIV. Die Lider (Palpebrae). — XV. Die
Tränenorgane (Org. lacrimalia). — XVI. Bindegewebe, Blutgefässe. — XVII. Die
Muskulatur. — XVIII. Das Ciliarganglion. — XIX. Entwicklung des Auges. —
Literaturverzeichnis. — Literaturnachtrag. — Namen- und Sachverzeichnis.